疑难杂病证治系列丛书

疑难杂病证治：脑病

YINAN ZABING ZHENGZHI: NAOBING

主　审　王永炎院士
总主编　胡元会　黄世敬
主　编　黄世敬
副主编　潘菊华　王联生
编　者　（以姓氏汉语拼音为序）

晁　斌　陈宇霞　韩露露　黄超楠
黄世敬　李梦颐　马　丽　潘菊华
孙梦云　谭　赛　王联生　韦妮娜
吴　巍　杨喜乐　张　颖

河南科学技术出版社
· 郑州 ·

内容提要

本书第 1 章简要介绍了中医对脑的认识和中医脑科疾病特征及诊治原则，第 2－13 章分别重点介绍了脑血管疾病、中枢神经系统感染性疾病、脱髓鞘疾病、神经肌肉疾病、运动神经元病、锥体外系疾病、头痛、癫痫、脊髓疾病、周围神经疾病、自主神经系统疾病及其他系统疾病并发神经损害的病因病机、临床表现、诊断及鉴别诊断、治疗、预防调护、中医防治进展、典型病例等。本书资料翔实，层次清晰，实用性强，对中医脑病科临床疾病诊治、辨证用药具有较大的指导意义，可供中医临床医师及研究人员阅读参考。

图书在版编目（CIP）数据

疑难杂病证治：脑病/黄世敬主编. －郑州：河南科学技术出版社，2020.7
ISBN 978-7-5349-9963-5

Ⅰ.①疑… Ⅱ.①黄… Ⅲ.①脑病－中医治疗法 Ⅳ.①R242

中国版本图书馆 CIP 数据核字（2020）第 076552 号

出版发行：河南科学技术出版社
北京名医世纪文化传媒有限公司
地址：北京市丰台区万丰路 316 号万开基地 B 座 1-114 邮编：100161
电话：010-63863186 010-63863168
策划编辑：焦万田
文字编辑：郭春喜
责任审读：周晓洲
责任校对：龚利霞
封面设计：中通世奥
版式设计：崔刚工作室
责任印制：陈震财
印　　刷：河南瑞之光印刷股份有限公司
经　　销：全国新华书店、医学书店、网店
开　　本：720 mm×1020 mm　1/16　　**印张：**29.75・彩页 2 面　　**字数：**535 千字
版　　次：2020 年 7 月第 1 版　　2020 年 7 月第 1 次印刷
定　　价：78.00 元

院士简介

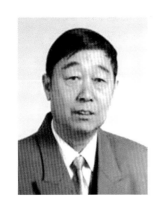

　　王永炎，男，汉族，出生于 1938 年 9 月，中医医药学家，中医内科学、神经内科学专家，教授、主任医师、博士生及博士后导师。现任国务院中央文史研究馆馆员、中国工程院院士、中国中医科学院名誉院长、中医临床基础医学研究所所长。兼任北京中医药大学脑病研究室主任，北师大认知神经科学与学习国家重点实验室学术委员会、资源学院教学质量与学位委员会名誉主任，资源药物与中药资源研究所所长，广州中医药大学中药资源科学与工程研究中心主任，国务院学位委员会中医学、中药学学科评议组召集人，卫生部学位委员会委员，中国药典委员会委员。曾先后担任北京中医药大学校长，中国中医研究院院长、名誉院长，北京针灸骨伤学院院长，中国科学、科学通报编委，国务院学位委员会中医学、国家自然基金委重大计划项目专家指导组组长，第十届全国人大常委。曾荣获全国五一劳动奖章和全国先进工作者荣誉称号。

　　1962 年毕业于北京中学院，师从中医内科学泰斗董建华教授，从事中医内科医疗、教学、科学研究近 50 年，主要研究方向是中医药防治中风病与脑病的临床与基础。先后主持了世界卫生组织国际合作项目、国家"863""973"和国家"七五"至"十五"攻关课题等 20 余项，提出了痰热腑实、毒损脑络、证候要素、中药组分配伍、病络等创新理论。通过对缺血性中风系统临床观察，总结了证候演变、辨证治疗、调摄护理的规律。针对中风病急性期痰热证、痰热腑实证而研究设计的化痰通腑汤与清开灵注射液静脉滴注疗法，提高了临床显效率，减轻了病残程度，目前在全国范围内被广泛应用于临床。1999 年作为首席科学家，主持了国家重点基础研究发展规划项目"方剂关键科学问题的基础研究"的中医药基础研究，在国内外产生了较为重大的学术影响。

　　中医药"防治甲型 H1N1 流感专家委员会"组长，有力保证了中医药在 2009 甲型 H1N1 流感应对中的早期介入，在 2009 年甲型 H1N1 流感暴发后，迅速组织中医药专家进行多次论证,总结甲型 H1N1 流感中医证候特征,制订并更新 4 版《中医药防治甲型流感》诊疗方案,为全国范围内中医药及时、安全、有效应对甲型 H1N1 流感提供指导,确保了中医药特色与优势的发挥。

2009 年中医药行业科研专项负责人,有效组织了中医药防治甲型 H1N1 流感等传染病的系统研究与体系建设。2009 年 9 月,针对甲型 H1N1 流感在我国的暴发与流行,国家中医药管理局及时启动了中医药行业科研专项——"中医药防治甲型 H1N1 流感、手足口病与流行性乙型脑炎的临床方案与诊疗规律研究"开展甲型 H1N1 流感、手足口等传染病的中医药系统研究。作为专项负责人,积极组织开展了中医药防治甲型 H1N1 流感等传染病的理论、临床与实验研究,及时总结了不同传染病证候特征,肯定了中医药疗效,研发出有效中药并明确了作用机制,提高了中医药防治传染病整体研究水平。其中,中医药治疗甲型 H1N1 流感研究结果在美国 *Annals of Internal Medicine* 发表,引起了国际广泛关注,不仅肯定了中医药疗效,也推动了中医药走向世界的进程。此外,在全面开展中医药防治传染病研究的同时,重视中医药防治传染病人才培养与体系建设,建立了一支稳定的中医药防治传染病人才队伍和 41 家覆盖全国的中医药防治传染病重点研究室(临床基地),有效推动了中医药防治传染病体系建设;在中医应急方面,作为"中医药应急专家工作委员会"主任委员,积极组织中医药专家在手足口等疾病与突发公共卫生事件中发挥指导、保障作用。甲型 H1N1 流感暴发后,蜱传疾病、超级细菌等传染病也频繁出现,王院士未雨绸缪,积极组织专家进行应对,在疾病流行前制订中医药防治预案,做到防患于未然。2011 年 12 月 27 日,中医药应急专家委员会成立后,作为主任委员,针对手足口发病抬头的趋势,及时组织专家制订了中医药防治手足口方案,为中医药积极应对进行了充分准备。

主持了"中医药基本名词术语规范化研究""中医病案书写规范""中医内科常见病诊疗指南"等标准化建设工作,依托中医临床基础医学研究所建立中医药标准化研究中心,在规范全国中医药名词术语、诊疗指南及引领中医药国际标准化建设等方面做出卓越贡献。

1999 年承担国家"973 方剂配伍规律研究"项目首席科学家。2002 年担任国家自然基金委重大计划项目专家指导组组长。1990 年以来,获国家科技进步二等奖 1 项、三等奖 3 项,获省部级科技进步一等奖 5 项。1998 年获何梁何利医药科技奖。2005 年获全国先进工作者荣誉称号。主编专著 12 部,发表论文 800 余篇,培养博士生 75 名、博士后 30 名。

疑难杂病证治系列丛书主审、总主编、副总主编名单

序

疑难杂病，"疑"表现在病无常病，"难"表现在法无定法。

疑难杂病临床表现极其复杂，表里上下、寒热温凉、脏腑经络、气血津液均有证候反映，特别是一些年久沉病，几经多医的病证，医者临之如面对一团乱麻，无续可找，无从着手。疑难杂病病邪胶着、病性错杂、病位深痼、病势峻厉或淹缠。疑难杂病包括临床上众多的奇病、怪病、宿疾、顽症，以及病情复杂的疾病；可能包括某些功能性疾病、精神心理疾病、慢性疾病、罕见病、恶性疾病、众多的综合征和诸多诊断不明疾病等。疑难杂病可直接反应临床医师业务水平的高低，是临床医师经常遇到的、需要努力攻克的重要问题。

基于古今医家经验颇丰，应多读经典。读经典著作必须下功夫钻进去，做到真正认知理解，全靠"悟"懂。"悟"即守正创新思维，深入哲理指导临床实践。如苏轼所述："匹夫而为百世师，一言而为天下法。"谨守核心病机，直面疑难杂病必须周详审查病史，以同理心、归属感认真聆听患者叙述，细致观察现症，全面分析病情，并借助于现代诊断技术，辨病与辨证相结合，中西医并重，优势互补。"各美其美，美美与共"，提倡合作，共同发展，企望殊途同归。紧紧把握病机特点，活法随机用药，尝试多种治疗方法，或者多法联用。

面对疑难杂病：辨证如剥笋，层层剖析；治病如抽丝，缕缕牵出。

《中国中医科学院广安门医院疑难杂证丛书》由各专科资深主任医师组织撰写，该丛书系统梳理了肿瘤、心血管、脑病、呼吸、消化、肾病、精神心理、内分泌等各专科所涉的疑难杂病证治，内容翔实，系统全面，实用性强。相信该书是提高临床医师诊疗水平的好帮手。感谢编写丛书团队对我的信任鼓励，谨志数语，乐观厥成。

国务院中央文史研究馆馆员
中国工程院院士　　　王永炎　敬署
庚子孟夏

前　言

　　脑病是指因遗传、肿瘤、感染、脑血管病变等因素导致的中枢神经系统损害,进而导致患者思维及语言障碍、感觉运动失常,甚至大小便失禁等症状体征的一大类疾病。随着老龄化社会的到来及疾病谱的变化,脑病已成为医学界及整个社会异常关注的热点问题。目前,脑梗死、脑出血、阿尔茨海默病(老年痴呆)等脑病的发病率逐年上升,已成为严重威胁人类健康、危及人类生命的常见病、多发病。脑血管病是当前威胁人类健康的三大主要疾患之一,发病率仅次于恶性肿瘤和心血管疾病。自20世纪后期,西方国家卒中的发病率、致死率逐年降低;而在我国,脑卒中已成第二位致死性疾病,发病率、患病率逐年升高,造成国人医疗费用持续上升。自美国于1990年率先实施"脑的十年"计划以来,世界上许多国家制订了类似的计划,可见脑病防治的研究已经成为医学界极其重要而富有挑战性的课题。

　　随着新世纪的来临,科学与人文的融合已成为时代的主题。中医药学是植根于中华民族优秀文化沃土之中的整体医学,中医学在脑病的防治过程中发挥着极其重要的作用,对于许多现代医学束手无策的脑科疑难杂症,中医药发挥了其独特的疗效。中医学对于脑病的认识有着2000年的历史,历代医家通过临床实践对脑及脑病的逐渐认识,积累了丰厚的理论和宝贵的实践经验。《黄帝内经》中,记载有脑病的理法方药,如"脑为髓之海""髓海不足,则脑转耳鸣,胫酸眩冒,目无所见,懈怠安卧""血之与气,并走于上,则为大厥,气复返则生,不返则死"等,提出治疗癫狂的方药有生铁落饮等。北宋时期,医学就分有"风科",被认为是中医脑病学的起源。至金元时期,开始强调中风病(卒中)的内因说。明清以来,"脑为元神之府"越来越被大家所认识。20世纪初,对于中风病的治疗强调以滋阴潜阳为法。随着现代科学技术的迅速发展,近年中医脑病得到了迅猛的发展,其理论的创新及治疗技术上的发展为脑病的治疗带来了新的突破,脑病的临床疗效显著提高。可见,系统总结这些治疗经验将具有重要的意义。

　　本书重点论述了脑病科临床常见的疑难杂病中西医诊疗方法,秉持全国脑病会议所制订的"一个特色,两个结合"的方针,充分发扬中医特色,坚持脑病辨证与现代诊断相结合,脑病研究与现代检查方法相结合。以西医病名为纲,从传统中医学和现代医学两个层面较为全面、系统、深入地剖析每种疾病的病因病机、临床表现、辅助检查、诊断与鉴别诊断、中医治疗、西医治疗、预防、预后及调护、中医防治进展，并附有每个疾病的临床典型病例。其中中医治疗部分为该书的一大特色和重点，该部分系统、全面地总结论述了每一种疾病的中医辨证论治理法方药。此外，其治疗方法中，既有常用的中药内服法，又有见效迅捷的静脉给药法，还有简便廉验的成药制剂、药物外敷、针灸、推拿、刮痧、食物等诸多疗法。

限于学识水平，距离"删繁就简三秋树，领异标新二月花"的境界甚远，对本书存在的错讹之处，祈读者诸君教正。

编　者

目 录

第1章

概　述

第一节　中医学对脑的认识

中医学对脑的认识源远流长,历代医家对脑的生理病理进行了论述。早在秦汉时期医学著作《黄帝内经》中,就记载了脑的解剖位置、生理功能,如"诸髓者,皆属于脑,故上至脑,下至尾骶,皆精髓升降之道路""头者,精明之府"。明确指出了脑藏髓,脑为精神智慧产生之处。东汉张仲景在《金匮玉函经·卷一·证治总则》中亦指出"头者,身之元首,人神所注"。到明朝中医学对脑有了更进一步的认识,如李时珍明确提出了"脑为元神之府",主司人的精神意识活动,《普济方》中指出:"头者,诸阳之会,上丹于泥丸宫,百神所聚。"清朝时期中医学对脑的解剖、生理功能及病理认识日趋完善,进一步确定了脑主神明的功能,强调了脑是生命活动的最高调控中心,与人的思维、记忆、知觉及五官之功能关系密切。王清任在《医林改错·脑髓说》中就明确指出:"灵机记性不在心在脑",而且创立了补阳还五汤、癫狂梦醒汤、通窍活血汤等治疗脑病的著名方剂。

一、脑的生理功能

(一)主精神、意识、思维活动

头为精神汇聚之处,主司人体精神意识思维活动。《素问·脉要精微论》指出:"头者,精明之府。"《素问集注》注解:"诸阳之神气,上会于头,诸髓之精,上聚于脑,故头为精髓神明之府。"《东医宝鉴》云"头为天谷(脑)以藏神,"又指出脑的作用在于"灵性所存"。李时珍明确提出"脑为元神之府"。喻嘉言也认为"脑之上为天门,身中万神集会之所"。由此可见,脑通过藏元神统志意,从而发挥主司精神、意识、思维活动的功能。而若脑髓空虚,脑失所养,或邪犯于脑,主持精神意识思维功能异常,表现为神志不清,思维错乱,言语无序,行为失常等。

(二)主智慧、记忆

脑与聪明智慧及记忆力的密切关系越来越被大家重视。明代医家李梴在《医学入门》中指出"神明之心",能"主宰万事万物,虚灵不昧"。人之灵机记性,皆在于脑所主,年少则肾精未充,脑髓未满;而年迈则肾精亏虚,脑髓渐空,故认知记忆较低。清代医家王清任《医林改错》云:"灵机记性,不在心在脑。"王学权《重庆堂随笔》云:"盖脑为髓海,又名元神之腑,水足髓充,则元神清湛而强记不忘矣。"唐容川《医经精义》指出:"精以生神,精足神强,自多伎巧。髓不足者,力不强,精不足者,智不多。"可见,脑主聪明智慧及记忆功能,若脑的功能失调则可出现呆傻愚笨、记忆力减退等表现。

(三)主感觉、运动

清代王惠源在《医学原始》中提出:"五官居于身上,为知觉之具,耳目口鼻之所导入,最近于脑,必以脑先受共象而觉之,而寄之,而存之。"人体耳目鼻舌等重要的感觉器官均位于头部,内通于脑,与脑有着密切的联系。一方面,这些感觉器官功能的发挥有赖于脑中精气的充养;另一方面,脑的功能的发挥有赖于这些感觉器官接收外界的信息,正所谓"视听明而清凉,香臭辨而温暖,此内受脑之气而外利九窍者也"。脑通过接收外界信息后可产生意识,进而支配调节各肌肉关节运动,产生活动。若脑之功能失常则可出现感觉意识障碍,表现为反应迟钝,感觉减退,肢体乏力,运动障碍等。正如《灵枢·海论》所说:"髓海有余,则轻劲多力,自过其度;髓海不足,则脑转耳鸣,胫痠眩冒,目无所见,懈怠安卧"。

(四)主宰生命活动

脑是生命活动调节的最高中枢,对人体各脏腑组织的功能活动均具有调节作用。各脏腑组织器官功能的正常发挥有赖于脑神的协调支配。若髓海充盈,精神内守,则脏腑之气出入协调有序,功能正常,机体安康,如《素问·上古天真论》云:"恬淡虚无,真气从之,精神内守,病安从来。"而若脑的功能异常则全身脏腑功能紊乱,甚则危及生命。正如《素问·刺禁论》所说:"刺头,中脑户,入脑立死。"

二、脑的病理特性

脑的病理变化常表现为虚实两端,实者多因风、火、痰、热、毒等邪气犯脑所导致,虚者多为气血不荣、脑髓失充所致。脑之病理变化,主要表现为精神神志的异常和感官运动方面的功能障碍。脑为元神之主,元神之变必累及他脏,同时脑受五脏六腑之精气的充养,五脏与脑在病理上密切相关。脑的病理特性可概括为:多热多火、多风多动、多瘀多滞、脑窍易闭、脑神易伤、脑髓易虚。

(一)多热多火

头居巅顶之上,脑宅其中,火性炎上,每易上犯巅顶。头为诸阳之会,手足三阳经均上循于头面部,故为人体阳气最旺之处。外感、内伤之火热邪气,同类相求,最易侵脑,故易出现火热病理变化。如风热、暑热、湿热及温热疫毒等邪气侵袭机体,易犯脑神,常表现为神昏、谵语、烦躁、高热、抽搐,发病急骤,病程短,变化迅速,常见于中暑、乙型脑炎、肠伤寒、中毒性痢疾等疾病。内伤心肝之火热易上犯于脑,肝气郁结,郁而化火,肝火上炎,轻者脑神被扰,重者火热窜及脑络,血络受损而出血。烦劳伤心,心火亢盛,上犯于脑,则心烦躁扰,失眠多梦。

(二)多风多动

风性轻扬,善袭阳位,如《内经》所说"伤于风者,上先受之""高巅之上,唯风可到",脑居巅顶,又为诸阳之会,风易侵入,故脑病多风。"诸暴强直皆属于风",风性善动不拘,故有风必动,临床上脑病可表现为动摇、震颤、抽搐等风动之象。然而风又有外风与内风之别:外风多由于起居调摄不慎,坐卧当风,感受六淫风邪所致,表现为头痛、拘挛、眩晕等,治疗以疏散外风为主;内风多由于肝肾阴虚,阴虚阳亢,肝阳化风所导致,表现为头痛、眩晕、震颤,甚则昏仆等,治疗以补益肝肾,平肝潜阳为主。

(三)多瘀多滞

《灵枢·邪气脏腑病形》云:"十二经脉,三百六十五络,其气血皆上诸于面而走空窍。"由此可见脑为诸脉汇聚之处,脑脉气血运行调和通畅才能保证其功能的正常发挥。外感六淫、疫疠之邪气直犯冲脑或饮食、情志、痰饮等因素导致的脑病多表现为脑内气机瘀滞,气血运行失常,脑脉损伤,造成元神功能障碍。临床上脑脉的损伤通常表现为络破血溢和脑脉瘀阻两个方面,若心火炽盛,肝阳暴亢,气血上冲犯脑可致络破血溢,或气机瘀滞,血凝为瘀,津滞为痰,痰瘀互结痹阻脑脉脑络,导致脑脉受损,清窍被扰,脑髓失养,神机失用,表现为猝然昏倒,半身不遂,口眼㖞斜,言语不利等症状。可见痰饮和瘀血既是脑脉受损的致病因素又是其病理产物,治疗尤应重视活血化瘀、涤痰通络法的应用。

(四)脑窍易闭

"脑为元神之府",主宰人的精神、意识、思维活动,脑窍贵在清灵通利,若窍闭则神昏。通常痰、瘀、水、湿、火热之邪交结为患,相互作用,均可导致脑窍闭塞,神机失用。痰湿蒙闭清窍,元神被扰则多表现为健忘、昏迷、痴呆、癫证、痫证等;痰火瘀热闭阻清窍,火扰神明则表现为昏迷、烦躁、谵语、厥证、狂证等;感受秽浊、疫疠之邪气,浊邪害清,则猝然窍闭神昏,发病迅速;气滞血瘀,痰瘀互结,闭阻脑脉,清窍不利,则猝然昏不知人,语言不清,肢体不利等。故凡邪气闭塞脑窍之症,应祛邪开窍醒脑,同时根据病因兼顾涤痰、清热、化瘀、芳香辟秽等。

(五)脑神易伤

脑的病理变化通常以神志异常和神机失用为主要表现。脑神受伤通常可出现心烦躁扰、失眠健忘、头痛头晕、焦虑抑郁等症状。同时脑神与五脏之功能亦密切相关,脑神调节五脏之功能正常发挥,五脏生理功能异常可伤及脑神。心气旺盛,心血充盈则精力充沛,反应敏捷;心气不足则脑神失养,精神萎靡,嗜睡懒言,反应迟钝等;肝气不舒则情志抑郁,悲伤忧愁,精神萎靡,肝气上逆太过,直犯冲脑则头痛耳鸣,烦躁不安;脾气虚弱,水谷不化,清阳不升,则失眠健忘,头晕嗜睡;肾精不足,脑髓失充,则痴呆健忘,头晕耳鸣等。可见,脑病治疗应重视祛邪安神,酌情采用涤痰、化瘀、清火、祛湿、镇惊、补虚等法,以使邪去则神自安。

(六)脑髓易虚

《灵枢·经脉》云:"人始生,先成精,精成而脑髓生。"脑为髓之海,脑髓为先天之精气所化生,赖后天气血精液以濡养。肾主骨生髓通于脑,肾精为脏腑之本,生命之源。人体之生长、发育、生殖皆以肾精为用,故易虚而不易实。肾精亏虚则脑髓失充养,故而脑髓易虚。若因先天禀赋不足,肾精匮乏,加之后天脾胃失调,气血无以化生,故而髓海空虚,表现为幼儿智力低下、"五迟""五软"等症;若因年老久病,肝肾虚损,气血精液日渐耗竭,髓海渐空,表现为健忘,嗜睡,眩晕,癫证,耳鸣、耳聋,痴呆等。治疗时应时时注意肾精、脑髓之不足。对于脑髓亏损者,补精益髓,以使髓海充足,则脑健神灵。若脾气亏虚,后天气血精液化源不足者,治宜益气培元益脑。

第二节　脑病科疾病简介

脑病科疾病种类较多,常见类型包括脑血管类疾病(脑出血、脑梗死等)、脑部炎性反应性疾病(脑膜炎、脑炎等)、偏头痛、痴呆、癫痫、重症肌无力、三叉神经痛、周围神经病及脊髓炎等。患者常出现头痛、眩晕、震颤、抽搐、晕厥、运动功能障碍、神经痛等相关症状。随着社会进程的加快,脑病科疾病已成为当今临床上众多疾病中最为常见的疾病之一。其病情严重程度不一,部分疾病进展较快,治疗不及时可严重威胁患者生命安全。中医药在脑病的诊疗过程中发挥了重要的作用,中西医结合治疗脑病具有明显的优势。脑病通常包括外感性、内伤性、外伤性、中毒性、先天性、心因性及其他一些原因所致的脑病。内伤性脑病是指由于脏腑生理功能或精气血津液的异常而导致脑功能失调的一类疾病,主要包括中风、痴呆、癫狂、痫证、不寐等;外感性脑病是由于感受六淫邪气及疠气而导致脑功能失调的一类脑病,主要包括春温、暑温、暑厥等;外伤性脑病是指由于坠落、撞击、跌打损伤等引起脑功能失调的一类脑病。中医药治疗脑病科疾病以"辨证求因""审因论治"为其特色,具体表现在采用清热、化痰、醒脑、开窍、镇痉、安神等方法治疗脑病具有显著的疗效。

一、脑病常见症状

(一)头痛

头痛是指整个头部或头颅局部的疼痛,是临床最为常见的症状之一,病因比较复杂,包括了全身及内脏疾患引起的头痛、急慢性中毒后头痛、五官科病变产生的头痛及神经精神病变引起的头痛。其中脑源性的头痛主要有①偏头痛;②头面部神经痛,如三叉神经痛、枕神经痛、舌咽神经痛等;③脑血管疾病,如脑出血、脑梗死、蛛网膜下腔出血、脑动脉硬化症、脑血管畸形等;④高颅内压和低颅内压综合征;⑤颅内炎症,如脑膜炎、脑炎、脑脓肿等;⑥丛集性头痛;⑦脑寄生虫病;⑧颈动脉痛;⑨头痛型癫痫;⑩颅脑外伤后;⑪神经官能症、抑郁症。

临床上对于头痛的诊断应通过全面搜集头痛的病史,明确头痛的特点,注意头痛的部位、发生形式、疼痛性质、加重因素、程度、伴发症状及先兆症状。其次是全面的体格检查,注意有无发热、血压情况,各内脏系统和五官疾患的体征,注意患者有无意识障碍,精神异常,有无颈项强直、偏瘫、失语和病理反射。最后通过有关实验室检查阳性结果,确定头痛是全身内脏疾病、中毒、五官疾病、还是颅内疾患引起的,找到其具体病因。

(二)眩晕

眩晕是脑病科常见的一种主观症状,患者通常感觉自身和周围物体旋转、漂浮或翻滚,轻者闭目即止,重者站立不能。眩晕通常见于前庭系统病变,但许多非前庭系统疾病也可出现明显的眩晕症状,如中枢神经系统疾病、颈椎病、运动系统疾病、心血管疾病、血液系统疾病、眼科疾病等,甚至心理问题也可以诱发眩晕。

病史分析是眩晕诊断的基本方法和依据,应重点关注患者的眩晕的形式、持续时间、发作次数、伴发症状及相关疾病的过去史。其中中枢性眩晕的程度一般比较轻,通常表现为摇晃、移动不稳、持续时间较长。一般无耳部症状,前庭其他症状也不一定齐全,多伴有其他中枢神经系统损害的症状和体征。自主神经反应程度与眩晕感觉不成正比。常见的疾病有颅内血管性病变、感染性病变、占位性病变等。而周围性眩晕往往为旋转性眩晕,起病快,持续时间短,眩晕程度剧烈,常伴有耳鸣、听力减退等耳蜗症状及面色苍白、恶心呕吐和出汗等自主神经症状。常见于梅尼埃病、迷路炎等由前庭器和前庭神经病变引起疾病。

(三)昏迷

昏迷是指由于各种原因导致的高级神经中枢结构与功能活动受损所引起的严重脑功能障碍,表现为大部和全部意识持续中断或完全丧失,是大脑功能衰竭的主要表现之一,是脑病科常见急危重症。昏迷的诊断首先需要明确患者是否存在昏迷、昏迷的程度及类型,进而做出相应病因学、症状学和定位诊断,如果情况允许还应尽快进行相应辅助检查。

根据昏迷程度的不同一般分为①浅昏迷:患者意识丧失,高声喊叫不能唤醒,对强烈疼痛刺激如压眶可有反应,可有较少无意识动作。腹壁反射消失,但角膜反射、对光反应、咳嗽反射、吞咽反射、腱反射存在,生命体征无明显改变。②中昏迷:疼痛反应消失,四肢完全处于瘫痪状态,腱反射亢进,病理反射阳性。角膜反射、光反射、咳嗽反射和吞咽反射减弱,呼吸和循环功能尚稳定。③深昏迷:眼球固定,瞳孔散大,角膜反射、对光反应、咳嗽反射和吞咽反射消失,四肢弛缓性瘫痪,腱反射、病理反射消失,呼吸、循环和体温调节功能障碍。

导致昏迷的常见原因有中枢神经系统感染、缺血缺氧性脑病、脑肿瘤、颅内出血、颅脑外伤及中毒等因素。颅内感染可直接导致昏迷,严重的颅外感染可引起感染性休克进而出现昏迷;任何可引起缺血、缺氧、缺糖等代谢紊乱的原因都会引起昏迷;颅内原发肿瘤可通过占位效应导致昏迷,颅外肿瘤则可因颅内转移或晚期恶病质衰竭引起昏迷乃至死亡;颅脑外伤可直接导致不同程度的昏迷,而其他部位的创伤可引起创伤性休克、失血性休克、脂肪栓塞等严重并发症而引发昏迷。

(四)晕厥

晕厥是由于多种原因导致的一过性脑低灌注引起的短暂的意识丧失,随即又自行恢复的一组临床表现。晕厥起病较快,发作时间短暂,意识丧失很少超过20～30秒。典型的晕厥发作可以分为3期:发作之前出现面色苍白、头晕、出汗、视物模糊、耳鸣、全身不适等前驱症状,称为前驱期;随后患者出现意识丧失并可跌倒,常伴血压下降及脉搏缓慢减弱,可发生尿失禁,称之为发作期;发作之后出现疲乏无力、恶心、呕吐、嗜睡,甚至大小便失禁等症状,称之为恢复期。

引起晕厥的常见原因包括脑血管病,如偏头痛、短暂脑缺血发作等;心脏疾病,如心律失常、主动脉瓣狭窄等;低血糖;严重贫血;高原反应;血管舒缩障碍等。其中以心脏病引起者最常见。除了这些原因,还有部分患者未能检查出明确的病因。晕厥诊断首先要进行初步评估,详细询问病史、系统体格检查,如血管迷走神经性晕厥往往因为恐惧、剧烈疼痛、情绪刺激、站立过久等原因诱发;心源性晕厥通常伴有胸闷、心悸等症状;中枢神经性晕厥通常会伴有头痛、呕吐等症状。体格检查如有心律失常或心脏杂音应考虑心源性晕厥的可能,神经系统检查有阳性应考虑脑源性晕厥。同时根据相关辅助检查结果对部分患者可提供明确诊断或提示性诊断,如血糖的检测可用于排除低血糖等晕厥;神经影像学检查可用于发现部分颅内病变;心电图检查可用于鉴别恶性心律失常、心肌缺血等心源性晕厥;脑电图检查可用于鉴别癫痫发作。

(五)震颤

震颤是一种常见的不随意运动,指躯体全身或部分所表现的一种节律性或无节律性的颤动。震颤可分为生理性震颤和病理性震颤。生理性震颤为正常人在运动时或保持某种姿势时所呈现的一种震颤,多于休息时消失,可涉及面肌、眼睑、舌、躯干、下肢等部位。病理性震颤是指以器质性脑病作为基础的震颤,根据震颤形式不同,又分为静止性、意向性、姿势性、混合性震颤四类。静止性震颤通常出现于静止状态下,自主运动时抑制,睡眠中消失;意向性震颤又称为动作性震颤,当肢体主动运动接近目的物时震颤明显,而静止时消失,振幅较大且无节律性;姿势性震颤是指肢体处于某种姿势时才出现的震颤,又称为体位性震颤,多在上肢平伸时出现,肢体主动运动时可被抑制,完全休息与睡眠中消失,情绪激动时加剧。

病理性震颤可由多种疾病导致,常见的有帕金森病、药源性震颤、小脑性震颤、心因性震颤、肌张力障碍性震颤及代谢性震颤等。对于震颤的诊断目前主要是通过临床观察与描述性分析,包括病史的采集、震颤特征观察、体格检查等。病史采集应该注意震颤的起始部位及发展情况、发病年龄、促发或缓解因素、用药史、家族史及是否有其他神经系统症状或全身症状。注意观察震颤的部位、发作方式(静止性、姿势性、动作性)、频率与幅度。通过详细的神经系统检查,可发现患者是否伴有运动缓慢、肌张力增高等其他锥体外系体征;通过检查足部腱反射和感觉可用于发现周围神经病;通过观察患者行走的步态对于诊断具有重要提示作用,如迈步时上臂摆动减少常见于帕金森病,共济失调则提示可能为小脑病变,足下垂则见于周围神经病。

(六)瘫痪

瘫痪是指随意运动的功能减弱或丧失。一切有目的的运动都是由大脑通过一定的传导系统支配肌肉活动来完成的,由于运动神经元、周围神经病变或肌肉本身病变所致的运动障碍均可以导致瘫痪。临床上常将肌力分为 6 级来判断肢体有无瘫痪或瘫痪的程度。①0 级:肢体无肌肉收缩;②1 级:肢体仅见肌肉轻度收缩,无关节活动;③2 级:肢体能移动,但不能抬离床面;④3 级:肢体能抬离床面,但不能抵抗阻力;⑤4 级:肢体能抵抗阻力,但力弱;⑥5 级:正常肌力。

临床上通常按解剖部位将瘫痪分为上运动神经元瘫痪(中枢性)、下运动神经元瘫痪(周围性)和肌肉性瘫痪。中枢性瘫痪的损害位于皮质运动区、内囊、脑干及脊髓,特点为肌张力增高,腱反射增强,出现病理反射,肌肉萎缩不明显,常见于脑血管病、脊髓炎和肿瘤等;周围性瘫痪的损害位于脊髓前角、前根,特点为肌张力减退,腱反射减弱或消失,无病理反射,有肌肉萎缩,见于脊髓灰质炎、肌萎缩侧索硬化和髓外肿瘤压迫等;肌肉性瘫痪是指神经肌肉接头处及随意肌本身的病变所致的运动障碍,症状与下运动神经元瘫痪的表现相似。详细地询问病史及体格检查可为瘫痪的诊断提供线索,如中年以上患者发生急性偏瘫伴意识障碍,常为急性脑血管病;突然性的四肢瘫痪,远端明显,病前有大量进食糖类或着凉、过劳史,则提示周围性瘫痪。

总之,对于瘫痪的诊断首先应该与关节炎等其他病因导致的肢体运动障碍相区别,然后结合病史、症状及体征进行定位诊断,明确病变的水平是中枢性或周围性,进而判断病变是在肌肉、周围神经、脊髓或脑部等。最后进行定性诊断,明确病变的病理、病因,进而判断病变是感染性疾病、脑血管性疾病、外伤、肿瘤或脱髓鞘等。

(七)抽搐

抽搐是指全身或局部肌肉不自主的阵发性强烈收缩,是一种常见的临床症状。其发作形式包括了强直性抽搐、阵挛性抽搐和混合性抽搐。临床上引起抽搐的疾病较多,可见于多个系统,常见的病因有①原发性癫痫;②颅内疾患,如感染(脑炎、脑膜炎等),脑血管病,外伤,肿瘤,脑发育不全,寄生虫病等;③全身性疾病,如代谢疾病(手足搐搦症、低血糖、糖尿病昏迷等),严重感染(肺炎、败血症、中毒性痢疾、破伤风、高热惊厥等),缺氧(窒息、一氧化碳中毒等),中毒(食物、药物中毒等),心血管病等。

不同的病因导致的抽搐有各自的特点和伴随症状,通过认真地观察抽搐的形式、特征及伴随症状,可以初步判定是哪一系统疾病,通过仔细询问病史、既往史及系统体格检查,确定患者所属疾病,采用必要的实验室检查及脑电图、磁共振、CT检查,明确引起抽搐的原因。如癫痫具有反复发作史,发病前有头昏、精神错乱、心悸、幻觉等先兆,发作时特点为全身出现阵挛性抽搐,伴口中怪叫,两目上视,意识丧失,全身强直,口吐白沫,小便失禁;高血压脑病、脑出血、蛛网膜下腔出血等脑血管病引起的抽搐特点为全身性或局限性发作,严重时形成癫痫持续状态,起病急,发展快,进行性加重,且常伴有头痛、呕吐等症状;脑肿瘤导致的抽搐通常出现于一侧面部或肢体抽搐,癫痫样发作长期不易控制,伴有颅内高压、视盘水肿及定位体征。

二、脑病病因病机

(一)六淫犯脑

六淫是指自然界中存在的六种致病邪气,包括风、寒、暑、湿、燥、火,有着各自的致病特点和侵犯部位。然而,脑主神明,主宰人体对外界环境的应变能力,六淫邪气均可侵犯脑腑而导致功能失常。

1. 风邪犯脑

"伤于风者,上先受之"。风为阳邪,其性开泄,易侵袭阳位及上部,脑位最高,故极易被风邪所侵犯。风性轻扬,善行而数变,发病急骤而症状变化多端。风性善动,风邪所致脑病常出现躯体的运动异常,如出现角弓反张,四肢抽筋,两目上吊等。风为百病之长,常兼挟其他邪气为病,因而其致病往往广泛且病情较为复杂,如风寒、风热、风湿之邪上犯于脑,清阳失布,脑部气血不畅,常引起头晕、头痛、耳鸣诸症。风寒湿三气杂至,阻滞脑主运动之经脉,则见经脉拘之痉症。内风则多兼痰火,如阴虚阳亢,肝风内动挟痰上扰,风痰或风痰挟瘀阻于脑络,多病发中风或发为眩晕、癫痫,邪风客于阳经,可化火生热,风、火、痰、瘀相互搏结,蒙闭神窍,则发为狂病。

2. 寒中于脑

《素问·奇病论》云:"人有病头痛,以数岁不已,此安得之? 名为何病?"岐伯曰:"当有所犯大寒,内主骨髓,髓者以脑为主,脑逆,故令头痛,齿亦痛,病名曰厥逆。"寒为阴邪,主凝滞,主收引,易阻滞气机,损伤阳气。而头为诸阳之会,阳虚则寒邪易侵袭脑部,脑络拘急,经脉气血不利,易致头痛、面痛、齿痛等症状。《素问·举痛论》又云:"经脉流行不止,环周不休。寒气入经而稽迟,泣而不行,客于脉外则血少,客于脉中,则气不通,故卒然而痛。"可见寒邪损伤人体阳气,侵入经脉则脉络阻滞,经脉失其温煦及濡养,可发生以肢体挛急、疼痛、抽搐、震颤。

3. 暑扰神明

《医学心悟》云:"中暑者,感之重也,其症汗大泄,昏闷不醒,或烦心,喘咳,妄言也。昏闷……"暑为阳邪,暑性炎热、升散,容易耗气伤津,且多兼挟湿邪致病,故暑邪伤人,多见大汗出,烦热口渴等症状。脑为神明之府,若暑扰神明则可导致中暑或暑厥,表现为头晕,胸闷,烦躁,口渴,汗出,甚则突然昏仆,不省人事,四肢厥逆等。

4. 湿蒙清窍

湿为阴邪,其性黏滞重浊,易阻气机,损伤阳气。若湿邪上犯于脑,困阻清阳之气,蒙蔽脑窍则出现头重、头晕,思维迟钝等。如《素问·生气通天论》所云:"因于湿,首如裹"。湿易阻滞气机,正如《素问·生气通天论》曰"湿热不攘,大筋软短,小筋弛长,软短为拘,弛长为痿。"湿邪阻滞于脑,脑之真阳不能输布于肢体经络,则表现出肢体不遂,拘急挛缩,运动功能障碍。湿性黏滞,缠绵难愈,久则化热,出现湿热胶结,或化为痰浊、痰热,湿邪阻滞脉络,气血运行不畅,日久成瘀。痰热瘀血蒙蔽脑窍亦可发为痴呆、癫狂、独语神昏等。

5. 燥伤津液

脑为神明之府,"津液相成,神乃自生",脑神之功能正常有赖于津液的滋养。燥胜则干,易耗津伤液,若燥邪侵犯,燥伤津液,气血津液亏虚,脑失濡养,则出现心烦、躁扰,亦可见四肢痿厥不用等症,正如《素问·痿论》所云:"肺热叶焦,发为痿躄"。

6. 火扰神昏

火性炎上,火邪上扰神明可出现头痛面赤,心烦不寐,狂躁妄动,神昏谵语等症状,正如《素问·至真要大论》病机十九条所云:"诸躁狂越,皆属于火。"火易生风动血,耗伤津液,筋脉失养,易致高热神昏,颈项强直,角弓反张,四肢抽搐等热极生风之症;火热焦灼津液为痰,痰火随风上犯脑窍,则发为猝然昏倒,口眼㖞斜,语言不利,肢体偏瘫等中风之症;《灵枢·痈疽篇》云:"大热不止,热胜则肉腐,肉腐则为脓,然不能陷,骨髓不为焦枯,五脏不为伤,故名曰痈"。火热易致肿疡,火热循经犯脑,腐蚀脑髓,可导致脑痈、脑疽等病症。

7. 疫毒犯脑

疫毒是一种具有强烈传染性的致病邪气,与六淫邪气比较,其致病特点为发病急骤、病情危笃、症状相似、传染性强、极易流行。临床上疫毒致病虽然其发病途径及传变方式不一,但最终都将伤及脑神,出现头痛面肿,神昏谵语,不省人事,或发狂谵妄,或神情呆滞、肢体痿废等症。

(二)七情伤脑

七情是人体对外界客观事物变化而反映出来的喜、怒、忧、思、悲、恐、惊七种不同情志反应,若其太过或不及,超越了人体正常的生理活动范围,即可导致疾病的发生。《灵枢·本神篇》曰:"怵惕思虑者则伤神,神伤则恐惧流淫而不止;因悲哀而动中者,竭绝而失生;喜乐者,神惮散而不藏;愁忧者,气闭塞而不行;盛怒者,迷惑而不治;恐惧者,神荡散而不收。"可见七情内伤,可伤及脑神,从而表现多种神志失常。

适当的喜悦能缓和精神紧张,使营卫气血通利,心情舒畅。过喜则伤心,喜乐过度则使心气涣散,脑神失主,从而出现神志恍惚,失神狂乱。怒伤肝,恼怒过度,则肝气不疏,气郁不畅,脑神恍惚。《素问·举痛论》曰:"大怒则形气绝,而血菀于上,使人薄厥。"故暴怒可导致肝气横逆上冲,血随气逆,并走于上,蒙闭清窍,扰乱脑神,表现为头晕目眩,面红目赤,甚至猝然昏倒,半身不遂,口眼㖞斜。忧伤肺,若过度悲忧,则耗伤肺气,可表现为面色不华,少气懒言,言语低微,意志消沉,行动迟缓,记忆力减退等失神之症。脾为气血化生之源,若思虑过度伤及脾气,导致气血化生不足,髓海空虚,脑失所养,可表现为头晕,神疲,失眠多梦,耳鸣,记忆力差,心悸怔忡,腹胀便溏,乏力气短等症状。恐则气下,惊则气乱,惊恐过度则导致心无所倚,神无所归,虑无所定,甚至发为癫、狂、痫等病症,正如《寿世保元·痫证》所云:"盖痫疾之原,得之惊,或在母腹之时,或在有生之后,必因惊恐而致疾。"

(三)饮食所伤

饮食是人类赖以生存和保持身体健康的物质基础,是维持机体生命功能活动的重要条件。饮食所伤亦是脑病的重要发病因素之一,包括饮食饥饱失常、饮食不洁及饮食偏嗜。

1. 饥饱失常

暴饮暴食则易酿生痰湿,郁久则可化热,痰热上扰,或风痰上扰,蒙蔽脑窍,脑神失主,则发为癫狂或昏仆;脾主运化水谷精微,化生气血以濡养四肢百骸,若过饥则气血化生乏源,气血不足则脑失所养,髓海失充,出现头晕,失眠,健忘,脑发育不良等表现。

2. 饮食不洁

饮食不洁食物可诱发脑病,如疫毒痢,毒气犯脑,可出现高热神昏,甚则四肢抽搐等脑神失主之象。若误食腐败过期食品,常出现剧烈腹痛,吐泻交作,甚则昏迷不醒,肢厥不复。

3. 饮食偏嗜

《黄帝内经·素问·六节藏象论》云:"天食人以五气,地食人以五味。五气入鼻,藏于心肺,上使五色修明,音声能彰。五味入口,藏于肠胃。味有所藏,以养五气;气和而生,津液相成,神乃自生。"可见饮食酸、苦、甘、辛、咸五味化生气血津液,濡养脑神,长期偏食某种性味食物,就会导致机体某部分功能偏盛或偏衰,久则损伤精神气血而发生多种病变。如过食生冷,则寒湿伤及阳气,出现神疲气短乏力,倦怠嗜卧,怕冷等症;过食辛辣,灼烁津液成痰,痰火上扰脑神,出现妄言乱语,骂詈叫号,狂笑暴怒,伤人毁物等狂热症;过食肥甘厚味,滋生湿热痰浊,湿浊蒙蔽清窍,则出现身热不扬,默默欲寐,卧起不安等症状。味过于咸则伤肾,肾生髓通于脑,出现血脉凝泣,易发半身不遂、口眼㖞斜等中风症状。

(四)过劳过逸

过劳是指过度劳累,主要包括了劳力过度、用脑过度及房劳过度三个方面。适当的体力劳动可以强身健骨,而劳力过度则会耗伤气机,表现为神疲消瘦,少气懒言,四肢困倦,动则气喘,嗜卧欲寐等症。长期用脑过度,又称劳神过度,则会导致神经衰弱,表现为头痛,耳鸣,健忘,失眠,脱发,记忆力减退,工作效率降低等。房劳过度则耗伤肾精,精生髓,脑为髓之海,若肾精不足,则髓海空虚,故可表现为精神萎靡,记忆力减退,眩晕耳鸣,失眠健忘等症状。

适当的休息可以消除疲劳,有利于正气的恢复,若长期过于安逸,缺乏体力活动则气血凝滞不通,表现为精神萎靡,气短乏力,倦怠嗜卧,肢体萎废不用。若长期缺乏脑力活动则导致思维迟钝,记忆力下降,甚至脑废不用。

(五)痰饮

痰饮即痰浊和水饮的统称。机体的水液代谢与肺、脾、肾及三焦关系密切,若脏腑气化功能失常,水液代谢障碍,水津停滞而形成痰成饮,痰饮可阻滞脑络、蒙蔽神窍而导致脑病的发生。痰浊作为一种病理产物,可以上蒙清窍,或者阻滞脉络,影响气血运行,脑窍失养,产生头痛、头晕之症,临床多见一侧或全头疼痛,常伴恶心呕吐,口苦,咽干,心烦,心悸,胃脘痞满,苔白腻,脉弦滑。痰浊郁积体内日久,化热生风,痰热风火相煽,气机逆乱,血随气逆,直冲犯脑,导致脑脉痹阻或血溢脉外,发为中风,表现为猝然昏倒,半身不遂,口眼㖞斜,语言不利等症。另外,老年人情志不遂,脏腑气机不畅,生湿化痰,痰浊郁而化热上扰清窍,常见心烦气躁,多疑善虑,头痛失眠,思维反应迟钝,甚则哭笑无常,呆傻愚笨,喉中痰鸣,舌质黯红,舌苔黄腻或白腻,脉弦滑。如陈士铎所云:"呆病其始也,起于肝气之郁……而痰不能消,于是痰积于胸中,盘踞于心外,使神不清而成呆病矣。"

水饮通常与瘀血并见,《金匮要略》谓,"血不利则为水。"脉络阻滞不通,气血不畅,以致脑络受阻,或脉络受损,瘀血、水饮外渗,阻于脑络,脑髓受压,神机失用,出现头痛剧烈,呕吐频繁,目睛外突,甚则神昏,二便自遗。

(六)瘀血

瘀血是指瘀积不行、脱离经脉而又凝结不散的血液。若头部突受外伤,血脉运行受阻,或气机阻滞脉络,气血运行不畅,血脉痹阻,或年老体弱,脏腑气血功能减退,血脉运行日渐涩滞,或风阳上扰,影响头部气血运行之道,血溢脉外而成离经之血,皆可使头部血脉运行失于流畅,甚至闭塞不通,从而影响脑的正常功能,导致头痛、头晕、痴呆、癫狂等症。如《伤寒论》124 条"太阳病……其人发狂者……以太阳随经,瘀热在里"即是太阳蓄血致发狂。又如中风后遗症期,因气虚而化气无源而致血瘀,出现言语不利、半身不遂等症。清代医家王清任强调从瘀血论治脑病,研制了诸如通窍活血汤、癫狂梦醒汤、补阳还五汤等多个治疗脑病卓有成效的方剂,为脑病的治疗提供了新的思路。

(七)中毒外伤

中毒和外伤通常为导致脑病的直接原因。常见的中毒方式有食物中毒、药物中毒、酒精中毒、一氧化碳中毒及慢性重金属接触性中毒等。虽然各种中毒的方式、类别、性质及损害程度不同,但其病理结局均可伤及脑神。急性酒精中毒,酒毒犯脑,蒙蔽清窍,扰乱神机,可见狂言乱语,行为暴烈等;一氧化碳中毒,毒气熏脑,则见心胸憋闷,口唇发绀,呼吸微弱,甚则昏迷死亡。

外伤的形式亦是多种多样,坠落、撞击、跌打损伤是引起脑病的常见原因。《医宗金鉴·正骨心法要旨》云:"若被打仆损伤,血流不止,神气昏迷者……""癫者,头顶也……位居至高,内涵脑髓如盖,以统全身者也,或碰撞损伤,如卒然而死……"《肘后备急方》曰:"破脑出血不能言语,戴眼直视,咽中沸声,口急唾出,两手妄举,亦皆死候不可疗,若脑出血而无诸候者可疗。"可见外伤所致脑病往往危急难治。

(八)先天因素

导致脑病的先天因素主要包括了先天禀赋不足、母病及胎,以及遗传因素三个方面。若胎儿父母体质欠佳,肾精肾气亏虚,可导致胎儿的先天禀赋不足,出现五迟、五软、解颅等疾病。若怀孕过程中,母亲患病,母病及子,或母亲胎孕调理不当,或突受惊吓,气机逆乱,导致胎儿大脑发育异常,出现癫痫等疾病。正如《素问·奇病论》所说:"人生而有病癫疾者……此得之在母腹中时,其母有所大惊,气上而不下,精气并居,故令子发为癫疾也。"此外,临床上智能低下性呆小症、遗传性共济失调症、肝豆状核变性等疾病均属于先天遗传性疾病。

三、脑病的中医治法

(一)清心开窍,泄热护脑法

清热法作为祛邪大法之一,是急性热病的主要治疗方法。适用于里热证的治疗,根据热在气分、营分、血分,或热在某脏腑的不同,清热法又可分为清气分热、清营分热、清热凉血及清脏腑热之不同。《内经》病机十九条中指出:"诸躁狂越,皆属于火;诸热瞀瘛,皆属于火;诸病胕肿,疼酸惊骇,皆属于火;诸逆冲上,皆属于火。"此类火病,均与精神、神经疾患有关,而常表现为脑病的症候群,故脑病的辨治过程中清热法的运用机会尤多,特别是在中枢神经系统感染性疾病的治疗中,清热法贯穿于病程的始终,该类疾病多属于中医温病范畴,具有卫气营血的传变规律,在气分者宜清热疏散,营分者宜清营透热,血分者宜清热凉血和清热滋阴等。又如中风病的发病过程中以痰火瘀闭为其主要病理,因而临床上常表现为热毒症候,急性期尤为明显,因而采用清热解毒法治疗中风可获显著疗效。临床上中风病急性期采用醒脑静、清开灵注射液等药物治疗即使清热法的运用。

常用的方剂:白虎汤、竹叶石膏汤、清营汤、清宫汤、犀角地黄汤、清瘟败毒饮、黄连解毒汤、安宫牛黄丸、至宝丹、紫雪丹、清开灵。

常用中药:石膏、知母、竹叶、牛黄、水牛角、生地黄、麦冬、玄参、牡丹皮、羚羊角粉、黄芩、黄连、黄柏、大黄、夏枯草、栀子、龙胆草。

(二)通腑泻下,荡涤醒脑法

通腑泻下法是采用攻下药荡涤肠胃,泄除肠中积滞,使宿食、燥屎、瘀血、结痰、冷积、停水等邪气从下窍而出的一种祛邪方法。通腑泻下一般适用于里实证,凡燥屎内结,邪在胃肠,以及停痰留饮、瘀血积水等邪正俱实之证均可使用。临床上因风、火、痰、瘀内结所致的腑气不通在中风、癫痫、帕金森病、脑炎等多种脑病病机变化中占重要地位,采用通腑泻下,荡涤醒脑治疗可取得较好疗效。早在《伤寒论》中就有大量关于攻下法治疗脑病的论述,如"伤寒十三日,过经谵语者,以有热也,当以汤下之……调胃承气汤主之气""阳明病……胃中燥,大便必硬,硬则谵语,小承气汤主之""二阳并病……手足染染汗出,大便难而谵语者,下之则愈,宜大承气汤。"临床上凡燥屎内结,腑气不通,浊气上犯,症见高热,头痛,头晕,四肢厥冷,神昏谵语,目睛不和,口燥喜冷饮,舌苔焦黄起刺或焦黑燥裂,脉沉实及热厥,痉证,热甚发狂等皆可用之。

常用方剂:大承气汤、小承气汤、调胃承气汤、牛黄承气汤、白虎承气汤、桃核承气汤。

常用中药:大黄、芒硝、桃仁、瓜蒌、火麻仁、莱菔子、枳实、厚朴等。

(三)补肾填精,益髓养脑法

肾藏精,精生髓,髓聚而为脑,故脑为髓之海,脑髓的充足与否决定脑的功能。脑髓充盈则精力旺盛,反应敏捷,身体强壮。若肾虚精髓不足,不能上荣于脑则见头痛眩晕,失眠健忘,耳鸣耳聋,记忆力衰退,思维迟钝,舌质淡红,脉虚弱等症。正如《灵枢·海论》所云:"髓海不足,则脑转耳鸣,胫酸眩冒,目无所见,懈怠安卧""肾精不足,则志气衰,不能上通于心,故迷惑善忘也。"临床上脑萎缩,血管性、老年性痴呆等脑病多表现为肾精不足,皆可采用补肾填精、益髓养脑法治疗。

常用方剂:延寿丹、补髓封精丹、河车大造丸、左归丸、大补元煎等。

常用中药:紫河车、生地黄、熟地黄、山药、山茱萸、茯苓、泽泻、枸杞子、女贞子、黄精、何首乌、杜仲、怀牛膝、龟甲、猪脊髓等。

(四)益气升清,养血涵脑法

益气升清,养血涵脑法是通过滋养补益人体气血之不足,使人体脏腑或气血阴阳之间的失调重归于平衡。同时,在正气虚弱不能祛邪时,通过补益气血扶助正气,或配合其他治法达到扶正祛邪的目的。《灵枢·口问》云:"上气不足,脑为之不满,耳为之苦鸣,头为之苦倾,目为之眩。"气血亏虚,清阳不升,不能上荣于脑,髓海失养则神疲乏力,眩晕耳鸣,失眠多梦,面色萎黄,头晕眼花,四肢倦怠,自汗短气,头痛绵绵,健忘,舌质淡,苔薄白,脉细弱等症状。此时治疗当以本法益气升清、养血涵脑。对于脑动脉硬化、供血不足、短暂性脑缺血发作及癫狂等脑病多用之。此法亦多运用于脑病的后期,属久病气血亏耗者。

常用方剂:补中益气汤、归脾汤、四物汤、八珍汤、十全大补汤、加味补血汤。

常用中药:黄芪、白术、党参、当归、茯苓、川芎、生地黄、丹参、白芍、陈皮、远志、制何首乌、龙眼肉、鹿角胶、炒酸枣仁、柏子仁。

(五)化痰降浊,涤痰开窍法

痰之为病,变化多端,无处不在,胸膈胃肠心脑,经络四肢皆可有之。由于痰饮停留的部位不同,兼挟的邪气也不尽相同,又可分为燥湿化痰、息风化痰、清热化痰等治法。痰邪作为脑病的重要病理因素之一,多见于眩晕、痴呆、中风、癫狂、肺性脑病等,且多与湿、热、瘀相兼为病。朱丹溪就明确指出"无痰不作眩"。《辨证录》亦云:"治呆无奇法,治痰即治呆。"可见痰邪作祟,可致脑病,驱除痰邪,可愈脑疾。凡脑病表现为眩晕,头重如蒙,痰涎壅盛,呼吸气粗,胸闷呕恶,少食多寐,狂乱无知,逾垣上屋,舌苔厚腻,脉弦滑,即可采用化痰降浊,涤痰开窍法治疗。现代医学研究也认为,化痰降浊中药可以改善脂质、类脂质、糖的代谢,具有降脂降糖及扩张血管、防凝溶栓、解除痉挛、降低血液高黏状态、改善脑电图、激活脑细胞等作用。

常用方剂:半夏天麻白术汤、芩连温胆汤、导痰汤、紫雪丹、涤痰汤、菖蒲郁金汤、生铁落饮、礞石滚痰丸等。

常用中药:菖蒲、胆南星、郁金、枳实、天竺黄、茯苓、半夏、橘红、竹茹、栀子、羚羊角粉、黄芩、大黄。

(六)活血化瘀,宣通脑络法

活血化瘀是通过调理血分治疗瘀血内阻的一种治法。该法在脑病中运用尤为广泛,如中风、中风后遗症、瘀血头痛、血管性痴呆、帕金森病、阿尔茨海默病等脑病均常用该治法。凡脑病有瘀血者,如头痛较甚,痛有定处,颜面、四肢老年斑迭出,巩膜血丝累累,肌肤甲错,舌紫瘀斑,舌下脉络纡曲粗大等多可运用此法治疗。甚至有不少医家指出,该法在出血性脑血管疾病治疗中,早期应用,并不会导致再次或大量出血,相反因瘀血祛除,脑络宣通,血流畅通,更加有利于止血。此外,部分活血化瘀中药如三七、蒲黄、茜草、血余炭等既可活血,又有止血作用,运用更是安全有效。

常用方剂:桃仁承气汤、抵当汤、大黄䗪虫丸、通窍活血汤、血府逐瘀汤、补阳还五汤。

常用中药：当归、川芎、桃仁、红花、赤芍、生地黄、地龙、丹参、牛膝、五灵脂、三七、蒲黄、香附、黄芪、葛根、茜草、血余炭。

(七)镇痉息风,安神宁脑法

镇痉息风法即通过平肝息风、祛风通络以解除眩晕、震颤、抽搐、口眼㖞斜等病症的治法。风有外风和内风之别。对于外风所致的头痛、眩晕、手足痉挛、麻木不遂等症应疏散外风治疗。而内风即肝肾阴虚,风阳上扰所致高热昏迷、头晕目眩、四肢抽搐,甚至昏仆、半身不遂、口眼㖞斜、舌强不语等症。经云:"诸风掉眩,皆属于肝""大怒则形气绝,而血菀于上,使人薄厥""血之与气,并走于上,则为大厥。"这些论述均说明肝风内动会致眩晕颤抖,五志过极能生"薄厥""大厥"。此时治疗当平肝潜阳、息风宁脑。临床上中风等脑病患者多见肝肾阴虚,肝阳偏亢,风阳内动,气血并走于上,直冲犯脑,症见头痛目眩,脑中热痛,面色红赤如醉,甚或突发半身不遂,口眼㖞斜,舌强语謇,舌红苔黄,脉弦有力,最宜应用此法治疗。又如外受惊恐,内扰心神烦乱所致的癫狂诸症亦应用镇痉息风,安神宁脑法治疗。

常用方剂：天麻钩藤饮、镇肝息风汤、羚角钩藤汤、地黄饮子、朱砂安神丸、百合地黄汤、黄连阿胶汤、川芎茶调散、牵正散、小活络丹等。

常用中药：天麻、钩藤、石决明、代赭石、黄芩、胆南星、天竺黄、菖蒲、郁金、川芎、白芷、蝉蜕、僵蚕、川乌、草乌、羌活、独活、地龙、朱砂、龙骨、牡蛎、酸枣仁。

第2章

脑血管疾病

脑血管疾病是由各种血管源性病因引起的脑部疾病的总称。血管性疾病的病因很多,可概括为两大类。①心血管系统和其他系统或器官的病损,累及脑部血管和循环功能,如动脉粥样硬化、高血压性动脉改变、心源性栓塞及炎性感染、血液病、代谢病、结缔组织病等导致或伴发供应脑部血管的狭窄、闭塞、使局部缺血,或因血管病损破裂而出血。②颅内血管发育异常、创伤、肿瘤,如先天性颅内动脉瘤、脑动静脉畸形、血管源性或其他颅内肿瘤和颅脑损伤所致。第一大类病因更为常见,本病是临床中十分常见的一种多发病,中老年群体是发病率较高的人群。本病致死率较高,一些存活的患者出现残疾的情况也十分显著,多数患者会遗留包括语言障碍、偏瘫、口角㖞斜等后遗症,给患者的生活质量带来严重影响,再加上脑血管疾病的复发率也较高,从而对患者的正常生活及生命安全造成的负面影响十分明显。

第一节 短暂性脑缺血发作

一、概述

2009 年,美国心脏/卒中协会提出短暂性脑缺血发作(TIA)的定义:TIA 是由于局部脑、脊髓、视网膜缺血导致一过性神经功能障碍,且无急性梗死证据,是以相应供血区局限性和短暂性神经功能缺失为特点的一种脑血管疾病。发作持续数分钟,通常在 30 分钟内完全缓解,超过 2 小时常会遗留轻微神经功能缺损的表现,或影像学检查显示有脑组织缺血征象。TIA 是完全性缺血性卒中的危险信号。TIA 好发于 34-65 岁人群,65 岁以上患者占 25.3%,男性多于女性。发病突然,多在体位改变、活动过度、颈部突然转动或者屈伸等情况下发病。本病在中医学属"眩晕""小中风"等范畴。

二、病因病机

眩晕,以内伤为主,以肝阳上亢,气血虚损,以及痰浊中阻为常见。眩晕多为本虚标实,实为风、火、痰、瘀,虚则为气血阴阳之虚。其病变部位以肝、脾、肾为重点,三者之中,又以肝为主。

1. 肝阳上亢

肝为风木之脏,体阴而用阳,其性刚劲,主动主升,如《内经》所说:诸风掉眩,皆属于肝。阳盛体质之人,阴阳平衡失其常度,阴亏于下,阳亢于上,则见眩晕;或忧郁、恼怒太过,肝失条达,肝气郁结,气郁化火,肝阴耗伤,风阳易动,上扰头目,发为眩晕。

2. 肾精不足

脑为髓之海,髓海有余则轻劲多力,髓海不足则脑转耳鸣,胫酸眩冒。而肾为先天之本,主藏精生髓。若年老肾精亏虚;或房事不节,肾经亏耗过甚;或先天不足;或劳役过度,伤骨损髓;或阴虚火旺,扰动精室,遗精频频;或肾气亏虚,精关不固,滑泄无度,均使肾精不足而致眩晕。

3. 气血亏虚

脾胃为后天之本,气血生化之源,如忧思劳倦或饮食失节,损伤脾胃,或先天禀赋不足,或年老阳气虚衰,而致脾胃虚弱,不能运化水谷,化生气血;或久病不愈,耗伤气血;或失血之后,气随血耗。气虚则清阳不振,清气不升;血虚则肝失所养,虚风内动;皆能发生眩晕。如《景岳全书·眩晕》曰:"原病之由有气虚者,乃清气不能上升,或汗多亡阳而致,当升阳补气;有血虚者,乃因亡血过多,阳无所依附而然,当益阴补血,此皆不足之证也。"

4. 痰浊中阻

饮食不节,肥甘厚味太过损伤脾胃,或忧思劳倦伤脾,以致脾阳不振,健运失职,水湿内停,积聚成痰;或肺气不足,宣降失司,水津不得通调输布,留聚而生痰;或肝郁气结,气郁湿滞而生痰。痰阻经络,清阳不升,清空之窍失其所养,则头目眩晕。若痰浊中阻更兼内生之风火作祟,则痰挟风火,眩晕更甚;若痰湿中阻,更兼内寒,则有眩晕昏仆之虑。

5. 瘀血内阻

跌仆坠损,头脑外伤,瘀血停留,阻滞经脉,而致气血不能荣于头目;或瘀停胸中,迷闭心窍,心神飘摇不定;或妇人产时感寒,恶露不下,血瘀气逆,并走于上,迫乱心神,干扰清空,皆可发为眩晕。

总之,眩晕反复发作,病程较长,多为本虚标实,并常见虚实之间相互转化。如发病初期,病程较短时多表现为实证,即痰浊中阻、瘀血内阻,或阴阳失调之肝阳上亢,若日久不愈,可转化为气血亏虚、肾精不足之虚证;也有气血亏虚、肾精不足所致眩晕者,反复发作,气血津液运行不畅,痰浊、瘀血内生,而转化为虚实夹杂证。痰浊中阻者,由于痰郁化火,煽动肝阳,则可转化为肝阳上亢或风挟痰浊上扰;由于痰浊内蕴,阻遏气血运行,日久可致痰瘀互结。

三、临床表现

TIA 临床特点是起病突然，持续时间短，可反复发作，能完全缓解。TIA 一般持续几分钟至 1 小时，多数持续 2～15 分钟，通常 30 分钟内完全缓解；如果时间更长（超过 2 小时）多提示栓塞。根据不同的发病机制，TIA 的临床表现有不同的特点：血流动力学型 TIA 的表现较为刻板，因为系同一个血管供血区发生缺血，所以每次 TIA 的发病形式基本一致；微栓塞型 TIA 的表现较为多样，与每次发作时栓子的大小、栓塞的部位、侧支循环代偿的状态等因素有关。

1. 颈内动脉系统

颈内动脉系统 TIA 的症状包括视觉受损或半球病变。视觉受损是同侧性的，感觉运动障碍是对侧的；仅少数发作是视觉和半球病变同时或相继发生，多数都是单独出现的。半球病变主要是大脑中动脉远端或邻近区域的缺血，导致对侧上肢和手的麻木无力。临床上会呈现不同的症状组合，如面部和嘴唇、嘴唇和手指、手和足。除无力外，有时上肢还会不规律地抖动，类似痫性发作，有时还呈现短暂的运动失调。其他少见的症状还包括意识障碍、失语和失算（优势半球受损）。非优势半球受损可出现肢体障碍和其他颞顶叶症状。头痛不是 TIA 的特征。

视觉症状中，短暂单眼失明（TMR）或一过性黑蒙是最常见的。多数的黑蒙很短暂，持续 5～30 秒，表现为视野内的明暗度逐渐下降（或增加）演变为单眼完全的无痛性失明。症状的消退也缓慢，有时表现为楔形的视野缺失、突发的全面视物模糊或者灰色或明亮的视物模糊。TMR 的发作更倾向于刻板的重复发作。同向偏盲 TIA 提示后动脉狭窄，有时与 TMR 不易区分。

2. 椎-基底动脉系统 TIA

与颈内动脉系统 TIA（前循环 TIA）相比，椎-基底动脉 TIA 是非刻板发作，且持续时间较长，最终多导致梗死。椎-基底动脉系统 TIA（后循环 TIA）的表现变化多端，原因是这一循环体系具有多个感觉运动传导束。眩晕、复视、构音障碍、双侧面部麻木、共济失调、单侧或双侧的无力和麻木是后循环受累的特征。孤立的、短暂的眩晕、复视或头痛与 TIA 的关系应严格区分。

孤立的眩晕与 TIA 的关系需要详细询问病史，有些主诉眩晕的患者最后证实为前循环 TIA，因此这个症状对于分析是否为后循环受累是不可靠的。反复短暂发作的眩晕，持续 1 分钟或更短时间，而且强度也有波动的眩晕可能是脑干缺血的表现。椎-基底动脉 TIA 的其他表现包括步态不稳、向一侧偏斜、视物交错或暗视、视物模糊、管状视野、部分或全盲、瞳孔改变、上睑下垂、凝视障碍、构音障碍、失音。不常见的症状包括偏瘫、脑鸣或耳鸣、头面部疼痛或其他特殊的头部感觉、呕吐、呃逆、倾斜感、记忆丧失、行为紊乱、困倦、短暂意识丧失（罕见）、听力受损、聋、单侧抽搐、幻觉双眼球不共轭，跌倒发作多是由于晕厥、痫性发作导致。

椎-基底动脉 TIA 的特点是每次发作形式不同或在同样背景下有所变化,如这次是手指和面部麻木无力,下次可能仅是手指的异常;或者此次有眩晕和共济失调,而其他发作中又出现了复视。在动脉硬化血栓形成性基底动脉病变中,可以出现任何一侧的肢体受累。在 10 秒至 1 分钟或几分钟,后循环区可同时出现双侧受累,或渐进的从一侧区域到另一个区域的病变,比癫痫的蔓延速度要慢,一次发作可突然中止或者逐渐消失。由于症状的复杂多变导致鉴别诊断也很宽泛,但是一次发作中汇集如此多的症状强烈提示后循环 TIA 的诊断。

3. 腔隙性 TIA

由于小的穿支血管阻塞导致的 TIA 的特点是发作呈间歇性(磕磕绊绊的或结结巴巴的),发作间隙可以完全正常。对医师来说,困难的是难以区分是小血管还是大血管的短暂阻塞。Donnan 等在 1993 年提出"内囊警示综合征"的概念,是指逐渐加重的面部、上肢和腿的无力,最终以内囊区梗死为终点的发作腔隙性 TIA 的症状可以是在数小时或数日内波动或恢复,而且有发展成中风的可能性,大部分发作类似皮质 TIA,但很罕见。

四、辅助检查

1. TIA 的评估

急诊和专科医师应重视 TIA。TIA 患者短期内再发缺血性卒中事件的风险很高,TIA 发生 1 个月内再发风险是无 TIA 病史者的30.4 倍;1～3 个月再发风险是18.9 倍,由此可见,TIA 应该作为一个紧急的缺血性事件及早处置。对 TIA 进行评估预判就显得极为重要。

TIA 评估方法主要有 $ABCD^2$、ABCD 和 California 评分等,Lancet 发表的文章认为 $ABCD^2$ 预测 90 日内再发卒中风险的效能最好,具体评分方法如下,见表 1。

表 1　TIA 的 $ABCD^2$ 预测评分

TIA 的临床特征			得分
A(age)	年龄	＞60 岁	1
B(blood pressure)	血压	收缩压＞140mmHg,或舒张压＞90mmHg	1
C(clinical syndrome)	临床症状	单侧无力伴语言障碍;	2
		仅有语言障碍不伴无力	1
D(duration)	持续时间	＞60 分钟	2
		10～59 分钟	1
D(diabetes)	糖尿病	存在	1

注:0～3 分判定为低危人群,4～5 分为中危人群,6～7 分为高危人群

2.影像学检查和实验室检查

(1)原则:应进行充分的影像学和实验室方面的评估,TIA患者如果及时解决潜在的导致卒中的危险因素,可以避免或减轻未来发生严重卒中的可能,必须予以充分的重视和及时的诊治。

(2)检查内容:病灶性质的确定包括头颅CT扫描、MRI尤其是DWI(磁共振弥散加权成像)的检查,血管及血流状态的检查包括颈动脉超声、经颅多普勒(TCD)、CT血管造影(CTA)、磁共振血管成像(MRA)和数字减影血管造影(DSA)、心脏超声及经食管心脏超声等。

(3)2009年美国心脏协会(AHA)推荐意见:①TIA患者应尽早进行影像学评估。②发病24小时内需进行MRI包括DWI的检查,如果无条件,必须做CT检查。③疑似TIA患者必须进行颅内外血管的无创检查,以确定有无血管狭窄,如果发现血管狭窄,应该进行DSA检查。

(4)实验室检查:包括血常规、尿常规、生化指标尤其血糖和血脂的检查、凝血功能等,如果是特殊原因的卒中还应该检查免疫、炎性指标,如抗核抗体(ANA)、抗中性粒细胞胞浆抗体(ANCA)、人类免疫缺陷病毒(HIV)、梅毒血清学指标等,以及特殊的凝血因子。心脏超声及必要时的经食管心脏超声、24小时心电图、颈动脉超声、常规的胸片、腹部B超等。这都有助于查找发病的原因和危险因素。

五、诊断与鉴别诊断

(一)诊断

由于TIA呈发作性,且每次发作时临床症状持续时间较短,绝大多数TIA患者就诊时症状已消失,故其诊断多依靠病史。有典型临床表现而又能排除其他疾病时,诊断即可确立,但要进一步明确病因。

诊断要点如下:①多数在50岁以上发病;②有高血压、高脂血症、糖尿病、脑动脉粥样硬化、较严重的心脏病病史及吸烟等不良嗜好者;③突然发作的局灶性神经功能缺失,持续数分钟,或达数小时,但在24小时内完全恢复;④患者的局灶性神经功能缺失症状常按一定的血管支配区刻板地反复出现;⑤发作间歇期无神经系统定位体征。

近年来,TIA的临床诊断有不同程度的扩大化倾向,已引起国内外的关注。《美国国立神经疾病与卒中研究所脑血管病分类(第3版)》中提出:TIA的临床表现最常见的是运动障碍,对只出现一部分或一侧面部感觉障碍、视觉丧失或失语发作病例,诊断TIA须慎重;有些症状如麻木、头晕较常见,但不一定是TIA,并明确提出不属TIA特征的症状有:①不伴后循环(椎-基底动脉系统)障碍及其他体征的意识丧失;②强直性和(或)阵挛性痉挛;③躯体多处持续、进展性症状;④闪光暗点。

(二)鉴别诊断

1. 局灶性癫痫

局灶性癫痫特别是单纯部分发作,常表现为持续数秒至数分钟的肢体抽搐从躯体的一处开始,并向周围扩展,尤其是无张力性癫痫发作与 TIA 猝倒发作相似。较可靠的鉴别方法是进行 24 小时脑电图监测,如有局限性癫痫放电则可确诊为癫痫。CT 或 MRI 检查可发现脑内局灶性病变。

2. 梅尼埃病

梅尼埃病发作性眩晕、恶心、呕吐,与椎-基底动脉系统 TIA 相似,但每次发作持续时间多超过 4 小时,可达 3～4 日,伴有耳鸣、耳阻塞感、听力减退等症状。除眼球震颤外,无其他神经系统定位体征,发病年龄多见于 50 岁以下。

3. 阿-斯综合征

阿-斯综合征是严重心律失常,如室上性心动过速、室性心动过速、心房扑动、多源性室性期前收缩、病态窦房结综合征等,可因阵发性全脑供血不足,出现头昏、晕倒和意识丧失,但常无神经系统局灶性症状和体征,心电图、超声心动图和 X 线检查常有异常发现。

4. 其他颅内病变

肿瘤、脓肿、慢性硬膜下血肿、脑内寄生虫等亦可出现类 TIA 发作症状,原发或继发性自主神经功能不全亦可因血压或心律的急剧变化出现短暂性全脑供血不足,继而出现发作性意识障碍,应注意排除。

六、治疗

TIA 发作可自行缓解,其治疗目的在于消除病因,预防再发或减少复发,保护脑组织、防治 TIA 后的再灌注损伤。无论何种因素所致的 TIA,都应被视为完全性卒中的重要危险因素,尤其是短时间内反复多次发作者。积极应用抗血小板聚集药和血管扩张药的同时,针对病因治疗,如降血压、降血脂、控制糖尿病、抗心律失常等。中医药辨证论治对本病有一定的疗效,如活血化瘀药物能降低血黏度,改善脑供血,部分药物能抗动脉粥样硬化,具有对因治疗的作用,远期疗效较好,可配合使用。

(一)中医治疗

眩晕多属本虚标实之证,一般只在眩晕发作时以治标为主,眩晕减轻或缓解后常需标本兼顾,如日久不愈,则当针对本虚辨证。同时,治疗眩晕时还应注意原发病,如因跌仆外伤,鼻衄,妇女血崩、漏下等失血而导致的眩晕,应重点治疗失血;脾胃不健,中气虚弱者,应重在治疗脾胃。一般原发病得愈,眩晕亦随之而愈。辨证论治中应注意审证求因,治病求本。

1. 辨证用药

眩晕先辨虚实,要注意舌象和脉象,并结合病史和伴随症状。气血虚者,多见舌质淡嫩,脉细弱;肾精不足偏阴虚者,多见舌嫩红少苔,脉弦细数;偏阳虚者,多见舌质胖嫩淡暗,脉沉细、尺弱;痰湿重者,多见舌苔厚滑或浊腻,脉滑;内有瘀血者,可见舌质紫黯或舌有瘀斑瘀点,唇黯,脉涩。起病突然,病程短者多属实证;反复发作,缠绵不愈,或劳则诱发者多属虚证,或虚实夹杂证。再辨标本缓急眩晕多属本虚标实之证,肝肾阴亏,气血不足,为病之本,痰、瘀、风、火为病之标。

(1)肝肾阴虚,风阳上扰证

临床表现:头晕目眩,甚则欲仆,目胀耳鸣,心中烦热,多梦健忘,肢体麻木,或卒然半身不遂,言语謇涩,但瞬时即过,舌质红,苔薄白或少苔,脉弦或细数。

治疗法则:平肝息风,育阴潜阳。

方药应用:镇肝息风汤加减。头痛目胀者,加夏枯草、菊花;言语謇涩者,加远志、石菖蒲;腰膝酸软者,舌红,脉细数,加熟地黄、山茱萸、何首乌;面红目赤者,口苦烦躁,加龙胆草、夏枯草。

(2)气虚血瘀,脉络瘀阻证

临床表现:头晕目眩,动则加剧,言语謇涩,或一侧肢体软弱无力,渐觉不遂,偶有肢体瘛动,口角流涎,舌质黯淡,或有瘀点,苔白,脉沉细无力或涩。

治疗法则:补气养血,活血通络。

方药应用:补阳还五汤加减。若上肢不遂者,加桂枝、桑枝;下肢不遂者,加续断、牛膝;言语不利者,加远志、石菖蒲。

(3)痰瘀互结,阻滞脉络证

临床表现:头晕目眩,头重如蒙,肢体麻木,胸脘痞闷,舌质暗,苔白腻或黄厚腻,脉滑数或涩。

治疗法则:豁痰化瘀,通经活络。

方药应用:黄连温胆汤合桃红四物汤加减。痰浊较甚者,加天南星;胸脘痞闷者,加厚朴、枳实。

2. 其他疗法

(1)单方验方

①五月艾(生用)45g,黑豆30g,煲鸡蛋服食;或川芎10g,鸡蛋1个,煲水服食;或桑椹子15g,黑豆12g,水煎服。治血虚眩晕。

②羊头1个(包括羊脑),黄芪15g,水煮服食;或胡桃肉3个,鲜荷蒂1枚捣烂,水煎服;或桑寄生120g,水煎服。治肾精不足眩晕。

③生地黄30g,钩藤30g,益母草60g,小蓟30g,白茅根30g,夏枯草60g,山楂30g,红花9g,地龙30g,决明子30g。浓煎成160ml,每次服40ml,每日2次。治瘀血眩晕。

④生明矾、绿豆粉各等分,研末,用饭和丸如梧桐子大,每日早晚各服5丸,常服;或明矾7粒(如米粒大),晨起空腹开水送下。治痰饮眩晕。

⑤假辣椒根(萝芙木根)30～90g,生芭蕉根 60～120g,臭梧桐叶 30g,棕树嫩叶 15g,向日葵叶 30g(鲜 60g),地骨皮 30g,牡丹皮 45g,芥菜花 30～60g,杉树枝 30g,鲜车前草 90g,鲜小蓟根 30g,鲜马兜铃 30g。任选一种,水煎服,每日 1 剂。治肝阳眩晕。

(2)针灸:艾灸百会穴,可治各种虚证眩晕急性发作;针刺太冲穴,泻法,可治肝阳眩晕急性发作。气血亏虚眩晕者,可选脾俞、肾俞、关元、足三里等穴,取补法或灸之;肝阳上亢者,可选风池、行间、侠溪等穴,取泻法;兼肝肾阴亏者,加刺肝俞、肾俞用补法;痰浊中阻者,可选内关、丰隆、解溪等穴,用泻法。

(3)成药制剂

①丹红注射液:每次 10～60ml,加入 5％葡萄糖注射液 100～500ml 稀释后缓慢静脉滴注,每日 1～2 次。用于中风病血瘀诸证。

②谷红注射液:每次 10～20ml,用 5％或 10％葡萄糖注射液或氯化钠注射液 250～500ml 稀释,静脉滴注,每日 1 次。10～15 日为 1 个疗程。用于治疗脑血管疾病,如脑供血不足、脑血栓、脑栓塞及脑出血恢复期;肝病、神经外科手术等引起的意识功能低下;智力减退、记忆力障碍等;还可用于治疗冠心病、脉管炎等。

③脉络宁注射液:20～30ml 加入生理盐水 250～500ml 静脉滴注,每天 1～2 次,7～14 天为 1 个疗程。用于肝阳上亢、肝肾阴虚、痰热腑实、瘀血痹阻脉络证。

④复方丹参注射液:20～30ml,加入生理盐水 250～500ml,静脉滴注,每日 1 次,7～14 日为 1 个疗程。用于血瘀偏有热象者。

⑤脑明注射液:200～400mg,加入生理盐水 250～500ml,静脉滴注,每日 1 次,7～15 日为 1 个疗程。用于血瘀者。

⑥脑心通胶囊:每次 2～4 粒,每日 3 次,口服。益气活血,化瘀通络。用于气虚血滞、脉络瘀阻所致中风中经络,半身不遂、肢体麻木、口眼㖞斜、舌强语謇及胸痹心痛、胸闷、心悸、气短;脑梗死、冠心病心绞痛属上述证候者。

⑦中风回春胶囊:每次 4～6 片,每日 3 次,口服。活血化瘀,舒筋通络。用于中风偏瘫,半身不遂,肢体麻木。

⑧人参再造丸:每次 1 丸,每日 2 次。益气养血,祛风化痰,活血通络。用于气虚血瘀、风痰阻络所致的中风,症见口眼㖞斜、半身不遂、手足麻木、疼痛、拘挛、言语不清。

⑨华佗再造丸:每次 4～8g,每日 2～3 次;重症每次 8～16g;口服。活血化瘀,化痰通络,行气止痛。用于痰瘀阻络之中风恢复期和后遗症,症见半身不遂、拘挛麻木、口眼㖞斜、言语不清。

⑩其他:临证时还可选用龙生蛭胶囊、清开灵注射液、醒脑静注射液、稳心颗粒、参麦注射液等。

(二)西医治疗

1. 病因治疗

针对 TIA 患者的病因和诱因(如动脉粥样硬化、高血压、心脏病、糖尿病及颈椎病等)进行治疗,消除微栓子的来源和血流动力学障碍。如对高血压患者应控制其血压,使血压<140/90mmHg,合并糖尿病者血压宜控制在更低水平(血压<130/85mmHg);有效控制糖尿病、高脂血症,并积极治疗血液系统疾病、心律失常等;对颈动脉有明显粥样硬化斑块、管腔狭窄程度>70%或血栓形成,影响脑内供血并反复发作 TIA 者,除积极降脂如他汀类药物的应用、抗凝等治疗外,可行血管内介入治疗,如支架置入、颈动脉内膜剥离术、血栓内膜切除术、颅内外动脉吻合术等。

2. 药物治疗

(1)抗血小板聚集药:可减少微栓子的发生,减少 TIA 复发。可选用阿司匹林、硫酸氢氯吡格雷、替格瑞洛、噻氯匹定等治疗。这些药物宜长期服用,治疗期间应监测临床治疗效果和不良反应。噻氯匹定的不良反应可见皮炎和腹泻、白细胞计数减少等,其发生率较阿司匹林高,在治疗的前 3 个月应定期检查白细胞计数。

(2)抗凝药物:对于频繁发作的 TIA,特别是颈内动脉系统 TIA,较抗血小板药物效果好;对渐进性、反复发作、持续时间较长并伴有一过性黑蒙的 TIA 可起到预防卒中的作用。可选用肝素、华法林(苄丙酮香豆素钠)等。抗凝疗法的确切疗效还有待进一步评估,注意掌握抗凝治疗的禁忌证。

(3)血管扩张药和扩容药物:早期使用血管扩张药物,可使微栓子向远端移动,从而缩小缺血范围,血管扩张药物还可促进侧支循环的建立。如尼可占替诺(脉栓通)或国产的尼可占替诺静脉滴注,或口服环扁桃酯、罂粟碱等。低分子右旋糖酐可扩充血容量,稀释血液,降低血液黏稠度,抑制血小板第Ⅲ因子释放,产生抗凝作用,500ml 静脉滴注,每日 1 次,7~10 日为 1 个疗程。

(4)钙通道阻滞药:神经影像学检查显示有缺血或脑梗死病灶者,可给予钙通道阻滞药,目的是保护脑组织。临床常用的有尼莫地平、氟桂利嗪等。

七、预防、预后及调护

1. 预防

增强人体正气,避免和消除能导致眩晕发病的各种内、外致病因素。例如,坚持适当的体育锻炼,其中太极拳、八段锦等对预防和治疗眩晕均有良好的作用;保持心情舒畅、乐观,防止七情内伤;注意劳逸结合,避免体力和脑力的过度劳累;节制房事,切忌纵欲过度;饮食尽可能定时定量,忌暴饮暴食及过食肥甘厚味,或过咸伤肾之品;尽可能戒除烟酒。这些都是预防眩晕发病及发作的重要措施。注意产后的护理与卫生,对防止产后血晕的发生有重要意义。避免突然、剧烈的主动或被动的头部运动,可减少某些眩晕证的发生。

2. 预后

一般来说,眩晕的预后与病情轻重和病程长短有关。若病情较轻,治疗护理得当,则预后多属良好。反之,若病久不愈,发作频繁,发作时间长,症状重笃,则难于获得根治。尤其是肝阳上亢者,阳愈亢而阴愈亏,阴亏则更不能涵木潜阳,阳化风动,血随气逆,挟痰挟火,横窜经隧,蒙蔽清窍,即成中风危证,预后不良。如突发眩晕,伴有呕吐,或视一为二、站立不稳者,当及时治疗,防止中风的发生。少数内伤眩晕患者,还可因肝血、肾精耗竭,耳目失其荣养,而发为聋或失明之病证。

3. 调护

眩晕发病后要及时治疗,注意适当休息,症状严重者一定要卧床休息及有人陪伴或住院治疗,以免发生意外,并应特别注意生活及饮食上的调理。这些措施对患者早日康复是极为必要的。

八、中医防治进展

眩晕是临床上常见症状,其病因复杂,与多种疾病有关,既是一些疾病的主要临床表现,也是某些疾病的首发或前驱症状之一。因此,眩晕的病因诊断比较困难,常需要辅助检查以明确病因。中医辨证论治对于减轻眩晕发作程度,控制眩晕发作次数具有一定疗效,但不同病因引发的眩晕,中医药治疗效果存在较大差异,临床中往往需要从病证结合的层面对疗效进行评价。

1. 椎-基底动脉供血不足性眩晕

椎-基底动脉供血不足是中、老年人的常见病,但发病机制和诊断存在不少尚待解决的问题。本病以发作性眩晕、恶心呕吐、共济失调等为主要临床表现,如反复发作,可导致脑卒中的发生。因此,积极治疗本类眩晕对于脑卒中的防治十分重要。

近些年,关于中医药治疗椎-基底动脉供血不足性眩晕的报道增多,主要从肝风、痰浊、瘀血及气虚进行临床辨治,常用的治疗方法有平肝潜阳、息风化痰、活血化瘀、益气活血、健脾补肾等。如王氏等观察养血清脑颗粒治疗椎-基底动脉供血不足性眩晕的疗效,养血清脑颗粒组有效率,治疗前后 TCD 各项指标改善,优于氟桂利嗪口服组,认为养血清脑颗粒可以有效改善椎-基底动脉供血不足性眩晕。杨氏报道用葛根素注射液治疗椎-基底动脉供血不足性眩晕 36 例,并与川芎嗪注射液治疗的 22 例进行随机对照观察,发现在改善患者眩晕症状方面葛根素疗效较明显。赵氏报道对氟桂利嗪和葛根素联合应用与单用氟桂利嗪治疗椎-基底动脉供血不足性眩晕进行临床随机对照研究,结果表明联合应用较单用氟桂利嗪效果更好。

椎-基底动脉供血不足的发生原因和临床表现均比较复杂,可产生多种多样的症状和体征,很容易和椎-基底动脉系统短暂性脑缺血发作(TIA)混淆,单纯的眩晕或头晕症状难以做出椎-基底动脉供血不足的诊断,需要排除其他病因,并结合相应的神经系统症状体征。

2. 颈源性眩晕

颈源性眩晕是指椎动脉颅外段受颈部病变的影响导致血流障碍引起的以眩晕为主的临床综合征。其临床特点是眩晕多发生在颈部转动时。中医药治疗颈性眩晕的临床研究报道,涉及辨证论治口服中药、针灸、推拿等多种治疗手段。对颈性眩晕的病机认识,是以肝肾亏虚,脾失健运为本,风、寒、痰、瘀为标,治疗采用补肾生髓,化痰逐瘀,药物结合其他疗法的综合治疗常获得较好的疗效。临床上本虚标实为多,中医治疗以不同的辨证概念加以分析归纳,采取不同的治疗方法,使机体重新恢复到平衡状态。如胡氏等针对精髓不足型,用河车大造丸加减;肝肾阴虚型,用天麻钩藤饮化裁;痰湿中阻型,用半夏白术天麻汤化裁;气虚血滞型,用通窍活血汤化裁;寒凝督脉型,用桂枝汤加减。而倪氏认为本病以清气不升和痰浊壅盛型占多数,而此二型的产生皆与中焦气虚、运化无力有关,故治疗颈性眩晕应多注意调理中焦以使中气足、运化畅,痰湿除、清宫得养而眩晕可除。曾氏报道用补肾化痰逐瘀法治疗本病,用丹参注射液静滴,同时服用何首乌地黄汤合桃红四物汤加减,15日为1个疗程。1～2个疗程临床治疗45例,结果治愈24例,显效14例,有效4例,无效3例。武氏采用益气活血法治疗颈性眩晕,内服中药及外敷中药同时进行,更以酒渣通行经脉,引活血药直达病所。张氏等用温针灸大杼治疗本病,大杼穴是骨之会穴,手足太阳经交会穴,温针灸大杼,能温通头部诸阳之经脉,使紧张强直的颈项部肌肉放松,温针灸大杼还有壮骨生髓健脑的作用,治疗眩晕要比单用针刺效果好。吕氏报道选用了加味泽泻汤合并针灸治疗本病。内服中药是根据《金匮要略》泽泻汤演变而成,结果总有效率达92.8%。林氏报道以复方丹参注射液静滴,配合针刺风池、颈部夹脊、悬钟、后溪、大椎穴,均行平补平泻手法,取得较好疗效。葛根素是目前用于治疗颈性眩晕的常用静脉制剂,冯氏对葛根素治疗不同中医证候的颈性眩晕进行疗效评价,发现葛根素对肝火上炎和风痰挟瘀证组的疗效明显优于气血亏虚证组,为临床辨证使用葛根素治疗颈性眩晕提供了参考。

从目前文献报道看,颈源性眩晕采用中药、针灸、推拿等综合治疗的方法疗效较好,可改善症状,减少发作。

3. 其他病症所致的眩晕

黄氏报道采用剔络散(全蝎、白僵蚕、蜈蚣)治疗脑动脉硬化性眩晕90例,取得了较好的疗效。涂氏等报道采用加味半夏白术天麻汤治疗梅尼埃病,并与西药组进行临床对照观察,治疗组34例,对照组28例,治疗组疗效优于对照组。董氏等采用自拟眩晕汤(吴茱萸、党参、陈皮、泽泻、竹茹、法半夏、川芎、生姜、大枣)配合头针治疗梅尼埃病180例,取得了一定的疗效。董氏等报道天麻素注射液对前庭神经元炎作用快,疗效好。

九、典型病例

患者男,34 岁。主诉:发作性头晕3 年。现病史:患者于3 年前元旦前后因受凉后出现头晕,曾在部队医院治疗后缓解,三年来每到冬天寒冷时头晕发作,一般持续数秒后缓解,在体位改变时易发作,不伴有视物模糊、旋转及恶心、呕吐、耳鸣等。天气冷时颈部畏寒,身有力,心不烦,口不苦不干不黏,口腔易溃疡,纳眠均可,二便调,有胃十二指肠溃疡史。舌脉:舌淡红,苔薄白,脉弦紧。中医诊断:头晕。辨证:此案先看脉弦紧,与《金匮要略》所论"夫痉脉按之紧如弦"相符;复观其主症为头晕,因于风寒之后,且每遇天寒易诱发,颈部畏寒,此因风寒之邪侵袭太阳经络,筋脉失养,气血津液不能上充头面而致,故治疗当以疏风散寒生津解痉为主。方选瓜蒌桂枝汤加葛根为主。口腔溃疡时作,多因火热上攻所致,病程日久不解,考虑伴少阳郁热,枢机不利,故参入小柴胡汤和解清热。治法:清肝胆、和营卫。方药:柴胡10g,黄芩15g,半夏9g,桂枝10g,白芍10g,天花粉15g,葛根15g,炙甘草6g,黄芪15g,大枣3 枚,生姜3 片。服上方头晕消失。

参 考 文 献

[1] 王进华.养血清脑颗粒联合川芎嗪治疗椎-基底动脉供血不足性眩晕疗效观察[J].现代中西医结合杂志,2015(22):2482-2483.

[2] 杨明华,樊素娟.葛根素注射液治疗椎-基底动脉供血不足性眩晕的疗效观察[J].中国医院用药评价与分析,2017,17(5):653-655.

[3] 赵培政.脉络宁注射液联合葛根素治疗椎-基底动脉供血不足112 例临床观察[J].世界最新医学信息文摘,2016,16(25).

[4] 范志勇,田宁,张志坚,等.辨证手法治疗寰枢关节错缝所致颈性眩晕120 例[J].中国临床医生杂志,2013,41(10):66-67.

[5] 张颖,梁伟波.针刺联合中医辨证治疗颈性眩晕临床观察[J].新中医,2013(5):120-121.

[6] 张文远,楚云杰.补肾调肝推拿法治疗颈性眩晕患者的临床观察[J].中国科技纵横,2015(5):211-211.

[7] 栾召婷,万全庆.针刀结合益气活血法治疗颈性眩晕40 例临床观察[J].浙江中医杂志,2014,49(2):128-128.

[8] 朱秀平,陈宝维,彭文标.温针灸合手法整复治疗颈性眩晕临床观察[J].深圳中西医结合杂志,2016,26(11):68-69.

[9] 刘洪玲,吕鹤翎.针药并用治疗颈性眩晕34 例[J].河南中医,2015,35(10):2518-2520.

[10] 仰卫军.针药结合治疗颈性眩晕38 例[J].中医外治杂志,2013,22(4):26-27.

[11] 冯筑生,范颖楠,李俊杰,等.低压复苏治疗创伤失血性休克的系统评价[J].中华急诊医学杂志,2016,25(5):605-609.

[12] 董菲,惠琳莉.自拟中药汤剂辨证治疗60例眩晕的对照研究[J].内蒙古中医药,2014,33(33):12-12.

[13] 黄智斌.半夏白术天麻汤加味治疗美尼尔氏病临床观察[J].实用中医内科杂志,2012(1):95-96.

[14] 张瑞峰,安树强,杨治川.小柴胡汤在治疗美尼尔氏综合征中的效果分析[J].医药卫生:引文版,2016(12):00203-00203.

[15] 杨志勇,李佳旒,任治坤,等.天麻素注射液治疗前庭神经元炎恢复期的疗效分析[J].世界中西医结合杂志,2013,8(7):711-713.

第二节 脑梗死

脑梗死又称缺血性卒中,中医学称之为卒中或中风。世界卫生组织(WHO)将脑梗死定义为有缺血性因素导致的急性发作的局灶/半球的脑功能障碍并持续24小时以上的疾病。其类型包括脑血栓形成、腔隙性脑梗死、脑栓塞及未明原因的脑梗死,不包括短暂性脑缺血发作。就脑梗死的病理过程来说,就是因为脑部血液供应障碍,缺血、缺氧引起脑组织坏死软化而出现的症状。它是以口眼㖞斜,语言不利,半身不遂,甚至突然昏仆不省人事为特征的病症。因其起病急骤,变化迅速,与自然界"风性善行而数变"的特征相似,故取类比象名为"中风"。

脑血栓形成

一、概述

脑血栓形成是脑梗死中最常见的类型,通常指脑动脉的主干或其皮质支因动脉粥样硬化及各类动脉炎等血管病变,导致血管的管腔狭窄或闭塞,并进而发生血栓形成,造成脑局部供血区血流中断,脑组织缺血、缺氧,软化坏死,出现相应的神经系统症状和体征。根据《中国卫生统计年鉴》,近年中国脑血管病死亡率呈上升趋势。调查显示:中国城市居民脑血管病死亡率为125.78/10万,农村居民脑血管病死亡为151.91/10万。农村地区脑血管病死亡率高于城市地区,城市、农村地区的男性均高于女性。脑动脉粥样硬化常伴有高血压、糖尿病、高脂血症等危险因素。可发生于颈内动脉和椎-基底动脉系统的任何部位,以脑部的大动脉、中动脉的分叉处及弯曲处多见。大约80%的脑梗死发生于颈动脉系统,发生于椎-基底动脉系统者只占约20%。发生梗死的血管依次为颈内动脉的起始部和虹吸部、大脑中动脉起始部、大脑后动脉、大脑前动脉及椎-基底动脉中下段。结缔组织病、细菌、病毒、螺旋体感染等所致动脉炎,也可使管腔狭窄或闭塞。尚有一些病因不明的脑梗死。本病属于中医学"中风""眩晕"等病范畴。

二、病因病机

中风病多因素体禀赋不足,年老体衰,肝肾不足,阳亢化风,或者劳倦内伤导致气血内虚、血脉不畅;或因嗜饮酒浆、过食肥甘,损伤脾胃,内生湿浊,进而化热,阻滞经脉,复加情志不遂、气候剧烈变化等诱因,以致脏腑功能失调,气血逆乱,风挟痰瘀,扰于脑窍,窜犯经络,发为中风。

(一)病因

1. 积损正虚

年老体衰,或纵欲伤肾,阴不制阳,肝阳偏亢,或阳气浮动而生风,气血上逆,上蒙清窍突发本病;或素体阴亏血虚,阴不制阳,阴亏于下,阳亢于上,阳化风动,挟痰浊瘀血上扰清窍发为中风。

2. 劳倦内伤

"劳则气耗",劳力过度或久病伤气均可导致气虚,气虚则运血无力,血液瘀滞,脑脉痹阻,筋脉失养而致半身不遂,偏身麻木;或烦劳过度,使得阳气鸱张,阳亢风动,气火俱浮,迫血上涌,或兼挟痰浊,瘀血上涌清窍,或血之与气并走于上,壅涨脑脉,发为中风。

3. 饮食不节

嗜食肥甘厚味、炙烤之物,或饮酒过度,或饥饱失宜,损伤脾胃,使脾失健运,聚湿生痰,郁久化热,痰热互结,壅滞经脉,上蒙清窍,发为中风。

4. 情志所伤

五志过极,平素忧郁,肝失条达,肝气郁结,气机郁滞,血行不畅,瘀结经脉;或暴怒伤肝,肝阳暴亢,引动心火。或心火暴盛,风火相煽,血随气逆,上冲犯脑;或长期精神紧张,虚火内燔,阴精暗耗,阳亢风动。凡此种种,均易引起气血逆乱,上扰清窍发为中风。

(二)病机

1. 风痰瘀血,痹阻脉络

年老体衰或劳倦内伤或饮食不节,致使脏腑功能失调,内生痰浊瘀血,适逢肝风上窜之势,风痰相搏,上壅脑脉;或外风引动内风,皆使风挟痰瘀,窜犯经络,气血痹阻,留置于虚损之脑脉,故见半身不遂,口舌㖞斜,舌强语謇,偏身麻木。

2. 肝肾阴虚,风痰火亢

由于肝肾阴虚,肝阳偏亢,阳亢于上,阴亏于下,故平素常见头晕头痛,腰膝酸软,甚则偏身麻木,心烦易怒。若遇诱因触动,使肝阳暴张,内风动越,风火内窜经络,气血逆乱,可见半身不遂,口舌㖞斜,语言謇涩,甚则失语。

3. 痰热腑实,浊毒内生

饮食不节,嗜好膏粱厚味及烟酒之类,易致脾胃受伤,运化失司,痰浊内生;若遇阳盛之体,则痰热互结,腑气壅结,内生浊毒,挟风阳之邪上扰清窍,神机失灵而突发半身不遂、口舌㖞斜,言謇失语;痰滞中焦,腑气不通,则脘腹胀满,大便秘结。

4. 肝肾阴虚,阴虚风动

由于肝肾阴虚,阴不制阳,阳亢风动,气血逆乱,上犯脑脉,则见半身不遂,口舌㖞斜,五心烦热,头晕健忘等。

5. 肝阳偏亢,风火上扰

平素肝旺易怒,或肝肾阴虚、肝阳偏亢,又因情志相激,肝失条达,气机不畅,气郁化火,更助阳亢化风,风火相煽,冲逆犯脑,清窍闭塞发为中脏腑症,故见神志迷蒙,或神昏,半身不遂,颈项强直。

6. 痰湿蒙神,发为闭证

患者素体阳虚,痰湿内蕴,或饮食伤脾,脾失健运,痰湿内生,当肝风内动之时,痰湿借风阳上逆之势,闭塞清窍发为阴闭,而见神昏,静而不烦,肢冷偏瘫。若痰湿久郁化热,痰热内闭清窍,又可转化为阳闭。若湿浊内盛日久,阳气衰微,元气败脱又可化生脱证。

本病的病机特点是本虚标实,肝肾阴虚,气血亏虚为致病之本,风、火、痰、气、瘀为发病之标。二者可以相互因果,相互转化。中风病机转化取决于风、火、痰、瘀等病邪与人体正气的盛衰。近年青中壮年人的发病逐年增加,主要是由于饮食、情志、起居、烟酒等不良嗜好导致人体内气血津液的运行输布的功能紊乱,出现痰、火、风、瘀等邪实,随着病情的发展,邪实的积聚,主要表现为肝阳上亢,阳亢风动,心肝火旺或体内气血津液紊乱,发生突变,即发为中风。而年老之人则为本虚,无以推动气血津液的运行,从而形成风、痰、瘀等病邪,导致脑脉不畅,脑髓失养。此外,中风初期时,热象并不明显,但内风煽动,痰浊、瘀血内蕴,阳气郁积,多有化热之势,若内热炽盛,不但灼伤正气,还能炼液成痰,甚则化风迫血,加重气血上冲之势。

三、临床表现

(一)一般特点

由动脉粥样硬化所致的脑血栓形成者以中、老年人多见,男性稍多于女性,尤其见于有高血压、糖尿病、心脏病病史者;由动脉炎所致者以中青年多见。常在安静或休息状态下发病,约 25% 病例发病前有肢体无力及麻木、眩晕等前驱症状。神经系统局灶性症状及体征多在发病后 10 小时或 1～2 日达到高峰。多数患者意识清楚或仅轻度意识障碍,严重者可有意识障碍,形成脑疝,甚至死亡。神经系统定位体征因脑血管闭塞的部位及梗死的范围不同而表现各异。

(二)临床类型

1. 根据症状和体征的演进过程分类

本病的病理生理过程实质上是在动脉粥样硬化基础上发生的局部脑组织缺血

坏死过程。脑缺血病变发生后,闭塞血管内可见血栓形成或栓子、动脉粥样硬化或血管炎等改变,病理分期为超早期(1～6 小时)、急性期(6～24 小时)、坏死期(24～48 小时)、软化期(3 日至 3 周)、恢复期(3～4 周)。

(1)完全性卒中:发病后神经系统功能缺失症状较重,常用于数小时内(6 小时)达到高峰。病情一般较严重,伴癫痫发作,甚至昏迷,或出现病灶侧颞叶沟回疝。多为颈内动脉或大脑中动脉主干等较大动脉闭塞所致,约占 30%。

(2)进展性卒中:发病后神经功能缺失症状在 48 小时内逐渐进展或呈阶梯式加重,可持续 6 小时至数日,直至患者完全偏瘫或意识障碍。

(3)缓慢进展性卒中:起病后 1～2 周症状仍逐渐加重,常与全身或局部因素所致的脑灌流减少,侧支循环代偿不良,血栓向近心端逐渐扩展等有关。此型应与颅内占位性病变(如肿瘤或硬膜下血肿)相鉴别。

(4)可逆性缺血性神经功能缺失:神经缺失症状较轻,常持续 24 小时以上,可于 3 周内恢复,不留后遗症。多数发生于大脑半卵圆中心。

2. 根据梗死的特点分类

(1)大面积脑梗死:梗死灶范围超过大脑半球平面面积的 2/3,或梗死灶范围>4cm,或位于一个脑叶或多个脑叶的称为大面积脑梗死。通常是颈内动脉主干、大脑中动脉主干或皮质支的完全性卒中,患者表现为病灶对侧完全性偏瘫、偏身感觉障碍及向病灶对侧的凝视麻痹,可有头痛和意识障碍,并进行性加重。CT或 MRI 检查显示梗死灶以大脑中动脉供血分布区为多见。大面积脑梗死是脑血管病中最凶险的疾病之一,发病率占脑梗死的 10%～15%,其起病急,进展迅速,预后差,死亡率高。

(2)分水岭脑梗死:是指相邻血管供血区之间分水岭区或边缘带的局部缺血。多因血流动力学障碍所致。典型者发生于颈内动脉严重狭窄或闭塞伴全身血压降低时,亦可由心源性或动脉源性栓塞引起。结合影像检查可将其分为以下常见类型:皮质前型,如大脑前与大脑中动脉供血区的分水岭,出现以上肢为主的中枢性偏瘫及偏身感觉障碍,优势侧病变可出现经皮质性运动性失语,其病灶位于额中回,可沿前后中央回上不呈带状前后走行,可直达顶上小叶;皮质后型,病灶位于顶、枕、颞交界处,如大脑中与大脑后动脉,或大脑前、中、后动脉皮质支间的分水岭区,其以偏盲最常见,可伴有情感淡漠,记忆力减退和格斯特曼综合征;皮质下型,如大脑前、中、后动脉皮质支与深穿支或大脑前动脉回返支(Heubner 动脉)与大脑中动脉的豆纹动脉间的分水岭区梗死,可出现纯运动性轻偏瘫和(或)感觉障碍、不自主运动等。

(3)出血性脑梗死:是由于脑梗死供血区内动脉坏死后血液漏出而继发出血,常发生于大面积脑梗死之后。大面积梗死及溶栓易发生出血性脑梗死,有文献报道,大面积脑梗死发展成出血性脑梗死是小灶脑梗死的 12 倍。

（4）多发性脑梗死：是指两个或两个以上不同供血系统的脑血管闭塞引起的梗死，多见于年龄较大的人群，由于颅内动脉粥样硬化与血液流变学改变，直接或间接的血栓形成，或由于粥样硬化斑块栓子而引起脑梗死。多由反复发作的脑梗死造成，其发病率非常高，占脑梗死的38.46％。本病由动脉粥样硬化所致者以中、老年多见，由动脉炎所致者以中青年多见。常在安静或休息状态下发病，部分病例病前有肢体无力及麻木、眩晕等短暂性脑缺血发作前驱症状。神经系统局灶性症状多在发病后10余小时或1～2日达到高峰。除了脑干和大面积梗死外，大多数患者意识清楚或仅有轻度认知障碍。

（三）不同动脉闭塞的症状和体征

1. 颈内动脉闭塞

可出现病灶侧单眼一过性黑蒙，偶可为永久性视力障碍（因眼动脉缺血所致），或病灶侧出现颈交感神经麻痹综合征（因颈上交感神经节后纤维受损所致的同侧眼裂变小、瞳孔变小、眼球内陷及面部少汗）这一特征性病变；颈动脉搏动减弱，听诊可闻及颈部收缩期血管杂音。常见症状有对侧偏瘫，偏身感觉障碍和偏盲等（远端大脑中动脉或大脑中、前动脉缺血），主侧半球受累可有失语症，非主侧半球受累有体像障碍现象，亦可出现晕厥发作或痴呆。

2. 大脑中动脉闭塞

大脑中动脉是血栓性梗死的主要血管，发病率最高。

（1）主干闭塞：以三偏症状为特征，病灶对侧中枢性面舌瘫及偏瘫，偏身感觉障碍和同向偏盲或象限盲；上下肢瘫痪程度基本相同，可有不同程度的意识障碍；主侧半球受累可出现失语症，非主侧半球受累可见体象障碍，亦可出现晕厥发作或痴呆。

（2）皮质支闭塞：上分支闭塞时可出现病灶对侧偏瘫和感觉缺失，面部及上肢重于下肢，运动性失语（主侧半球引起的运动性失语）和体象障碍（非主侧半球）；下分支闭塞时常出现感觉性失语、行为障碍和命名性失语等，并无偏瘫。

（3）深穿支闭塞：对侧中枢性上下肢均等性偏瘫，可伴有面瘫、舌瘫；对侧偏身感觉障碍，有时可伴有对侧同向性偏盲；主侧半球病变可出现皮质下失语。

3. 大脑前动脉闭塞

（1）主干闭塞：发生于前交通动脉之前，因对侧代偿可无任何症状，发生于交通动脉之后可有对侧中枢性面瘫、舌瘫及偏瘫，以面瘫、舌瘫及下肢瘫为重，可伴轻度感觉障碍，尿潴留或尿急（旁中央小叶受损）；神经障碍可见淡漠、反应迟钝、欣快、始动障碍和缄默等（额极与胼胝体受累），常有强握与吮吸反射（额叶病变）；主侧半球病变可见上肢失用，Broca失语则较少见。

（2）皮质支闭塞：对侧下肢远端为主的中枢性瘫，可伴感觉障碍；对侧肢体短暂性共济失调、强握反射及精神症状。

(3)深穿支闭塞:对侧中枢性面瘫、舌瘫及上肢近端轻瘫。

4. 大脑后动脉闭塞

临床上较少见。如闭塞部位在发出交通动脉以前,可不出现症状。若丘脑膝状动脉闭塞时,可见丘脑综合征:对侧感觉障碍,以深感觉为主,有自发性疼痛、感觉过度、轻偏瘫,共济失调和不自主运动,可有舞蹈、手足徐动症和震颤等锥体外系症状;大脑后动脉阻塞引起枕叶梗死时,可出现对侧同向偏盲,瞳孔反应保持,视神经无萎缩;优势半球胼胝体部的损害可引起失读症。

(1)主干闭塞:对侧同向性偏盲、偏瘫及偏身感觉障碍,丘脑综合征,主侧半球病变可有失读症。

(2)皮质支闭塞:因侧支循环丰富而很少出现症状,仔细检查可发现对侧同向性偏盲或象限盲,伴黄斑回避,双侧病变可有皮质盲;顶枕动脉闭塞可见对侧偏盲,可有不定型幻觉痫性发作,主侧半球受累还可出现命名性失语;矩状动脉闭塞出现对侧偏盲或象限盲。

(3)深穿支闭塞:丘脑穿通动脉闭塞产生红核丘脑综合征,如病灶侧小脑性共济失调、肢体意向性震颤、短暂的舞蹈样不自主运动、对侧面部感觉障碍;丘脑膝状体动脉闭塞可出现丘脑综合征,如对侧感觉障碍(深感觉为主),以及自发性疼痛、感觉过度、轻偏瘫和不自主运动,可伴有舞蹈、手足徐动和震颤等锥体外系症状;中脑支闭塞则出现大脑脚综合征,表现为同侧动眼神经瘫痪,对侧中枢性面瘫、舌瘫和上下肢瘫;或动眼神经和锥体外系交叉综合征表现为同侧动眼神经瘫痪,对侧不自主运动,对侧偏身深感觉和精细触觉障碍。

5. 椎-基底动脉闭塞

梗死灶在脑干、小脑、丘脑、枕叶及颞顶枕交界处。基底动脉主干闭塞常引起广泛性脑桥梗死,可突发眩晕、呕吐、共济失调,迅速出现昏迷、面部与四肢瘫痪、去脑强直、眼球固定、瞳孔缩小、高热、肺水肿、消化道出血,甚至呼吸及循环衰竭而死亡。椎-基底动脉的分支闭塞,可导致脑干或小脑不同水平的梗死,表现为各种病名的综合征。体征的共同特点是下列之一:①交叉性瘫痪;②双侧运动和(或)感觉功能缺失;③眼的协同运动障碍;④小脑功能缺失不伴同侧长束征;⑤孤立的偏盲或同侧盲。另可伴失语、失认、构音障碍等。

四、辅助检查

(一)一般检查

血常规、血小板聚集率、凝血功能、血生化(血糖、血脂、肝肾功能)等;心电图,X线胸片。这些检查有助于明确患者的基本病情,部分检查结果还有助于病因的判断。

(二)特殊检查

主要包括脑结构影像评估、脑血管影像评估、脑灌注及功能检查等。

1. 头颅 CT

头颅 CT 是最方便和常用的脑结构影像检查。在超早期阶段（发病 6 小时内），CT 可以发现一些细微的早期缺血改变。但是 CT 对超早期缺血性病变和皮质或皮质下小的梗死灶不敏感，尤其颅后窝的脑干和小脑梗死更难检出。大多数病例在发病 24 小时后 CT 可显示均匀片状的低密度梗死灶，但在发病 2～3 周由于病灶水肿消失导致病灶与周围正常组织密度相当的"模糊效应"，CT 难以分辨梗死病灶。

2. 磁共振成像

标准的磁共振成像（MRI）序列（T1、T2 和 Flair 相）可清晰显示缺血性梗死、脑干和小脑梗死、静脉窦血栓形成等，但对发病几小时内的脑梗死不敏感。弥散加权成像（DWI）可以早期（发病 2 小时内）显示缺血组织的大小、部位，甚至可显示皮质下、脑干和小脑的小梗死灶。结合表观弥散系数（ADC），DWI 对早期梗死的诊断敏感性达到 88%～100%，特异性达到 95%～100%。

3. 血管造影

磁共振血管成像（MRA）和计算机成像血管造影（CTA）是对人体创伤较小的血管成像技术。二者对脑血管病变的敏感度及特异度均较脑血管超声更高，因而可作为脑血管评估的可靠检查手段。另脑动脉的数字减影血管造影（DSA）是评价颅内外动脉血管病变最准确的诊断手段，也是脑血管病变程度的金标准，因而其往往也是血管内干预前反映脑血管病变最可靠的依据。DSA 属于有创性检查，通常其致残及致死率不超过 1%。

4. 颈部血管超声和经颅多普勒

目前血管超声检查是最常用的检测颅内外血管狭窄或闭塞、动脉粥样硬化斑块的无创手段，亦可用于手术中微栓子的检测。目前颈动脉超声对颅外颈动脉狭窄的敏感度可达 80% 以上，特异度可超过 90%，而经颅多普勒（TCD）对颅内动脉狭窄的敏感度也可达 70% 以上，特异度可超过 90%。脑血管超声检查（颈部血管超声和 TCD）可作为首选的脑血管病变筛查手段，但不宜将其结果作为血管干预治疗前的脑血管病变程度的唯一判定方法。

5. 脑脊液检查

通常情况下脑脊液压力、常规及生化检查正常，大面积脑梗死时压力可有增高，出血性脑梗死时脑脊液中可见红细胞。如已经确诊为脑梗死，则不必进行脑脊液检查。

6. 脑灌注检查和脑功能评定

（1）脑灌注：检查的目的在于评估脑动脉血流在不同脑区域的分布情况，发病早期的快速完成的灌注影像检查可区分核心梗死区和缺血半暗带区域，从而有助于选择再灌注治疗的合适病例。此外，其还有评估神经保护剂疗效、手术干预前评估等作用。目前临床上较常用的脑灌注检查方法有多模式 MRI/PWI、多模式 CT/CTP、SPECT 和 PET 等。

(2)脑功能评定：主要包括功能磁共振、脑电图等对认知功能及情感状态等特殊脑功能的检查方法。

7. 其他

单光子发射计算机断层成像术(SPECT)能早期显示脑梗死的部位、程度和局部脑血管改变,正电子发射型计算机断层显像(PET),能显示脑梗死灶的局部脑血流、氧代谢及葡萄糖代谢,并检测缺血半暗带及对远隔部位代谢的影响,但由于费用昂贵,难以在脑梗死诊断中广泛应用。

五、诊断与鉴别诊断

(一)诊断要点

中年以上的高血压及动脉硬化患者,静息状态下或睡眠中急性起病,迅速出现局灶性脑损害的症状和体征,并能用某一动脉供血区功能损伤解释,临床应考虑脑梗死可能。头颅 CT 或 MRI 检查发现梗死灶可明确诊断。有明显感染或炎症疾病史的年轻患者需考虑动脉炎致血栓形成可能。

(二)鉴别诊断

1. 脑出血

发病更急,数分钟或数小时内出现神经系统局灶定位症状和体征,常有头痛、呕吐等颅内压增高症状及不同程度的意识障碍,血压增高明显。但大面积脑梗死和脑出血,轻型脑出血与一般脑血栓形成症状相似,可行头颅 CT 以鉴别。

2. 脑栓塞

起病急骤,数秒钟或数分钟内症状达到高峰,常有心脏病病史,特别是心房颤动、细菌性心内膜炎、心肌梗死或其他栓子来源时应考虑脑栓塞。

3. 颅内占位

某些硬膜下血肿、颅内肿瘤、脑脓肿等发病也较快,出现偏瘫等症状及体征,需与本病鉴别,可行头颅 CT 或 MRI 鉴别。

六、治疗

脑血栓形成具有起病急、病变进展快、神经损伤不可逆的特点。急性期及早实施正确的治疗方案,目前多采用中西医结合综合治疗,治疗原则如下:尽早发现,及时就诊,力争早期溶栓治疗,给予脑梗死后的缺血瀑布及再灌注损伤的病理改变进行综合脑保护;根据个体特点制订综合治疗方案,采用中西医结合药物治疗与其他疗法并举的多元化治疗措施。有条件者可组建由多学科医师参与的脑卒中病房,将急救、治疗和康复结合为一体,使个体化治疗更加具体。治疗脑血栓形成要考虑脑与心脏及其他器官功能的相互影响,对重症病例要积极防治并发症,采取对症支持疗法;对卒中的危险因素应及时给予预防性措施;后遗症期,中医药综合治疗方法(如针刺、按摩等康复方法)有助于神经功能的恢复。由于脑梗死的发生发展涉及多个病理环节和多种病理因素的参与,目前的治疗多为干预其中的某一个环节,所以在没有找到一种世界公认的最佳有效治疗手段之前,在整体观念和个体化原则的前提下,综合治疗是现阶段脑梗死的最佳治疗原则。

(一)中医治疗

本病多以中经络为主,急性期多数风痰瘀血,痹阻脉络,痰热腑实,风痰上扰,肝阳暴亢,风火上扰证等。亦可因痰热内盛而壅闭心神,转化为中脏腑重症,恢复期多见气虚血瘀、阴虚风动证。

1. 辨证用药

首先要分析病位,辨在经在脏。中风位在脑髓血脉,临证时,根据神志清楚与否,而辨病属于中经络、中脏腑。若神志清楚、而有半身不遂、口舌㖞斜、语言謇涩,属于中经络,其病情轻,病位浅;若神志昏蒙,或昏聩不语,而伴肢体不用,属中脏腑,其病情重,病位深。另要辨中脏腑,分闭证、脱证。中脏腑有闭证和脱证之分,二者均属危证,但病机迥异,脱证为五脏真阳散脱,阴阳即将离决,实乃大虚之候。证见神智昏聩,目合口开,手撒肢冷,四肢瘫软,二便自遗,鼻息低微等。闭证为实邪内闭清窍,为邪盛之候。证见神智昏蒙,牙关紧闭,口噤不开,两手握固,肢体强痉,二便闭塞等。若兼见面赤气粗,躁扰不宁,痰声如曳锯,便闭溲黄者为阳闭;若兼见面白唇紫,静卧不烦,痰涎壅盛,四肢不温者为阴闭。另,闭证常见于骤起,脱证则由闭证恶变转化而成,并可见内闭外脱之候。

(1)中经络

①风痰瘀阻证

临床表现:本证是脑梗死急性期常见的证型。半身不遂,口舌㖞斜,舌强不语或语言謇涩,或偏身麻木,眩晕痰多,舌暗淡苔薄白或白腻,脉弦滑。

治疗法则:活血化瘀,化痰通络。

方药运用:化痰通络汤加减(天麻、丹参、香附、酒大黄)。若半身不遂重者,可加伸筋草、鸡血藤、地龙、桃仁、红花、川芎、当归以增强活血通络之力;言謇失语明显者,可加石菖蒲、白芥子、远志仿解语丹之意化痰开窍;头晕目眩重者,加钩藤、野菊花、夏枯草以平肝息风。

②风痰火亢证

临床表现:平素头晕,头痛,偏身麻木,突发口眼㖞斜,语言謇涩或失语,半身不遂,心烦易怒,痰多而黏,舌红苔黄腻,脉弦滑。

治疗法则:平肝息风,祛痰通络。

方药运用:天麻钩藤饮加减(天麻、钩藤、石决明、杜仲、牛膝、桑寄生、栀子、黄芩、益母草、茯神、夜交藤)。若头晕头痛重者,可加野菊花、夏枯草以增强平肝息风之力;痰热腑实者,加大黄、全瓜蒌、胆星、竹沥、清热化痰、通腑降浊;心烦易怒者,加生龙牡、珍珠母、羚羊角以增强清肝平肝之功。

③痰热腑实证

临床表现:突发半身不遂,偏身麻木,口舌喎斜,言语謇涩或失语,头晕头痛,腹胀便秘,痰多口臭,舌红苔黄腻,脉弦滑。

治疗法则:清热化痰,通腑祛瘀。

方药运用:星蒌承气汤(胆南星、瓜蒌、大黄、芒硝、炙甘草)。若热象明显加重者,加栀子、牛黄;痰盛者,加天竺黄、竹沥;瘀甚者,加丹参、桃仁、红花、川芎、赤芍、地龙;头晕明显者,加钩藤、菊花、珍珠母。

④阴虚风动证

临床表现:半身不遂,口舌喎斜,语言謇涩或失语,偏身麻木,头晕目眩,耳鸣健忘,两目干涩或昏花,五心烦热,口燥咽干,失眠多梦,舌红少苔或无苔,脉弦细数。

治疗法则:滋阴潜阳、息风通络。

方药运用:镇肝息风汤加减(白芍、天冬、玄参、牡蛎、代赭石、茵陈、麦冬、当归、牛膝、甘草、龙骨、川楝子)。若痰热较重者,加胆南星、竹沥、川贝母清热化痰;心烦失眠者,加栀子、黄芩、夜交藤、远志以清热除烦、安神定志;头晕目眩较重者,加钩藤、生石决明、夏枯草以平肝息风。

(2)中脏腑闭证

①风火上扰证

临床表现:平素头晕目眩,偏身麻木,突然神志昏蒙,半身不遂,牙关紧闭,颈项强急,两手握固,二便闭塞,面赤气粗,躁动不安,舌红绛,苔黄腻而干,脉弦滑。

治疗法则:清肝息风,辛凉开窍。

方药运用:先灌服或鼻饲安宫牛黄丸,后以羚角钩藤汤加减(羚羊角、钩藤、茯苓、菊花、桑叶、贝母、白芍、地黄、竹沥、炙甘草)。若痰多者,加石菖蒲、胆南星、竹沥以清热、豁痰开窍;腹胀便秘者,加大黄、厚朴、枳实以通便泄热;肝火旺者,加夏枯草、栀子、野菊花、磁石以清热平肝。

②痰热内闭证

临床表现:骤发神昏,或昏聩不语,半身不遂,鼻鼾痰鸣,牙关紧闭,肢体强痉拘急,躁扰不宁,甚或手足厥冷,频繁抽搐,二便闭塞,舌红绛,苔黄而干,脉弦滑数。

治疗法则:清热化痰,辛凉开窍。

方药运用:羚角钩藤汤配合灌服或鼻饲安宫牛黄丸1～2丸,每6～8小时1次。

③痰湿上壅证

临床表现:猝然僵倒,半身不遂,牙关紧闭,两手握固,嗜睡或昏睡,喉间痰声辘辘,静卧不烦,四肢不温,甚则四肢逆冷,舌暗淡、胖大,苔白滑或白腻,脉沉滑而缓。

治疗法则:豁痰息风,辛温开窍。

方药运用:涤痰汤配合灌服或鼻饲苏合香丸(半夏、陈皮、枳实、竹茹、茯苓、胆南星、石菖蒲、远志)。若风盛者,加天麻、钩藤以平肝息风;寒象明显者,加桂枝以温阳化饮;有化热倾向者,加黄连、黄芩以清热泻火。

(3)中脏腑脱证

临床表现:突然神志昏聩,面色苍白,目合口开,手撒肢冷,鼻鼾息微,肢体瘫软,汗出如油,二便自遗,舌痿短缩,色淡或紫暗,苔白腻,脉沉缓或沉微欲绝。

治疗法则:益气固脱,回阳救逆。

方药运用:参麦注射液 40ml,加入 25% 葡萄糖注射液 40ml 中,静脉注射,15分钟 1 次,直至厥脱恢复。同时急以大剂参附汤合生脉散加减。若汗出不止者,加黄芪、山茱萸、龙骨、牡蛎以益气敛阴固脱;阴津耗竭舌干者,加黄精、玉竹以救阴护津;兼有瘀象者,加丹参以活血化瘀。

(4)重点症状的康复

①以语言不利、口舌喝斜为主

临床表现:舌强不语或语言謇涩,口舌喝斜,可兼有半身不遂,偏身麻木,舌暗苔白腻,脉弦滑。

治疗法则:搜风化痰,宣窍活络。

方药运用:解语丹加减(白附子、石菖蒲、远志、天麻、全蝎、羌活、南星、木香、甘草)。若痰浊甚者,加半夏、陈皮、云苓化痰开窍;痰热偏盛者,可加川贝母、竹茹、天竺黄以清热化痰;肝阳上亢者,可加夏枯草、钩藤、石决明以平肝潜阳;口舌喝斜甚者,可加地龙、僵蚕、蜈蚣以搜风通络。

②以半身不遂为主

气虚血瘀,络脉闭阻证

临床表现:患肢偏废不用,肢软无力,气短乏力,纳呆便溏,或兼有偏身麻木,语言謇涩,口舌喝斜,舌暗淡或兼有瘀斑,苔薄白,脉细弱。

治疗法则:益气养血,活血通络。

方药运用:补阳还五汤加减(生黄芪、桃仁、红花、川芎、当归、赤芍、地龙)。病久瘀甚者,可加水蛭、全虫、僵蚕以增强逐瘀通络之力;血虚重者,可加白芍、枸杞子、何首乌藤以养血补血;上肢偏瘫重者,可加桑枝、木瓜以通络;下肢偏瘫重者,可加鸡血藤、怀牛膝、桑寄生、川续断以强腰膝;兼偏身麻木者,加威灵仙、鸡血藤、络石藤、海风藤等藤类药物以通络。

阴血亏虚,脉络瘀阻证

临床表现:患肢僵硬,屈伸不利,甚则拘挛变形,或偏身麻木,舌强不语,肢体肌肉萎缩,可伴有头晕耳鸣,心烦失眠,腰膝酸软,心悸盗汗。

治疗法则:滋阴养血,活血通络。

方药运用:四物汤合天麻钩藤饮(当归、生地黄、赤白芍、川芎、天麻、钩藤、石决明、杜仲、牛膝、桑寄生、栀子、黄芪、益母草、茯神、夜交藤)。若腰膝酸软甚者,可加大桑寄生、牛膝剂量,并加川续断以补肾壮腰;肢体麻木甚者,可加海风藤、络石藤、鸡血藤、乌梢蛇以通络;关节拘挛变形者,重用白芍,加炙甘草、伸筋草、木瓜以养血荣筋。

2. 成药制剂

丹红注射液、谷红注射液、脉络宁注射液、复方丹参注射液、脑明注射液、脑心通胶囊、中风回春胶囊、人参再造丸、华佗再造丸、龙生蛭胶囊、清开灵注射液、醒脑静注射液、稳心颗粒、参麦注射液等。用法与前文相同,此处不做过多赘述。

3. 体针疗法

(1)中经络

治疗法则:醒神开窍,息风通络。

临证指要:风中经络,虽病在肢体经络,但急性期亦应调理脏腑为先。因为中经络之证,乃由于脏腑功能失调,复感诱因,内外相合,使气血运行受阻,痹阻经络所致。故治宜首先调理脏腑功能,使脏腑阴阳平衡,气机调畅,升降有序,则气血运行恢复正常。

基本选穴:风池、人中、内关、三阴交、极泉、尺泽、委中等。

辨证配穴:风痰瘀阻者,加合谷、丰隆、阴陵泉、血海以祛风化痰,活血通络;风痰火亢者,加合谷、太冲以平肝息风;痰热腑实者,加支沟、丰隆、天枢、曲池、合谷以化痰通腑泄热;阴虚风动者,加太溪、太冲以育阴潜阳,平肝息风。

(2)中脏腑-闭证

治疗法则:醒脑开窍,祛邪开闭。

基本选穴:人中、内关、四神聪、太冲、十二井穴或十宣等。

基本配穴:风火上扰者,加合谷、劳宫以清热息风,醒脑开窍;痰热蒙神者,加风府、丰隆、合谷、曲池以清热化痰,醒脑开窍;痰湿蒙神者,加中脘、阴陵泉、丰隆以健脾化湿,豁痰开窍。人中穴用雀啄术,内关、四神聪、太冲穴用泻法,十二井穴或十宣穴点刺放血,配穴以补虚泻实为操作原则。

(3)中脏腑-脱证

治疗法则:回阳救逆,醒脑开窍。

基本选穴:神阙、关元、人中、内关、风池等。先重灸神阙穴、关元穴以回阳固脱,然后针泻人中、内关穴以醒脑开窍,继则针泻风池穴以平肝息风。

基本配穴:风中脏腑为脑梗死危急重症,病情笃重,其风中脏者为脱证,风中腑者为闭证,二者病机迥异。脱证为五脏阳气厥脱,实乃大虚之候,治宜回阳救逆固脱;闭证为邪闭于腑,乃邪盛之候,治宜祛邪息风,开窍醒脑。若经治疗神窍已开,但神志仍模糊者,配合针刺合谷、太冲以助息风之功,百会、四神聪以醒神。总之,治疗中风闭证、脱证应抓紧时间,辨证施针,尽早、尽量、尽好地全面施治,以共奏醒神开窍,开闭固脱之效。

(4)中风恢复期重点症状的康复

主方选穴:肩髃、臂臑、曲池、外关、合谷、后溪、环跳、伏兔、阳陵泉、足三里、委中、绝骨等。

随证配穴:肩痛抬举困难者可加大椎、肩三针;肘部拘挛者,可加尺泽、曲泽;腕下垂者,可加阳池、腕骨;手指拘挛者,可加八邪、中渚;下肢麻木沉重者,可加肾俞、大肠俞;膝部拘挛者,可加曲泉、阴谷;足内翻者,可加飞扬、京骨、丘墟;足下垂者,可加解溪;足趾拘挛者,可加八风。诸穴均可采用平补平泻法,留针 30 分钟,留针中每 5 分钟捻转运针一次,或配以低频脉冲电针疗法。

(5)对症治疗:针灸具体取穴及针刺手法视病情选定:上肢瘫痪者,肩井、曲池、手三里、外关、合谷、三间、尺泽、曲泽、内关、大陵等;下肢瘫痪者,环跳、风门、伏兔、阳陵泉、足三里、悬钟、昆仑、丘墟、三阴交、委中、曲泉、商丘等;语言謇涩者,廉泉、哑门、通里、三阴交、太溪;舌强者,加金津、玉液。

4. 头针疗法

头针对脑梗死也有很好的治疗作用,是根据脑梗死不同的临床表现,按照传统的脏腑经络理论和大脑皮质的功能定位在头皮的投影,选取相应的头穴线来治疗。

5. 推拿疗法

主要适用于中风病各期半身不遂的重症。用推、拿、滚、按、擦、捻、搓等手法。取穴常用风池、肩髃、肩井、手三里、合谷、环跳、阳陵泉、委中、承山等,以患侧为主。

(二)西医治疗

1. 一般治疗

包括维持生命功能、处理并发症等基础治疗,具体方式如下。

(1)卧床休息,监测生命体征,尤其是血压变化;加强皮肤、口腔、呼吸道及排便的护理;起病 24～48 小时仍不能进食者,应鼻饲饮食。

(2)维持呼吸道畅通及控制感染,有意识障碍或呼吸道感染者,应保持呼吸道通畅,必要时可行气管切开,人工辅助呼吸,并给予适当的抗生素防治肺炎、尿路感染和褥疮;对卧床患者可给予低分子肝素 4000U,每日 1～2 次,皮下注射,预防肺栓塞和深静脉血栓形成。

(3)进行心电监护(3 日以上),以预防致死性心律失常和猝死,发病后血压＞200/120mmHg 者宜给予降压药治疗,血糖水平宜控制在 6～9mmol/L,如超过 10mmol/L 时宜给予胰岛素治疗,并注意维持水电解质的平衡。

(4)脑水肿高峰期为发病后 2～5 日,可根据临床表现或颅内压监测给予 20％甘露醇 250ml,6～8 小时 1 次,静脉滴注;亦可用呋塞米 40mg 或 10％蛋白质

50ml,静脉注射。

2. 超早期溶栓治疗

目的是溶解血栓,迅速恢复梗死区血流灌注,减轻神经元损伤。溶栓应在治疗时间窗(通常为起病 6 小时)内进行,才有挽救缺血半暗带的可能。临床常用的溶栓药物包括尿激酶(UK)、链激酶(SK)、重组人组织型纤溶酶原激活剂(rt-PA)。

3. 抗凝治疗

主要包括肝素、低分子肝素和华法林。一般不推荐急性期应用抗凝药来预防卒中复发、阻止病情恶化或改善预后。但对于合并高凝状态有形成深静脉血栓和肺栓塞的高危患者,可以使用预防性抗凝治疗。

4. 抗血小板聚集治疗

常用抗血小板聚集药包括阿司匹林和氯吡格雷。急性期(一般指脑梗死发病 6 小时后至 2 周内,进展性卒中稍长)的抗血小板聚集推荐意见如下。

(1)对于不符合溶栓适应证且无禁忌证的缺血性脑卒中患者,应在发病后尽早给予口服阿司匹林每日 150～300mg。急性期后可改为预防剂量每日 50～150mg。

(2)溶栓治疗者,阿司匹林等抗血小板药物应在溶栓 24 小时后开始使用。

(3)对不能耐受阿司匹林者,可考虑选用氯吡格雷等抗血小板治疗。发病 2 周后按二级预防方案选择抗栓治疗药物和剂量:①对于非心源性栓塞性缺血性脑卒中或短暂性脑缺血发作(TIA)患者,除少数情况需要抗凝治疗,大多数情况均建议给予抗血小板药物预防缺血性脑卒中和 TIA 复发;②抗血小板药物的选择以单药治疗为主,氯吡格雷、阿司匹林都可以作为首选药物;③不推荐常规应用双重抗血小板药物。但对于有急性冠状动脉疾病(如不稳定型心绞痛,无 Q 波心肌梗死)或近期有支架成形术的患者,推荐联合应用氯吡格雷和阿司匹林。

5. 脑保护治疗

在缺血瀑布启动前,超早期针对自由基损伤、细胞内钙离子超载、兴奋性氨基酸毒性作用、代谢性细胞酸中毒、白细胞因子作用和磷脂代谢障碍等进行的联合治疗,包括采用钙通道阻滞药、镁离子、抗兴奋性氨基酸递质、自由基清除药、酶的抑制药、抑制内源性毒性产物、神经营养因子、神经节苷脂、腺苷与纳洛酮和亚低温治疗。

6. 手术治疗和介入治疗

如颈动脉内膜切除术、颅内动脉吻合术、开颅减压术、脑室引流术等,对急性脑梗死患者有一定疗效。

7. 康复治疗

其原则是在一般和特殊疗法的基础上,对患者进行体能和技能训练,以降低致残率,增进神经功能恢复,提高生活质量,在患者生命体征平稳后尽早进行。

8. 其他

脑梗死急性期缺血区血管呈麻痹状态及过度灌流,血管扩张药可加重脑水肿,宜慎用或不用。降纤治疗用于降解血中纤维蛋白原、增强纤溶系统活性,抑制血栓形成,可供选择的药物有降纤酶、巴曲酶、安克洛酶和蚓激酶等。

七、预防、预后及调护

(一)预防

首先应对脑梗死的危险因素积极防治,对已有的高血压、高脂血症、动脉硬化、糖尿病等疾病进行规范诊治。对已有的动脉硬化者应防止血压急骤降低,对短暂性缺血发作者应积极治疗,从而减少脑梗死的发生及复发。对于已发生中风的患者应给予清淡易消化饮食,保持大便通畅。

(二)预后

本病急性期死亡率约为 10%,其中 1/3 由脑部病变直接引起,2/3 因严重的肺部感染、心肾功能不全等并发症而死亡。伴发严重意识障碍、出血性梗死、脑干损伤者预后较差。存活患者致残率较高,仅 30% 可部分或完全恢复正常。另外,有 25%~35% 的脑梗死可复发,复发次数越多死亡率和致残率越高。

(三)调护

1. 生活、安全护理

(1)生活护理:舒适卧位、床单整洁、皮肤护理、大小便护理、饮食护理、口腔护理等。

(2)安全护理:防止坠床或跌倒、保护性床栏、建立"无障碍通道"、地面干燥防湿防滑。

(3)康复护理:早期康复干预,早期康复有助于抑制和减轻肢体痉挛姿势的出现与发展,能预防并发症、促进康复、减轻致残程度和提高生活质量。

(4)心理护理:关心、尊重患者,鼓励其表达自己的感受,多与患者和家属沟通。

2. 用药护理

(1)溶栓和抗凝药物:严格掌握药物剂量,监测 BT、PT、APTT,观察有无黑粪、牙龈出血、皮肤瘀点瘀斑等出血表现;观察有无并发颅内出血;观察有无栓子脱落所致其他部位栓塞的表现。

(2)甘露醇:监测尿量及尿液颜色;观察有无头痛、呕吐、意识障碍等低颅压综合征的表现。

3. 语言康复护理

(1)沟通方法指导:提简单的问题,借助卡片、笔、本、图片、表情或手势沟通;安静的语言交流环境,关心、体贴、缓慢、耐心等。

(2)语言康复训练:肌群运动、发音、复述、命名训练等。由少到多、由易到难、由简单到复杂原则,循序渐进。

4. 饮食护理

(1)能坐者坐位进食,头略前屈,不能坐起者将床头摇起30°,头下垫枕头部前屈。

(2)食物柔软、密度与性状均一,不易松散有一定黏度,能够变形,不易粘在黏膜上。

(3)吞咽方法选择:空吞咽和吞咽食物交替进行;侧方吞咽:吞咽时头侧向健侧肩部;点头样吞咽;不能吞咽的病人给予鼻饲饮食,注意防止窒息,进食前应注意休息;保持进餐环境的安静、舒适;减少进餐时环境中分散注意力的干扰因素。

(4)吞咽障碍护理:观察患者能否经口进食及进食类型(固体、流食、半流食)、进食量和进食速度,饮水时有无呛咳。

脑 栓 塞

一、概述

脑栓塞是指血液中的各种栓子(如心脏内的附壁血栓、动脉粥样硬化的斑块、脂肪、肿瘤细胞、纤维软骨或空气等)随血流进入脑动脉而阻塞血管,当侧支循环不能代偿时,引起该动脉供血区脑组织缺血性坏死,出现局灶性神经功能缺损。脑栓塞常发生于颈内动脉系统,椎-基底动脉系统相对少见。脑栓塞占缺血性脑卒中的15%~20%。

二、病因病机

与前文"脑血栓形成"病因病机基本相同。多是由于气虚血瘀,脉络阻塞,故突然半身不遂,口眼㖞斜,失语;经脉失养,肢体麻木,面色不华,神疲体倦等。

三、临床表现

1. 病史

任何年龄均可发病,患者发病前多有风湿性心脏病、心房颤动,或大动脉粥样硬化等病史。

2. 发病过程

一般发病无明显诱因,也很少有前驱症状,急性起病,症状常在数秒或数分钟之内达高峰,多为完全性卒中,偶尔病情在数小时内逐渐进展,症状加重,可能是脑栓塞后有逆行性的血栓形成。

3. 临床表现

根据栓塞部位不同,临床表现也不完全相同。

(1)大脑中动脉的栓塞最常见,主干闭塞时引起病灶对侧偏瘫、偏身感觉障碍和偏盲,优势半球主干栓塞可有失语、失写、失读。如梗死面积大时,病情严重者可引起颅内压增高、昏迷、脑疝,甚至死亡;大脑中动脉深穿支或豆纹动脉栓塞可引起病灶对侧偏瘫,一般无感觉障碍或同向偏盲,优势半球受损,可有失语。大脑中动脉各皮质支栓塞可引起病灶对侧偏瘫,以面部和上肢为重,优势半球可引起运动性失语、感觉性失语、失读、失写、失用;非优势半球可引起对侧偏身忽略症等体象障碍。少数半球栓塞可出现局灶性癫痫。

(2)大脑前动脉栓塞时可产生病灶对侧下肢的感觉和运动障碍,对侧中枢性面瘫、舌肌瘫及上肢瘫痪,亦可发生情感淡漠、欣快等精神障碍及强握反射,可伴有尿潴留。

(3)大脑后动脉栓塞可引起病灶对侧同向偏盲或上象限盲,病灶对侧半身感觉减退伴丘脑性疼痛,病灶对侧肢体舞蹈样徐动症,各种眼肌麻痹等。

(4)基底动脉栓塞最常见症状为眩晕、眼球震颤、复视、交叉性瘫痪或交叉性感觉障碍,肢体共济失调。若基底动脉主干栓塞可出现四肢瘫痪、眼肌麻痹、瞳孔缩小,常伴有面神经、展神经、三叉神经、迷走神经及舌下神经的麻痹及小脑症状等,严重者可迅速昏迷、四肢瘫痪、中枢性高热、消化道出血,甚至死亡。

(5)由于栓子顺血流流动,根据流动的部位不同,可以引起相应的器官的梗死,所以临床上常有其他部位栓塞的征象,如视网膜、皮肤、黏膜、脾、肾等栓塞的临床表现。

四、辅助检查

1. 针对脑栓塞的辅助检查

(1)脑CT:与脑梗死相似,即发病24小时后CT可见栓塞部位有低密度梗死灶,边界欠清,并有一定的占位效应。若为出血性梗死,可见在低密度灶内高密度出血影。对于患病早期和怀疑病变部位在颅后窝或病变部位较小者应选择脑MRI检查。

(2)脑MRI:能较早发现梗死灶及小的栓塞病灶,对脑干及小脑病变脑MRI检查明显优于CT。早期梗死灶在MRI上表现为T1低信号,T2高信号,脑MRI弥散成像能较早反映新的梗死病变。

(3)脑脊液:一般不作为缺血性脑血管病的常规检查。脑栓塞患者脑脊液检查多数正常,出血性梗死时脑脊液中可有红细胞增多,脑水肿明显者,可有脑脊液压力增高。

(4)DSA、MRA、经颅多普勒超声:可提示栓塞血管,如血管腔狭窄、动脉粥样硬化溃疡、血管内膜粗糙等。DSA能够发现较小的血管病变并及时给予介入治疗;脑MRA无创,简单,可以排除大血管的病变,帮助了解血管闭塞的部位及程度;血管超声检查经济、方便,能够及早发现大血管的异常并可探及微栓子的信号。

2. 针对栓子来源的辅助检查

(1)心电图或24小时动态心电图:能了解有无心律失常如心房颤动、心肌梗死等。

（2）超声心动图：能了解心脏瓣膜病变、二尖瓣脱垂、心内膜病变、心肌情况等，经食管超声心动图还可了解异常心脏结构判断有无反常栓塞。

（3）颈动脉超声：能显示颈总动脉及颈内外动脉有无管壁粥样硬化斑块及管腔狭窄等。

（4）血常规：对于感染性疾病有指导意义，如果血象增高提示可能有感染性疾病存在。

（5）X 线：胸片 X 线检查可以发现胸部疾病（如气胸、肺脓肿）及心脏扩大等疾病，必要时做胸部 CT 扫描。

（6）眼底检查：主要是眼底视网膜动脉粥样硬化的表现，有时可发现眼底动脉血栓改变。

（7）其他检查：可根据栓子来源的不同选择相应的辅助检查，如肾、骨骼等检查。

五、诊断及鉴别诊断

(一)诊断要点

（1）无前驱症状，突然发病，病情进展迅速且多在数分钟内达到高峰。

（2）局灶性脑缺血症状明显，伴有周围皮肤、黏膜和（或）内脏及肢体栓塞症状。

（3）明显的原发疾病和栓子来源。

（4）头颅 CT 和 MRI 能明确脑栓塞部位、范围、数目及性质。

(二)鉴别诊断

本病需要与动脉粥样硬化性脑梗死、脑出血等急性脑血管病鉴别。脑 CT 扫描有助于出血性与缺血性脑血管病的鉴别，在排除出血性脑血管病后，主要是与动脉粥样硬化性脑梗死鉴别。

1. 动脉粥样硬化脑梗死

多发生在中年以后，是由于脑血管自身粥样硬化导致的狭窄或闭塞引起相应血管供应区脑组织缺血、坏死、软化而产生偏瘫、失语等神经功能缺损症状。其起病多缓慢，常在安静或睡眠状态下发病，发病前可有先兆，如短暂性脑缺血发作等，多伴有高血压、糖尿病、冠心病和动脉硬化等，脑 CT 扫描不易与脑栓塞区别，但脑栓塞者在影像上的表现更易伴有出血。

2. 脑出血

脑出血多有高血压、动脉瘤、动静脉畸形的病史，一般在情绪激动或剧烈活动中起病，病情进展快，可出现头痛、呕吐等颅高压的症状及脑膜刺激征等。脑 CT 扫描可见高密度出血灶，据此可与缺血性脑血管病鉴别。

六、治疗

脑栓塞是由各种栓子所致的脑梗死,其治疗类同于脑血栓形成所致脑梗死的治疗。另外,还要积极处理不同性质的栓子及造成栓子的原发病,已达到减轻梗死造成的脑损伤、防止再栓塞、控制原发病的目的。中医治疗方面,若脑部症状较为突出,则多按脑血栓形成治疗;若原发病症状突出,则以辨治原发病为主,如心悸严重而偏瘫较轻则以治疗心悸为主。

(一)中医治疗

首先应详细询问病史,了解有无心脏疾病,自发性或人工气胸、气腹,或严重软组织损伤合骨折等。本病多来自于亚急性细菌性心内膜炎瓣膜上脱落的赘生物所致,故起病急,多无意识障碍,可发生于任何年龄的人。由于栓塞的部位不同,其临床表现亦各不相同,如突然出现单瘫或偏瘫、失语,伴有头痛呕吐,而神志尚清,有心脏病史者,腰椎穿刺脑脊液检查一般无异常,则应考虑为脑栓塞。中医学将本病多列入"中经络"范畴,故治疗宜活血化瘀,益气通络。本篇从略,可参考前篇"中经络"的辨证论治。

(二)西医治疗

1. 一般治疗

急性期应卧床休息,保持呼吸道通畅和心脏功能;注意营养状况,保持水和电解质的平衡;加强护理,防止肺炎、泌尿系感染和压疮等的发生。

脑栓塞本身的治疗原则是要改善脑循环、防止再栓塞、消除脑水肿、保护脑功能。针对栓子来源的不同进行对症治疗。

(1)抗凝及溶栓治疗:对于心源性栓塞者,推荐早期、长期抗凝治疗。抗凝治疗禁忌及非心源性栓塞者不推荐抗凝治疗,建议抗血小板治疗;溶栓类药物(如尿激酶、链激酶等)亦可能仅在早期发挥作用。

(2)对症治疗:出现颅内高压者可给予脱水药减轻脑水肿,防止脑疝形成,以降低病死率。常用高渗脱水药有甘露醇、甘油果糖等,也可用利尿药如呋塞米等;血压明显升高者可适当给予降压治疗;在急性期还可适当应用一些神经保护药保护脑细胞。

(3)止血治疗:当发生出血性脑梗死时,要立即停用溶栓、抗凝和抗血小板聚集的药物,防止出血加重和血肿扩大,适当应用止血药物,治疗脑水肿,调节血压;若血肿量较大,内科非手术治疗无效时,考虑手术治疗;对感染性栓塞应使用抗生素,并禁用溶栓和抗凝药物,防止感染扩散;在脂肪栓塞时,可应用肝素、低分子右旋糖酐(不能用于对本药过敏者)、5%的碳酸氢钠及脂溶剂(如酒精溶液等),有助于脂肪颗粒的溶解。

(4)康复治疗:早期进行积极的康复治疗,有助于神经功能缺损症状的早期恢复。

2. 外科治疗

颈动脉内膜切除术(CEA)对防治脑栓塞有一定的疗效。对伴有重度颈动脉狭窄(即狭窄>70%)者可酌情予 CEA,不推荐发病 24 小时内紧急 CEA 治疗;脑水肿明显时,采用颅骨开窗减压或切除部分坏死组织对大面积脑梗死可能挽救生命。

3. 介入治疗

包括颅内外血管经皮腔内血管成形术(PTA)及血管内支架置入(CAS),或与溶栓治疗结合。对伴有颈动脉狭窄>70%者,可考虑行血管内介入治疗术。

七、预后及预防

1. 预后

脑栓塞的预后取决于栓塞脑血管的大小、部位和栓子的数量,以及原发病的严重程度。急性期病死率为 5%～15%,多死于严重脑水肿引起的脑疝、肺炎和心力衰竭等。脑栓塞容易复发,10%～20%在 10 天内发生第二次栓塞,复发者病死率更高。

2. 预防

主要是进行抗凝和抗血小板治疗,能防止被栓塞的血管发生逆行性血栓形成和预防复发,同时要治疗原发病,纠正心律失常,针对心脏瓣膜病和引起心内膜病变的相关疾病,进行有效治疗,根除栓子的来源,防止复发。护理上注意让患者急性期应卧床休息,防止栓子脱落再次栓塞,同时由于长期卧床还要注意吞咽功能及口腔的护理,防止吸入性肺炎、泌尿系感染、压疮、下肢深静脉血栓形成等。

腔隙性脑梗死

一、概述

腔隙性脑梗死是指大脑半球或脑干深部的小穿支动脉,在长期高血压的基础上,血管壁发生病变,导致管腔闭塞,形成小的梗死灶。据统计其发病率相当高,占脑梗死的 20%～30%。常见的发病部位有壳核、尾状核、内囊、丘脑及脑桥,少数位于放射冠及脑室管膜下区。在这些部位的动脉多是一些称为深穿支的小动脉,它们实际上是脑动脉的末梢支,又称终末支。由于深穿支动脉供血范围有限,所以单一支的阻塞只引起很小范围脑组织的缺血坏死,即形成所谓的腔隙。腔隙性脑梗死为直径 0.2～15mm 的囊性病灶,呈多发性,小梗死灶仅稍大于血管管径。坏死组织被吸收后,可残留小囊腔。

腔隙性脑梗死是脑梗死的一种,只是因为发生闭塞的血管较小,如穿支动脉,限于其较小的供血区,病灶较小,所以一般危害较小。

二、病因病机

参见前文"脑血栓形成"的中医病因病机。

三、临床表现

(一)一般特点

大脑深部的基底节区和脑干是许多神经纤维束走行的重要通路,是实现大脑与躯体神经联系的桥梁。如果腔隙性脑梗死发生在这些通路上,就会造成某些神经传导的阻断,产生运动、感觉或语言障碍等方面的症状。由于腔隙很小,有时单纯影响运动纤维或感觉纤维,而出现纯运动性偏瘫,或者仅出现没有偏瘫的半身感觉障碍。但是,并不是所有发生的腔隙都会产生症状,只有那些累及重要神经通路或神经结构的腔隙才会有临床表现,否则也可以没有任何症状。

一般症状有头晕头痛、肢体麻木、眩晕、记忆力减退、反应迟钝、抽搐、痴呆,无意识障碍,精神症状少见。主要临床体征为舌僵,说话速度减慢,语调语音变化,轻度的中枢性面瘫,偏侧肢体轻瘫或感觉障碍,部分锥体束征阳性,而共济失调少见。

(二)临床类型

临床较典型的腔隙综合征有以下十种。

1. 纯感觉型

临床特点是一侧面、臂和腿麻木,而无肢体无力、偏盲和失语等症状。若麻木仅累及口周为中心的一侧面部和同侧臂的远端,特别是手部者,即为手口综合征。受累区可有冷、热、痛或僵硬等感觉异常。而手口综合征的梗死灶在丘脑腹后外侧核的下内侧和腹后内侧核的外侧部。当小的梗死累及丘脑感觉核或脑干至大脑皮质感觉传导通路的其他部分时,都可引起纯感觉性卒中。本病预后较好,很少复发。

2. 单纯构音障碍型

表现为说话含糊不清,字音和语调发音不准,但无音位错误,完全可被理解,部分患者感音不好、讲话变慢。无面瘫、偏瘫、无锥体束征,也无咽腭喉麻痹。其病变部位主要位于基底节区,双侧基底节广泛神经结构参与语言功能活动,并且与皮质语言中枢有反馈联系,易发生代偿,并在其发音运动中起辅助作用。

3. 偏侧舞蹈型

主要见于较严重的高血压动脉硬化或动脉粥样硬化的中、老年患者,其主要原因是硬化了的微小动脉闭塞引起腔隙性梗死。该症的定位文献报道比较一致的看法是额叶、放射冠、尾状核、壳核、内囊前肢及苍白球,且以新纹状体区为多见。舞蹈部位最多见于左上下肢,单纯上肢或面部并上肢,其次为右上下肢或右上肢。舞蹈形式以手、腕部、前臂不自主无节律地伸屈、翻转、甩动为主,上臂舞动不明显或缺无。

4. 短暂缺血发作型

发生机制推测是由于梗死灶小,有丰富的侧支循环,梗死灶内细胞非完全性坏死,仍有正常的生理功能,因此没有临床症状,或仅在急性缺血发作时出现症状,当急性缺血恢复后,症状即消除。

5. 癫痫发作型

脑血管病所致癫痫,是中年以后出现继发性癫痫的重要原因。腔隙性梗死引起的癫痫其病灶多见于基底节或内囊区,临床呈现全身抽搐,但脑电图多数正常。癫痫可发生在梗死后的不同时期,梗死早期的癫痫,主要由于急性脑血液循环障碍,缺血及缺氧引起的脑水肿和代谢改变所致,恢复较快;脑梗死恢复期缺血改善,脑水肿消退,代谢障碍减轻,癫痫主要是由血红蛋白、铁、铁蛋白等构成的癫痫灶所致,常反复发作,必须坚持规则使用抗癫痫药物,予以足够重视。

6. 双侧中线旁丘脑腔隙性梗死综合征

临床表现为起病时深昏迷,继而转入高度嗜睡状态,淡漠,遗忘综合征和垂直性注视麻痹。多数资料认为,本综合征预后差,完全恢复少,多死于感染、心力衰竭等并发症。

7. 中脑背腹侧三联综合征

主要临床表现包括经典的韦伯综合征,克劳德综合征和红核综合征;出现病灶对侧肢体轻瘫,不自主运动,深浅感觉减退,腱反射亢进等症状;病灶侧眼睑下垂,眼球处于外展位,内收不完全,上下转动不能,瞳孔散大,光反射消失。该综合征预后较好,短期内动眼神经功能障碍可得到部分恢复。

8. 梗死同侧偏瘫共济失调征

临床特点:①偏瘫程度一般较轻,其中下肢重上肢轻者多见;②小脑性共济失调征明确,不能用无力解释;③面瘫、舌瘫相比,面瘫较舌瘫多;④病侧肢体麻木。本综合征皆属小灶梗死,预后较好。

9. 单纯表现面瘫的综合征

表现为中枢性面瘫,CT 证实该综合征的病变在基底节区,可能累及皮质脑干束,因而临床仅表现中枢性面瘫。CT 检查的阳性率为 $60\%\sim96\%$,这与腔隙的部位、大小有关。

10. 缺乏脑定位症候腔隙性脑梗死

占腔隙性脑梗死的 $5\%\sim32\%$,大多数在普查中发现,无任何主诉及阳性体征,部分病例可有先兆表现,如发作性头晕、异常疲乏、精神忧郁、视物不清、复视、一侧面部发麻、一过性失语等,但一般于 $24\sim48$ 小时缓解,72 小时后的体查无阳性脑定位体征。腔隙灶多位于豆状核、外囊、放射冠及脑的静区,范围较小,所致的脑功能缺损较轻，一般不易查出，不被重视。

四、辅助检查

(一)头颅电子计算机断层扫描

可见深穿支供血区单个或多个直径 2～15mm 的病灶，呈圆形、椭圆形、长方形或楔形腔隙性阴影，边界清晰，无占位效应，增强时可见轻度斑片状强化。以基底节、皮质下白质和内囊多见，其次为丘脑及脑干，阳性率为 60％～96％。CT 对腔隙性梗死的发现率与病灶的部位、大小及检查的时间有关。CT 可发现直径 2mm 以上，体积 0.1ml 以上的腔隙病灶，但由于伪影的干扰使脑干的腔隙病灶不易检出，CT 检查最好在发病 7 天内进行。腔隙性梗死发病 10 天内检出率通常为79％，3 个月内检出率为 92％，7 个月内检出率为 69％。

(二)头部磁共振成像

显示腔隙病灶呈 T1 信号或低信号，T2 高信号，T2 加权像阳性率几乎可达100％。与 CT 相比，可清晰显示脑干病灶；可对病灶进行准确定位，并能区分陈旧性腔隙系由于腔隙性梗死或颅内小出血所致，是最有效的检查方法。

(三)其他

脑电图、脑脊液检查及脑血管造影无肯定的阳性发现。PET 和 SPECT 通常在早期即可发现脑组织的缺血变化。颈动脉多普勒超声可发现颈动脉粥样硬化斑块。

五、诊断与鉴别诊断

(一)诊断

腔隙性脑梗死的诊断标准，基本采用临床、病理及 CT 扫描相结合的方法。中华医学会第四次全国脑血管病会议诊断标准为：①发病多由高血压动脉硬化引起，呈急性或亚急性起病；②多无意识障碍；③穿脑脊液无红细胞；④临床表现都不严重，较常表现为纯感觉性卒中、纯运动性轻偏瘫、共济失调性轻偏瘫，构音不全-手笨拙综合征或感觉运动性卒中等；⑤有条件时行 CT 检查，以明确诊断。

(二)鉴别诊断

本病应与小量脑出血、脱髓鞘病、脑囊虫病及转移瘤等引起的腔隙性软化灶鉴别。

六、治疗

目前尚无有效的治疗方法。由于腔隙性梗死大多发生在终末支，没有侧支循环，故治疗主要在于预防疾病的复发，必要时可针对病因及症状做出相应处理。急性期应避免溶栓、过度脱水、降血压过猛等不适当的治疗；恢复期要控制好血压，防止复发。中医可采用益气养阴、活血化瘀类中药,因其作用综合而缓慢,对神经功能康复颇有益处,可参考"脑血栓形成"进行辨证论治。

(一)中医治疗

参照前文"脑血栓形成"进行辨证论治。

(二)西医治疗

有效控制高血压和各种类型的脑动脉硬化可减少腔隙性卒中的可能性,是预防本病的关键。与动脉粥样硬化性血栓性脑梗死的治疗类似,一般不用脱水治疗。虽然腔隙性梗死的预后良好,但易反复发作,故预防疾病复发尤为重要。应针对脑血管病的各种危险因素进行积极治疗,做好脑血管病的二级预防。

根据患者年龄、病情程度和基础疾病等采取最适当的治疗,采取支持疗法、对症治疗和早期康复治疗;对卒中危险因素(如高血压、糖尿病和心脏病等)及时采取预防性干预,减少复发率和降低病残率。

七、预防与预后

(一)预防

1. 预防性治疗

对有明确的缺血性卒中危险因素,如高血压、糖尿病、心房颤动和颈动脉狭窄等应尽早进行预防性治疗。可给予抗血小板药阿司匹林、氯吡格雷、替格瑞洛、噻氯匹定,对脑卒中二级预防有肯定效果,推荐应用;长期用药要有间断期,出血倾向者慎用。

2. 针对可能的病因积极预防

(1)应将高血压患者的血压控制在一个合理水平。因为血压过高,易使脑内微血管瘤及粥样硬化的小动脉破裂出血;而血压过低,脑供血不全,微循环淤滞时,易形成脑梗死。所以应防止引起血压急骤降低,脑血流缓慢,血黏度增加,以及血凝固性增高的各种因素。

(2)积极治疗短暂性脑缺血发作。

(3)注意精神心理卫生,许多脑梗死的发作都与情绪激动有关。

(4)养成良好的生活习惯,适度的体育活动有益健康。避免不良嗜好,如吸烟、酗酒、暴饮、暴食。以低脂肪、低热能、低盐饮食为主,保证足够优质的蛋白质、维生素、纤维素及微量元素。饮食过饱不利于健康,禁食霉变食品、咸鱼、冷食品等。

(5)中老年人特别是体弱多病者,要特别小心气温骤变,气压、温度明显变化及严寒和盛夏季节,避免发病。

(6)关注脑血管病的先兆,如突然感到眩晕,摇晃不定;突发的一侧面部或上、下肢突感麻木,软弱乏力,嘴㖞、流口水;短暂的意识不清或嗜睡等。

(二)预后

本病大多预后较好。

八、中医防治进展

本病属于中医学"中风"的范畴，多因气血亏虚，心、肝、肾三脏失调。脑络是络脉的一部分，为气血最盛之处，是神机运动的物质基础，神志活动依赖于络脉的存在并发挥作用。气为血之帅，气行则血行，气、血、津、液均有赖于元气的推动、温煦与统摄。元气亏虚，则气、血、津液运行无力，则首先是气滞，进而气滞痰阻，或气滞血瘀。气血虚弱，气血运行无力，则气血运行不畅，故瘀滞产生，形成气虚血瘀。病变在留滞的表现上，尚有内生毒邪，常与痰湿、瘀血、火热等裹挟为患。所以一旦气血滞留脑络，脑髓失养，功能迅疾受损，轻者头晕目眩、肢体麻木，重者突然昏仆、口舌㖞斜、舌强语謇、肢体痿废，故滞留脑络是发病之标。

(一)诊断与辨证分型

目前中风的中医辨证分型较多，主要是通过"望、闻、问、切"四诊来作为分型依据，缺乏客观化指标。研究表明：血清基质金属蛋白酶-9(MMP-9)水平可作为脑血栓及动脉粥样硬化(AS)稳定性的指标，脑血栓患者发病前及发病初期具有预警作用。刘华等在研究溶血磷脂酸与缺血性脑血管病的关系时发现，检测血浆溶血磷脂酸(LPA)可作为一个体内凝血和血栓形成启动的分子标志物，同时预警血栓形成的危险，为脑梗死患者的治疗和早期预防提供新指标。许多研究发现，血浆高同型半胱氨酸血症(HHcy)可作为脑梗死患者中医辨证分型的客观指标。总体看来，痰热证、血瘀证患者中 Hcy 水平相对较高，可考虑将 Hcy 水平纳入上述两种证型的辨证中。中医学认为，先天禀赋不足、后天调摄失养，饮食精微缺失是 HHcy 病的主要病因，痰瘀相互搏结可导致 Hcy 在体内蓄积，从而引发中风。童建兵等发现，脑梗死患者血清尿酸水平在血瘀、痰浊、气虚证中较高，明显高于风证、火热及阴虚证，认为血清尿酸水平与血瘀证呈显著正相关。陈维铭等对 256 例脑梗死患者进行中医辨证分型，并研究了部分凝血指标与中医辨证分型之间的关系，结果发现血 D-二聚体和血管性血友病因子(vWF)水平在风痰瘀阻证型患者中升高明显，并认为这两项指标可作为脑梗死风痰瘀型的参考指标。麻志恒等对 406 例急性脑梗死患者进行了中医证型与血脂之间关系的研究，发现痰热腑实及风痰瘀阻证型患者的血脂水平较高。张同梅等回顾了 315 例急性脑梗死患者的临床资料，发现血糖水平与气虚血瘀密切相关。林心君等发现各证类组的中风患者中，痰热腑实组神经功能缺损评分最高，其次是风痰瘀阻组，气虚血瘀组最低，提示痰热腑实证患者病情较重。刘佳等发现中脏腑患者血清超敏 C 反应蛋白明显高于中经络患者；在中经络患者中阳类证明显高于阴类证患者，中经络中阳类证辨证为肝阳暴亢型的患者超敏 C 反应蛋白含量明显高于风痰阻络型、阴虚风动型及气虚血瘀型患者。

(二)预防

关于中风的预防问题，现代医学认为应从积极治疗高血压、冠心病、糖尿病等病入手。中医学认为应从患者最根本的发病原因上预防。辨识中风先兆,及时处理,以预防中风的发生,平时宜慎起居,节饮食,远房帏,调情志,以防止中风和复中。

1. 药物防治

有研究表明:"中防"干膏粉(黄芪、川芎、苍术、蒲黄)、脑心通胶囊、三仁汤等中药制剂能通过各种途径达到中风一级预防的目的。但是,这些研究均未提及药物的不良反应,此类药物能否长期服用仍有待进一步探讨。

2. 针灸法

针刺和艾灸是常用的中医外治法,中风的预防、治疗和康复均具有良好疗效。王樟连等认为,针灸能有效调节机体和脑组织功能,有效预防各类危险因素,防止中风发病。但目前运用针灸法进行中风的一级预防尚存在以下问题:首先,经典针灸处方未得到充分挖掘。经典方如"七穴方""培元方"等的预防效果到底如何尚缺少临床随机对照试验验证。此外,前干预方案存在样本量较小、干预时间过短等问题,响了研究的质量。

3. 保健功法

多项研究表明,八段锦能有效改善中风后患者的临床症状,但八段锦对中风一级预防的效果仍不明确。

(三)治疗

1. 影响血脂

有大量研究表明,血脂高可使血小板聚集性增强,血液凝固性增高,粥样斑块形成进而引起动脉粥样硬化,成为血栓发病的基本病因。中医学认为,过食肥甘厚腻聚为痰浊、瘀血,为中风发病的病理基础,临床运用化痰逐瘀法治疗脑血栓取得良好疗效。有研究证实,何首乌、山楂、泽泻、黄芩、葛根、银杏叶等,可减少胆固醇吸收,抑制内源性脂质合成,调节脂质代谢,促进体内脂质转运和清除;改善血液流变性抑制血小板聚集,防止脂质过氧化,保护血管内皮细胞,而降低脑血管疾病发生。刘超等在实验研究中观察到,黄芪能使高脂血症小鼠血清总胆固醇、三酰甘油、低密度脂蛋白胆固醇降低,高密度脂蛋白胆固醇升高,证明其可能通过增加高脂血症小鼠外周组织细胞中胆固醇向肝脏转运过程,以减少胆固醇在外周组织中的聚集和对血管内皮细胞的广泛性损害,预防血栓形成。

2. 影响血液流变学指标及凝血功能

血液黏稠是衡量血液流变性的重要指标,血浆黏度、红细胞压积和红细胞聚集性是决定血液黏稠的内在因素。现代药理学研究表明:阿魏酸是当归有效成分之一,抗凝血并能抑制血小板聚集,明显的抗血栓作用;补气中药黄芪具有抑制血小板聚集、防止血栓形成及全血和血浆黏度增加,黄芪的成分黄芪多糖(AP)可调控海马部分神经递质和 c-fos mRNA 表达,减少缺血后脑皮质细胞的凋亡;活血中药红花及其制剂对二磷腺苷（ADP）诱导的血小板聚集具有抑制作用，能增加血液纤维蛋白酶溶解活性，降低切变率时的全血黏度、血浆黏度和红细胞聚集性，抑制体外血栓形成，增强红细胞变形性等。目前诸多学者采用具有益气活血、祛瘀通络中药复方改善血液高黏滞水平，以减少血小板聚集，建立侧支循环从而达到治疗脑血栓的目的。卞海等实验研究发现：瓜蒌薤白白酒汤可显著降低脑卒中大鼠血小板聚集率，降低血液黏稠度，改善模型大鼠脑组织病理状态。刘兵等临床研究发现：急性脑梗死患者血浆纤维蛋白原和D-二聚体水平升高，经采用疏血通注射液治疗后，血浆纤维蛋白原和D-二聚体水平降低，患者神经功能缺损程度也随之减轻。

3. 保护脑神经

脑血栓形成引起的神经细胞损伤，是一个逐渐死亡的过程，中医药通过这一时间段能保护脑神经，为脑血栓患者的治疗提供机会。闫珊珊发现，水蛭大剂量组可显著抑制神经细胞凋亡，也说明水蛭对脑缺血-再灌注后神经细胞有明显的保护作用，从而减轻脑缺血-再灌注损伤，水蛭抗细胞凋亡作用可能与清除氧自由基及促使凋亡抑制基因表达有关。阿魏酸能促进原代培养的大脑皮质神经元体外存活，显示出较好的脑神经元保护作用，可能成为新的脑神经保护药物而应用于临床。另，芳香开窍类药物还能通过双向调节血脑屏障，并调节神经营养因子，保护脑组织。临床运用中医药抑制神经细胞凋亡可能对细胞的增殖发挥正性调节作用，进而促进脑缺血损伤后的神经细胞修复。

九、典型病例

杨某，男，53岁。主诉及病史：以左侧偏瘫4日而入院。入院查：意识清楚，血压150/90mmHg，有左侧偏瘫，偏身麻木，口舌㖞斜，左上肢肌力0级，左下肢肌力Ⅱ级，属重偏瘫。左侧肌张力高，左侧腱反射亢进，并可引出病理反射。腰穿脑脊液无色透明，初压140mmHg。西医诊断：脑血栓形成，定位于颈内动脉系统，患者有慢性胃炎。诊查：左半身不遂，左偏身麻木，思睡，意识蒙眬已有半日。口舌㖞斜，头晕，大便4日未解，痰白黏不易咯出。舌质淡红，舌苔黄厚腻，脉象弦滑，偏瘫侧脉大有力。辨证：证属中风中腑，后转为中经，风痰上扰，痰热腑实。治法：先拟化痰通腑、平肝息风为治。处方：生大黄（后下）10g，芒硝（分冲）6g，瓜蒌30g，黄芩10g，半夏10g，钩藤30g，菊花10g，竹沥水（分冲）30g，生甘草3g。二诊：服药2剂，大便已通，黄腻苔渐化，头晕稍有减轻，偏瘫亦轻，肌力左上肢0级升至Ⅰ级，左下肢Ⅱ级升至Ⅲ级。改用平肝化痰加入活血通络之品。处方：钩藤30g，菊花10g，瓜蒌30g，黄芩10g，半夏10g，陈皮6g，赤芍10g，草红花10g，桑枝30g。三诊：上方药服6剂后，左上下肢肌力恢复至Ⅳ级，有人搀扶可以锻炼走路，左偏身麻木也明显好转。继服上方药10剂后，基本痊愈，出院。门诊随诊半月，已能半日工作，又治1个月后，恢复全日工作。

参 考 文 献

[1] 杜爱玲,赵海港,袁卢红,等.血清基质金属蛋白酶-9与急性脑梗死颈动脉斑块相关研究[J].现代预防医学,2013,9:71-73.

[2] 高凤兰.急性缺血性脑血管病血浆溶血磷脂酸和酸性磷脂水平的变化及意义[J].临床荟萃,2012,27(20):1759-1761.

[3] 刘红权,周冬梅.中医不同证型急性脑梗死与高同型半胱氨酸血症相关性研究[J].中国中医急症,2010,19(12):2063-2063.

[4] 刘瑞芳,骆艳伟,高峰,等.急性脑梗死患者血尿酸水平与短期预后的关系探讨[J].中西医结合心脑血管病杂志,2015(6):832-834.

[5] 陈维铭,钱涯邻,李晓波,等.急性脑梗死不同中医证型患者血栓常规的变化及其意义[J].临床神经病学杂志,2014,27(6):458-460.

[6] 麻志恒,施志琴,张汉新,等.406例急性脑梗死患者中医证型与血脂关系分析[J].江苏中医药,2012,44(11):23-24.

[7] 王亚丽,张赛赛,张柳婧.脑梗死急性期病人颈动脉斑块稳定性与血脂水平的关系探讨[J].中西医结合心脑血管病杂志,2017,15(1):96-97.

[8] 李春丽,关春燕,扎西草.脑梗死中医证型与颈动脉粥样硬化的相关性研究[J].江苏中医药,2010,42(5):25-26.

[9] 慕海军,雷琦.急性脑梗死患者中医辨证分型与hs-CRP TNF-α水平的相关性研究[J].中国中医药科技,2016,23(4):379-380.

[10] 孙智善,孟然.脑卒中的一级预防[J].中华临床医师杂志(电子版),2013,7(9):3710-3712.

[11] 孟宪生,姜民,罗国安,等.基于代谢组学的中药川芎对寒凝血瘀证大鼠作用机制研究[J].辽宁中医杂志,2012,9(2):218.

[12] Zheng G,hen B,ang Q,et al. Primary prevention for risk factors of ischemic stroke with Baduan-jin exercise intervention in the communityelder population:study protocol for a randomized con-trolled trial[J]. Trials,2014,5:113.

[13] 刘春香,丁海娟,吕婷,等.颈动脉粥样硬化与血脂水平的相关性分析[J].中国临床保健杂志,2014,7(1):48-50.

[14] 岳利英,梁涓.中药治疗高脂血症临床研究进展[J].河北中医,2011,33(7):1091-1093.

[15] 张栩颜,黄宇声,刘冠萍,等.六堡茶对高脂血症小鼠血脂及脂质过氧化的影响[J].医学理论与实践,2013,26(5):563-564.

[16] 毛江洪,汪青山,钮心怡,等.临床血液流变学的研究现状[J].中国优生与遗传杂志,2013(5):148-151.

[17] 陈勤,叶海燕,陈逸青,等.红藻氨酸诱导PC12细胞凋亡及阿魏酸对神经元的保护作用[J].中国病理生理杂志,2013,29(7):1175-1180.

[18] 颜玲,黄德彬,刘锦红,等.黄芪多糖对局部缺血/再灌注所致大鼠大脑皮层c-fos和Bcl-2表达的影响[J].中国药理学通报,2012,28(12):1769-1771.

[19] 刘抒雯,刘敬霞,任非非,等.脑血栓的形成机制与中医药治疗脑血栓的优势[J].辽宁中医

杂志,2015,10:2026-2029.

[20] 卞海,王雅娟,李亚军,等.瓜蒌薤白白酒汤对缺血性脑卒中模型大鼠血液流变学的影响
[J].中药材,2014,37(2):303-306.

[21] 刘兵,谭鹤龙,俞春娟,等.急性脑梗死患者血浆纤维蛋白原D-二聚体变化及药物干预的影
响[J].中西医结合心脑血管病杂志,2011,9(4):429-430.

[22] 闫珊珊.水蛭肽注射液对大鼠脑神经细胞凋亡的影响[J].当代中医,2011,17(17):16-17.

[23] 盛艳梅,张静,罗维早,等.阿魏酸及其酯化产物与体外培养大鼠大脑皮质神经元的存活
[J].中国组织工程研究与临床康复,2011,15(41):7730-7733.

[24] 王利苹,奉建芳,胡凯莉.芳香开窍中药对血脑屏障通透性的调节作用及其机制研究进展
[J].中国中药杂志,2014,39(6):949-954.

第三节　脑　出　血

一、概述

脑出血(ICH)是指原发性非外伤性脑实质内出血,又称原发性或自发性脑出血。发病率为每年 60～80/10 万,发病年龄为 50－70 岁,男性多于女性,在我国占全部脑卒中的 20%～30%,急性期病死率为 30%～40%。通常按出血部位、稳定与否及病因等分为不同类型的脑出血。原发性脑出血的病理机制复杂,病因多样,绝大部分为高血压伴发的小动脉病变在血压骤然升高时破裂所致,称为高血压性脑出血。常形成大小不等的脑内血肿,有时穿破脑实质形成继发性脑室内出血和(或)蛛网膜下腔出血。以冬春季好发,起病急骤,主要临床表现为头痛、呕吐、意识障碍、偏瘫、偏身感觉障碍和偏盲等。

本病属于中医学"中风病"范畴,称之为"出血性中风"。

二、病因病机

本病的发生,主要因素在于患者素体气血亏虚,心、肝、肾三脏阴阳失调。加以忧思恼怒,或饮酒饱食,或房劳过度,或外邪侵袭等诱因,以致气血运行受阻,肌肤筋脉失于濡养;或阴亏于下,肝阳暴张,阳化风动,血随气逆,挟痰挟火横窜经隧,蒙蔽清窍,形成上实下虚、阴阳互不维系的危急证候。

1. 正气不足,络脉空虚

气虚腠理不密,卫外不固,风邪乘虚入中经络,气血痹阻,肌肤筋脉失于濡养;或患者痰浊素盛,外风引动痰湿流窜经络而引起口眼㖞斜、半身不遂等症。《金匮要略·中风历节病》云:"寸口脉浮而紧,紧则为寒,浮而为虚,寒虚相搏,邪在皮肤;浮者血虚,络脉空虚,贼邪不泻,或左或右;邪气反缓,正气即急,正气引邪,㖞僻不遂。"

2. 烦劳过度,年老体衰

肾阴虚,肝失所养,肝阳日见亢盛。加以情志过极,或嗜酒劳累、气候影响等诱因作用下,致使阴亏于下,肝阳上亢,阳化风动,气血下冲,心神昏聩,发为中风。《景岳全书·非风》篇所说:"卒倒多由昏聩,本皆内伤积损颓败而然。"

3. 五志过极,阳亢风动

暴怒伤肝,阳亢风动,引及心火,风火相煽,热盛风动,气血行于上,心神昏而卒倒无知,发为本病。《素问玄机原病式·火类》云:"多因喜、怒、思、悲、恐之五志有所过极而卒中者,由五志过极,皆为热甚之故也。"

4. 饮食不节,痰浊蒙窍

嗜酒肥甘,或中气虚弱,脾虚聚湿生痰或木火克土,内生痰浊,以致痰火蒙蔽清窍,突然昏仆,喝僻不遂。《丹溪心法·中风》谓:"湿土生痰,痰生热,热生风也。"

总之,出血性中风的病因病机主要是人体正气不足,在某些外因的影响下,导致脏腑气血阴阳失调,肝肾阴虚,肝阳上亢,肝风内动,挟痰横窜经络,蒙蔽清窍,或瘀血阻滞脑脉所引起的一种极为严重的疾病。若遇本病重症,阴阳互不维系,致神志散乱、元气外脱则成危候。病位在脑,涉及心、肝、肾等脏腑;病性本虚标实,上盛下虚。

三、临床表现

脑出血起病突然,常无先兆。常见诱发因素有情绪波动、体力劳动、饭后、酒后、性生活后、用力排便和气候变化等。也可无任何诱因。患者常突感头痛、头涨,随之呕吐,可很快出现意识神经功能障碍,并进行性加重。脑叶出血者常表现为癫痫,可在发病时或病程中发生。发病时血压常明显升高。约1/3患者发病突然,其余历经数小时方恶化和发展到高峰。意识障碍见于60%患者,其中40%昏迷。大多数患者在数日内死亡。脑出血的患者常经历下述病程:进行性恶化或好转后又恶化或逐渐好转。昏迷和大出血者预后多不良。大组病例研究显示下列因素影响患者的预后:①意识障碍的程度;②血肿大小;③中线移位程度;④合并脑室出血;⑤血肿部位(如丘脑、脑桥);⑥年迈。一般少量脑出血、轻度神经障碍者,多能完全康复。有明显局灶神经障碍的中等血肿者,虽成活,多严重病残。

1. 基底节出血

偏瘫或轻偏瘫、偏身感觉障碍和同向性偏盲(三偏),均发生于出血灶的对侧。此乃血肿压迫内囊。患者双眼向病变侧凝视,可有局灶性抽搐和失语(优势半球出血)。随着出血量增多,患者意识障碍加重,并出现颅内压增高症状,甚至小脑幕裂孔下疝,导致呼吸和循环衰竭而死亡。

2. 脑叶出血

头痛明显。如出血位于脑中央区,有偏瘫偏身感觉障碍,特别是辨别觉丧失。

如出血在枕顶叶,可有同向偏盲。如发生在额叶,可有强握、吸吮反射,排尿困难,淡漠和反应迟钝。如有抽搐多为局灶性并限于偏瘫侧。优势半球出血者尚有失语、失读、记忆力减退和肢体失认等。

3. 丘脑出血

临床表现似壳核出血,但有双眼垂直方向活动障碍或双眼同向上或向下凝视,瞳孔缩小。患者长期处于呆滞状态。如血肿阻塞第三脑室,可出现颅内压增高症状和脑积水。

4. 脑桥出血

发病后患者很快进入昏迷状态。出血常先自一侧脑桥开始,表现出血侧面瘫和对侧肢体迟缓性偏瘫(交叉性瘫痪)。头和双眼转向非出血侧,呈"凝视瘫肢"状。出血扩大并波及两侧脑桥,则出现双侧面瘫和四肢瘫痪。后者多为迟缓性,少数为痉挛性或呈去脑强直,双病理征阳性,眼球自主活动消失,瞳孔缩小,呈针尖样,对光反应迟钝或消失。此征见于 1/3 患者,为脑桥出血特征症状,系由于脑桥内交感神经纤维受损所致。持续高热(体温≥39℃),乃因出血阻断丘脑下部对体温的调节。由于脑干呼吸中枢受影响,常出现不规则呼吸和呼吸困难。如双瞳孔散大,对光反应消失,呼吸不规则,脉搏和血压异常,体温不断上升或突然下降,均示病情危重。

5. 小脑出血

大多数患者有头痛、眩晕、呕吐,伴共济失调,站立时向病侧倾倒,病侧肢体不灵活,但无偏瘫、无失语,有构词不良。少数患者发病迅速,短期内昏迷,出现脑干受压征眼肌麻痹和小脑扁桃体下疝或急性脑积水表现。

6. 脑室出血

见于上述脑实质出血,如壳核或丘脑出血可破入侧脑室,量大可充满整个脑室和蛛网膜下隙。小脑或脑桥出血可破入第四脑室,量大可逆流入小脑幕上脑室系统。脑室出血者病情多危重,意识常在发病后 1～2 小时进入昏迷,出现四肢抽搐或瘫痪,双侧病理征阳性。可有脑膜刺激征、多汗、呕吐、去脑强直。呼吸深沉带鼾声,后转为不规则。脉搏也由缓慢有力转为细速和不规则。血压不稳定。如血压下降、体温升高则多示预后不良。

四、辅助检查

(一)实验室检查

1. 脑脊液

由于脑出血患者多有颅内压增高,如临床诊断不同出血部位的临床表现如下:诊断明确,则不应做腰穿和脑脊液检查,以防脑疝。如诊断不明,应审慎地做腰穿。一般脑出血起病早期脑脊液中可无红细胞,但数小时后脑脊液常含血液,特别见于出血破入脑室或蛛网膜下隙者,脑脊液可呈血性,蛋白质增高,脑脊液压力增高。仅约10%的患者脑脊液不含血。

2. 血、尿常规和生化检测

血常规常见白细胞增高,血生化见非蛋白氮增高。尿常规有轻度糖尿、蛋白尿,见于1/3患者。肝肾功能、凝血功能、电解质检测有助于病因的发现和治疗过程中并发症的观察。

(二)影像学检查

1. 头部电子计算机断层扫描

CT是本病的主要诊断方法,能迅速、准确和安全地诊断本病,能准确显示血肿的部位、大小、形态、发展方向、合并脑积水和脑水肿的程度,特别有助于脑室内、脑干和小脑出血的诊断。它能区分脑出血和脑梗死,有助脑出血病因的鉴别诊断,有利于治疗方案的制订、预后判断和病情发展的随访。一般新鲜血块的CT值是70~80HU,为正常脑组织密度的2倍,随着时间增长,血肿吸收,其密度逐步变低。CT显示血肿吸收所需时间取决于血肿的大小和所在部位:直径≤1.5~2.5cm血肿,需4~5周;直径>2cm血肿,需6~7周;脑室内出血,3周内;蛛网膜下腔出血,≤5~7日。血肿量的计算见下。

(1)多田公式计算法(单位 ml):血肿量=π/6×长×宽×层面数。

(2)简易计算法(单位 ml):血肿量=1/2×长×宽×层面数。

一般脑出血,平扫CT可以做出诊断。但是对下述患者应加做增强头CT检查,以利鉴别诊断:①年龄≤40岁;②无高血压病史;③神经系统症状加重>4小时;④有肿瘤、血液病、脉管炎和心内膜炎史;⑤蛛网膜下腔出血或非典型高血压脑出血部位。

CTA和CT增强对于判断血肿扩大的可能性具有重要作用,CTA或增强CT发现的多发点状出血,最后可以融合成片,预示血肿的扩大。

2. 头部磁共振

SWI和T2*W梯度回波成像对脑出血的诊断十分敏感,可代替CT检查。但普通MRI发现新鲜出血的敏感性低,检查费时,故其对急性脑出血的诊断作用不如CT。但是,对亚急性和慢性脑出血,MR的T1和T2*W成像有规律性信号改变,即由低或等信号逐渐演变为高信号。这是由于血肿内外化学和物理变化所致,特别是血红蛋白分子水平的变化。一般血肿溶解从中心开始向周边扩展。红细胞内的血红蛋白有下列变化:0~12小时氧合血红蛋白;1~7日,去氧血红蛋白;5日至数月,正铁血红蛋白;1日至数年,含铁血黄素。因此,对亚急性和慢性期脑出血、脑干和颅后窝血肿的诊断MRI优于CT。MRA、MRV、MRI增强有助于脑出血病因的鉴别。

3. 脑血管造影

脑血管造影可用于排除脑动脉瘤、AVM等引起的自发性脑出血,有CT或

MRI 脑血管造影、数字减影脑血管造影（DSA）。前两者为微创或无创性检查，DSA 虽有创性检查，但更准确。

五、诊断与鉴别诊断

(一)诊断要点

典型者诊断不困难，有以下特点。

(1)50 岁以上，多有高血压病史，在体力活动或情绪激动时突然起病，发病迅速。

(2)早期有意识障碍及头痛、呕吐等颅内压增高症状，并有脑膜刺激征及偏瘫、失语等局灶症状。

(3)头颅 CT 示高密度阴影。

(二)鉴别诊断

需要鉴别的是除高血压以外的脑出血的原因。

1. 脑动脉瘤和血管畸形

虽然脑动脉瘤破裂主要引起蛛网膜下腔出血，但是当动脉瘤嵌在脑实质内时（如颈内动脉分叉处动脉瘤、前交通动脉瘤、远端大脑后动脉瘤等），则可引起脑实质内出血。少见情况下，脑动脉瘤（如后交通动脉瘤）可引起基底节出血。对可疑的患者应做 CTA 检查。必要时可做 DSA 检查。血管畸形分 AVM、静脉畸形、毛细血管扩张症、海绵状血管瘤和隐匿性血管畸形。对于脑叶出血、伴发癫痫的患者，应怀疑 AVM，特别是青少年患者。CT 和 MRI 检查有助发现 AVM、海绵状血管瘤、脑肿瘤等。

2. 烟雾病

较少见的脑血管病，但是近来随着影像学的发展和普及，本病检出率有增加趋势。血管造影发现对称性颈内动脉末端、MCA 和 ACA 起始段狭窄伴脑底毛细血管网形成。儿童可不对称。DSA 是确诊的主要方法。

六、治疗

脑出血的急性期以西医治疗为主，应采取积极合理的治疗，以挽救患者生命，降低神经功能残疾程度和复发率。应用脱水药物控制脑水肿，降低颅内压，预防和治疗脑病；应用降血压药物控制血压，预防再出血；积极预防控制并发症是抢救患者的关键；符合手术适应证的患者应立即采取手术治疗。

中药静脉注射剂，如醒脑静注射液、清开灵注射液等，因其具有脱水、促醒和促进血肿吸收的作用，已广泛应用于临床，在降低存活患者致残率和致残程度方面显示出了一定的疗效。恢复期应用中药和针灸、按摩、理疗药物穴位注射等，有其独特确切的作用。中西医结合治疗脑出血患者的康复具有一定的疗效。

(一)中医治疗

脑出血,中医学称之为"出血性中风",病因病机一般可归纳为风、火、痰、气、瘀、虚,这六个方面可同时出现或偏重出现。肝肾阴虚、肝阳上亢是脑出血急性期的诱因,风痰上扰、络破血溢是脑出血的直接病因;出血性中风后,痰瘀、水毒等病理产物互相搏结、郁闭脑窍,是脑出血的主要病理改变;痰热腑实是脑出血病机转归的关键。出血性中风病变部位主要在脑,病性多为本虚标实,上实下虚。本为肝肾阴虚,气血衰少;标为风火相煽,痰湿壅盛,瘀血阻滞,气血逆乱。因痰浊、瘀血、风火等病邪侵袭导致脑络闭阻,故离经之血瘀阻脑络是本病必要条件,而痰、瘀是本病的主要病机因素。疾病早期主要表现为风火证,当疾病向恢复期发展时,风、火邪可缓解或消失,而气虚、阴虚逐渐凸显。

1. 辨证用药

(1)肾亏血瘀证

临床表现:突然发生口眼㖞斜,舌强语謇,半身不遂,平素头痛头晕,耳鸣目眩,腰膝腿软,舌红,脉弦细。

治疗法则:补肾益气,活血化瘀。

方药运用:补肾益气活血方。生地黄、川断、熟地黄、黄芪、葛根、山茱萸、川芎、丹参、石斛、生水蛭。补肾益气方药具有抗血栓、降脂、改善血液的流动性、增加脑的灌注、扩张血管及抗自由基损伤的作用。益气药促进血行,活血化痰法不仅可以促进血肿的吸收,减轻脑水肿,降低颅内压,还可改善脑组织供血,防治脑出血后继发的缺血过程。

(2)气虚血瘀证

临床表现:肢体不遂,软弱无力,形体肥胖,气短声低,面色萎黄,舌质淡黯或有瘀斑,苔薄,脉细弱或沉弱。

治疗法则:益气活血。

方药运用:补阳还五汤加减。黄芪补气;桃仁、红花、赤芍、川芎等活血祛瘀,瘀散则血行;地龙通行经络。诸药合用,使气旺血行,瘀祛络通,诸症渐愈。高血压脑出血急性期可以通窍活血汤加味治疗,芳香开窍,窍开则气机畅通;加用天麻、钩藤以潜阳息风。

(3)阴虚血瘀证

临床表现:突发口眼㖞斜,语言不利,口角流涎,手足麻木,肌肤不仁,甚则半身不遂,舌红少苔,脉弦细。

治疗法则:养阴息风。

方药运用:养阴息风化瘀汤。生地黄、石斛、太子参、山茱萸、当归、鳖甲、龟甲、白附子、石菖蒲、远志。出血性中风以气阴亏虚为基本病机,在脑出血的恢复期和后遗症期宜用益气养阴之品,如黄芪、生地黄、石斛、麦冬等,以滋阴祛痰立法,随症加减。上肢偏废者,加桂枝;下肢痿弱无力者,加牛膝、续断、桑寄生;言语不利者,合用解语丹;口眼㖞斜者,合用牵正散,取得良好疗效。

（4）瘀血内阻证

临床表现:突发口眼㖞斜,语言不利,口角流涎,舌强语謇,甚则兼见手足拘挛,关节酸痛,手足麻木,舌质黯或有瘀点,脉涩。

治疗法则:活血化瘀,利水消肿。

方药运用:血府逐瘀汤加减。太子参、三七、水蛭、地龙、桃仁、牡丹皮、当归、川芎、赤芍、泽兰、泽泻。若脑出血急性期,以邪盛标实为主,邪热迫血妄行、血溢脉外而成离经之血即瘀血,可采用加味牵正散和四物汤标本兼治。

（5）痰浊内闭证

临床表现:突然昏仆,口噤目张,气粗息高,或两手握固,或躁扰不宁,口眼㖞斜,半身不遂,昏不知人,颜面潮红,大便干结,舌红,苔黄腻,脉弦滑数。

治疗法则:清热化痰通腑。

方药运用:清热化痰通腑方。生大黄、玄明粉、厚朴、枳实、法半夏、全瓜蒌。以通腑法配合清热、化痰、化瘀、清心、开窍等法。

（6）阳亢风动证

临床表现:平素头晕头痛,耳鸣目眩,突然发生口眼㖞斜,舌强语謇,或手足重滞,半身不遂,舌质红苔黄,脉弦。

治疗法则:平肝息风。

方药运用:出血性中风急性期属于肝阳上亢、肝风内动者,治以平肝潜阳、息风醒脑,用镇肝息风汤加味。早期运用羚羊钩藤汤加味,可促进血肿吸收。

（7）痰热腑实证

临床表现:半身不遂,舌强语謇或不语,口眼㖞斜,偏身麻木,口黏痰多,腹胀,便秘,头晕目眩,舌红苔黄腻或黄厚燥,脉弦滑。

治疗法则:清腑泄热,化痰解毒。

方药运用:通腑泄热方药,并配合选用醒脑静注射液、清开灵注射液、参麦注射液。通腑泄热方药可用:羚羊角粉、玄参、生地黄、生白芍、大黄、枳实、厚朴、牡丹皮、三七。

2. 成药制剂

可根据证情选用丹红注射液、龙生蛭胶囊、脑心通胶囊、中风回春胶囊、华佗再造丸、通心络胶囊、谷红注射液、清开灵注射液、醒脑静注射液、复方血栓通胶囊、芪归通络口服液、稳心颗粒、参麦注射液、速效救心丸、麝香保心丸。

3. 针灸疗法

（1）半身不遂:调和经脉,疏通气血。以大肠、胃经俞穴为主;辅以膀胱、胆经穴位。初病时,仅刺患侧;病程日久后,可先刺健侧,后再刺灸患侧。上肢取穴:肩髃、曲池、外关、合谷,可轮换取肩髃、肩贞、臂臑、阳池等穴。下肢取穴:环跳、阳陵泉、足三里、昆仑,可轮换取风市、绝骨、腰阳关等穴。

(2)中风不语:祛风豁痰,宣通窍络。取穴:金津、玉液放血,针内关、通里、廉泉、三阴交等。

(3)中风闭证:开关通窍,泄热祛痰。用毫针强刺或三棱针刺出血。可先用三棱针点刺手十二井穴出血,再刺人中、太冲、丰隆穴。若手足拘挛或抽搐者,可酌加曲池、阳陵泉穴。

(4)中风脱证:益气固脱,回阳救逆。多以大炷艾灸,如汗出、肢温,脉起者,再用毫针,但刺激要轻。灸关元、神阙穴,刺气海、关元、足三里。如见内闭外脱之证,可先取人中穴强刺,再针足三里、气海穴以调其气。

4. 头皮针、耳针

治疗中风:头皮针取穴可按《素问·刺热论篇》五十九刺的头部穴位,中行有上星、额会、前顶、百会、后顶穴;次两旁有五处、承光、通天、络却、玉枕穴;又次两旁有临泣、目窗、正营、承灵、脑空穴。每次取7~9个穴位,交替使用,宜浅刺留针,留针15~30分钟即可。此法治中风阳闭及中经络偏于邪实之证,有较好疗效。治疗中风先兆症状,可针刺或艾灸风市、足三里等穴。

5. 推拿

推拿适用于以半身不遂为主要症状的中风患者,尤其是半身不遂的重证。其手法:推、擦、按、捻、搓、拿。取穴有风池、肩井、天宗、肩髃、曲池、手三里、合谷、环跳、阳陵泉、委中、承山。推拿治疗促进气血运行,有利于患肢功能的恢复。

6. 中药熏洗

中药熏洗、药浴具有温经活血、通络逐瘀的作用,直接作用在局部,可以明显减轻中风后的肩关节疼痛、手部发胀等直接影响患者运动功能恢复的症状。药物选用红花、川草乌、当归、川芎、桑枝等,以上药物煎汤取1000~2000ml,煎煮后趁热以其蒸气熏蒸病侧手部,待药水略温后,洗、敷胀大的手部及病侧的肢体,可明显减轻手肿胀等症状。此外,还可选用透骨草、急性子、片姜黄、三棱、莪术、汉防己、穿山甲、威灵仙等药,水煎外洗,亦可取得良好的疗效。

7. 康复训练

中风后强调早期康复,在患者神志清楚,没有严重精神、行为异常,生命体征平稳,没有严重的并发症时即可开始康复方法的介入,但需注意康复方法的正确选择,要持之以恒,循序渐进。对于意识不清或不能进行主动运动者,为预防关节挛缩和促进运动功能改善,应进行被动关节活动度维持训练。对于意识清醒并可以配合的患者可在康复治疗师的指导下逐步进行体位变化的适应性训练、平衡反应诱发训练及抑制肢体痉挛的训练等。对言语不利、吞咽困难的患者应进行言语、吞咽功能的训练。

(二)西医治疗

急性期的治疗原则是:保持安静,防止继续出血;积极抗脑水肿,降低颅内压;调整血压,改善循环;加强护理,防治并发症。

1. 内科治疗

(1)一般处理:急性期一般应在当地组织抢救,不宜长途运送或搬动,以免加重出血。应将头位抬高约30°,保持呼吸道通畅。随时吸取口腔内分泌物或呕吐物;适当给氧,保持动脉血氧饱和度维持在90%以上。密切观察生命体征变化,观察神志、呼吸,直到病情稳定。有意识障碍及消化道出血者宜禁食24～48小时。定时轻轻变换体位,防止压疮,尿潴留时应及时导尿。发病3日后,如神志不清、不能进食者,应鼻饲以保证营养,保持肢体功能位;于头部和颈部大血管处放置冰帽、冰袋或冰毯,以降低脑部温度和新陈代谢,有利于减轻脑水肿和降低颅内压等。

(2)水电解质平衡和营养:病后每日液体入量可按尿量＋500ml 计算,如有高热、多汗、呕吐或腹泻者,可适当增加摄入量。维持中心静脉压 5～12mmHg,注意防止低钠血症,以免加重脑水肿。每日补钠 50～70mmol/L,补钾 40～50mmol/L,糖类 13.5～18g。

(3)控制脑水肿,降低颅内压:因脑出血后的第 2 日即可出现脑水肿,并于第 3～5 日加重,因此降低颅内压和控制脑水肿以防止脑疝形成是急性期处理的一个重要环节。应立即使用脱水药,可快速静脉滴注 20% 甘露醇 125～250ml,6～8 小时一次,疗程 7～11 日,用药 20～30 分钟后颅内压开始下降,可维持 4～6 小时;若有脑疝形成征象,可快速静脉推注。常用利尿药呋塞米,每次 40mg,每日 2～4 次,静脉注射,并常与甘露醇合用。或使用甘油、10%人血白蛋白、地塞米松等。

(4)控制高血压:为防止进一步出血,应控制血压,但血压不宜下降过低,应根据患者年龄、发病前后血压情况及颅内压高低,确定最适宜血压水平。一般主张维持(150～160)/(90～100)mmHg 为宜。收缩压超过 200mmHg 时,可适当给予降压药物,常口服卡托普利、美托洛尔等,必要时可用利血平 0.5～1mg 肌内注射。急性期后颅内压增高不明显而血压持续升高者,应进行系统抗高血压治疗,把血压控制在较理想水平。急性期血压骤然下降提示病情危笃,应及时给予多巴胺、间羟胺等。

(5)止血及抗凝:对脑出血无效,可应用于合并消化道出血或有凝血障碍的患者常用的有:氨基己酸(EACA)、抗血纤溶芳酸(PAMBA)、凝血酶、仙鹤草素等。

(6)防治并发症

①感染:发病早期病情较轻的患者如无感染证据,通常可不使用抗生素;合并意识障碍的老年患者易并发肺部感染,或因尿潴留或导尿等合并尿路感染,可给予预防性抗生素治疗,可根据经验或痰培养、尿培养及药物敏感试验结果选用抗生素,同时保持气道通畅,加强口腔和气道护理;痰多不易咳出者可及时行气管切开

术尿潴留时留置尿管应定时进行膀胱冲洗。

②应激性溃疡：可致消化道出血。预防可用 H_2 受体阻滞药或质子泵抑制药，如西咪替丁每日 0.2～0.4g，静脉滴注；雷尼替丁 150mg，口服，每日 1～2 次；奥美拉唑每日 20～40mg，口服或静脉注射；并可用氢氧化铝凝胶 40～60mg，口服，每日 4 次。若发生出血，应按上消化道出血的常规进行治疗，可应用止血药，如去甲肾上腺素 4～8mg 加冷盐水 80～100ml，口服，每日 4～6 次；云南白药 0.5g，口服，每日 4 次；若内科非手术治疗无效可在内镜直视下止血；应防止呕血时引起窒息，同时应补液或输血以维持血容量。

③抗利尿激素分泌异常综合征：又称稀释性低钠血症，可发生于约 10％脑出血患者，血钠降低，可加重脑水肿，应限制液体摄入量在每日 80～100ml；补钠，每日 9～12g；低钠血症宜缓慢纠正，否则可导致脑桥中央髓鞘溶解症。

④痫性发作：以全面性发作为主，频繁发作者可静脉缓慢推注地西泮 10～20mg/kg，或苯妥英钠 15～20mg/kg 控制发作，不需长期治疗。

⑤中枢性高热：宜先行物理降温，效果不佳者可用多巴胺受体激动药，如溴隐亭，每日 3.75mg，逐渐加量至每日 7.5～15.0mg，分次服用；也可用丹曲林 0.8～2.5mg/kg，肌内或静脉给药，6～12 小时 1 次，缓解后每次 100mg 每日 2 次。

⑥下肢深静脉血栓形成：表现为肢体进行性水肿及发硬，勤翻身、被动活动或抬高瘫痪肢体可预防。一旦发生，应进行肢体静脉血流图检查，并给予普通肝素 10mg 静脉滴注，每日 1 次；或低分子肝素 4000U，皮下注射，每日 2 次。

2. 手术治疗

目的在于清除血肿，挽救生命和争取神经功能的恢复。一般情况尚好，生命体征稳定，心肾功能无明显障碍，年龄不过大，且符合以下情况者，可行手术治疗：①昏迷不深，瞳孔等大，偏瘫，经内科治疗后病情进一步恶化，颅内压继续增高伴脑干受压的体征，如心率徐缓、血压升高、呼吸节律变慢、意识水平下降或出现出血侧瞳孔扩大者。②脑叶出血血肿超过 40ml 且有中线移位或明显颅内压增高者。③小脑出血血肿超过 15ml 或直径超过 3cm，蚓部血肿＞6ml，有脑干或第四脑室受压，第三脑室及侧脑室扩大，或出血破入第四脑室者。④脑室出血致梗阻性脑积水者，应尽快行手术治疗（发病后 6～24 小时）。对已出现双侧瞳孔散大，去大脑强直或有明显生命体征改变者，或脑桥出血者，不宜手术。

恢复期的治疗：原则上应尽早实施恢复期治疗方案。

七、预防、预后及调护

(一)预防

预防应从积极控制高血压入手。应建立合理的生活作息制度，劳逸结合，避免长期过度紧张，戒烟，减少饮酒，避免重体力劳动及激烈的情绪波动等。患病之后急性期应加强护理,减少并发症发生;恢复期加强康复锻炼,减轻后遗症,保持心情愉快,树立信心。

(二)预后

脑出血的预后决定于出血部位、出血量及是否有并发症。脑干、丘脑和大量脑室出血者预后差。脑出血的病死率较高,病后 30 日内死亡率 35％～52％,半数以上死亡发生在病后 2 日,早期多死于脑疝,晚期多死于肺炎、呼吸衰竭和再出血等继发病。存活患者,约 10％在 1 个月后恢复生活自理,20％在 6 个月后恢复生活自理。部分患者可恢复工作。

(三)调护

中风重症患者多有五不会,即翻身、咳痰、说话、进食、大小便均不能自主。要严密观察、精心护理,积极抢救,以促进病情向愈,减少后遗症。

1. 认真观察病情的变化是判断病情顺逆的重要环节

如患者神志的清醒与昏迷,由昏迷转清醒者为顺,反之为逆;手足转温与逆冷,由逆冷转温者为顺,反之为逆。如伴抽搐,应对其发作次数、表现形式及持续时间等进行详细观察;对呕血、便血等症状表现,都应该仔细观察、记录。脉证的相应与否,对辨别顺逆很重要。本病如阳闭之证,脉来沉迟或见到代脉,是有暴亡之可能。后遗症的半身不遂,本属气虚脉缓者,骤然脉弦劲而数,多有复中之可能,所以在护理上均应细察。中风急性期应注意保持呼吸道通畅,定时翻身拍背,鼓励患者咳嗽;咳嗽困难而多痰者,可鼻饲竹沥水清化痰热。对中风后情绪低落或情绪波动的患者注意及时发现和治疗。

2. 饮食宜忌

中风患者的饮食以清淡为宜。对阳闭者,除鼻饲混合乳外,应每日给菜汤 200ml,可用白菜、菠菜、芹菜等,或饮绿豆汤、鲜果汁亦可,皆有清热作用。对阴闭者除鼻饲混合乳之外,每日可用薏苡仁、赤小豆、生山药煮汤,鼻饲 200ml 左右,具有健脾化湿作用。此外,凡中风患者必须戒酒。

3. 预防压疮

中风急性期最易发生压疮。为防止压疮的发生,必须做到勤翻身,对神昏者要检查皮肤、衣服、被单是否干燥和平整,当受压皮肤发红时,应用手掌揉擦,或外搽红花酊,以改善局部血液的循环。

4. 功能锻炼

鼓励和辅导患者进行功能锻炼,是中风恢复期和后遗症期护理工作的重点。在瘫痪肢体不能自主运动时,应帮助患者被动运动,进行肢体按摩,同时做大小关节屈伸、旋转、内收、外展等活动,以促进气血的运行。当肢体瘫痪恢复到可以抬举时,应加强自主运动,有条件者应接受系统规范的康复训练。

八、中医防治进展

中风病因其发病率、病死率、致残率及复发率高,而严重影响着中老年人的身体健康和生活质量,同时也给社会和家庭带来沉重的经济负担。近年来,中医药在中风病防治研究方面取得了很大进展,涉及预防、治疗、康复等多个层面,显示出中医药在治疗中风病方面的优势。其临床研究成果主要体现在中风病证候规范的研究、辨证论治规律的探讨、综合治疗方案的研究评价等。

(一)证候规范的研究

经过对中风病多年的系统研究,中医学术界在中风病病因病机认识上基本达成共识。大量临床研究资料表明,中风病急性期以风、火、痰、瘀为主,恢复期和后遗症期以本虚或虚实夹杂为主,多表现为气虚或阴虚之证,而痰瘀阻络为中风的基本病机。在中风病证候研究的基础上,王氏等进一步提出证候具有"内实外虚、动态时空、多维界面"的特征,以及以"证候要素,应证组合"为核心完善中医辨证方法体系的创新思路。即借鉴"降维""升阶"的方法将复杂多变的证候进行梳理,从而提高了中医临床辨证的可操作性。在中风病证候诊断标准研究的基础上,开展了更加科学规范的中风病证候诊断与疗效评价标准的研究。

(二)辨证论治方法的研究

针对中风病不同阶段的证候特点,不断探讨新治法新方药,提高了中风病的临床疗效。活血化瘀、清热解毒、化痰通腑等治法已较广泛地应用于中风病的治疗中。

1. 活血化瘀法

多年的临床实践和科学研究表明,活血化瘀法是治疗缺血性中风的有效治疗方法,已被中西医学术界和临床医师广泛接受,并成为目前治疗缺血性中风的主要治疗方法。关于出血性中风早期使用活血化瘀药是否安全,也有不同的观点。有人认为,运用活血化瘀法治疗脑出血符合中医辨证论治思想,活血化瘀不会引起再出血。但也有学者认为,对脑出血超早期用活血化瘀药治疗应持慎重态度。国家"八五"科技攻关课题组对具有破血逐瘀通络功效的中风脑得平冲剂治疗出血性中风的作用机制进行了研究,该复方由豨莶草、大黄、桃仁、蒲黄等药物组成。实验研究结果表明:中风脑得平冲剂对自发性高血压大鼠出血性中风神经元有保护作用,可能与降低兴奋性氨基酸的含量有关。并有保护血脑屏障功能,对脑水肿也有明显的防治作用。课题组研制的醒脑健神胶囊,主要由牛黄、郁金、石菖蒲、胆南星、虻虫、川芎组方,具有破血行瘀、化痰、醒脑健神之功效,经过大量的临床观察,对出血性中风具有良好的疗效。实验研究结果提示,醒脑健神胶囊可能是通过降低兴奋性氨基酸的含量起到保护神经细胞作用。孙氏等优选方药,研制适合于出血性中风的静脉注射剂救脑宁注射液。主要成分是三七、牛黄等的提取物,具有活血化瘀、清热解毒、化痰开窍之功。实验研究表明,救脑宁注射液中活血化瘀药与解毒化痰开窍药协同作用,优于单纯的活血化瘀药。

2. 清热解毒法

王氏根据中风病研究成果进而提出"毒损脑络"的病机学说,指出中风病不同的病程阶段,其证候表现不同,具体到治疗必须重视"毒邪"的作用。认为"毒"主要是因邪气亢盛,败坏形体,即转化为毒。中风后,可产生瘀毒、热毒、痰毒等,毒邪可损伤脑络,包括浮络、孙络与缠络。强调提高脑血管疾病疗效的突破口是应重视病因病理学说的发展,"毒邪"和"络病"可以作为深入研究的切入点,也即中西医共同研究的结合点。在此基础上又进一步提出了络脉、病络、络病的概念,认为络病是以络脉阻滞为特征的一类疾病,邪入络脉标志着疾病的发展和深化,其基本的病机变化是虚滞、瘀阻、毒损络脉。病络概念的外延是络脉某种具体的非正常的状态,而内涵是以证候表达为核心的联系病因病机的多维界面的动态时空因素,直接提供干预的依据。

3. 化痰通腑法

王永炎等总结出应用化痰通腑法已成为中风病急性期的主要治疗方法,近些年很多学者从不同层面对其进行了深入探讨。王氏报道将 240 例急性缺血性中风患者随机分为治疗组和对照组各 120 例,治疗组服用中风星蒌通腑胶囊,对照组采用西药常规治疗,治疗组总有效率及神经功能缺损程度评分和血液流变学各项指标治疗后改善优于对照组。

4. 扶正护脑法

张氏等以参麦注射液为观察药,以尼莫地平注射液作为对照药进行临床随机对照研究,结果显示,参麦注射液治疗缺血性中风急性期,神经功能改善及总有效率明显高于尼莫地平注射液。何氏等的实验研究报道为扶正护脑法则的确立及应用也提供了一定的科学依据。临床实践表明,具有扶正作用的中药在中风病急性期应用对于稳定病情,促进康复起着重要的作用,但其应用的具体时机和适应证有待通过进一步深入的研究加以明确,以便更好地指导临床用药,提高中风病的疗效。

(三)小结

中风病是一种严重危害人类健康的疾病。根据中医"治未病"的思想,加强中风病防治的研究,是减少发病率、病死率、降低病残率的关键。本病常于急性期病情迅速恶化,进而威胁生命。因此,及时采取救治措施,精心护理,严密地观察病情,把握病势的顺逆,关系到抢救的成败。中风,论其病因病机,多从风、火、痰、气、血立论;论其病位在脑髓血脉,而与肝、心、脾、肾密切相关;论其证候属本虚标实,而急性期侧重在标实,常以风火、痰热、腑实、瘀血证候突出;至恢复期以后侧重本虚,又常以气虚为多见,属气虚血瘀证者较多。治疗方面,应重视辨证分析,据证立法,依法遣方,方证相应。恢复期应尽早进行康复训练,同时还宜采取综合治疗措施,配合针灸、按摩、药浴等,以促进肢体功能的恢复。总之,中医药治疗中风病具有显著的临床疗效,充分利用已取得的临床研究成果,在病证结合基础上,不断探讨疾病与证候的发生演变以及转归预后的规律,总结临床经验,深化临床研究,优化治疗方案,将会进一步提高中风病的临床疗效,降低病死率和致残率,提高患者的生活质量。

九、典型病例

皮某,男,67 岁。主诉及病史:因四肢无力,不能下床 1 周,嗜睡、呼吸困难 1 天入院。患者高血压病史 3 年,平素服药后控制在 180/90mmHg 左右;脑梗死病史半年,遗留右侧肢体活动不利;1 周前突发四肢无力,不能下床,轻度咳嗽;1 天前突发四肢抖动,下肢及右侧肢体较重,进而呼吸困难,意识混沌,嗜睡,应答不能,时有烦躁不安,舌红苔黄厚腻,脉弦滑。既往慢性支气管炎 5 年,平素嗜酒。诊查:意识蒙眬思睡,面色苍暗,口唇轻度发绀,潮式呼吸,间或有呼吸暂停,桶状胸,可闻及干啰音,呼之能醒,失语,舌能够伸出,饮水发呛,四肢强直,肌张力高,腱反射亢进,双侧锥体束征阳性,脑膜刺激征阳性。查血常规示:白细胞、中性粒细胞百分比偏高。西医诊断:脑出血,脑桥出血可能性大,假性延髓麻痹;高血压;肺部感染。辨证:证属中风中脏。肝火挟痰上扰清窍。治法:清肝化痰,活血通络。处方:龙胆草 3g,夏枯草 15g,半夏 6g,黄芩 6g,赤芍 15g,白芍 15g,天竺黄 6g,珍珠母 30g,桃仁 6g,生大黄 3g,炙甘草 3g,3 剂,水煎服,每日 1 剂。2 诊:服药 3 剂,患者精神好转,大便次数增多,舌质暗红,黄苔已退,脉沉,上方去生大黄,加全瓜蒌 30g。7 剂,水煎服,每日 1 剂。3 诊:患者黄厚苔已退。继服上方药 7 剂。4 诊:患者神志进一步好转,吞咽已不发呛,大便干,有痰,爱哭,舌质红,苔灰腻,脉弦滑。处方:全瓜蒌 30g,黄芩 6g,半夏 6g,天竺黄 6g,赤芍 15g,鸡血藤 15g,龙胆草 3g,生地黄 6g,珍珠母 30g。14 剂,水煎服,每日 1 剂。

参 考 文 献

[1]　郭蕾,乔之龙.证候概念的状态内涵诠释[J].中华中医药杂志,2015(4):1086-1088.

[2]　周学平,叶放,郭立中,等.中医病机辨证新体系的构建[J].南京中医药大学学报,2016,32(4):301-304.

[3]　于东林,丁宝刚,王斌胜,等.关于中医疗效评价若干问题的思考[J].中华中医药杂志,2017(6):2372-2375.

[4]　任思颖,杨勤,伍国锋,等.MIS 后病灶区灌注 RSG 对家兔 ICH 模型血肿周围继发性脑损伤的作用[J].重庆医学,2016,45(28):3896-3899.

[5]　任吉祥,林雪,任洪亮,等.破血化瘀,填精补髓法对实验性脑出血大鼠血肿周围组织脑源

性神经生长因子及 TrkB 蛋白表达的影响[J].中国老年学,2012,32(17):3719-3721.

[6] 梁金兰.休克对缺血性兔脑海马 CA1 区神经元凋亡的影响[J].现代医药卫生,2013,29(12):1802-1803.

[7] 马宝林,林吴用,高丽丽.依达拉奉对大鼠脑出血后脑水肿及脂质过氧化的影响[J].中国生化药物杂志,2016,36(8):40-42.

[8] 李康,向泽东,张晓云.中风醒脑口服液改善急性脑出血患者神经功能缺损的疗效观察[J].西南军医,2015,17(6):640-641.

[9] 王显,王永炎.对"络脉、病络与络病"的思考与求证[J].北京中医药大学学报,2015,38(9):581-586.

[10] 杨铭,林海燕,乔恩奇,等.解毒通络方对大鼠局灶性脑缺血再灌注损伤的保护作用研究[J].中华中医药学刊,2017(4):908-910.

[11] 王宏良,王松龄.王松龄教授防治缺血性中风经验[J].中医临床研究,2016,8(8):45 46.

[12] 李雨,田静彬.参麦注射液联合丹红注射液治疗急性缺血性中风的临床观察[J].中国中医药科技,2016,23(4):445-447.

[13] 李红娟,杨军,姜英,等.参麦注射液对 p53 缺失 Hep3B 细胞增殖及凋亡的影响[J].中华中医药学刊,2016(10):2500-2503.

第四节　蛛网膜下腔出血

一、概述

颅内血管破裂,血液流入蛛网膜下隙,称为蛛网膜下腔出血(SAH),是出血性脑血管病的一个类型,分原发性和继发性两种。临床上以起病急骤,剧烈头痛,多为撕裂样或剧烈胀痛,频繁呕吐,脑膜刺激征阳性为主要临床特征。部分患者有烦躁不安、谵妄、幻觉等精神症状,或伴有抽搐及昏迷等,一般不引起肢体瘫痪。早期脑 CT 扫描,可见蛛网膜下隙或脑室内有高密度影;腰椎穿刺术检查为均匀一致血性脑脊液,压力增高。自发性 SAH 女性多见,女∶男为(1.3～1.6)∶1。发病率随年龄增长而增加,并在 60 岁左右达到高峰。最多见于 60－69 岁,但年龄进一步增大,发病率反而下降。

蛛网膜下腔出血是神经科最常见的急症之一,发病率占急性脑血管病的 6%～10%。此处重点讨论原发性蛛网膜下腔出血。

二、病因病机

本病发病急骤,青壮年以动脉瘤多见,中老年以动脉硬化多见。多因情绪激动、用力、排便或咳嗽等诱发。青壮年平素多性情急躁,五志过极皆可化火,心肝火旺,灼伤肝阴,肝阳偏亢;中老年人肝肾渐亏,水不涵木,肝阳偏亢,复因暴怒,肝阳暴涨,风煽火炽,或因用力气机升降失常,气血逆乱于上,上冲于脑,脑脉破裂发为本病。本病的病机复杂,归纳起来急性期不外风、火、瘀,病性以实为主。

三、临床表现

SAH 是卒中引起猝死的最常见原因,许多患者死于就医途中,入院前病死率在 3％～26％。死亡原因有脑室内出血、肺水肿及椎-基底动脉系统动脉瘤破裂等。即使送至医院,还有部分患者在明确诊断并得到专科治疗以前死亡。文献报道,动脉瘤破裂后只有 35％的患者在出现 SAH 症状和体征后 48 小时内得到神经外科相应治疗。

1. 诱发因素

约有 1/3 的动脉瘤破裂发生于剧烈运动中,如举重、情绪激动、咳嗽、排便、房事等。吸烟、饮酒也是 SAH 的危险因素。

2. 先兆

单侧眼眶或球后痛伴动眼神经麻痹是常见的先兆,头痛频率、持续时间或强度改变往往也是动脉瘤破裂先兆,见于 20％的患者,有时伴恶心呕吐和头晕症状,但脑膜刺激征和畏光症少见。通常由少量蛛网膜下隙渗血引起,也可因血液破入动脉瘤夹层、瘤壁急性扩张或缺血。发生于真正 SAH 前 2 小时至 8 周。

3. 典型表现

多骤发或急起,主要有下列症状和体征。

(1)头痛:见于 80％～95％的患者,突发,呈劈裂般剧痛遍及全头或前额、枕部,再延及颈、肩腰背和下肢等。大脑动脉环(Willis 环)前部动脉瘤破裂引起的头痛可局限在同侧额部和眼眶。屈颈、活动头部和瓦氏(Valsalva)试验及声响和光线等均可加重疼痛,安静卧床可减轻疼痛。头痛发作前常有诱因:剧烈运动、屏气动作或性生活,约占患者数的 20％。

(2)恶心呕吐、面色苍白、出冷汗:约 3/4 的患者在发病后出现头痛、恶心和呕吐。

(3)意识障碍:见于半数以上患者,可有短暂意识模糊至昏迷。17％的患者在就诊时已处于昏迷状态。少数患者可无意识改变,但畏光、淡漠、怕响声和振动等。

(4)精神症状:表现为谵妄、木僵、定向障碍、虚构和痴呆等。

(5)癫痫:见于 20％的患者。

(6)自主神经系统过度反应:突然出血和迅速增高的颅内压会引起自主神经系统的过度反应,患者可表现为血压突然增高,心律失常,心电图病理改变,如 T 波倒置、ST 段压低、QT 间期延长、U 波出现,其中 3％的患者可出现心搏骤停,进一步可导致神经源性肺水肿。

(7)体征:①脑膜刺激征,约 1/4 的患者可有颈痛和颈项强直,在发病数小时至 6 日出现,但以 1～2 日最多见。克尼格(Kernig)征较颈项强直多见。②单侧或双侧锥体束征。③眼底出血（Terson 征），表现为玻璃体膜下片状出血，多见于前交通动脉瘤破裂，因 ICP 增高和血块压迫视神经鞘，引起视网膜中央静脉出血。④局灶体征，通常缺少。可有一侧动眼神经麻痹（常提示同侧后交通动脉瘤破裂）、单瘫或偏瘫、失语、感觉障碍、视野缺损等。它们或提示原发病和部位或由于血肿、脑血管痉挛所致。

4. 非典型表现

少数患者起病时无头痛，表现恶心呕吐、发热和全身不适或疼痛；另一些患者表现胸背痛、腿痛、视力和听觉突然丧失等。

（1）老年人 SAH 特点：头痛少（＜50％）且不明显；意识障碍多（＞70％）且重；颈硬较 Kernig 征多见。

（2）儿童 SAH 特点：头痛少，但一旦出现应引起重视。常伴系统性病变，如主动脉弓狭窄、多囊肾等。

四、辅助检查

（一）影像学检查

1. 头颅电子计算机断层扫描

头颅电子计算机断层扫描（CT）是诊断 SAH 的首选方法，CT 显示蛛网膜下隙内高密度影可以确诊 SAH。根据 CT 结果可以初步判断或提示颅内动脉瘤的位置：如位于颈内动脉段常是鞍上池不对称积血；大脑中动脉段多见外侧裂积血；前交通动脉段则是前间裂基底部积血；而出血在脚间池和环池，一般无动脉瘤。动态 CT 检查还有助于了解出血的吸收情况，有无再出血、继发脑梗死、脑积水及其程度等。CT 对于蛛网膜下腔出血诊断的敏感性在 24 小时内为 90％～95％，3 日为 80％，1 周为 50％。

2. 头部磁共振

当病后数日 CT 的敏感性降低时，磁共振（MRI）可发挥较大作用。4 日后 T1 像能清楚地显示外渗的血液，血液高信号可持续至少 2 周，在 FLAIR 序列成像则持续更长时间。因此，当病后 1～2 周，CT 不能提供蛛网膜下腔出血的证据时，MRI 可作为诊断蛛网膜下腔出血和了解破裂动脉瘤部位的一种重要方法。

（二）脑脊液检查

通常 CT 检查已确诊者，腰穿不作为临床常规检查。如果出血量少或者起病时间较长，CT 检查可无阳性发现，而临床可疑下腔出血需要行腰穿检查 CSF。最好于发病 12 小时后进行腰椎穿刺，以便于穿刺误伤鉴别。均匀血性脑脊液是蛛网膜下腔出血的特征性表现，提示新鲜出血，如 CSF 黄变或者发现吞噬红细胞、含铁血黄素或胆红素结晶的吞噬细胞等，则提示已存在不同时间的 SAH。

（三）脑血管影像学检查

1. 脑血管造影

数字减影脑血管造影（DSA）是诊断颅内动脉瘤最有价值的方法，阳性率达

95％,可以清楚显示动脉瘤的位置、大小、与载瘤动脉的关系、有无血管痉挛等,血管畸形和烟雾病也能清楚显示。条件具备、病情许可时应争取尽早行全脑DSA检查以确定出血原因和决定治疗方法、判断预后。但由于血管造影可加重神经功能损害,如脑缺血、动脉瘤再次破裂出血等,因此造影时机宜避开脑血管痉挛和再出血的高峰期,即出血3日内或3～4周后进行为宜。

2. 电子计算机断层扫描血管成像和磁共振血管成像

电子计算机断层扫描血管成像(CTA)和磁共振血管成像(MRA)是无创性的脑血管显影方法,但敏感性、准确性不如DSA。主要用于动脉瘤患者的随访及急性期不能耐受DSA检查的患者。

3. 其他

经颅超声多普勒(TCD)动态检测颅内主要动脉流速是及时发现脑血管痉挛(CVS)倾向和痉挛程度的最灵敏的方法。

(四)实验室检查

血常规、凝血功能、肝功能及免疫学检查有助于寻找出血的其他原因。

五、诊断与鉴别诊断

(一)诊断

突然发生的剧烈头痛、恶心、呕吐和脑膜刺激征阳性的患者,无局灶性神经缺损体征,伴或不伴意识障碍,应高度怀疑本病,结合CT证实脑池与蛛网膜下隙内有高密度征象可诊断为蛛网膜下腔出血。如果CT检查未发现异常或没有条件进行CT检查时,可根据临床表现结合腰穿CSF呈均匀一致血性、压力增高等特点做出蛛网膜下腔出血的诊断。

(二)鉴别诊断

1. 脑出血

深昏迷时与SAH不易鉴别,脑出血多于高血压,伴有偏瘫、失语等局灶性神经功能缺失症状和体征。原发性脑室出血与重症SAH临床难以鉴别,小脑出血、尾状核头出血等因无明显肢体瘫痪易与SAH混淆,仔细的神经功能检查、头颅CT和DSA检查可资鉴别。

2. 颅内感染

各种类型的脑膜炎如结核性、真菌性、细菌性和病毒性脑膜炎等,虽有头痛、呕吐和脑膜刺激征,但常先有发热,发病不如SAH急骤,CSF检查提示感染而非出血,头颅CT无蛛网膜下腔出血表现等特点可以鉴别。

3. 其他

有些老年人SAH起病以精神症状为主,起病较缓慢,头痛、颈强直等脑膜刺激征不明显,或表现意识障碍和脑实质损害症状较重,容易漏诊或误诊,应注意询问病史及体格检查,并行头颅 CT 或 CSF 检查以明确诊断。

六、治疗

首先应该明确患者病情,有手术指征者应立即手术,不具备手术治疗条件者以内科治疗为主,进行中医辨证论治对防止继续出血、预防血管痉挛有一定的作用,且有利于患者的康复。手术治疗患者虽然病因已消除,但术后可能存在脑组织的损伤。

(一)中医治疗

脑血管意外的辨证论治,原则上可参考前篇的中风病的辨证论治,但根据西医辨病中医辨证的原则,可有其特殊的规律。

1. 辨证用药

(1)气火冲脑证

临床表现:突然昏仆,不省人事,口眼㖞斜,半身不遂,或面红目赤,瞳孔不等大,口燥咽干,烦躁不安,大便秘结,小便失禁,舌红苔黄厚,脉弦数而大。

治疗法则:泻火清脑。

方药运用:大黄泻心汤加减(黄芩、大黄、黄连、生地黄、赤芍、牡丹皮、水牛角、牛膝、牡蛎、竹沥水)。心火暴甚,火升则气升,气火升腾,血随气走,脑之络道血溢于外。火胜则血热,血热、血溢亦可致瘀。是以用三黄泻心汤苦寒直折其火,是火降血自宁、脑自清。以犀角地黄汤凉血化瘀。

(2)痰浊蒙窍证

临床表现:剧烈头痛,头晕呕吐,面色苍白,突然昏仆,不省人事,牙关紧闭,半身不遂,两手握固,筋脉拘急,静卧不烦,四肢不温,痰涎壅盛,鼻鼾,大便秘结,小便潴留,舌质黯淡,苔白腻,脉沉滑。

治疗法则:辛温开窍,豁痰息风醒脑。

方药运用:涤痰汤加减(制半夏、制南星、陈皮、枳实、茯苓、人参、石菖蒲、竹茹、甘草、生姜)。

本法在临床运用时应注意:①急性期阴闭之证,应结合鼻饲苏合香丸、针灸及其他疗法,以免药量小而药力不足。②患者神志清醒后常有伤阴之象,要注意阴伤程度而佐以养阴之品。③根据痰浊属寒属热的不同情况,可分别加入温化寒痰和清化热痰的药物以加强疗效。

(3)阴虚阳亢证

临床表现:头晕头痛,口干耳鸣,少寐多梦,半身不遂,肢体麻木,下肢痿软无力,足废不能行。

治疗法则:厚味填下,介类潜上。

方药运用:息风潜阳汤(熟地黄、龟甲、牡蛎、山茱萸、五味子、茯神、磁石、青盐、怀牛膝、女贞子、玄参、菊花）。

2. 中成药

安宫牛黄丸、至宝丹、大小活络丹、人参再造丸、消栓再造丸等中成药,都是脑血管意外的首选药物,但要遵循辨证论治的原则,切勿不分阴阳虚实而滥用。

3. 针灸疗法

以升阳开窍,清热醒脑为主,人中、百会、内关、足三里为首选穴位。痰多者,加双侧丰隆,用泻法。

4. 耳针疗法

高血压脑病以降压沟、高血压点为主,采用埋针法。脑出血者,可选肾上腺、枕、心、皮质下等耳穴。

5. 其他疗法

详见"脑梗死"。

(二)西医疗法

1. 病因治疗

病因治疗是 SAH 的根本治疗。动脉瘤的栓塞治疗或直接夹闭不仅能防止再出血,也为以后的血管痉挛治疗创造条件。但是目前对于栓塞治疗还是手术夹闭的利弊存在争议。一般来说,治疗方法的选择取决于动脉瘤的部位、形态和患者的身体状况,治疗方案最好是由神经外科医师、神经介入医师和放射科医师共同讨论分析后确定。

2. 内科治疗

(1)一般处理:绝对卧床 14 日,头抬高 30°,保持呼吸道通畅,限制额外刺激。避免各种形式的用力,用轻缓泻药保持大便通畅,低渣饮食有助于减少排便的次数和排便量。

(2)监测:血压、血氧饱和度、中心静脉压、血生化和血常规、EKG、颅内压及每日的出入水量等。

(3)补液:维持脑正常灌注压,对血管痉挛危险性相对较低者,可维持正常血容量。

(4)镇痛:适当给予镇痛药。大多数患者的头痛可用可待因控制。焦虑和不安可给适量的巴比妥酸盐、水合氯醛或副醛,保持患者安静。

(5)止血:目前对止血药在 SAH 治疗的作用仍有争论。一般认为,抗纤溶药物能减少 50% 以上再出血。但抗纤溶可促使脑血栓形成,延缓蛛网膜下隙中血块的吸收,易诱发缺血性神经系统并发症和脑积水等,抵消其治疗作用。因此,对早期手术夹闭动脉瘤者,术后可不必应用止血药。对延期手术或不能手术者,应用止血药,以防止再出血。但在有妊娠、深静脉血栓形成、肺动脉栓塞等时为禁忌证。

(6)控制颅内压:颅内压低于正常时,易诱发再出血;当颅内压接近舒张压时,出血可停止。因此,SAH 急性期,如颅内压不超过 12mmHg,此时患者多属神经外科联盟分级Ⅰ至Ⅱ级,一般不需降低颅内压。当颅内压升高或Ⅲ级以上者,则应适当地降低颅内压。一般应用 20％甘露醇 1g/kg,静脉点滴。对于需要引流脑脊液的患者,还可进行脑室穿刺留置 ICP 探头,通过量化颅内压监测来指导降颅压治疗。

(7)症状性脑血管痉挛(DID)的防治:目前症状性血管痉挛治疗效果不佳,应重在预防。防治过程分为五步:防止血管狭窄;纠正血管狭窄;防止由血管狭窄引起的脑缺血损害;纠正脑缺血;防止脑梗死。

①扩容、升压、血液稀释治疗(简称 3H 治疗):此法既可用于预防,也可治疗血管痉挛,但经临床实践,易发生肺水肿和诱发出血,现已被 3N 取代,即正常血容量、正常血压和正常血浓度。很多医疗中心不对 SAH 患者限水,相反每日给予数千毫升液体量,维持中心静脉压在 5～12mmHg 或肺动脉楔压在 5～15mmHg,并采用药物适度维持患者正常血压。

②钙通道阻滞药:尼莫地平,是目前循证医学Ⅰ级证据证实有效的药物,可用来预防和治疗血管痉挛。一般应在 SAH 后 3 日内尽早使用,按 0.5～1mg/小时缓慢静脉点滴,2～3 小时如血压未降低,可增至 1～2mg/小时。采用微泵控制静脉输液速度使点滴维持 24 小时,通常本药 50ml(10mg)经三通阀与 5％～10％的葡萄糖溶液 250～500ml 同时输注。由于尼莫地平易被聚氯乙烯(PVC)吸收,因此应采用聚乙烯(PE)输液管。静脉用药 7～14 日,病情平稳,改口服(剂量 60mg,每日 3 次)7 日。

③重组组织型纤维蛋白酶原激活剂(rtPA):近年来,SAH 治疗上观念性改变的是由原来使用抗纤溶药物以防止再出血,改为使用尿激酶和 rtPA 等纤溶药物,以减少脑缺血损害的发生。一般在动脉瘤夹闭后,清除基底池血块,经导管用 rt-PA 2.5 万～60 万 U,每 8 小时 1 次(或尿激酶每日 3 万～6 万 U),基底池缓慢点滴注射和引流。

④腔内血管成形术:Zubkov 在 1984 年最早采用腔内血管成形术来治疗血管痉挛,目前此项技术在临床得到较为广泛应用。当血管造影证实血管痉挛后,并在症状性血管痉挛出现以前进行治疗,这是治疗成功的关键,一般应在 SAH 后出现血管痉挛 24 小时内进行治疗。60％～80％的治疗患者临床症状可得到显著改善。由于使用中少数病例出现动脉瘤或动脉破裂,目前趋于采用药物进行药物性成形术,取代机械性成形术。一般用 0.5mg 尼莫地平、6000～12 000U 尿激酶灌注,然后用 0.2％罂粟碱 1ml,以每秒 0.1ml 的速度,重复多次灌注。整个过程在 DSA 监控下进行,并全身肝素化。

⑤其他:尼卡地平、法舒地尔、内皮素受体拮抗药、硫酸镁、他汀等可能有一定防治脑血管痉挛作用,但缺乏大样本循证医学Ⅰ级证据支持。21-氨基类固醇已证

实无效。

(8)其他并发症的治疗:心电图异常者应给予α或β肾上腺素能阻滞药(如普萘洛尔);肺水肿和肺炎的患者如术后需长期卧床,注意保持气道通畅,加强气道护理,积极抗感染治疗;水电解质紊乱、高血糖、脑积水等并发症治疗与其他疾病中的治疗相同,不再赘述。

七、预防与预后

影响SAH预后的因素很多,病因、血管痉挛和治疗方法为主要因素。病因不同,差异较大。脑动静脉畸形引起的SAH预后最佳,而血液系统疾病引起的SAH效果最差。动脉瘤破裂的病死率在55%左右。动脉瘤破裂未经手术夹闭,可再次发生出血。最常发生于第一次SAH后4～10日。每日发生率为1%～4%。前交通动脉瘤再出血的概率最大。第二次出血的病死率为30%～60%,第三次出血者几乎是100%。但在第一次SAH后3～6个月再出血的危险性显著降低,以后出血的病死率可能不会超过第一次出血的病死率。患者的年龄、性别和职业及第一次发病的严重程度,对复发的可能性似无关联,但高血压可能增加其危险性。

八、中医防治进展

脑血管意外是临床常见的多发病,也是人类三大疾病主要死因之一,近二十年来,运用中医药的综合方法治疗本病大大提高了疗效。就蛛网膜下腔出血等出血性脑血管病,发病急,病情重,变化快,症情复杂,但结合临床及相关检查,诊断并不十分困难。

就病机而论,本病主要病机是血瘀;导致血瘀的动因是气虚、血滞、痰浊上逆、肝阳暴张、肝肾阴虚、心阳虚衰等,肝阳暴张,血瘀脑窍一般与脑缺血相符合;肝肾阴虚、瘀阻脑络,血液黏稠度增高,使血管腔变细而血瘀,即便是心源性血栓脱落,循脉管入脑亦可血瘀。出血性脑病主要是平素气血亏虚,心、肝、肾三脏阴阳失调;加之忧思恼怒,或饮酒饱食,房事劳累及外邪侵袭等诱因致气血运行受阻,肌肤筋脉失于濡养,或阴亏于下,肝阳暴张,阳化风动,血随气逆,挟痰挟火,横窜经隧,蒙蔽清窍,而形成上实下虚、阴阳互不维系的危急证候。

中医辨证论治时多数作者都遵循传统的中脏、中腑、中经、中络和闭脱之辨,并在此基础上有所突破。如出血性脑病可见腑实阳闭,痰浊阴闭,气阴两脱,肝风暴张,瘀阻脑窍等不同证型;而缺血性脑病多为中经络,其中肝肾阴虚,肝阳上亢,阳亢化风,挟痰阻于脉络,气滞血瘀。

脑血管意外的救治,多数主张分期治疗,尤其是卒中期救治。此期救治的方法有:中药针剂如闭证用醒脑静或清开灵静脉点滴,用安宫牛黄丸或至宝丹配竹沥水鼻饲,或苏合香丸鼻饲;闭证针刺人中、太冲、涌泉、丰隆、内关;脱证用参附注射液或生脉注射液静脉滴注，艾灸关元、百会、神阙、气海等；或稀涎散吹鼻取嚏；继而给内服药物。若急性期腑气不通者，务必通腑泄热，导热下行，大承气汤在所必用。也就是说，急性期恰当运用通下法具有防止脑微血管阻塞，常可降低内高压，防止脑水肿，达到醒脑的目的。脑出血患者要在平肝清热，药如白芍、钩藤、水牛角、生石决明、郁金、怀牛膝、石菖蒲、天竺黄、黄连、龙胆草、竹沥等，阴虚阳亢重用镇肝息风汤；由于出血性脑病恢复期多有血肿存在，宜用活血祛瘀法，方如白芷、川芎、血竭、红花、桃仁、赤芍、乳香、没药、三棱、莪术、大黄，或加土鳖虫等，补肾法是治疗脑病大法，或温肾阳，或补肾阴，或佐理气健脾，或佐养胃生津，收到了很好疗效。

至于脑血管意外的康复，则研究更为广泛和深入。多数采取综合性治疗方法和多种康复措施。

九、典型病例

陈某，男，52岁。主诉及病史：约3个月前某天半夜患者正在伏案工作，突然头痛如劈，颈项板滞，转侧困难，伴呕吐1次，继则昏迷不醒，由家属急送医院抢救，经腰穿发现均匀血性脑脊液，眼底检查发现玻璃体膜下出血，CT检查证实为蛛网膜下腔出血。该院大力抢救，脱险后遗下左侧头顶胀闷而痛，右侧半身瘫痪，不能张目，张目则眩晕欲仆，饮食二便尚调。西医诊断：蛛网膜下腔出血。中医诊查：脉弦细而数，重按无力，舌质红，苔薄黄。血压：150/114mmHg。辨证：肝肾不足，瘀血阻塞清窍。治法：益肝补肾，化瘀开窍，佐以潜阳。处方：紫石英30g，赤芍9g，石斛15g，麦芽30g，谷芽30g，茯苓10g，生晒参7g，制何首乌12g，川续断12g，菟丝子12g，枸杞子12g，三七粉4g（2剂，水煎服，每日1剂）。2诊：（2日后）药后左侧头顶胀痛稍减，稍能睁眼视物，右侧半身偏瘫同前，仍守前法，加虫类药以济通窜之力，上方加地龙9g（4剂，水煎服，每日1剂）。3诊：（4日后）症同上述，但血压明显下降（130/90mmHg），上方加三七粉6g（4剂，水煎服，每日1剂）。4诊：（4日后）药后诸症见减，睁眼已不眩晕，偏瘫亦见好转，右侧手脚活动较前灵便。舌脉同前，血压：130/95mmHg。上方加菊花炭6g（4剂，水煎服，每日1剂）。经上方增减治疗，1个月后除阅览书报时久尚见眩晕之外，偏瘫已愈，临床症状基本消失，患者自我感觉良好。嘱：定期检查，避免过劳，加强锻炼，以求全功。

第五节　血管性痴呆

一、概述

血管性痴呆（VD）是在各种急慢性脑血管病的基础上发生的以记忆、认知功能缺损为主，或伴有语言、视空间技能及情感或人格障碍的获得性智能的持续性损害。主要包括了多发性梗死性痴呆、脑血栓形成后痴呆等类型,通常以偏身感觉障碍、智能减退、情感不稳定及易激惹为主要临床表现。本病是老年痴呆中较为常见的一种类型,现已成为影响老年人健康和生活质量的常见病、多发病。目前已经得到广泛认可的血管性痴呆的危险因素包括了脑血管病的危险因素(如高血压、心脏病、高胆固醇血症、糖尿病、动脉硬化及吸烟等)、缺血性白质病变、卒中、高龄及教育程度低等。随着人口老龄化进程的加快及饮食结构的改变,脑血管病发病率日趋增多,该病亦呈明显增多趋势,已成为我国主要的致残疾病之一。中医学对本病的描述散见于"呆病""健忘""善忘""癫症""文痴"等疾病中。1990年制订的《老年呆病的诊断、辨证分型及疗效评定标准》中正式将血管性痴呆纳入老年呆病范畴。因该病多发于中风病之后,有其独特的中风病症状和体征,故又被称为"中风痴呆证"。

二、病因病机

(一)病因

1. 久病耗损

中风、眩晕等疾病日久,或失治误治,损伤正气。一方面可导致肾、心、肝、脾之阴、阳、精、气、血亏损不足,脑髓失养;一方面久病入络,脑脉痹阻,脑气与脏气不相接续。

2. 情志所伤

所欲不遂,或郁怒伤肝,肝失疏泄,可导致肝气郁结,肝气乘脾,脾失健运则聚湿生痰,蒙蔽清窍,神明被扰,神机失用而形成痴呆;或肝气郁结日久,气郁化火,火扰神明则性情烦乱,忽哭忽笑,变化无常;思虑伤脾,脾虚不能运化水谷则气血不足,脑失所养,神明失用,或脾虚生痰,蒙蔽神机;或惊恐伤肾,肾精亏虚,髓海失充,脑失所养,皆可导致神明失用,发为痴呆。

3. 年迈体虚

脑为髓海,元神之府,神机之用,人至老年,脏腑功能减退,肾中精气亏虚,不能生髓,髓海空虚,髓减脑消,则神机失用而发为痴呆。正如《医林改错》所言:"年高无记性者,脑髓渐空"。此外,年高之人气血运行迟缓,血脉瘀滞,脑络瘀阻,而发生痴呆。

(二)病机

1. 肾精亏虚,髓海不足

清代王清任指出:"高年无记性者,脑髓渐空。"脑为髓之海,元神之府,脑有赖于髓的充养,而肾中所藏之精气为脑髓化生的物质基础,所以肾中精气的盛衰直接关系到脑髓的盈亏及脑功能的正常发挥,肾中精气充盈则髓海充足,脑的功能活动得以正常发挥,若肾精不足则髓海空虚,脑的功能活动失常。血管性痴呆多见于中老年人,肾精渐亏,复加久病,致肾精更加匮乏,下元亏虚,肾精衰枯,不能上充于脑,致使髓海空虚,脑失所养,元神无依,渐成呆症。

2. 湿阻痰凝,痰浊阻窍

《景岳全书》有云:"痴呆证,凡平素有痰,或以郁结,或以不遂,或以思虑,或以惊恐而渐至痴呆。"脾主运化,转输津液,素体脾胃虚弱;或年老脏腑功能低下,肾气肾阳亏虚,无以温养脾土,加之劳倦内伤、久病等原因,使脾虚不运,水湿津液停聚,故而痰浊内生;或肝郁气滞,横逆犯脾,脾胃功能失调,水湿停聚,痰湿内生,痰蒙清窍。脑为清灵之腑,易被邪蔽,若痰浊上犯,而致清窍阻蔽,浊气杂于脑髓,而津液难以上濡,脑髓失养,因而神机记忆受损,出现神思迟钝、遇事善忘等。

3. 气虚血瘀,气滞血瘀

脑髓有赖于气血的濡养,气为血之帅,气行则血行,气滞则血瘀。全身气机调畅则血液得以畅行无阻,气血津液上输于脑,清阳有助,神机能运,灵机记忆有序。无论心气亏虚,推动无力,或肝气郁滞,血行不畅,均可导致脉络瘀阻,气血无以上达于脑。《医学衷中参西录》曰:"血之注于脑者过少,无以养其脑髓神经,其脑髓神经亦恒至失其所司。"气血瘀滞,脑神失养,神机失控,而使人呆滞,动作笨拙,遂成呆病。

4. 浊毒内生,脉络痹阻

"浊毒损伤脑络"学说由王永炎教授首次明确提出,被认为是痴呆的重要病机之一。浊毒属内生之毒,泛指因脏腑功能障碍或气血运行失常而产生痰浊瘀血等病理产物,蕴积日久,而转化为损伤人体脏腑经络的致病因素,其主要致病特点是败坏形体。年迈体虚之人,髓海渐衰,脏腑功能衰退,津液输布代谢失常,痰浊内生,郁结于内。日久郁蒸腐化,浊毒内生,内生之浊毒一旦形成,即可败坏形体,阻塞脏腑经络,导致脑络闭阻,神机失用。

总之,血管性痴呆多由肾虚痰热、络脉阻滞的基础上,痰瘀互结,蕴久化毒,损伤脑络所致。其病位在脑,与心、肝、脾、肾关系密切。病性为本虚标实,以肾精亏虚,髓海不足为本,风、火、痰、瘀、毒损伤脑络为标。年高体弱或久病之人正气虚衰,肾精不足,脑髓不充,正处于"虚若风烛,百疾易攻"之态。此时,若风、痰、瘀、毒等实邪乘虚而入,阻塞损伤脑络,脑髓不充,元神失灵,故而发生痴呆。在疾病的平稳期,以本虚为主,兼挟痰瘀阻络。至病情波动期则风痰、痰浊、痰热等邪气渐盛,络脉结滞之势加重。至病情加重期,则以痰瘀浊毒阻滞损伤络脉为主。其病势,就本虚而言,疾病初期多为肝肾精血亏虚,或兼气虚为主,渐可至阴损及阳,阴阳俱虚之脾肾两虚,肝、脾、肾俱损的改变。就病位而言,疾病初期多发位于下焦肝、肾,或在中下两焦脾、肾,病至晚期可上传心、肺,病情深重。

三、临床表现

1. 一般特点

(1)起病急,阶段性进展,与反复发生的脑血管疾病有关。

(2)局灶性神经病理损害,表现为感觉障碍、瘫痪、吞咽困难、呛咳、失语、共济失调、精神症状等。

(3)认知功能障碍,主要以近记忆力和计算力下降为主,而抽象思维能力、定向力下降并不明显。

(4)情感障碍,部分患者可出现焦虑、抑郁等情感异常,但无人格障碍。

2. 常见类型

(1)多梗死性痴呆:一般有反复发作的动脉硬化、缺血性脑血管事件等病史,病变累及基底节区、大脑皮质及皮质下等区域,由多发的梗死灶最终导致严重的认知功能障碍。其典型的临床表现为一侧的运动感觉障碍,失语、失认、失用、视空间或结构障碍等。突然发病,也可隐匿,常呈阶梯式发展。早期可表现为轻度的记忆力、执行能力的下降,如缺乏主动性、目标性、计划性、抽象思维能力差及组织能力减退等。

(2)单一脑梗死引起的痴呆:引起痴呆的梗死部位常位于大脑前动脉、大脑中动脉、大脑后动脉、角回、丘脑穿通动脉、双侧颈内动脉等部位。其中丘脑性痴呆临床表现以精神症状为主,如迟钝、嗜睡、遗忘、情绪异常等。角回梗死常伴急性发作的记忆丧失、言语困难、视空间定向障碍等。

(3)小血管病变引起的痴呆:包括了 Binswanger 病、多发腔隙性脑梗死等引起的痴呆。Binswanger 型痴呆多隐匿起病,发病缓慢,病情相对稳定,肢体运动功能障碍一般比较轻微,认知功能障碍呈慢性进行性或阶段性发展,也可因急性卒中发作而使病情迅速加重。多发腔隙性脑梗死性痴呆临床上主要表现为注意力不集中、精神运动迟缓、精神萎靡、犹豫不决等症状。

(4)出血性痴呆:由于脑出血后所导致的痴呆,包括了蛛网膜下腔出血、慢性硬膜下血肿、血管瘤、血管炎及高血压性血管病变引起的脑血管破裂等。病情往往较重,有急性脑出血的病史,依损伤部位有明显的定位体征。

(5)低灌流性痴呆:一般由于急性的血流动力学改变所致的分水岭脑梗死导致,包括低血压、脱水及心脏停搏等,临床表现依损及的脑区而异,一般双侧病变症状较为严重,可表现为意识障碍等。

四、辅助检查

1. 神经心理学测查

(1)韦氏记忆量表(WMS),韦氏智力量表(WAIS -RC),张明园的 4 项神经心理测定,成人成套神经心理测验量表(HRB)等。这些测验可比较全面地对患者的功能进行评估,由于量表比较复杂,需要较长时间,严重的认知功能障碍或运动功能障碍者难以坚持完成,因此主要适用于痴呆较轻者。

(2)长谷川痴呆量表(HDS),痴呆简易筛查量表(BSSD),简易智力状态检查(MMSE)等。这些量表具有简便、易行、省时等优点,常运用于严重痴呆者或作为痴呆筛查。

(3)Hachinski 缺血指数量表(HIS)常用于血管性痴呆与老年性痴呆的鉴别。

(4)日常生活能力量表(ADL)简便易行,广泛运用于早期痴呆患者的筛查。

2. 磁共振成像

可发现有大面积脑梗死、多发性脑梗死灶、脑出血及皮质下动脉硬化性脑病等表现。MRI 比 CT 更易于发现大脑、脑干的腔隙性梗死灶。

3. 经颅多普勒

可发现颅内大血管严重狭窄、脑血管闭塞等改变。

4. 单光子发射断层摄影

通过局部脑血流情况检测,可发现血管性痴呆患者脑内多发、散在和不规则分布的灌流缺损区。SPECT 比 CT 及 MRI 显示的病灶更为广泛,易于与 MRI 的显像类型相鉴别。

5. 脑电图

可发现局灶性异常,包括慢波活动发生率高等。

五、诊断与鉴别诊断

(一)诊断要点

1. 可能血管性痴呆的诊断标准

(1)具有痴呆症状:临床检查和神经心理学测试确定认知功能进行性降低,伴有记忆及两个以上的认知功能缺损(包括注意、定向、语言、运用、视空间功能及行为等),且功能缺损的程度足以影响日常生活。排除其他能引起记忆及认知功能缺损的系统性疾病或脑病。

(2)具有脑血管病:偏瘫、感觉障碍、偏盲、中枢性面瘫、构音障碍及病理征等神经系统局灶性体征,以及相关影像学证据(CT 或 MRI)包括多发大血管梗死或单一关键部位的梗死或多发基底节和白质的腔梗死或广泛脑室旁白质损害。

(3)其他:上述脑血管疾病与痴呆症状在时间或空间上相互关联。

2. 可疑血管性痴呆的诊断标准

存在脑血管病局灶性体征及痴呆症状,但缺乏影像学证据;或者缺乏脑血管病与痴呆的确切关联证据。

3. 肯定血管性痴呆的诊断标准

(1)具有可能血管性痴呆的诊断标准。

(2)无其他导致痴呆的病因。

(3)活检或尸检具有血管性痴呆的组织病理学证据。

(4)不存在与其年龄不相符合的神经元纤维缠结或老年斑。

(二)鉴别诊断

1. 阿尔茨海默病

二者均为老年期常见的痴呆,临床上有许多相似之处。单纯的阿尔茨海默病和血管性痴呆易于鉴别,血管性痴呆的认知功能障碍侧重于执行功能障碍,而阿尔茨海默病主要侧重于记忆功能障碍,且阿尔茨海默病非认知功能损害往往重于血管性痴呆。血管性痴呆患者多有脑血管病史及神经影像学改变。缺血评分亦可用于二者鉴别,评分≥7分者多为血管性痴呆,5分、6分为混合性痴呆,评分≤4分为阿尔茨海默病。对于阿尔茨海默病伴血管性痴呆患者,通过先前存在认知功能障碍症状,或使用痴呆量表发现那些因卒中而加重的早期痴呆症状有助于诊断。

2. 正常颅压性脑积水

当血管性痴呆出现脑室扩大或脑萎缩,特别是 Binswanger 型痴呆,常需与正常颅压脑积水鉴别。正常颅压性脑积水无明确的卒中病史,进行性智力衰退,共济失调步态,尿失禁为其三大临床主征,影像学上也缺乏脑梗死的证据。结合临床症状及影像学改变,二者不难鉴别。

3. 多发性硬化

该病发病年龄一般较为年轻,临床症状可有缓解恶化过程,应用激素治疗有效,影像学检查可见其病灶主要位于半球白质。

六、治疗

目前对于血管性痴呆的治疗主要采用中西医结合的综合治疗方法。西医治疗主要包括预防性治疗、药物治疗等方法。从控制血压,防止再发卒中,治疗糖尿病、降低血脂、低盐饮食、戒烟、减肥、改善高凝状态、加强锻炼,积极参加社会活动等方面入手进行预防性干预。血管性痴呆的治疗药物主要包括脑循环改善药、脑代谢改善药、神经元保护药、神经递质相关药物、神经症状改善药物等。中医药在防治血管性痴呆从整体入手,辨证与辨病相结合,综合调理,其疗效较好、不良反应小,具有多途径、多靶点作用的优势,为本病的治疗提供了新的思路与方法。中医治疗重视辨虚实与辨脏腑,兼顾心、肝、脾、肾多脏腑,从虚、痰、瘀、风、火着手,补泻兼施,运用补肾填精、养心宁志、补肝健脾、疏肝解郁、理气化痰、活血化瘀等方法,并配合针灸、穴位注射等方式,诸多医家根据中医理论创制了许多行之有效的治疗方剂,临床上广泛用于血管性痴呆的治疗。

(一)中医治疗

1. 辨证用药

本病为本虚标实之证,临床上多表现为虚实夹杂,因此辨证时首先应分清虚实。血管性痴呆属虚者,主要表现以神气不足、面色失荣,形体消瘦,言行迟弱为其特征,可分为髓海不足、脾胃亏虚等证。血管性痴呆属实者,除见智能减退、表情反应呆钝外,临床还可见因浊实之邪蒙神扰窍而引起的情志、性格方面或抑制或亢奋的明显改变,以及痰浊、瘀血、风火等实邪引起的相应症候。其治疗当以开郁逐痰、活血通窍、平肝泻火以治其标,补虚扶正、充髓养脑以治其本。同时注意培补后天脾胃,以冀脑髓得充,化源得滋。此外,可结合辨别不同时期,早期实多虚少,痰瘀偏盛,治疗以祛邪为主,侧重于化痰逐瘀、开窍醒神;中期病程迁延,正气耗伤,则虚实夹杂,肝肾亏虚,痰瘀阻窍,宜化痰逐瘀、健脾益肝为法;晚期多虚少实,以肝肾亏虚为主,兼挟痰瘀阻窍,治宜补益肝肾、化痰逐瘀为法。

(1)髓海不足证

临床表现:智能减退,记忆力、计算力、定向力、判断力明显减退,伴头晕耳鸣,懒怠思卧,发焦齿枯,步行艰难,舌瘦色淡,苔薄白,脉沉细弱。

治疗法则:补益肝肾,填精养神。

方药运用:七福饮(熟地黄、人参、白术、炙甘草、当归、杏仁、远志)。若心烦失眠多梦者,加炒酸枣仁、百合以养心安神;五心烦热、腰膝酸软者,加黄柏、牡丹皮、墨旱莲、女贞子以滋补肝肾、养阴清热;兼肾阳虚,症见面白无华、形寒肢冷者,加熟附片、巴戟天、肉苁蓉;尿频遗精者,加桑螵蛸、芡实、金樱子以固肾涩精。

(2)脾胃亏虚证

临床表现:表情呆滞,头昏,记忆减退,口齿含糊,词不达意,气短懒言,肌肉萎缩,食少纳呆,口涎外溢,腹痛喜按,舌体胖大,苔白,脉沉细弱。

治疗法则:健脾益胃,益气生精。

方药运用:归脾丸(黄芪、党参、白术、龙眼肉、酸枣仁、远志、炙甘草、木香、当归、大枣)。肌肉萎缩,气短乏力较甚者,可加紫河车、何首乌、阿胶;血虚明显者,可加当归、鸡血藤、三七以养血活血;食少纳呆,头重如裹,头晕时作,舌苔厚腻者,可酌加半夏、陈皮、薏苡仁化湿祛浊。

(3)痰浊蒙窍证

临床表现:表情呆钝,智力衰退,或哭笑无常,喃喃自语,或终日无语,脘腹胀满,不思饮食,头重如蒙,口多涎沫,舌质淡,苔白腻,脉滑。

治疗法则:健脾化浊,醒脑开窍。

方药运用:洗心汤(半夏、陈皮、人参、甘草、附子、石菖蒲、茯神、酸枣仁)。脾虚明显者,加白术、麦芽、砂仁;头重如裹,嘻笑无常,喃喃自语,口多涎沫者,重用半夏、陈皮,同时加用莱菔子、全瓜蒌、浙贝母等化痰之品;伴有肝郁化火,症见心烦躁动,言语颠倒者,宜用转呆汤加味。

(4)瘀血阻窍证

临床表现:表情迟钝,言语不利,答非所问,善忘,思维异常,行为古怪,伴肌肤甲错,口干不欲饮,双目暗晦,舌质暗或有瘀点瘀斑,脉细涩。

治疗法则:活血化瘀,开窍醒脑。

方药运用:通窍活血汤(麝香、桃仁、红花、川芎、赤芍、石菖蒲、郁金、大枣、葱白、生姜)。伴久病气血不足者,加党参、黄芪、熟地黄;气滞血瘀为主者,宜用血府逐瘀汤加减;气虚血瘀者,宜用补阳还五汤加减;瘀血日久,阴血亏虚明显者,加熟地黄、阿胶、鳖甲、制何首乌。

2. 成药制剂

(1)血栓通:主要成分为三七总皂苷,4～10ml 溶于 5‰葡萄糖 250ml 中,每日 1 次,静脉滴注,10～15 日为 1 个疗程。

(2)葛根素注射液:主要成分为葛根,300～500mg 溶于 5‰葡萄糖 250ml 中,每日 1 次,静脉滴注,7 日为 1 个疗程。

(3)川芎嗪:有效成分为川芎一号碱即甲基吡嗪,80mg 溶于 5‰葡萄糖 500ml 中,每日 1 次,静脉滴注,10～15 日为 1 个疗程。

(4)复智胶囊:每次 5 粒,每日 3 次,口服。补肾填精益髓、豁痰化瘀开窍。主要用于治疗肾虚髓亏、痰瘀阻络型血管性痴呆患者。

3. 针灸疗法

(1)分证论治

治疗法则:调神益智,补肾通络。

临证指要:血管性痴呆基本病机为肝肾亏虚,髓海不足,痰瘀阻窍。临床表现以智能障碍症状为主,兼见各证型的症状,肾精亏虚者可兼见腰膝酸软、嗜卧等症;脾肾两虚者可兼见患肢水肿、四肢发凉、舌体胖大等症状;痰瘀互结证见肢体麻木,头昏沉重,舌质紫暗等症状。针灸选穴当以督脉及足少阳、足少阴经穴为主。督脉通于脑,通过调理督脉,可以通髓达脑,调神益智,改善人体的精神状态及肢体的协调性功能。本病以肾精亏虚为本,通过调理足少阴肾经,填精益髓。而心主神志,调理手少阴心经可安神益智,改善精神情志。

基本选穴:百会、四神聪、印堂、神门、风府、哑门、大椎、肾俞、京门、大钟。

辨证配穴:肾精亏虚者,加命门、大肠俞、申脉、照海、通里;脾肾两虚者,加脾俞、肾俞、足三里、命门;痰瘀互结者,加足三里、丰隆、血海、膈俞;心肾不交者,补心俞、肾俞、照海,泻少府、沟通心肾、清热除烦;心肺气虚者,补太渊、膻中、气海、肺俞、中府、心俞、巨阙,补益心肺。

(2)对症治疗:喜笑不休者,泻少府、人中,补神门穴;悲凄欲哭者,配听宫、脾俞穴;上肢运动功能障碍者,肩井、曲池、手三里、外关、合谷等穴。下肢运动功能障碍者,环跳、风门、阳陵泉、足三里、悬钟、昆仑、三阴交、委中等穴。口齿不利者,廉泉、哑门、通里、三阴交、太溪穴;手背肿胀者,取阳池、腕骨、太渊、中渚;脚肿者,取昆仑、太溪、申脉穴;夜尿多或余沥者,灸中极、关元、八髎穴;下肢发凉者,温针灸复溜穴；痰瘀互结上肢麻木者,取手三里、少海穴；下肢麻木者,取足三里、血海穴。

(二)西医治疗

1. 预防性治疗

(1)控制危险因素:积极治疗控制脑血管及痴呆的危险因素,包括控制血压、治疗糖尿病、降血脂、改善高凝状态、戒烟、减肥、低盐饮食、饮食控制、加强锻炼等。

(2)早期诊断治疗卒中:脑卒中的急性期一般治疗包括注意生命体征、心肺功能,纠正水电解质及酸碱平衡紊乱,吸氧,治疗原发病,溶栓,抗凝,降纤,抗血小板及缺血脑保护治疗等。常用药物有低分子肝素、华法林、阿司匹林等。

2. 脑代谢改善药

(1)促智药物:其作用机制主要为促进大脑皮质细胞的氧、糖、蛋白质、核酸的代谢,增加葡萄糖及氨基酸的吸收利用,提高腺苷酸激酶活性及大脑 ATP/ADP 的比值,改善脑血流量。常用药物有吡拉西坦、普拉西坦、罗拉西坦等。

(2)神经营养因子:此类药物可促进中枢及周围神经元的增殖、分化,维持神经元存活和轴突生长,修复神经元损伤。目前神经生长因子的应用仍处于动物实验阶段,其应用到临床仍面临许多问题。

3. 脑循环改善药

(1)脑血管扩张药:此类药物可通过轻度扩张脑血管,增加局部脑组织的血流供应,改善脑组织缺血损伤。常用药物有甲磺酸双氢麦角汀(海得琴)、环扁桃酯、尼麦角林等。

(2)促脑血流药:可改善红细胞的变形能力,降低血黏度,抗血小板聚集,改善脑组织的微循环增加血液供应。常用药物有长春西丁、萘呋胺、己酮可可碱等。

4. 神经元保护药

此类药物主要通过促进缺血脑组织氧和葡萄糖利用率,清除自由基,减轻脑水肿,抑制神经元的凋亡发挥神经元保护作用。常用药物有尼莫地平、美金刚等。

5. 作用于神经递质药物

(1)5-羟色胺受体拮抗药:5-羟色胺(5-HT,serotonin)是广泛分布于中枢神经系统的一种神经递质和血管活性物质,通过靶向细胞膜上的 5-HT 受体在感觉运动、心血管功能及呼吸睡眠等方面具有重要的调节功能。常用药物有萘呋胺等。

(2)乙酰胆碱酯酶抑制药:乙酰胆碱酯酶活性相对增高及乙酰胆碱合成减少与血管性痴呆认知功能受损密切相关,胆碱酯酶抑制药可通过抑制乙酰胆碱降解,从而增强胆碱能神经元功能改善皮质脑血流量。常用药物有加兰他敏、多奈哌齐、卡巴拉汀、石杉碱甲等。

6. 免疫炎症抑制药物

近年来研究发现,免疫炎症与痴呆的发病密切相关,这为免疫抑制药物应用于血管性痴呆的治疗提供了理论基础。常用免疫抑制药主要有甲氨蝶呤、硫唑嘌呤、环磷酰胺等。

7. 改善精神症状药物

此类药物主要用于改善患者抑郁焦虑等精神症状,因药物不良反应较大,运用时应注意从小剂量、单一药物开始服用。常用药物有阿普唑仑(佳静安定)、艾司唑仑(舒乐安定)、硫利达嗪、氟哌啶醇、异丙嗪等。

七、预防

脑血管疾病为血管性痴呆的直接危险因素,因而预防脑血管疾病的发生被认为是降低血管性痴呆发生率和死亡率最为直接有效的方法。高血压、糖尿病、高黏度血症、高脂血症等都是引发血管性痴呆的重要危险因素,积极控制这些危险因素,预防心脑血管病的发生是本病预防的关键。对于临床上患有这些疾病的患者应早期积极治疗,包括控制血压、血糖、血脂,改善血液高凝状态。平时饮食宜低盐、低糖、低脂、低胆固醇,常吃些鸡蛋、牛奶、深海鱼、豆制品、新鲜蔬菜水果、核桃等。坚持限酒、戒烟,生活有规律,保证每天睡眠充足,中午饭后最好小憩一会儿,避免熬夜,防止过度疲劳和紧张。适当运动,注意控制体重,防止肥胖,提高抗病能力。注意心理健康,培养开朗的性格,积极参加集体活动,多进行户外活动,防止孤独闭塞的生活方式。老年期仍应适当参加各种学习,加强对记忆能力训练,可有效预防血管性痴呆。

八、中医防治进展

血管性痴呆以本虚标实、虚实错杂为其病机特点,其本在肾,其病机关键为肾精亏虚,心肾不交,痰浊瘀血浊毒痹阻脑络,脑髓失养,神明失用。王永炎院士提出,血管性痴呆的发病多为久病入络,且发病分两个过程,首先是肾虚痰瘀阻脉,其次是痰瘀蕴积酿生浊毒,败坏脑髓。随着对该病认识的深入,目前其治疗指导思想主要以辨证论治和分期论治为主,一般认为髓海不足、脾肾两虚、痰浊阻窍、瘀血内阻为其常见证型。此外,不少医家指出肝肾亏虚、心肾不交、心肝火旺等证型亦为该病常见证型。由于血管性痴呆常表现为一个病情逐渐发展、逐渐加重的疾病过程,现代诸多医家提出了分期论治的治疗思路,根据其演变转归规律分为平台、波动和下滑三期,平台期以肝肾精亏、脾肾不足、痰瘀阻络多见;波动期以肝肾阴亏、脾肾不足、心肾不交、风痰瘀阻、痰火扰心、痰浊瘀阻等证型常见;而下滑期以风火上扰,浊毒壅盛证型为主。近年来,许多医家在该病的治疗过程中总结出了大量疗效确切的方药,如张峰等主张血管性痴呆的治疗从肾论治,采用还少丹治疗血管性痴呆患者发现其对认知功能具有明显改善作用。陈威等观察西药常规治疗的基础上加用益气养阴方(生黄芪 120g,当归 15g,生地黄 15g,赤芍 10g,川芎 10g,天花粉 15g,红花 5g,桃仁 15g,生山药 15g,地龙 10g)治疗血管性痴呆临床疗效,结果与单用西药比较,益气养阴活血方联合西药对轻中度血管性痴呆患者的近期认知功能、日常生活能力及神经功能具有更好的改善作用。唐颖等应用自拟益肾复智方(制何首乌、益智仁、枸杞子、川芎、赤芍、胆南星、郁金、石菖蒲)治疗血管性痴呆患者结果提示,益肾复智方能显著增加脑血流量、改善脑部供血,对智能低下及日常生活能力下降起到很好的改善作用。常富业等将 73 例血管性痴呆患者随机分为中药组和西药组,中药组给以中药复方精制醒脑散(淫羊藿、何首乌、黄芪、川芎、桂枝),西药组给予盐酸多奈哌齐片,结果中药组总有效率达80.5%,与西药组疗效相当。魏细花运用中药敷脐、耳穴压豆及中药汤剂足部熏洗等方法治疗血管性痴呆取得了较好的疗效。石海燕等观察地黄的有效成分地黄寡糖对血管性痴呆模型大鼠学习记忆能力及海马乙酰胆碱神经递质(乙酰胆碱)的影响,发现其治疗作用主要与提高海马乙酰胆碱含量有关。二苯乙烯苷为何首乌的主要有效成分之一,马海涵等研究发现乙烯苷能显著提高血管性痴呆大鼠海马超氧化物歧化酶活性,降低丙二醛含量,促进自由基代谢,改善血管性痴呆大鼠的学习记忆能力。

九、典型病例

病例 1

赵某,男,72 岁。主诉及病史:思维迟钝,记忆力减退半年。3 年前在家中无明显诱因,突感头晕,左侧肢体麻木,继之活动不利。头颅 CT 示:右基底节区脑梗死。经治疗好转。近半年来,逐渐神情呆滞,记忆力锐减,常与家人争吵,思维迟钝,步履不稳,经常木呆枯坐,间或二便失禁。入院时症状及查体:神情呆滞,思维迟钝,言语謇涩,行动迟缓,记忆力差,左侧肢体乏力、麻木。血压 150/80mmHg,神志清楚,表情呆钝,记忆力差,双瞳孔等大等圆,对光反应灵敏,口唇左偏,左下肢肌力约为Ⅲ级,肌张力正常,左膝腱反射活跃,病理征未引出。舌淡黯,苔白腻,脉弦滑。西医诊断:①脑梗死;②血管性痴呆。中医诊断:痴呆,证属气虚血瘀,痰浊阻窍。治法:治以益气化瘀,涤痰开窍。处方:黄芪 25g,川芎 15g,赤芍 15g,地龙10g,桃仁 10g,红花 10g,川牛膝 10g,郁金 10g,石菖蒲 15g,远志 10g,丹参 30g,胆南星 10g,竹茹 10g,全蝎 10g,炙甘草 6g。采用以上基本方随证加减,连续服用 3月余,患者精神状态明显好转,逐渐有表情,主动与人交谈,二便能自控,记忆力和计算力均有恢复,出院后巩固治疗。

病例 2

王某,女,69 岁。主诉及病史:表情呆滞、智力减退伴右侧肢体无力 3 个月。高血压病史近 10 年,不规律口服降压药,高脂血症 6 年,3 个月前睡醒后感头晕,随后出现右侧肢体麻木无力,口眼㖞斜,急至医院,诊断为脑梗死。近 1 个月来患者表情呆滞,双目无神,健忘,智力减退,头昏沉,头重如裹,嗜卧懒动,口角流涎,喉间痰鸣,痰多而黏,胸闷恶心,呕吐痰涎。入院查体:血压 158/90mmHg,神志清楚,精神差,面容呆滞,体型偏胖,眼睑水肿,心肺听诊未见明显异常。反应迟钝,理解力、判断力、计算力、记忆力、定向力下降,右上肢肌力Ⅴ级,右下肢肌力Ⅳ级,肌张力稍高,双侧霍夫曼征阳性。舌体胖大,苔厚腻,脉濡滑。西医诊断:①血管性痴呆;②脑梗死;③高血压3级。中医诊断:痴呆,证属痰浊阻窍。治法:治以涤痰开窍,醒脑益智。处方:益智仁 15g,石菖蒲 15g,制南星 15g,远志 12g,枳实 12g,莱菔子 12g,郁金 12g,全瓜蒌 15g,浙贝母 12g,党参 20g,白术 10g,山药 20g,茯苓 15g,菟丝子 15g,沙苑子 15g,甘草 10g。14剂,每日1剂,分早晚水煎服。2诊:患者精神状况、头重、流涎等症状明显好转,仍感乏力、反应迟钝,理解力、记忆力稍好转,上方加黄芪 30g 继续服用。3诊:上方服用1个月后,患者神志精神状况明显好转,反应较前灵活,理解力、判断力、计算力、记忆力、定向力也明显好转,继续以上方加减治疗3个月,病情明显改善。

病例3

刘某,女,81岁。主诉及病史:行走困难1年,加重伴表情呆滞,不能识人半年。既往高血压病史10余年,平素控制不佳,近十年来反复脑梗死3次,近1年来,渐进性出现行走困难,呆傻愚笨明显加重,强哭强笑,时有彻夜不眠,狂躁妄动,不能识人,生活不能自理。入院查体:血压 140/86mmHg,表情呆傻,查体欠合作,双侧巴氏征阳性。右侧肢体肌力下降,纳食量少,大便干,5~6天1次。舌质淡,苔厚,脉沉缓。西医诊断:①血管性痴呆;②脑梗死。中医诊断:痴呆,证属心肝火旺,浊毒闭窍。治法:治以清心肝,降浊毒,开窍闭,荡涤腑实。处方:大黄 12g,黄连 15g,黄芩 15g,栀子 15g,党参 20g,菖蒲 15g,当归 12g,白芍 12g,柴胡 15g,半夏 15g,莲子心 15g,茯神 15g,神曲 12g,天花粉 12g,柏子仁 15g,甘草 10g。7剂,每日1付,分早晚水煎服。2诊:服用上方和西药常规治疗1周后,患者神志已经逐渐转清,仍肢体乏力、行走困难,睡眠差,加用山药 12g,菟丝子 12g,沙苑子 12g,益智仁 15g,益肾填精,继续服用2周。3诊:患者精神情志、睡眠明显改善,生活基本能够自理,反应仍较迟钝,继续服用上方巩固治疗。

病例4

杨某,男,68岁。主诉及病史:双下肢无力1年余,渐出现神情呆滞、反应迟钝1个月。患者于1年前出现双下肢无力,言语不清,头颅 MRI 示脑梗死。近1个月来自觉反应迟钝,记忆力明显下降,夜间头痛,痛如针刺,睑下青黑,耳鸣耳聋,心悸,失眠,面色晦暗,口唇青紫,手脚发麻。入院查体:血压 160/90mmHg,神志清,精神差,面色晦暗,肌肤失荣,睑下青黑,夜间烦躁,睡眠差,双下肢肌力Ⅳ级,肌张力正常。腱反射亢进,病理征未引出。舌质暗,有瘀点瘀斑,脉细涩。头颅 MRI 示:左侧额叶侧脑室旁多发腔隙性脑梗死,脑白质脱髓鞘。西医诊断:①血管性痴呆;②脑梗死;③高血压3级。中医诊断:痴呆,证属瘀血阻窍。治法:

治以活血化瘀、开窍醒脑。处方：党参20g，白术12g，茯苓12g，山药12g，益智仁12g，当归15g，地龙10g，红花12g，桃仁12g，赤芍12g，川芎12g，丹参15g，补骨脂12g，石菖蒲12g，郁金10g，葱白10g，水蛭10g，麝香6g，全蝎6g，蜈蚣2条，炙甘草10g。7剂，每日1剂，分早晚水煎服。2诊：患者头痛、肢体麻木较前好转，面色、唇色也有所改善，仍感反应迟钝、善忘，倦怠乏力，气短懒言。继续用上方加黄芪15g，熟地黄12g。3诊：1个月后患者症状明显改善，认知思维、记忆力较前好转，下肢肌力增加。为巩固治疗，减少活血药物的量，增加补气养血药物以扶正为主，继续治疗1个月。

参 考 文 献

[1] 曲艳吉,卓琳,王华丽,等.1980—2011年中国社区55岁及以上人群中血管性痴呆流行病学的Meta分析[J].中国卒中杂志,2013,8(7):533-537.

[2] 单永琳,刘国华.血管性痴呆的研究现状[J].医学综述,2017,23(8):1589-1594.

[3] 苏芮,韩振蕴,范吉平.基于"毒损脑络"理论的老年性痴呆中医病机探讨[J].南京中医药大学学报,2010,26(2):93-94.

[4] 王建新,金志敏,徐凯,等.血管性痴呆治疗的研究新进展[J].临床合理用药杂志,2014,7(13):192-193.

[5] 张玉红.血管性痴呆中医治疗进展[J].临床合理用药杂志,2010,3(2):126-128.

[6] 谢宁,史瑞,吴颂,等.血管性痴呆病因病机的研究概述[J].中华中医药学刊,2011,29(8):1712-1714.

[7] 王永炎,张伯礼.血管性痴呆现代中医临床与研究[M].北京:人民卫生出版社,2003.

[8] 周晓卿.血管性痴呆中医分型证治探析[J].中医民间疗法,2010,18(1):56-57.

[9] 周晓卿.血管性痴呆中医病机理论及证治规律探析[J].中医学报,2012,27(2):181-182.

[10] 张峰,贺林,朱晨,等.还少丹加减治疗血管性痴呆60例[J].光明中医,2011,26(8):1591-1592.

[11] 陈威,李雪华,李丽容,等.益气养阴法治疗血管性痴呆疗效观察[J].医学信息旬刊,2011,24(6):3299-3300.

[12] 常富业,袁英,孙莹,等.精制醒脑散治疗老年性痴呆的临床研究[J].中华中医药学刊,2013(6):1253-1255.

[13] 魏细花.中药敷脐、耳穴压籽及中药汤剂足部熏洗对血管性痴呆患者疗效及生活质量的影响[J].广东医学院学报,2014,32(4):531-532.

[14] 石海燕,李莹,史佳琳,等.地黄寡糖对血管性痴呆大鼠学习记忆能力及海马乙酰胆碱的影响[J].中药药理与临床,2008,24(2):27-29.

[15] 马海涵,邵阳,陈力学,等.二苯乙烯苷对血管性痴呆大鼠行为学及脑海马自由基代谢的影响[J].中国老年学,2011,31(3):438-440.

第六节 海绵窦血栓形成

一、概述

海绵窦血栓形成(CST),也称为海绵窦血栓性静脉炎或海绵窦血栓栓塞,是脑血管疾病的一种特殊临床类型,包括无菌性和脓毒性两类,以炎性病变多见。早在1821年由Duncan首先描述,是海绵窦及其周围静脉的化脓性感染,它是中枢神经系统罕见的感染性疾病。本病多继发于颜面部的炎性病灶或外伤,在一定条件下,血液回流与海绵窦交通,在窦腔内形成血栓,导致静脉回流障碍,引起眼球突出、球结膜及眼睑水肿的眼部特殊表现,同时影响动眼、滑车、展神经及三叉神经第Ⅰ、Ⅱ支的感觉异常,有炎性感染者尚有败血症、脑膜炎等并发,病情凶险,可危及生命。在抗生素应用之前病死率可高达90%～100%,目前因诊断延误等仍有10%～30%患者死亡。因此,早期诊断及强化治疗非常重要。

海绵窦血栓形成在中医中无专用的病名,但根据其眼、脑的局部症状,在中医古籍中的"胞肿如桃""珠突出眶""鹘眼凝睛"及"头痛""昏迷"等病症中有类似的记载,但本病较为少见,故尚难断定是指海绵窦血栓形成。对本病的病因病机的认识,在《证治准绳》中有"目珠不正,人虽要转而目不能转,乃风热攻脑,经络被其牵缩收紧,吊偏珠子,是以不能运转"的记载,已提及脑病影响眼珠的转动,显系动眼、外展神经之病变。在《审视瑶函》中有"泻脑汤"之方名,以治鹘眼凝睛,也是从脑病论治,由此也解释当时已认识到脑病与眼症的内在关系。

二、病因病机

(一)病因

本病常继发于颜面部的疖肿、痈毒乃风热毒邪蕴结所致。《内经》中即有"热胜则肉腐,肉腐则为脓"之说。但此痈毒大多发于皮肉之间,由于颜面部经脉丰富,其痈毒内陷走散,入营涉血,内窜脑窍,病涉海绵窦部,由此经脉、血窦壅遏不通。气血凝滞,诚如《灵枢·痈疽篇》曰:"营卫稽留于经脉之中,则血泣而不行。"遂成此证。风热攻脑则筋络被其缩紧急,而致目珠不正,或成鹘眼之症。《秘传眼科龙木论》明确指出:"此疾皆由五脏热壅冲上,脑中风热入眼所致""病由颜面入脑,又由脑及眼,其病机阐明。且血润不行,津液渗于上,脑中风热入眼所致""病由颜面入脑,又由脑及眼,其病机阐明。且血泣不行,津液渗于脉外,则发为水肿,而致眼睑肿胀,上睑下垂,眼球突出。"《济生方·水肿》中也已指出此乃"血热生疮,变生肿满"之病机,《证治准绳》也指出"目珠不正"乃"血分有滞"之病理。眼珠突出、固定偏视之角,《圣济总录》有"眼带牵泄,睛瞳向下"之说,此"眼带"实是寓有动眼、展神经之含义,亦揭示是在脑神经受损之病机,但惜各家尚未形成对本病的总体认识,故论治也散见于各有关章节中。

(二)病机

本病是以热毒、肿胀、珠突睛凝为主要症状。头为诸阳之会,血脉丰盈,病初常系风热邪毒侵于面颊,热毒炽盛,正不胜邪,邪毒走窜,内走脑窍,则高热、神昏、抽搐、呕恶俱作。脑中风热,筋脉壅滞不通,气血凝涩,遂致变生肿胀,盖荣卫稽留于经脉之中,则血泣而不行,其津液外渗发为水肿,故见眼睑及额头皮浮肿,上眼睑水肿而致下垂,不能开启,诚如《诸病源候论》曰:"风邪毒气客于睑肤之间,结聚成肿,肿中睑合,不开。"风热中脑,壅阻不通,诸络涩滞,眼珠受累。而致"目欲暴出",症见珠突,盖目系之于脑,诚如王清任在《医林改错》中指出"两目系入,长于脑。"此线系指涉及眼珠的脑神经,一旦"风充入脑,眼带吊起"(《银海精微》),脑神经及眼肌病损,则"睛瞳向下"(《圣济总录》)或"其珠斜翻侧转"(《证治准绳》),《秘传眼科龙木论》:"此皆脑中风热入眼所致",故珠突眼凝于内,睑肿额浮于外,风热邪毒充斥于身,合而组成海绵窦血栓形成之综合病症。

三、临床表现

海绵窦化脓性血栓形成通常起病急骤,伴有高热、眼眶部疼痛及眶部压痛,常伴剧烈头痛、恶心和呕吐,并可出现意识障碍。眼静脉回流受阻使球结膜水肿、患侧眼球突出、眼睑不能闭合和眼周软组织红肿。动眼神经常与滑车、外展及三叉神经第Ⅰ支,有时为三叉神经第Ⅱ支同时受累;出现眼睑下垂、眼球运动受限、眼球固定和复视等,有时因眼球突出可使眼睑下垂不明显。患者可并发脑膜炎、脑脓肿。若颈内动脉海绵窦段出现炎性改变和血栓形成,可有颈动脉触痛,出现对侧中枢性偏瘫及偏身感觉障碍。如波及垂体可引起脓肿、坏死,导致水及电解质代谢紊乱。脑脊液(CSF)检查可见白细胞增高;如因化脓性栓子导致血栓形成进展速度较快,使脑深部静脉或小脑静脉受累,则患者可出现昏迷。

1. 静脉阻塞

海绵窦血栓形成后,静脉回流受阻,血泣于内,津溢于外,可引起球结膜及眼球邻近充血,上眼睑水肿,致使眼睑下垂,不能启开,甚至额部头皮水肿,眼球因肿满而出,且数日之内,由一侧扩展到对侧,表现为双病症,但对侧病变相对较轻,眼底视盘水肿,可有视力减退。

2. 神经麻痹

动眼神经、滑车神经、展神经、三叉神经因海绵窦血栓受到损害,导致神经麻痹,致使病侧的眼球向各方向活动均受限,尤以展神经功能障碍为主,眼球常向下内方固定。中医学称之为"坠睛",瞳孔可散大,对光反应消失。

3. 感染症状

由炎症形成的,除了有原发于颜面的感染病灶症状外,尚可见发热、恶寒等全身性败血症表现,若合并脑膜炎则有头痛、恶心、呕吐及脑膜刺激征。

四、辅助检查

(一)一般检查

血常规、血小板聚集率、凝血功能、血生化(血糖、血脂、肝功能、肾功能)等;心电图,X线胸片。这些检查有助于明确患者的基本病情,部分检查结果还有助于病因的判断。

(二)脑脊液检查

初压可正常或稍高,外观呈清亮或微黄色,有感染性因素存在白细胞升高,涂片或培养可明确致病菌。

(三)影像学检查

1. 头部电子计算机断层扫描(CT)

平扫CT诊断价值有限,即使进行增强CT扫描,诊断海绵窦血栓也较困难。有提示意义的表现为海绵窦肿胀、不规则充盈缺损和眼静脉扩张。

2. 头部磁共振(MRI)

能直接显示脑静脉血栓且能反映其血栓的自然演变过程,是诊断脑静脉血栓的有效检查方法,也是诊断脑静脉窦血栓的首选方法且在其随诊中具有无可替代的作用,但有时即使MRI和MRV(磁共振静脉造影)相结合对海绵窦血栓的诊断仍相当困难。海绵窦血栓的早期阶段T1WI为等(高)信号、T2WI为低(等)信号;数日后,可呈现为中心等信号、周围高信号的"靶心"征;第2个月T1WI等信号、T2WI高信号。对比增强T1WI可见海绵窦内充盈缺损。MRI还可显示脑实质的静脉梗阻征象,如脑肿胀(占位效应和脑沟变浅)伴T2WI异常信号、脑室扩大、脑实质内血肿伴周围水肿等。

3. 低场强磁共振脑静脉窦血管成像

直接征象为发育正常的海绵窦内高信号缺失或边缘模糊且不规则的低血流信号,间接征象为梗阻处静脉侧支形成和其他途径引流静脉异常扩张。

4. 头部电子计算机断层扫描静脉造影

窦壁强化的充盈缺损、异常静脉侧支引流和小脑幕强化等。

5. 头部数字减影血管造影的静脉期

静脉窦内充盈缺损、造影剂排空延迟和静脉侧支通路。

6. 核素显像

可见梗阻静脉窦的近端核素浓集、排空延迟和静脉侧支等。

7. 经颅多普勒

能了解静脉侧支通路能力和血管再通情况,对评估预后和制订治疗措施很重要。

五、诊断与鉴别诊断

(一)诊断要点

化脓性或脓毒性 CST 是一种威胁生命的疾病,需立即确诊和评估,但其早期临床表现常无特异性,且头部轴向常规厚层 CT 扫描(层厚 10mm)敏感性较低。因此,医师对本病有较高的警惕性对临床诊断至关重要。首先,应根据患者典型的临床症状和体征确定为海绵窦病变:患者常表现三叉神经第Ⅰ支分布区麻木,伴复视或眶周痛。如还出现眼球突出、球结膜水肿、头痛和发热,则可确诊为海绵窦综合征。其次,结合患者中耳炎、乳突炎和鼻窦炎等化脓性感染、其他硬脑膜窦感染扩散或全身性感染病史,头痛、呕吐、眼肌麻痹、复视及意识障碍等临床症状,以及 MRI 或 CECT 神经影像学表现可诊断海绵窦血栓形成。

CST 眼肌麻痹的特点为动眼神经麻痹可表现为痛性或无痛性,多为部分性功能障碍,瞳孔可受累或不受累,可发生瞳孔扩大、光反应消失,伴或不伴滑车神经、三叉神经第Ⅰ支、展神经麻痹,也可发生 Horner 征。视神经较少受累,视力正常或有中度下降,眼底偶见视盘水肿,周围可有出血。

外直肌麻痹须注意与其他可能的病因相鉴别。老年患者展神经病变常为特发性或由血管性疾病或糖尿病所致,但应检测红细胞沉降率以排除罕见的巨细胞动脉炎。颅底放射学检查可排除鼻咽癌或其他肿瘤。无痛性展神经麻痹患者,如上述检查正常,无其他全身性和神经系统症状,颅内压不增高,则可行非手术治疗随访。试用泼尼松(每日 60mg,口服,连续 5 日),如使痛性展神经麻痹症状显著减轻,则支持眶上裂(眶上裂综合征)或海绵窦特发性炎症(Tolosa-Hunt 综合征)的诊断;如经类固醇治疗仍持续疼痛,应行 MRI 或 CECT 检查海绵窦,必要时需做数字减影血管造影(DSA)检查。

(二)鉴别诊断

本病应注意与动静脉瘘、肿瘤、海绵窦感染、糖尿病性眼肌麻痹、痛性眼肌麻痹和恶性突眼等鉴别。

1. 颈内动脉海绵窦瘘

颈内动脉海绵窦瘘(CCF)是颈内动脉海绵窦部与静脉性海绵窦之间的直接交通,是最常见的外伤性动静脉瘘,可发生于闭合性头外伤或颅底骨折后。临床表现为搏动性突眼、眼肌麻痹和结膜充血,可闻及眶部血管杂音,指压颈动脉突眼可减轻。头部 MRI 检查常可确诊,颈动脉血管造影是可选择的检查。颈内动脉虹吸部动脉瘤可引起动眼神经麻痹,破裂后可导致颈动脉海绵窦瘘。

2. 肿瘤

肿瘤如海绵窦脑膜瘤、神经鞘瘤(最常见为三叉神经鞘瘤)和垂体腺瘤(通常为无痛性非侵袭性病变,缓慢扩展并侵蚀骨性蝶鞍可扩展入海绵窦)。此外,还包括眶部肿瘤、蝶骨区其他肿瘤和转移瘤。如脊索瘤通常为良性,生长缓慢,但也有侵袭性类型,易侵蚀颅底和海绵窦,常见动眼神经麻痹,其次是展神经、面神经、听神经麻痹;MRI 检查 T2WI 常见肿瘤为高信号,可轻微强化,常伴有钙化。如疼痛严重可能提示为动脉瘤扩张,如进行性动眼神经麻痹,尤其引起瞳孔扩大,可能为后交通动脉瘤扩张的体征,或可反映颅内压增高和脑疝早期。

3. 海绵窦感染和炎症

海绵窦感染和炎症骨髓炎可为免疫受损状态、糖尿病、乳突炎及鼻旁窦感染的致命性并发症。糖尿病及其他免疫系统缺陷患者可表现累及海绵窦和矢状窦区的无痛性感染。糖尿病患者出现非特异性复视和头痛应想到真菌或其他类型感染。免疫受损患者常合并真菌感染(如白色念珠菌、新型隐球菌属等),并常引起海绵窦血栓形成。球后蜂窝织炎或脓肿向后扩散也可累及海绵窦,这些患者通常有感染体征和眼球运动时剧烈疼痛,且有累及视神经的高度风险。

4. 糖尿病性眼肌麻痹

糖尿病性眼肌麻痹常见孤立的动眼神经、滑车神经或展神经麻痹,CT 或 MRI 检查常无异常。动眼神经病变的特征是瞳孔回避,伴或不伴疼痛。瞳孔未受累常因神经的中央部梗死而位于周围的瞳孔收缩纤维未受累所致。

5. 痛性眼肌麻痹

痛性眼肌麻痹可出现于 CST 时,但须与 Tolosa-Hunt 综合征、原发性或转移性肿瘤、颈动脉-海绵窦瘘和动脉瘤等海绵窦其他病变鉴别。Tolosa-Hunt 综合征是影响海绵窦的特发性肉芽肿性炎症,主要表现为眼肌麻痹、复视伴眼球后疼痛。CST 还须与眶部病变如眶部假瘤、鼻窦炎、肿瘤(原发性或转移性)、感染(细菌或真菌)鉴别。与海绵窦病变不同,累及动眼神经的眼眶病变常伴视神经受累和突眼。眼眶病变与海绵窦病变临床上有时难以区分,除非借助于 MRI 或 CECT 检查。检查时应注意突眼的眼球望诊和触诊(有助于确定眼眶或海绵窦前部病变)、眼球杂音听诊(可确定颈动脉-海绵窦瘘)及评价糖尿病等。Tolosa-Hunt 综合征对皮质类固醇,如泼尼松每日 60～100mg,口服,反应颇佳。

6. 复视

复视的鉴别:CST 可出现复视,常见动眼神经、滑车神经、展神经及三叉神经第Ⅰ支,有时第Ⅱ支同时受累。

六、治疗

由于 CST 是致命性疾病,早期确诊和及时治疗非常重要。

(一)中医治疗

1. 辨证用药

本病由炎性感染所致者居多,故临床以风热毒蕴证多见,但非炎性者无风热毒盛之表现,则以脾虚湿聚之证为主,后期则为瘀血内阻之证。

(1)风热毒蕴证

临床表现:发热恶寒,眼胀头痛,口渴烦躁,眼睑肿胀,上睑下坠,白睛红赤,眼球外突,眼珠凝定,伴有呕恶,大便秘结,小便短赤,甚则神昏谵语,或抽搐动风,舌苔黄糙,舌质干红,脉象洪数。

治疗法则:清热解毒,凉血通络。

方药运用:泻脑汤(《审视瑶函》)合犀角地黄汤(《备急千金要方》)加减。(犀角、生地黄、牡丹皮、赤芍、黄芩、焦栀子、野菊花、紫花地丁、熟大黄、玄参、茺蔚子、茯苓、车前子、川芎、白芷)。若头痛烦躁者,加羚羊角粉冲服及钩藤、石决明平肝降逆;若兼见呕吐者,加陈皮、代赭石以降逆止呕;兼神志迷糊者,加石菖蒲、郁金及安宫牛黄丸开窍醒脑;若热毒炽盛者,加服犀黄丸增加其清热解毒之效;兼见抽搐者,加磁石、龙齿以安神定痉;兼口渴欲饮者,加竹叶、石膏、姜半夏清热解渴。兼高热伤阴者,加石斛、麦冬滋阴清热。若犀角短缺,可用大量水牛角代替。

(2)脾虚湿聚证

临床表现:额头水肿,眼睑水肿,两睑半合,难以开启,目珠外突,瞳神反背,或见坠睛,伴有头胀目眩,食少纳呆,泛吐涎液,大便溏稀,舌苔白腻,脉濡滑。

治疗法则:健脾渗湿,疏风通络。

方药运用:六君子汤合正容汤(《审视瑶函》)加减(党参、黄芪、白术、茯苓、陈皮、姜半夏、羌活、防风、白附子、木瓜、伸筋草、络石藤、川芎、赤芍、丹参)。若见白睛赤缕者,加桃仁、生地黄、牡丹皮凉血活血;若睛凝珠突者,加鳖甲、肉桂通阳活血软坚;若纳少食滞者,加鸡内金、焦山楂、焦神曲化食导滞;若泛吐痰涎者,加旋覆花、代赭石降逆止涎;若视物昏渺者,加薏苡仁、大豆卷渗湿明目;舌苔厚腻者,加木香、砂仁燥湿健脾。

(3)瘀血内阻证

临床表现:额胀睑肿,头涨作痛,白睛赤缕,视物模糊,瞳仁散大,或兼呕恶,舌苔薄白,舌质紫暗,脉沉细涩。

治疗法则:活血通络化瘀。

方药运用:通窍活血汤合破血红花散(《银海精微》)加减(桃仁、红花、赤芍、川芎、苏木、连翘、黄芩、枳壳、白芷、黄芪、升麻)。若睑肿明显者,加茯苓、泽泻、车前子淡渗利湿;兼有邪热残存者,加野菊花、牡丹皮清热明目;兼脾肾阳虚者,加党参、附子、肉桂温阳助运;血栓失运明显者,加路路通、大木贼草活血通络。

2. 其他疗法

(1)针灸疗法

取百会、上星、天柱、大椎、曲池、合谷、足三里、绝骨、太冲、涌泉、三阴交穴。手法:初期风热毒蕴证用泻法,中期用先泻后补法,后期用补法。

(2)外敷法:取金黄散,用清茶、米醋或麻油调敷眼睑、额面部。敷药时,先用蘸有香油或蜂蜜纱布盖好眼球,以免药渣磨损突出的睛珠。

(3)单验方:蝉蜕(去头、足)3g,朱砂0.3g,薄荷叶2.4g。共研细末,分次用开水送服。

(二)西医治疗

无菌性海绵窦血栓形成的治疗在于消除病因、改善循环及应用抗凝药。脓毒性海绵窦血栓性静脉炎的治疗包括以下几个方面。

1. 抗生素

抗生素是最主要的治疗方法,有关用药原则可归纳如下。

(1)早期用药:由于本病是一种严重的继发性颅内感染,病情发展迅速,一旦血管腔内形成血块,抗生素就不易通过,以致影响疗效,因此必须尽早用药。

(2)合理选药:引起本病的病原菌种类多,其中以金黄色葡萄球菌最为常见,当临床已确诊,但尚未查明病原菌时,可给予广谱抗生素或多种抗生素,以便有效地对抗革兰阳性菌,革兰阴性菌和厌氧菌;一般选用青霉素和抗葡萄球菌青霉素两种药物。Yarington主张在开始治疗的药物中应有氯霉素,尤其是厌氧菌感染时更要使用。他认为该药虽有毒性,但它可减少本病的并发症,因此值得应用。若原发灶及血培养的病原菌已查清,则可按敏感试验选用相应的抗生素。

(3)剂量要大:这样才能迅速、有效地控制感染。

(4)疗程要长:治疗时间一般需2～3个月之久,或在局部和全身症状、体征消失后再继续用药2～4周,以求根除残余感染;因海绵窦是一个间隔很多的多房性静脉窦,窦内血流纡曲,容易存留残余感染,如用药时间短,则易复发及并发脑膜炎和脑脓肿。

2. 类固醇

常与抗生素合用,有助于消除结膜水肿、眼球突出及眼球运动障碍,降低肾上腺功能不足和虚脱的发生率;对于病情严重、大量抗生素治疗无效,或并发急性垂体功能减退的患者,使用类固醇更为重要。

3. 抗凝疗法

目前仍有争论,一派主张应用,其理由为:血栓既是细菌的良好培养基和产生栓子的根源,又是抗生素杀菌的障碍物;抗凝疗法可阻止血栓进一步发展,预防脓毒性栓子的扩散及产生粟粒性脓肿,促进血栓的溶解和血管再通,有利抗生素发挥效应。曾用于治疗本病的抗凝药物有:肝素、香豆素、链激酶、牛纤维蛋白溶解素、右旋糖酐和阿司匹林。另一派持反对意见认为,血栓本身具有防止感染扩散的保护作用,抗凝治疗除可引起出血危险外,还可使感染扩散。总的来说,目前多数作者支持应用此疗法,只要患者血压正常,没有出血性疾病及出血情况,脑脊液无红细胞时,可慎重应用。

4. 其他疗法

包括低温疗法、支持疗法、对原发灶和并发症的处理，以及保护眼球、防止角膜溃疡。低温疗法作用在于控制发热、减轻脑水肿，减慢细菌繁殖速度和减少脓毒性休克的并发症。支持疗法目的在于维持水、电解质平衡，保证营养，必要时多次输血以增强机体抵抗力。对于有显著颅内压增高的患者，可适当给予甘露醇降颅压。

脓毒性海绵窦血栓形成虽有上述多种疗法，但死亡率仍高达 13.6%，因此必须重视预防措施：保持颜面及鼻部的清洁，减少原发感染灶的发生；进行面部及五官手术，应给予抗生素；当面部出现疖、痈等皮肤感染时，切忌挤压，亦不应轻易做切开引流，宜采取非手术疗法，早期使用抗生素；如脓肿已形成，须做切开排脓时，操作要轻巧，只做简单引流，皮下坏死组织不必切除，以免感染扩散至海绵窦。

七、预防

（1）积极妥善地处理头面部的炎性感染，具有积极的预防意义，尤应注意面部危险三角区的感染，不能挤压，防止感染内渗。

（2）经常保持面部的清洁卫生，挖鼻孔、挟鼻毛，并避免颜面部的外伤或挫伤。

（3）凡血黏稠较高，具有血凝内在因素的人，经常服用活血化瘀的药物，如丹参片等，也具有预防作用。

八、中医防治进展

中医治疗本病多以中西医结合治疗，尚未形成中医治疗规范，有待在实践中不断总结经验。

第3章

中枢神经系统感染性疾病

中枢神经系统感染性疾病是由于各种病原生物体侵犯脑、脊髓实质、被膜或血管等引起的急、慢性炎症性疾病。多在夏秋季节高发,热带和亚热带地区可终年发病,儿童发病较为多见,成人也可罹患。多为急性起病,感染后主要症状表现有全身中毒症状,如发热、食欲缺乏、畏光、全身乏力、肌痛及腹泻,以及脑膜刺激征如头痛、呕吐、轻度颈强和 Kernig 征等。

该类疾病以病毒感染、细菌感染、真菌感染较为多见,患者的临床表现比较多样化,往往缺乏特异性,临床上主要根据患者的病史、临床表现、辅助检查进行诊断。该类患者中病毒性脑炎患者所占比例较大,隐球菌性脑膜炎与结核脑膜炎具有相似的临床表现,不过两者也可通过多种方式进行鉴别。在诊断与鉴别诊断过程中辅助检查工具的应用也是至关重要的,如脑电图可明确病情严重程度,对预后进行判断,尽早发现病灶;影像学检查的应用可为感染性疾病的诊断提供依据,及时明确脑脓肿部位,并观察到梗阻性脑积水。对于该类疾病一旦确诊后,应及时给予治疗,治疗及时往往可以取得较好的预后,降低死亡率,提高治疗有效率。目前多采用中西医结合治疗手段,大部分病例的病情得到更好的改善,治疗有效率较高。

第一节　病毒性脑炎

一、概述

病毒性脑炎(virus encephalitis)是一种由多种病毒感染中枢神经系统脑膜脑组织,所引起的以发热、头痛、呕吐、惊厥、颈项强直、嗜睡等一系列临床表现的急性颅内感染性疾病。常见的病毒包括单纯疱疹病毒、巨细胞病毒、带状疱疹病毒等,以单纯疱疹病毒感染最为多见。由于病变部位及受累程度不同,该病临床表现多种多样,轻重不一,预后悬殊,严重者可发生昏迷、惊厥持续状态和神经系统局灶体征。流行病学显示,病毒性脑炎呈世界性分布,全世界每年有 15 万～30 万病毒性脑炎患者。且大多数患者症状重、死亡率高，部分甚至会留有后遗症，给人类健康造成了极大威胁。病毒性脑炎属于中医学"温病""神昏""痫证""痉证""中风""惊风"等范畴。

二、病因病机

(一)病因

1. 气运失常，外邪侵袭

中医学理论认为："叙气运，原温病之始也。每岁之温，有早暮微盛不等，司天在泉，主气客气，相加临而然也。"病毒性脑炎主要为外感温热之邪所致，由于素体阴虚，气运失常，卫外不固，邪袭肌表，邪热内陷，闭阻清窍而变生诸症。

2. 阴阳失调，戾气始生

《六元正纪》云："阴阳及时气，皆理数之常者也，更有非其时而有其气，如又可所云戾气，间亦有之，乃其变也。"机体阴阳失调，正虚邪侵，疫戾之邪侵入机体，蒙蔽脑窍，扰乱神明，而发为该病。

3. 正虚邪盛，机体乃病

《灵枢·百病始生》曰："虚邪之风，与其身形，两虚相得，乃客其形……其中于虚邪也，因于天时，与其身形，参以虚实，大病乃成。"正虚邪盛，机体乃病。病毒性脑炎多肺卫不足，肾精亏虚，肝气郁结，脾胃不健，卫外不固，脑海空虚，外来邪毒乘虚入侵致病。

(二)病机

1. 湿热蕴蒸，瘀阻心脑，缠绵难愈

本病多发生于春夏之交，为感受外邪或湿热之邪由表入里所致。若湿热蕴蒸，上冲于脑，可见头痛欲裂，并兼不同程度发热；热盛动风，则见抽搐；热邪灼津为痰，痰浊蒙蔽心窍，则见神昏、谵语；痰湿阻滞经络则见瘫痪。后期则多耗津伤气，津不柔筋则行走不利，清窍失养则痴呆、失语、木僵等。

2. 风火相煽，痰热搏结，神明受损

病毒性脑炎多由外感邪毒后，火、热等外邪诱发体内之风与痰风火相搏，痰热内生，郁闭脑窍，神明受损，从而出现发热、神昏谵语、痴呆等症状。风动痰涌，痰瘀互结，留扰神明，阻塞清窍脉络是本病的病理基础。痰瘀互阻导致疾病迁延难愈。

3. 正气不足，精气易虚，虚实夹杂

本病多由人体正气不足，温毒之邪乘虚而入所致，初起邪留气分或卫分，后迅速化火、动风、生痰，内闭心包，故而出现神昏谵语等一系列症状。病邪易盛，人之精气易衰，又加之温热病毒之邪易耗伤心营、损伤真气，故极易导致心阳衰竭之脱证；或虚实夹杂、内闭外脱，构成急剧危重之证候。

总之，病毒性脑炎的病因病机复杂多变，多为机体阴阳失调，正虚邪侵，邪热炽

盛,郁久化热,炼液成痰,痰热壅盛,甚则上扰清窍,闭阻脑神所致,风、火、痰、瘀胶结阻于清窍是本病的主要病机。

三、临床表现

病毒性脑炎多病情较重,且症状复杂,具有高病死率、高致残率的特点,由于致病病毒种类及损害部位的不同,其临床表现各异。

(1)感染症状:表现为急性或亚急性起病,出现发热、头痛、腹泻、全身不适等。

(2)局灶性或弥漫性脑功能缺失症状:可表现为意识障碍(嗜睡、谵妄、昏迷等)、精神行为异常、偏瘫、失语、抽搐、强握、共济失调、眼球震颤、颅神经麻痹、病理反射、腱反射不对称和自主神经功能紊乱等。

(3)颅内高压症和脑膜刺激征:可表现为头痛、恶心呕吐、项强等。

(4)中枢神经系统以外的原发部位的体征:部分患者尚可出现麻疹、水痘和腮腺炎等中枢神经系统以外的原发部位的体征。

四、辅助检查

及早地诊断与治疗对于病毒性脑炎的防治及预后极为关键,目前临床上常用的辅助检查有脑脊液(CSF)相关检测、脑电图(ECG)、影像学检查、生化学检测等。

(一)血清学检查

(1)血常规:血常规检查对于病毒性脑炎的诊断敏感性较低,白细胞计数可正常或减少,中性粒细胞比值可降低,淋巴细胞比例可升高。

(2)血生化检查:常出现低钾、低钠及低钙现象,且与病毒性脑炎患者的病情严重程度具有一定相关性。

(二)脑脊液检查

(1)脑脊液病毒培养:CSF病毒培养分离阳性是病毒性脑炎病原学诊断的金标准。但其耗时长,成本和技术要求高,阳性率很低,导致其推广程度受限。

(2)脑脊液常规生化:脑脊液中白细胞数量可升高,蛋白定量轻度或中度升高。疾病早期多形核细胞可明显升高,随着病情的发展,被单核细胞所取代。

(3)聚合酶链反应技术:PCR技术对于早期快速诊断病毒性脑炎具有重要的意义,该方法诊断特异性高、敏感性强的特点,能够直接准确检测脑脊液中病毒的DNA、RNA,尤其是单纯疱疹病毒性脑炎,脑脊液PCR检测的特异性＞99％,敏感性＞95％。

(三)脑电图检查

病毒性脑炎患者的脑电图通常可表现出弥漫性、异样慢活动背景,也可出现一侧性慢波活动或局灶性慢活动。该检测方法无创、简便,可较早地反映脑组织的损伤程度,对于病毒性脑炎的诊断以及疗效判定具有重要意义。

(四)影像学检查

病毒性脑炎的影像学表现以脑炎性改变及变态反应性改变为主,CT 对其敏感性较差,而 MRI 具有更好的优势,可以较早地发现颅内的炎性病变。其表现为片状或团片状以双侧、多发为主的异常信号影,T1WI 呈稍低或等信号,T2WI 呈稍高或高信号,FLAIR 序列为高信号,占位效应一般不明显,病变可累及额、顶、颞、基底节、枕、小脑、丘脑及脑干等部位,以双侧颞、顶、额叶最为常见。

五、诊断与鉴别诊断

(一)诊断要点

(1)急性、亚急性起病,有精神改变、意识障碍及神经系统定位体征等脑实质损害的临床表现,伴发热等全身病毒感染症状。

(2)脑电图有不同程度的异常,呈弥漫性高幅慢波改变。

(3)头颅 CT 及 MRI 显示异常或炎性水肿。

(4)脑脊液检查压力正常或升高,白细胞及蛋白质正常或轻度增高,糖和氯化物正常,病毒学检查阳性,涂片或培养无细菌生长。

(5)排除其他感染、感染后及非感染大脑疾病,如化脓性脑膜炎、结核性脑膜炎、脑脊髓炎、感染后脑炎等。

(二)鉴别诊断

1. 结核性脑膜炎

本病发病较缓慢,起病初表现为情绪淡漠、精神萎靡、食欲缺乏,数天后出现发热、头痛及脑膜刺激征,甚至昏迷。实验室检查可见血沉增快,脑脊液中糖及氯化物降低,细胞数增加,以单核细胞为主。抗酸染色和聚合酶链反应等方法可以检测到结核杆菌。47%~72%患者肺部可发现结核病灶,结核菌纯蛋白衍化物(PPD)试验阳性者有助于诊断。

2. 化脓性脑膜炎

化脓性脑膜炎发病较缓慢,患者常于呼吸道感染 1~2 周出现发热、头痛、喷射性呕吐及脑膜刺激征等临床表现。脑脊液检查多浑浊,细胞数显著增加,以多核细胞为主,糖和氯化物降低。多数患者细菌学检查可检测到细菌,乳酸脱氢酶(LDH)及同工酶测定可表现为 LDH 正常,LDH4、LDH5 明显升高时有助于该病的诊断。

六、治疗

病毒性脑炎发病急,病情进展迅速,若急性期不能及时有效控制,将对神经系统造成不可逆性损害,且引发多种并发症对其预后造成严重影响。目前西医对该病仍缺乏特效治疗方法,抗病毒、糖皮质激素、抗生素及对症综合支持治疗等是目前的主要治疗措施。中医学对于该病的病因、病机、治法、方药很早就有了较为深刻的认识,大多数医家将该病归属于"温病"的范畴,或者根据其临床症状特点归属为"头痛""癫证""痫证"等。目前对于该病的治疗多采用中西医结合的治疗思路方法,在明确诊断的前提下,辨病与辨证相结合,中西医优势互补。在病毒性脑炎的急性期,病情相对凶险,进展迅速,积极应用西药对症处理,有利于保护患者重要生命器官,纠正水、电解质紊乱,平稳度过危险期,同时配合中药辨证施治综合调理,有效改善患者的临床症状。一般根据病机特点,急性期以豁痰息风、清热开窍等治法。病情稳定后,可根据病情的发展规律及临床表现,酌情采用涤痰清热、活血通络、柔肝息风、滋肾补益等治法,对于改善患者的预后有积极作用。

(一)中医治疗

1. 辨证用药

病毒性脑炎多由感受温热邪毒或湿浊之邪,里热炽盛,耗损阴液,津灼为痰,肝风内动,造成风、火、痰等证,多循卫气营血传变规律,急性期以热、痰、风为主,日久累及气血津液,造成气虚、阴虚等证。《温热经纬・温热》曰:"在卫汗之可也,到气才可清气,入营犹可透热转气……入血就恐耗血动血,直须凉血散血。"因此,病毒性脑炎的治疗应辨明病位进行施治。若病在气分,卫分余邪未清,治宜清凉透表、清热化湿;热邪炽盛,伤及营阴,气分之邪未罢,气营两燔,治宜清热凉血、益气养阴生津为主。因温属阳邪,最易伤津耗气,因此该病后期易出现气、阴两虚的症状,治宜益气生津或兼清里热。

(1)卫气同病证

临床表现:突然发热,微恶风寒或但热而不恶寒,头痛项强,嗜睡,自汗出,面色红赤,唇红略干,口渴喜饮,恶心呕吐,四肢躁动,大便燥结,小便短赤,舌苔白黄或黄厚而干,脉浮数或洪数。

治疗法则:清气透热,芳化透邪。

方药运用:银翘散(连翘、金银花、桔梗、薄荷、竹叶、生甘草、荆芥穗、淡豆豉)。若热重者,加栀子、鱼腥草,以清泻肺热,凉血解毒;头痛项强或抽搐者,加钩藤、地龙、全蝎以息风止痉,通络止痛;兼湿邪者,加藿香、佩兰、茯苓、木通以芳香化湿,和胃止呕;便秘者,加生大黄以攻积导滞。

(2)气营两燔证

临床表现:壮热多汗,头痛剧烈,谵语惊厥,躁扰不宁,频频呕吐,神志昏沉,颈项口噤,唇焦口干,四肢抽搐,目上视或直视,便干尿赤,舌红绛,苔黄而干或无苔而光,脉细数或弦数。

治疗法则:清气凉营,养阴化瘀。

方药运用:清瘟败毒饮(生石膏、水牛角、生地黄、栀子、黄芩、连翘、知母、牡丹皮、黄连、赤芍、玄参、竹叶、桔梗、甘草)。高热不退者,重用石膏及大青叶以清热泻火凉血;头痛甚或抽搐者,加全蝎、蜈蚣、白芷、蜂房祛风镇痉止痛;兼血瘀者,加丹参、三七以活血化瘀；口臭便秘者，加大承气汤以通腑泄热；兼湿者，加茵陈、滑石以导热利湿；目眩者，加菊花以明目。

（3）营血两燔证

临床表现：烦热不退，入夜尤甚，昏迷，面色紫暗，颈项强直，四肢抽搐，角弓反张，两目上视，牙关紧闭，四末厥冷，皮肤发斑，二便失禁，唇舌紫暗，舌绛红或紫绛，脉弦数。

治疗法则：醒神开窍，清营凉血，镇肝息风。

方药运用：羚角钩藤汤（羚羊角、钩藤、霜桑叶、川贝母、鲜竹茹、生地黄、菊花、白芍、茯神木、生甘草）。若昏迷者，立即取人参20g，急煎，取参汁送服安宫牛黄丸；热象明显者，加黄芩、栀子以清热泻火，解毒凉血；心烦易怒者，加白芍、牡丹皮以清肝泻火；瘀血重者，加桃仁、红花以活血祛瘀；头晕眼花者，加夏枯草、菊花以平肝息风明目。

（4）阴伤气耗证

临床表现：热退神疲，多汗乏力，神志尚清，反应迟缓，运动受限，甚或失聪、失语、瘫痪，或低热持续不退，烦躁，舌质红，苔薄黄，脉细数。

治疗法则：益气养阴，兼清里热。

方药运用：复脉汤（炙甘草、桂枝、人参、生地黄、阿胶、生姜、麦冬、麻仁、大枣、白酒）。伴有热象者，加黄芩、栀子以清泻里热；心烦失眠者，可加百合、黄连、莲子心清热养心安神；汗出多者，可加浮小麦、龙骨、牡蛎。

2. 成药制剂

（1）安宫牛黄丸：每次1丸，每日1次，口服。具有清热开窍，豁痰解毒之功。适用于邪热内陷心包，痰热壅闭心窍，症见神昏谵语者。

（2）苏合香丸：每次1丸，每日1～2次，口服。用于痰湿蒙窍，症见低热昏迷、舌苔白腻者。

（3）抗病毒口服液：每次10ml，每日2～3次，口服。具有清热解毒之功效。适用于邪犯卫气者。

（4）清开灵注射液：每日2～4ml，肌内注射。适用于气阴两燔，热盛动风证。

（5）醒脑静注射液：每次2～4ml，每日1～2次，肌内注射。用于气营两燔，痰湿蒙窍证。

（6）板蓝根注射液：每次2ml，每日1次，肌内注射。具有抗病毒作用。用于急性期邪犯卫气证。

（7）双黄连注射液：每次10～20ml，每日1～2次，静脉注射。用于急性期气阴两燔证。

3. 针灸疗法

（1）急性期

治疗法则：醒脑开窍。

临证指要:病毒性脑炎急性期以实证为主,风、火、痰、湿相搏,蒙蔽清窍,扰乱神明。故急性期的针灸治疗应立足于醒神调神。针灸选穴当以督脉及手少阴经穴为主。督脉通于脑,通过调理督脉,可以通髓达脑,调神益智;心主神志,为神明之腑,通过调制手少阴心经可开窍醒神。

基本选穴:人中、内关、四神聪、三阴交、风池、完骨、上星透百会、天柱、印堂、廉泉、合谷、太冲。

辨证配穴:热邪偏甚者,加大椎、曲池、内庭、十宣;头痛甚者,加太阳、头维;痰湿重者,加阴陵泉、丰隆;痰瘀互结者,加足三里、丰隆、血海、膈俞。

(2)后遗症期

治疗法则:疏经活络,行气活血。

临证指要:病毒性脑炎后遗症期病性以虚为主,阳气亏虚,血行瘀滞。中医治疗以益气安神,疏经活络,行气活血。取穴以督脉、足太阳膀胱经头部输穴为主,兼取患侧肢体的阳明经、少阳经穴位舒经活络,行气活血。

基本选穴:四神聪、风池、角孙、人中、曲池、外关、合谷、腰阳关、环跳、足三里、阳陵泉、绝骨。

辨证配穴:手指关节屈伸难者,加八邪,后溪透劳宫;眼睑下垂者,加阳白、鱼腰、阳陵泉、攒竹;失语、流涎者,加哑门、廉泉、通里;牙关不利者,加颊车、下关;小便滴沥不禁者,加关元、中极、三阴交。

(二)西医治疗

1. 对症支持治疗

病毒性脑炎的对症常规治疗主要包括降低颅内压、控制体温、维持电解质平衡、控制抽搐、补充营养、保证呼吸道通畅及并发症的处理。

2. 抗病毒治疗

病毒性脑炎进展迅速,早期有效的抗病毒治疗可以显著改善其预后,临床上疑诊本病者应及时应用抗病毒药物。目前临床上针对本病使用较多的抗病毒药物有阿昔洛韦、更昔洛韦、利巴韦林、干扰素、阿糖胞苷等。

3. 糖皮质激素治疗

糖皮质激素作为一把双刃剑,既有减轻炎症反应和脑水肿作用,又有免疫抑制作用,因此对于糖皮质激素的使用目前仍存在争议。

七、预防

随着实验技术的发展和有效的抗病毒药物的应用,病毒性脑炎的预后得到了明显改善,致死率和致残率明显降低,但仍有部分患者死亡或留有严重的后遗症,因此该病的预防显得尤为重要。已有动物实验证明,应用抗病毒抗体或接种疫苗可能有助于预防该病的发生。病脑的恢复过程一般为数周至数月,80%～95%的患者可以存活,但有 20% 的患者留有不同程度的后遗症,如记忆丧失、抽搐发作、肢体活动障碍、人格改变等,均由于不可逆脑细胞损伤所致。总之患者病情的严重程度、机体免疫系统的状态、延迟治疗时间、病原体的类型是影响病脑预后的主要因素;研究预防措施,提高医护人员的素质,寻求确诊的方法,早期、足量、足疗程的应用合适的抗病毒药物是改善预后的有效措施。

八、中医防治进展

病毒性脑炎临床症状繁多,历代医家多遵从温病学派的卫气营血和三焦传变理论进行辨证论治,且清热解毒、涤痰开窍的主线贯穿始终。"热毒"是该病的重要致病因素,因此清热解毒、醒脑开窍被广泛应用于该病的临床治疗。如符为民以清热解毒、化痰开窍为法,采用银翘散、菖蒲郁金汤、羚角钩藤汤等方剂随诊加减治疗病毒性脑炎取得了较好的疗效。郭纪生总结出中医药治疗病毒性脑炎清热、解毒、养阴三大原则。并根据病情的发生发展,加入醒脑开窍、芳香化浊、甘淡渗湿、辛凉透邪药物治疗。根据临床上病毒性脑炎表现为卫分阶段短暂,迅速波及心营而呈昏迷状态的特点,运用豁痰开窍、清心开窍、泻下通闭三法治疗。如马玉梅应用清热开窍涤痰法治疗该病,以玄参、大青叶、金银花、水牛角、牡丹皮、生地黄、连翘、藿香、生石膏、知母为主方,总有效率达 90% 以上。

病毒性脑炎传变迅速,各证型之间无明显差异,因此诸多医家提倡采用分期论治该病。刘仕昌将病毒性脑炎分三期进行治疗,初期为暑湿蕴蒸,湿阻三焦,常出现寒热,头痛如裂,喷射状呕吐,周身不适,小便黄,口干苦,神倦纳呆,舌质红,舌苔腻,脉濡数或滑数等,以分消暑湿,清泄三焦为法,采用蒿芩清胆汤为主方加减治疗;极期为暑湿酿痰,蒙蔽心包,发热不退,昏谵,失语,精神行为失常,二便失禁,或见痉厥、瘫痪为其主要表现,治以解暑清热,豁痰开窍,常用"凉开三宝"(安宫牛黄丸、紫雪丹、至宝丹)治疗;当至疾病后期,往往因耗伤津气,失却充养,出现神倦,汗多,甚或失聪、失语、瘫痪等,以补益津气为法。而谢风初则将病毒性脑炎分为早期、晚期分而治之。其认为早期病邪入卫分后,很快转为犯胃传心。临床表现以高热,乱语狂言,进而昏迷不醒,反复抽搐、惊厥为主,如若治疗不当误伤于正,则可因正不胜邪,出现气阴俱损,进而发热延绵,心烦汗出,神昏及舌质红,苔黄厚、黄干,脉数等,治以清热解毒,佐以清心开窍、清营泄热,白虎汤合清营汤加减。疾病发展之后期为正虚邪恋,低热持续不退,烦躁,舌质红,苔薄黄,脉象细数是其主要表现,以育阴清热为法,复脉汤为主方加减。

病毒性脑炎病位在脑,与肝、肺、脾、肾关系密切。戚刚从五脏入手,以肺、肾、肝、脾为切入点治疗病毒性脑炎:邪在肺卫,应用银翘散或桑菊饮联合柴葛解肌汤加减以清肺解表;肾虚者,采用六味地黄汤加减补肾培元;脾胃虚弱者,以人参、白术、六神曲健脾益胃;肝郁证,以柴胡疏肝散加减疏肝解郁。张海超等则从肝脾论治病毒性脑炎,认为当病毒性脑炎出现误诊误治后出现肢体震颤等,此属中医学"震颤"范畴,故治疗以疏肝健脾、清热化痰为法,既补益后天之本,同时又兼顾标实以疏肝。

九、典型病例

病例 1

郝某,男,57 岁。主诉及病史:频繁抽搐 6 个月,于某院诊断为病毒性脑炎,经多家医院治疗无效,病情进一步恶化。痉挛性抽搐,发作时躯体后仰,角弓反张,转瞬间抽搐消失,每日频繁发作,夜间尤甚,常需 3～4 人照顾,咳嗽,痰黏,小便短赤,大便时干。入院时症候:体温 38℃,神志清楚,呼吸急促,喉中痰鸣,舌短,难伸出口外,牙关紧闭,舌质暗红而乏津,脉象弦数而大有力。西医诊断:病毒性脑炎。中医诊断:瘟疫,证属温疫气营两燔,肝风内动。治法:治以清气凉营,镇肝息风。处方:生石膏 60g,大青叶 15g,天麻 10g,钩藤 30g,僵蚕 10g,龙骨 30g,鳖甲 15g,珍珠母 30g,石决明 15g,地龙 15g,丹参 15g,山药 30g,郁金 12g,白茅根 30g,射干 12g,天花粉 30g,全蝎 6g,蜈蚣 8 条。每日 1 剂,水煎 2 次取汁 300ml,分 3～5 次频频喂下,服 3 剂。2 诊,患者抽搐减轻,但仍抽搐频繁,喉中有痰,呼吸急促。上方石膏加量至 90g,服 15 剂。3 诊,患者抽搐减半,痰量明显减少,体温恢复正常。后石膏逐渐加量达 150g,并配合西洋参益气养阴,恢复正气,经过近 5 个月治疗,最后基本康复。

病例 2

金某,男,40 岁。主诉及病史:神志不清伴左侧肢体瘫痪 9 天。患者于 1 个月前觉头昏发热,自以为感冒,曾服药治疗。起病后曾 3 次骑车摔倒,但当时神志尚清,能照常工作,无发热及恶心呕吐等症状。后因饮白酒 50 g 余,饭后突然精神失常,胡言乱语,当即送乡医院,测血压 168/128mmHg,经补液治疗返回。后发现患者步态不稳,左手不能活动,左足不能行走,即送县医院治疗。日后神志不清,腰穿报告红细胞多,拟诊病毒性脑炎。经治疗未好转,乃转至我院。入院时症候:神志昏迷,牙关紧闭,不语,不食,四肢强直,抽搐时作,二便失禁。体温 38℃,脉搏 80/min,血压 110/70mmHg。神志不清,检查不合作。营养中等,五官端正,瞳孔等大,对光反应存在,巩膜皮肤无黄染,颈项无强直。心肺阴性,肝脾未及。左上肢肌力 0 级,下肢肌力 Ⅰ 级,右上肢肌力 Ⅲ 级,下肢肌力 Ⅲ 级。双侧巴氏征(＋)。脉象滑数。西医诊断:病毒性脑炎。中医诊断:温毒,证属邪挟痰热蒙蔽心包,引起肝风内动。治法:治以养阴清热,涤痰开窍。处方:连翘 12g,金银花 12g,生地黄 15g,玄参 15g,生石膏 30g,黑山栀 9g,知母 12g,板蓝根 30g,川贝母 6g,钩藤 12g,胆星 6g,石菖蒲 9g,郁金 9g,全蝎 3g。2 诊,壮热未退,神志昏迷,汗出较多,四肢抽搐,二便失禁,脉滑数,苔白腻。原方加羚羊角粉 0.6g,黄芩 9g,生甘草 6g,生石膏改

60g,去生地黄、石菖蒲。3 诊,神志渐清,能自行进食,唯口齿欠清,左侧肢体偏瘫,夜寐欠安,脉细,苔黄。拟前法佐以安神宁心。原方加炙僵蚕 9g,赤白芍各 9g,茯苓 12g,夜交藤 30g,柏子仁 9g,去黄芩、钩藤。治疗半年后基本康复。

参 考 文 献

[1] 李慧,刘威,赵建民.2015-2016 年病毒性脑炎流行病学分析[J].中国病原生物学杂志,2018(1):72-75.

[2] 马孝煜,林佛君,余治健,等.病毒性脑炎病原学及诊断技术研究进展[J].临床内科杂志,2017(11):734-736.

[3] 李玉花.脑脊液检测在病毒性脑炎诊断中的价值[J].实用医技杂志,2010,17(11):1039-1040.

[4] 樊宇.病毒性脑炎患儿脑脊液病毒核酸的检测与分析[J].医学美学美容旬刊,2014(11):238.

[5] 曲芬,李军,王晗,陈文摘译.2008 年美国传染病学会脑炎的诊断和治疗指南[J].传染病信息,2008,21(5):258.

[6] 邵旦兵,孙海晨.病毒性脑炎的临床进展[J].中国全科医学,2008,11(10):1817-1818.

[7] 任建宇,罗国宏.高压氧治疗对病毒性脑膜炎患者神经功能及脑血流状态的影响[J].海南医学院学报,2014,20(6):763-766.

[8] Rasool V,Rasool S,Mushtaq S. Viral encephalitis and its management through advanced molecular diagnostic methods:a review.[J].Clinical Pediatrics,2014,53(2):118-120.

[9] 沈月红,汪娅蓓,汪永胜.符为民教授开窍化痰通瘀法治疗病毒性脑炎后遗症经验[J].浙江中医药大学学报,2017,41(8):682-684.

[10] 张学林,王素平.郭纪生教授治疗病毒性脑炎经验[J].中国中医药现代远程教育,2011,9(15):13-14.

[11] 马玉梅.病毒性脑炎 51 例治疗体会[J].中国医药导报,2010,7(19):229.

[12] 钟嘉熙,史志云,徐贤实.刘仕昌教授治疗病毒性脑炎经验介绍[J].新中医,1991,1(11):2-4.

[13] 谢凤初.中药为主治疗病毒性脑炎 9 例[J].广西中医药,1985,8(1):15-16.

[14] 戚刚.从肺肾肝脾论治病毒性脑炎[J].中国中医药现代远程教育,2010,8(11):70-71.

[15] 张海超,廖琴莉.从肝脾论治病毒性脑炎[J].深圳中西医结合杂志,2005,15(2):141-142.

第二节　病毒性脑膜炎

一、概述

病毒性脑膜炎又称为无菌性脑膜炎,是由于各种病毒感染软脑膜(软膜和蛛网膜)后引起的弥漫性炎症的一组临床综合征。该病通常以发热、头痛和脑膜刺激征为主要表现,是最常见的无菌性脑膜炎。临床上以肠道柯萨奇病毒和艾柯病毒感染最为多见。肠道病毒的分布非常广泛,活跃于气候温暖的夏秋季,侵入途径主要为胃肠道,其次为呼吸道,在热带和亚热带地区终年保持高发病率。男女性的发病率为 1.5:1 或更高,在低社会经济阶层和人口聚集区的发病率更高。病毒性脑膜炎属于中医学"温病"范畴。

二、病因病机

(一)病因

1. 温热毒邪

温热类毒邪包括风热、燥热、暑热等毒邪,是本病的主要致病要素。其特点为发病急、热势高、变化快、易耗气伤阴,一年四季皆可致病。若热毒内陷,常迅速危及生命。

2. 湿热毒邪

湿热类毒邪包括暑湿、湿热、伏暑等邪气,多见于夏秋季致病。毒邪易犯脾胃,且在气分逗留。通常表现为身热不扬,热势缠绵。若湿热酿痰,蒙蔽清窍,则可出现嗜睡、神志昏迷等表现。

(二)病机

湿热毒邪致病,多起病较缓,热势不高;而温热毒邪致病,起病急骤,变化迅速。二者均多为实热证,亦可见虚实夹杂证。急性期以标实为主,恢复期以正虚为主。病位在脑髓,涉及心、肝、脾、肾、心包等脏腑。温热毒邪,一旦感邪发病,即可表现出一派里热炽盛之象,热极化火生风,可转化为内风动越之象;火热煎液成痰,可成风痰或痰浊之证。若感受湿热毒邪,缠绵不愈,则化湿生痰。故本病的病机转化过程主要为热、风、痰的相互转化,而热是生风、生痰的原始动因,即热盛生风,风盛痰阻致风痰、热痰蒙蔽清窍。疾病后期则转化为邪恋、正虚、耗津伤阴,病及肝、肾。

三、临床表现

该病潜伏期通常为 3~7 天。大多起病急骤,于脑膜刺激征之前,多有发热、头痛、恶心、呕吐、全身不适等症状。

(1)发热:该病患者均可出现不同程度的发热,多表现为中等程度的发热,一般不会出现高热,体温超过 39℃者比较少见。

(2)头痛:该病患者通常伴有显著性的头痛,多定位于额、颞叶、眶后等前头部。

(3)呕吐:大多数患者有恶心与呕吐现象。

(4)脑膜刺激征:患者一般都会出现不同程度的项强、克氏征及布氏征阳性,其中项强最为多见,其程度远比蛛网膜下腔出血、化脓性脑膜炎等轻。

(5)皮疹:可于面部及胸部出现散在的粉红色丘疹或瘀点,多见于儿童。

四、辅助检查

(一)脑脊液

脑脊液外观均为无色透明,淋巴细胞比例明显升高。肠道病毒性脑膜炎的早期以多形核细胞为主,8～48 小时后以淋巴细胞为主。流行性腮腺炎病毒性脑膜炎的初期即以单核细胞为主。脑脊液中蛋白含量常有轻度升高,达 1500mg/L,少数也可达 2500mg/L。脑脊液中糖和氯化物含量正常。在流行性腮腺炎病毒、HSV-2、带状疱疹病毒性脑膜炎中也偶可出现轻度的脑脊液糖含量减少。

(二)病毒培养

根据患者情况,采用不同的标本进行病毒分离培养,如脑脊液、脑组织、咽拭子、血液、大便、小便、心包积液、胸腔积液、皮肤损害等。病毒性脑膜炎发病 5 日内,脑脊液艾柯和柯萨奇病毒分离阳性率可达 91%。粪便中病毒分离的阳性率也很高,但应结合其他资料方可肯定其病原学意义。对流行性腮腺炎病毒,同时从脑脊液和尿中分离病毒可提高阳性率。

(三)聚合酶链反应(PCR)

与病毒的组织培养相比,PCR 具有极高的敏感性和高度的特异性。PCR 是目前病毒性脑炎和脑膜炎的首选诊断性检验方法,其结果阴性被认为是否定中枢神经系统病毒感染的恰当证据。但在检测过程中从标本采集到实验操作均应严格防止污染,以避免实验的假阳性。

五、诊断与鉴别诊断

(一)诊断要点

本病多呈急性起病,临床表现以脑膜刺激症状为主,脑脊液检查淋巴细胞轻至中度增多,排除其他疾病后可做出本病的临床诊断。确诊本病须从脑脊液中分离出病毒或 PCR 检测结果阳性。除虫媒病毒外,一般所有引起脑膜炎的病毒均可从脑脊液中发现。目前病毒性脑炎的诊断要点有:①有流行史;②三联征,即发热、头痛、呕吐;③脑膜刺激征;④脑脊液中分离出病毒;⑤PCR 检测结果阳性;⑥抗生素治疗无效。

(二)鉴别诊断

1. 细菌性脑膜炎

部分细菌性脑膜炎患者发病初期脑脊液检查以多形核细胞为主,此时若脑脊液革兰染色未找到病菌,而且又检测不出细菌性抗原,则有时难以鉴别病毒性或细菌性脑膜炎。然而,当脑脊液中白细胞数超过 2.5×10^9/L,且 90% 以上为多形核细胞,蛋白含量超过 2500mg/L 或者糖含量很低,罹患病毒性脑膜炎的可能性很小,应按细菌性脑膜炎处理。通过脑脊液和血培养可最终确诊。

2. 结核性脑膜炎

临床上很难将结核性脑膜炎误诊为病毒性脑膜炎,但却有报道将病毒性脑膜炎误诊为结核性脑膜炎进行治疗的病例。反复多次脑脊液糖和氯化物检查及PCR病原学检查有助于鉴别诊断。

六、治疗

病毒性脑膜炎大多数属于一种良性、自限性疾病,通过西医抗病毒及对症支持治疗可明显缩短病程和缓解症状。该病属于中医学"温病"范畴,且多属于暑温,一般可按温病的卫气营血辨证纲领进行辨证论治。

(一)中医治疗

1. 辨证用药

病毒性脑膜炎属于中医学"温病"范畴,为温热毒邪所导致,按照卫气营血规律传变,故治疗以卫气营血为纲,以解毒清热为法,兼顾津液。

(1)卫气同病证

临床表现:精神萎靡,发热恶寒,头痛剧烈,颈项强直,项背疼痛,眩晕畏光,恶心呕吐,口渴咽痛,食欲缺乏,腹痛腹泻,舌质红,苔薄黄,脉浮数。

治疗法则:解毒宣表,清气泄热。

方药运用:抗病毒汤(大青叶、板蓝根、金银花、连翘、射干、贯众、虎杖、桑寄生、牛蒡子、荆芥穗、青竹茹、紫苏叶、生石膏、薄荷、芦根、甘草)。若高热者,加羚羊角粉1g分冲,紫雪散3g分冲服;腹泻者,加滑石、车前子;呕吐者,加藿香、法半夏。

(2)气营两燔证

临床表现:高热不退,嗜睡,或昏睡,头痛剧烈,颈项强直,口渴烦躁,癫痫样发作,可有皮疹,舌质红绛,苔黄,脉细数。

治疗法则:解毒清气,凉营息风。

方药运用:清温败毒饮合抗病毒汤(生石膏、黄连、牡丹皮、水牛角、生地黄、鲜茅根、芦根、大青叶、板蓝根、双花、连翘、射干、虎杖、贯众、桑寄生、甘草、竹茹、滑石块、菖蒲)。羚羊角粉1g分冲,安宫牛黄丸1丸化服。

2. 针灸疗法

治疗法则:醒脑开窍。

临证指要:病毒性脑膜炎针灸选穴以督脉经穴为主。督脉通于脑,通过调理督脉,可以通髓达脑,调神益智。

基本选穴:人中、百会、大椎、风池、内关、四神聪、曲池、十宣、印堂、廉泉、合谷、太冲。

辨证配穴:呕吐者,加内关、中脘、足三里;痰多者,加天突、丰隆。

3. 成药制剂

(1)羚翘解毒丸,每次1丸,每日2次,口服。

(2)牛黄清热散,每次 3g,每日 2 次,口服。

(3)紫雪散,每次 1.5g,每日 2 次,口服。

(4)安宫牛黄丸,每次 1 丸,每日 2 次,口服。

(二)西医治疗

1. 对症支持治疗

一般应卧床休息。可采用解热镇痛药,如阿司匹林、安乃近、保泰松等缓解高热、头痛症状,同时早期可考虑使用氢化可的松、泼尼松等激素制剂。

2. 抗病毒治疗

阿昔洛韦是目前最常用的一种选择性强、毒性小、效力高的抗病毒药。适用于单纯疱疹病毒和带状疱疹脑膜炎的治疗。

七、预防、预后

病毒性脑膜炎的病程一般为 2～5 天,本病预后一般良好,可痊愈而无后遗症,个别小儿患者可有再发现象。临床痊愈时间小儿平均为 5.2 天,成人 7.4 天。患病期间部分患者可有暂时肌力减弱或发生瘫痪,但这种瘫痪一般很快恢复,极少留下后遗症,仅偶见严重瘫痪。这是由于本病重症时虽可发生急性脑水肿、充血及神经细胞急性肿胀,但无明显脑组织炎性变化。提高公共卫生水平,加强体育锻炼,均有助于防止本病的流行。接触患者的婴儿可注射丙种球蛋白或胎盘球蛋白预防感染。亦可积极采用板蓝根、大青叶、蚤休、金银花、鱼腥草等具有抗病毒作用的中草药进行预防。

八、中医防治进展

中医药在病毒性脑膜炎的防治过程中发挥了重要的作用。林传琼观察高压氧联合中药制剂醒脑静注射液对病毒性脑膜炎患儿运动功能及智力发育的影响,观察组给予高压氧联合醒脑静注射液治疗,对照组仅给予醒脑静注射液治疗,结果显示高压氧联合醒脑静注射液治疗小儿病毒性脑膜炎,可明显提高患儿的运动功能及智力发育,提高生活质量。王卫等观察平衡针灸治疗病毒性脑膜炎引起头痛的临床疗效,结果经过 3～5 天针刺治疗后观察组的临床有效率达 100%。王桂华采用中药制剂双黄连注射液治疗急性病毒性脑膜炎患儿 25 例,结果其临床疗效明显优于对照西药,且无明显不良反应。闫建民等运用小柴胡汤加减方治疗病毒性脑炎患者后期反复低热取得了较好的效果。单玉霞等运用中药辨证用药联合抗病毒西药治疗小儿病毒性脑膜炎,邪犯卫气者治以辛凉解毒、清气泄热,气营两燔者治以清气泄热,凉营解毒,结果中西医结合治疗组临床疗效显著优于单用西药组。

九、典型病例

林某,男,10 岁。主诉及病史:发热呕吐 4 天。患者于 4 天前出现发热,呕吐,时有乱语,到当地县医院住院治疗,病情逐日加重,4天后出现昏迷,四肢抽搐,颈项强直,牙关紧闭,大小便失禁,做头颅CT及腰椎穿刺检查,诊为"病毒性脑膜炎"。治疗罔效,告病危,嘱家人准备后事,遂出院。来我院中风防治科求中医治疗。入院症候:高热,昏睡,神志不清,两目上视,牙关紧闭,四肢抽搐,角弓反张,尿自遗,肌肉瘦削,面色少华,4日未解大便,唇干,舌红,苔黄燥。发育正常,营养差,体型消瘦,双肺可闻散在干啰音。双侧眼球向上偏视,双侧瞳孔等大等圆,口角无㖞斜,全身肌肉肌张力增高,四肢阵发性抽搐。颈抵抗,颏胸距约3横指,布氏征阳性。脉弦细数。西医诊断:病毒性脑膜炎。中医诊断:暑温,证属暑热动风。治法:清热解毒,平肝息风,豁痰开窍。处方:全蝎5g,羚羊角5g,石菖蒲10g,桑叶10g,菊花9g,天竺黄9g,蝉蜕12g,钩藤15g,白芍15g,生地黄15g,甘草6g,郁金7g,蜈蚣1条。每日1剂,加水适量,煎至100ml,每2次鼻饲。2诊:服药4剂,静脉滴注清开灵4天,神志已清,抽搐止,拔胃管能进食,大小便能控制。但仍低热,体温37.8℃,语言欠流畅,神情呆滞,时有痴笑傻哭,乱语,大便干结,舌红、苔薄黄转润,脉弦细稍数,四肢肌张力较高,大便潜血(+)。此乃温邪有外达之势,继服上药。处方:生龟甲、鳖甲各20g,生龙骨、生牡蛎、钩藤、生地黄、白芍各15g,甘草5g,天竺黄9g,麦冬、石菖蒲、川贝母各10g。每日1剂,分2次服,继续每日1次静脉滴注清开灵。3诊:热退,语言清晰,可记忆病前事情,能独自步行。但胃纳欠佳,神疲乏力,步态欠协调,时有倾倒,舌红、苔薄白,脉细数。此乃邪毒已清,气阴不足,拟扶正固本,益气养阴之法。处方:西洋参(另煎)、甘草各5g,五味子6g,麦冬、白芍、鸡内金、生地黄各10g,淮山药、谷芽各15g。每日1剂,水煎服。共住院1个月,痊愈出院。

参 考 文 献

[1] 申辛欣,马学军.病毒性脑炎脑膜炎症候群病原学研究进展[J].中华实验和临床病毒学杂志,2017,31(1):75-78.

[2] 刘晓雪,张先慧,徐胜平,等.2007—2014年济南市急性脑炎脑膜炎病例的流行特征分析[J].现代预防医学,2016(18):3296-3299.

[3] 王瑞金,王得新,王佳伟,等.成人病毒性脑膜炎62例临床分析[J].中华实验和临床病毒学杂志,2009,23(3):218-220.

[4] 张晓俐,严海燕,宋丽芳.降钙素原检测在鉴别小儿细菌性和病毒性脑膜炎的意义[J].中国中西医结合儿科学,2017,9(3):249-251.

[5] 张峰,郭洪志.脑脊液与血浆的蛋白、糖、氯化物不同比值鉴别诊断结核性脑膜炎与病毒性脑膜炎的意义[J].临床神经病学杂志,2011,24(1):18-20.

[6] 柯秋林.阿昔洛韦治疗小儿病毒性脑膜炎临床疗效分析[J].海南医学院学报,2014,20(2):234-236.

[7] 林传琼.高压氧联合醒脑静注射液对小儿病毒性脑膜炎的疗效[J].上海医药,2015(15)：47-49.

[8] 王卫,张明香.平衡针治疗传染病相关病毒性脑膜炎引起头痛16例[J].光明中医,2012,27(9)：1838-1839.

[9] 王桂华.双黄连注射液治疗小儿急性病毒性脑膜脑炎25例疗效观察[J].中医药学报,1998(1).

[10] 闫建民,董秋燕,杨冬华.小柴胡汤加减治疗病毒性脑膜炎脑炎21例疗效观察[J].实用中医内科杂志,2006,20(4)：421-422.

[11] 单玉霞,费宝森.中西医结合治疗小儿病毒性脑膜炎疗效观察[J].现代中西医结合杂志,1998(1)：82-82.

第三节 流行性脑脊髓膜炎

一、概述

流行性脑脊髓膜炎是一种由脑膜炎双球菌引起的化脓性脑膜炎,临床主要表现为高热、剧烈头痛、频繁呕吐、皮肤黏膜出血点和瘀斑及脑膜刺激征,脑脊液呈化脓性变化。该病具有传染性、流行性,传染源为带菌者和患者,一般从潜伏期末开始至发病10天具有传染性,传播途径主要为飞沫传播,通过日常用品间接传播的机会较少。密切接触如怀抱、同睡、喂乳等可对2岁以下婴儿传播。该病多发生于冬春季节,可见于任何年龄,6个月至2岁发病率最高,以后随年龄增长逐渐下降,新生儿发病少见。本病曾是危害人类极其严重的传染病之一,在19世纪初期,病死率曾高达70%～90%,至20世纪30年代后,由于胺类药物的广泛应用,病死率下降10%。近年来,我国采用中西医结合方法防治本病取得显著成绩,显著降低了其发病率。该病属于中医学"风温""瘟病"的范畴。

二、病因病机

(一)病因

1. 感受温毒

流行性脑脊髓膜炎的发病主要是由于感受冬春季温热病毒,如冬春季节气候反常,非其时有其气,应寒反暖,从而温热病毒从口、鼻、皮毛而入,所以该病受病中心多先在肺、胃,终必传入至脑。

2. 正气亏虚

机体阴阳失调,正气亏虚为该病发生的重要内在因素。由于人体起居不慎、寒温失调、劳累过度、七情失调、久病等因素导致正气亏虚,温热毒邪趁机侵袭,进而蒙蔽脑窍,扰乱神明,而发为该病。

(二)病机

本病病位在脑,与胃、肠、胆、心相关,由于感受病毒的轻重及人体正气的不同,其病机变化又有邪在气分和邪在营分的不同。邪在气分者为邪正剧争,此时邪气虽盛而正气的抗邪能力亦强。邪在营分者为邪热深入,营阴亏虚,病情往往较重。营分之热如果不能外达,则可进一步伤及血分或者下焦肝、肾,如治疗得当亦可外透气分而病情转轻。但由于温热疫毒之邪极易化火,传变迅速,病程中卫气营血各个阶段之间往往无明显界限可以截然划分,往往出现卫气营血相互兼病,如卫气同病、气营(血)两燔。该病的病情轻重及预后,主要取决于邪正相争的结果。一般说,正能胜邪者,其病情多较单纯,病程中变化较少,病情较轻,预后大多良好。反之,邪盛正却,正不胜邪,则病情多较险恶,病程中变幻丛生,预后较差。

三、临床表现

该病的潜伏期一般为 1～7 日,其病情复杂多变,一般可表现为以下三个临床类型。

(一)普通型

该型占 90% 左右。其病程可分为上呼吸道感染期、败血症期和脑膜炎期。上呼吸道感染期患者可出现咽喉疼痛、鼻咽黏膜充血及分泌物增多;败血症期常突起畏寒、高热、头痛、呕吐、食欲缺乏、肌肉酸痛、全身乏力及神志淡漠等毒血症的症状;脑膜炎期患者于 1 天左右出现脑膜刺激征,表现为持续高热、头痛剧烈、呕吐频繁、怕光、狂躁、惊厥及昏迷等。

(二)暴发型

该型多见于儿童,起病急,病情凶险,病死率高。可分为暴发型败血症、暴发型脑膜脑炎、混合型。暴发型败血症表现为突起的高热、头痛、呕吐、精神萎靡;短期内出现全身瘀点、瘀斑,迅速融合成片坏死,可伴有休克症状;脑膜刺激征缺如。暴发型脑膜脑炎除具有严重的中毒症状外,血压持续升高,可出现脑疝。患者频繁惊厥,锥体束征阳性,双侧肌张力增高或强直,呼吸不规则,可出现对侧肢体轻瘫,进而呼吸衰竭。混合型最为严重,病死率常高达 80%,兼有二种暴发型的临床表现,常同时或先后出现。

(三)慢性败血症

该型多发生于成年人,病程迁延数周或数月。表现为反复的寒战、高热、皮肤瘀点、瘀斑、关节疼痛等,部分患者也可发生脑膜炎、全心炎或肾炎。

四、辅助检查

(一)血常规

血常规检查白细胞总数升高,可达 $(20\sim40)\times10^9/L$,以中性粒细胞升高为主,占 0.80~0.90,伴有明显的核左移。但在严重感染或不规则治疗后,有可能出现白细胞总数的减少。并发 DIC 时血小板减少。

(二)脑脊液检查

该病脑脊液呈化脓性改变,外观浑浊似米汤样,压力升高。白细胞总数显著升高,个别患者可高达 $1 \times 10^9/L$,病初以中性粒细胞为主,以后逐渐以淋巴细胞为主。糖含量及氯化物明显降低,蛋白显著升高。

(三)脑电图检查

脑电图以弥漫性或局限性异常慢化背景活动为特征,少数有棘波、棘慢综合波。慢波背景活动只能提示脑功能异常,不能证实为感染的性质。部分患者的脑电图也可正常。

(四)细菌学检查

血培养是该病临床诊断的金标准,若阳性应进行菌株分离和药敏试验;皮肤的瘀点、瘀斑检菌是发现脑膜炎双球菌的简便方法,阳性率高达 80％以上;局部病灶分泌物培养(如咽培养、皮肤脓疱液或新生儿脐炎分泌物培养)分离出致病菌对该病的诊断有一定参考价值。

(五)免疫学检查

目前临床常用的抗原检测方法有对流免疫电泳、反向间接血凝试验、乳胶凝集、酶联免疫吸附试验、放射免疫法等。免疫学检查多用于已使用抗生素而细菌学阴性患者的协助诊断,是近年流行性脑脊髓膜炎的快速诊断方法。脑脊液中抗原的监测有助于早期诊断,其敏感性高,特异性强。

五、诊断与鉴别诊断

(一)诊断要点

1. 疑似病例的诊断

有流脑流行病学史,发病于冬春季节,当地有本病发生或流行,1 周内有流脑病人密切接触史,既往未接种过流脑菌苗。临床表现及脑脊液检查符合化脓性脑膜炎表现。

2. 临床诊断病例

有流脑流行病学史。临床表现及脑脊液检查符合化脓性脑膜炎表现,伴有皮肤黏膜瘀点、瘀斑;或虽无化脑表现,但在感染中毒性休克表现的同时伴有迅速增多的皮肤黏膜瘀点、瘀斑。

3. 确诊病例

在临床诊断病例基础上,细菌学、流脑特异性血清免疫学检查阳性。白细胞总数明显增加,通常在 $(10\sim20)\times10^9/L$,中性粒细胞升高在 0.80~0.90 以上。脑膜炎期脑脊液外观呈浑浊米汤样,甚或脓样,压力常增高至 $200mmH_2O$ 以上,白细胞

数明显增高至 $1\times10^9/L$ 以上,以多核细胞增高为主,蛋白含量升高,糖及氯化物明显减少。

(二)鉴别诊断

1. 结核性脑膜炎

该病起病缓慢,病程相对较长,多有结核病史或密切接触史。有低热、盗汗、消瘦等症状,发病 $1\sim2$ 周后才出现神经系统症状,皮肤黏膜无瘀点、瘀斑。脑脊液检查颅压升高更明显,外观浑浊呈毛玻璃状,白细胞多在 $50\times10^6/L$ 以下,以单核细胞增多为主。蛋白质增加,糖及氯化物减低;脑脊液涂片抗酸染色可检出抗酸染色阳性杆菌。

2. 其他细菌引起的化脓性脑膜炎

常见的有流感嗜血杆菌脑膜炎、肺炎链球菌脑膜炎及金黄色葡萄球菌脑膜炎。流感嗜血杆菌脑膜炎多见于婴幼儿;肺炎链球菌脑膜炎成人多见,多继发于肺炎、中耳炎、颅脑外伤及手术患者;金黄色葡萄球菌脑膜炎多继发于皮肤感染或败血症。以上化脓型脑膜炎发病均无明显季节性,多散发而不引起流行,皮肤黏膜无瘀点、瘀斑。通过细菌学检查可确诊。

六、治疗

流行性脑脊髓膜炎的西医治疗以大剂量的磺胺嘧啶、青霉素、氯霉素等,同时注意抗休克、纠正血压、纠正酸中毒、减轻脑水肿、止痉等对症治疗。本病属于中医学"风温""瘟病"等范畴,采用中西医结合治疗可明显提高其临床疗效。中医学认为,温热疫毒侵袭人体而导致本病的发生,因而急性期的治疗当以清热解毒为先,使疫毒之邪得以排出,同时由于温热毒邪致病发展快,变化急,故治疗时要注意惊风等并发症的治疗。由于温热毒邪容易耗气伤阴,所以在温热毒邪得以祛除后,应注意补益气阴。同时对有后遗症的患者要注意配合功能锻炼、针灸及康复治疗。

(一)中医治疗

1. 辨证用药

本病系温热毒邪所致,故其辨证应以卫气营血为辨证纲领,由于传变迅速,卫气同病、气营两燔的症候常见。卫气同病者以发热,恶寒或寒战,头痛项强为主症,治宜清气和卫,泄热解毒;气营两燔者以壮热不安,头痛剧烈如劈,颈项强直为主症,治疗宜清气凉营,泄热解毒;热入营血者以高热不退,神昏谵语,躁扰不宁为主症,治疗宜清营泄热,凉血解毒;内闭外脱者以高热,神昏谵语,面色苍白为主症,治疗以益气固脱,回阳救逆为主;气阴两虚者以热势已退或低热,形体消瘦,神情倦怠为主要表现,治疗以益气养阴,清透余热。

(1)卫气同病证

临床表现:发热恶寒,头痛项强,全身酸痛,恶心呕吐,口微渴,或见咳嗽,或烦躁不安,皮下斑疹隐隐,舌质红,苔薄白或微黄,脉浮数或滑数。

治疗法则:清气和卫,泄热解毒。

方药运用:银翘散合白虎汤(连翘、金银花、桔梗、薄荷、竹叶、生甘草、荆芥穗、淡豆豉、石膏、知母、甘草、粳米)。若烦躁明显者,加莲子心、郁金;呕吐明显者,加竹茹、半夏。

(2)气营两燔证

临床表现:壮热多汗,头痛剧烈,呕吐频繁,或夺口而出,神昏谵语,手足抽搐,全身斑疹,大便秘结,尿黄而少,舌质红绛,苔黄燥,脉弦数。

治疗法则:清气凉营,泄热解毒。

方药运用:清瘟败毒饮(生石膏、水牛角、生地黄、栀子、黄芩、连翘、知母、牡丹皮、黄连、赤芍、玄参、竹叶、桔梗、甘草)。若呕吐者,可加竹茹、半夏;发热甚,可加羚羊角粉冲服;抽搐者,可加钩藤、石决明等。

(3)热入营血证

临床表现:高热不退,神昏谵语,躁扰不宁,肌肤灼热,抽搐频频,角弓反张,皮肤大片瘀斑、色紫暗,或鼻衄吐血,唇燥口干,舌质红绛,少苔,脉弦细数。

治疗法则:清营泄热,凉血解毒。

方药运用:犀角地黄汤(生地黄、水牛角、牡丹皮、赤芍)。若昏迷者,立即取人参20g,急煎,取参汁送服安宫牛黄丸;热象明显者,加黄芩、栀子以清热泻火,解毒凉血。

(4)内闭外脱证

临床表现:高热,神昏谵语,面色苍白,皮下瘀斑紫暗,冷汗淋漓,唇甲青紫,四肢厥冷,唇指发绀,气息微弱,舌质淡暗,脉微欲绝。

治疗法则:益气固脱,回阳救逆。

方药运用:清瘟败毒饮和生脉散(水牛角、赤芍、金银花、连翘、黄芩、栀子、人参、麦冬、五味子)。高热者,加羚羊角粉冲服;皮下瘀斑明显者,加牡丹皮、丹参;汗出多者,可加浮小麦、龙骨、牡蛎。

(5)气阴两虚证

临床表现:热势已退或低热,形体消瘦,神情倦怠,少气懒言,口渴多汗,纳呆食少,大便干结,小便短赤,舌红少津,苔少,脉细数。

治疗法则:益气养阴,清透余热。

方药运用:青蒿鳖甲汤(青蒿、鳖甲、生地黄、知母、牡丹皮)。心烦失眠者,可加百合、黄连、莲子心清热养心安神;伴有热象者,加黄芩、栀子以清泄里热。

2. 针灸疗法

治疗法则:清热解毒,醒脑开窍。

临证指要:该病为温热疫毒侵犯人体,扰乱神明导致。针灸治疗以清热解毒,醒脑开窍为主。选穴当以督脉经穴为主。督脉通于脑,通过调理督脉,可以通髓达脑,开窍醒神。

基本选穴:脑静穴(在内眼角直上2～3分,眼眶边缘之外)、百会、印堂、天柱、风府、大椎、身柱、合谷。

辨证配穴:头痛者,取太阳、风池、头维、外关、足三里、昆仑穴;发热者,刺十宣或十二井穴出血;抽搐者,取手十二井穴放血,足三里、太冲、长强、涌泉穴;呕吐者,取内关、中脘穴;昏迷者,十宣穴放血,用雀啄术刺涌泉穴;瘫痪者,取肩髃、曲池、合谷、足三里、阳陵泉、绝骨、委中、昆仑穴;尿闭者,取曲骨、中极、三阴交、阴陵泉穴;失明者,取百会、攒竹、睛明、肝俞、心俞、光明、合谷穴;失语者,取金津、玉液、哑门、廉泉、通里、外关、合谷、关冲穴;聋者,取耳门、听会、翳风、合谷、外关、中渚、关冲穴。

3. 成药制剂

(1)安宫牛黄丸每次1丸,每日1次。具有清热开窍,豁痰解毒之功效。适用于痰热壅闭心窍神昏谵语者。

(2)紫雪散每次1.5～3.0g,每日2次,口服。具有清热解毒、镇痉开窍之功效。适用于高热烦躁,神昏谵语,惊风抽搐者。

(3)清开灵注射液。每日2～4ml肌内注射。适用于气阴两燔,热盛动风者。

(4)醒脑静注射液每次2～4ml,每日1～2次肌内注射。适用于气营两燔,痰湿蒙窍者。

(二)西医治疗

1. 普通型的治疗

(1)一般治疗:高热时给予物理降温及退热药物,颅内高压者可用20%甘露醇脱水治疗,严重毒血症及颅内高压者可应用糖皮质激素。

(2)病原菌治疗:敏感的脑膜炎双球菌感染首选青霉素治疗,对青霉素或β-内酰胺类抗生素过敏者,首选氯霉素治疗,可与青霉素或氨苄西林连用。

2. 暴发型的治疗

(1)败血症休克型:治疗原则为积极控制感染,迅速纠正休克,使用抗凝药物。①抗感染:及早应用青霉素G等抗生素抗感染治疗。②抗休克:在扩充血容量、纠正酸中毒的基础上,选用山莨菪碱等血管活性药物改善微循环治疗。③DIC的治疗:凡疑有DIC,如皮肤瘀点、瘀斑不断增加,且融合成片,伴有血小板明显减少者,应及早应用肝素治疗。④短期大量应用糖皮质激素:可减轻毒血症,稳定溶酶体,且有解痉、增强心肌收缩力及抑制血小板凝集作用,有利于纠正休克。

(2)脑膜脑炎型:治疗原则为解除颅内高压,防止脑疝和中枢性呼吸衰竭的发生。该型治疗关键应注意颅内高压症状,及时应用甘露醇或山梨醇等脱水药,减轻脑水肿,降低颅内压。应用脱水药的同时应注意及时补充钾盐及其他电解质;糖皮质激素亦能降低颅内压;呼吸衰竭者,可用山梗菜碱、尼可刹米、二甲弗林、哌甲酯等中枢兴奋药;高热和频繁抽搐者,用亚冬眠疗法;呼吸停止者,应立即做气管插管或气管切开,进行人工呼吸或呼吸器辅助呼吸。

七、预防、预后及调护

该病的预后主要取决于临床类型及治疗的早晚,由于抗生素的广泛应用,死亡率相对较低,普通型流行性脑脊髓膜炎如能及时诊断并给予规范的治疗,预后良好,一般可以痊愈,很少出现死亡或者发症和后遗症。暴发型流行性脑脊髓膜炎患者的死亡率相对较高,其中脑膜脑炎型及混合型预后较差。特别是年龄 2 岁以下及高龄患者,诊断治疗较困难,易发生后遗症。该病属于中枢神经系统传染性疾病,因此其预防尤为关键,首先应控制其传染源,对于该病患者应进行呼吸道隔离及合理治疗,应隔离至症状消失后 3 天,一般不少于病后 7 天。其次应控制其传播途径,流行期做好卫生宣教工作,搞好环境卫生和个人卫生。室内温度保持在 18～20℃,相对湿度 50％～60％比较合适,每天开窗通风 3～4 次,每次 15 分钟左右。在该病的好发季节,室内可用食醋、艾叶等熏蒸,以消毒杀灭病菌。流行期间避免到人多拥挤、通风不畅的公共场所,外出时戴口罩。可通过接种疫苗保护易感人群,提高人群免疫力,同时可以应用磺胺类药及相关的中草药进行预防。该病的调护应注意口腔、皮肤及眼部清洁,更换体位防治压疮的发生,在皮肤大片瘀斑的部位应该注意保持清洁干燥,对于惊厥、昏迷等危重患者应密切观察病情变化,注意体温、脉搏、血压、意识状态、皮肤出血点及瞳孔的变化,随时做好抢救准备。

八、中医防治进展

流行性脑脊髓膜炎是由脑膜炎双球菌所致的化脓性脑膜炎,主要表现为发热、头痛、呕吐、皮肤和黏膜瘀点、瘀斑、颈项强直,甚或神昏谵语等。本病属于中医学"温病"范畴,中医学在长期的医疗实践过程中积累了大量的该病防治经验。刘寿年等认为,本病是因人体正气不足,疫邪外侵所致。温邪首先犯肺,速入气分,极易侵犯营血,引动肝风。本病治疗以解毒为主,邪在卫分,治以辛凉疏散,往往汗出痉解。邪在气分,治以大剂清凉,折其热势。邪入营血,治以清营凉血,亦须少佐宣透,使邪转出气分而解。而对于恢复期及后遗症阶段,多虚实夹杂,应辨别邪多虚少,虚多邪少,不可过用滋补或寒凉。王一战等应用中医传承辅助系统挖掘中医药治疗流行性脑脊髓膜炎的用药规律,结果发现石膏、玄参、生地黄、牡丹皮、甘草、大黄、石菖蒲及郁金为治疗该病的核心药物,清热祛邪是该病急性期的中医遣药组方的主要原则,同时酌用开窍、息风止痉药,病程后期用药则以补气养阴为主。江韵樵等认为,本病邪轻浅者,予辛凉轻剂、桑菊饮、银翘散之属加入少许龙胆草;若重用苦寒,有伏遏之过,早用香窜,有昏陷之虞。大凡邪已化热者,当予以清热解毒,平肝息风,救阴补液。斑疹严重者,重用凉血清火之品,并应用龙胆清脑汤治疗该病37例,取得了良好的效果。许灵培认为,流行性脑脊髓膜炎症状类似于中医痉病,多由于风邪导致,内风多由温邪化火,内窜厥阴,迫动风阳,或由阴虚血少,木失涵养,肝风内动,窜筋入络而成。外风多由太阳中风或重感寒湿,经脉痹阻所致。主张采用葛根汤治疗该病,临床疗效确切。

九、典型病例

病例1

王某,男,20岁。主诉及病史:发热、呕吐3天。患者于3天前突然头痛畏寒,卧床以后逐渐体温升高,喷射性呕吐4～5次,同时头痛剧烈,后晨起神志迷糊,急于上午八时入院。入院时症候:神志昏迷,牙关紧闭,不语,不食,四肢强直,抽搐时作,脉数,舌干苔糙,扪之湿润,表热不扬。体温38℃,脉搏86/min,呼吸28/min,血压130/90mmHg,颜面晦暗,神志迷糊,瞳孔反射迟钝,颈项强直,狂躁不安,肢体时时抽动,脑膜刺激症状明显。西医诊断:流行性脑脊髓膜炎。中医诊断:温毒,证属邪挟痰热蒙蔽心包,引起肝风内动。治法:治以养阴清热,涤痰开窍。处方:局方至宝丹1粒,研末分次灌服,4小时内服完。蜈蚣3g,全蝎5g,僵蚕10g,钩藤10g,生石决明6g,陈胆星5g,天竺黄10g,石菖蒲10g。每日1剂,水煎2次取汁300ml,分3次服,服3剂。2诊神志清楚,颈项强直,头额仍痛,时呕吐,肢体振振欲动,下肢屈伸不利,痰浊蒙闭心宫之象已失,当以镇肝息风为主,原方去至宝丹、陈胆星、天竺黄、石菖蒲,加黄连、紫贝齿、龙胆草调治。2剂以后,以冬桑叶、杭菊花、白蒺藜易蜈蚣、全蝎、僵蚕,再服3剂治愈出院。

病例2

张某,男,18岁,主诉及病史:发热头痛1天。患者于1天前突起畏寒发热,头痛,呕吐嗜睡,次晨出现神志昏迷,抽搐,于下午四时急诊入院。入院时症候:面赤神昏、肢体瘫痪、烦躁不安、头汗、喉中痰声、唇肿、略见齿垢,脉数,舌尖干红、苔糙黄而垢。大便二日未解,体温38.5℃,呼吸30/min,脉搏110/min,血压84/40mmHg,颜面潮红,神志昏迷,颈项强直,瞳孔右小左大,对光反射消失,皮下散布瘀点,脑膜刺激症状明显。急诊采用磺胺吡啶、氯霉素、氢化可的松等静脉滴注,以及苯巴比妥、氯丙嗪等镇静止痉治疗。神志依然不清,昏迷已两昼夜,乃邀中医会诊。西医诊断:流行性脑脊髓膜炎。中医诊断:温病,营热挟痰,邪入膻中,热结阳明。治法:治以清心宣窍,通腑泄热。处方:安宫牛黄丸1粒,打碎分次灌服,3小时内服完。生大黄10g,连翘15g,全瓜蒌20g,风化硝10g,石菖蒲10g,金银花10g,天竺黄12g,生枳实10g。每日1剂,水煎2次取汁300ml,分3次服,服3剂。服后,神志逐渐清醒,垢而糙黄之苔将要化净,大便仍未解,腹部按之仍痛,频频矢气。原方去安宫牛黄丸,再服1剂。次日便解热退,住院9天,治愈出院。

参 考 文 献

[1] 张勇,赖植发,周海涛,等.流行性脑脊髓膜炎病例的病原学分析[J].中国热带医学,2009,9(8):1589-1590.

[2] 袁建忠.流行性脑脊髓膜炎流行病学特征探析[J].中国卫生产业,2014(12):122-123.

[3] 郭立春.流行性脑脊髓膜炎流行病学研究进展[J].解放军预防医学杂志,2017,35(6):687-689.

[4] 张粹昌.流行性脑脊髓膜炎的中医治疗[J].中国伤残医学,2014(12):153-154.

[5] 戴秋宏.流行性脑脊髓膜炎流行概况与预防控制措施分析[J].现代妇女:医学前沿,2015(2):368-369.

[6] 王寅寅,张丽,叶绪芳,等.聚合酶链反应在流行性脑脊髓膜炎检测中的应用[J].疾病监测与控制,2015,9(8):525-527.

[7] 郭北虹.流行性脑脊髓膜炎的诊断与治疗[J].中外健康文摘,2012,9(9):198-199.

[8] 曹红,谢冬英,麦丽,等.常见中枢神经系统感染临床、CSF特征及鉴别诊断[J].中国临床实用医学,2010,4(9):34-36.

[9] 李秀华,付艳涛,李海英,等.流行性脑脊髓膜炎的治疗[J].中外健康文摘,2012(35):142-143.

[10] 徐葵花,张莉,陈峰,等.流行性脑脊髓膜炎77例临床预后分析[J].蚌埠医学院学报,2011,36(11):1187-1189.

[11] 宋迎春,吴晓霞,胡四海,等.流行性脑脊髓膜炎疫苗的研究进展[J].微生物学免疫学进展,2016,44(4):54-57.

[12] 刘寿年,彭述宪.133例流行性脑脊髓膜炎分型和治疗[J].新中医,1975(6):32-34.

[13] 王一战,王玉贤,苏芮,等.基于数据挖掘的流行性脑脊髓膜炎中医用药规律研究[J].中华中医药学刊,2017(9):2341-2344.

[14] 江韵樵,王琦.龙胆清脑汤治疗流行性脑脊髓膜炎37例的临床小结[J].江苏中医药,1965(12):22-24.

[15] 许良培.用葛根汤治疗流行性脑脊髓膜炎的临床介绍[J].江苏中医药,1964(11):17-19.

第四节 化脓性脑膜炎

一、概述

化脓性脑膜炎是由于多种细菌导致的一种颅内感染性疾病,临床表现为高热、头痛、呕吐、神志改变及脑膜刺激征等;病情严重者可出现瞳孔不等大、对光反射迟钝、呼吸不规则等脑疝症状;或出现脉搏细弱、血压下降等休克症状。主要致病菌为肺炎链球菌和肺炎克雷伯菌,其次为大肠埃希菌。该病是中枢神经系统常见、严重的感染性疾病之一,病死率及致残率较高。化脓性脑膜炎多发生于婴幼儿、儿童及老年人等免疫功能不全或者免疫功能低下者,成年发病者较少见。好发于秋季、冬季、春季,呈全球分布。细菌侵犯脑膜主要途径有血源播散、邻近感染灶扩散、脑脊液与外界沟通及医源性等。中医学虽然没有化脓性脑膜炎的命名,但按其发病的季节及不同的阶段表现可对属于"春温""风温""瘟疫"等范畴。

二、病因病机

中医学理论认为,化脓性脑膜炎主要是由于机体感受瘟疫毒邪所导致的。若人体正气不足,无以抵抗邪气的侵袭则可导致本病。本病好发于小儿及体质虚弱者,因小儿脏腑娇弱,气血未充,更易感受邪气。肺主气,司呼吸,外合皮毛,瘟疫毒邪多从口、鼻、皮毛而入,首先犯肺,出现恶寒发热、咳嗽、咽喉肿痛等肺卫症状,若不再传变则温邪清解而愈。若温邪化热入里,盛于气营之间,气分热炽,则壮热烦躁;热邪燔灼太阳经脉,则头痛如劈,颈项僵直;热邪犯胃,胃气上逆则出现呕吐,甚至喷射性。热陷营分则肌肤斑疹红艳;肝经热盛,引动肝风,风火相煽,则手足抽搐,两目上视;热扰心神则神昏谵语;若热毒太盛或素体虚弱,则见热毒内陷、正气欲脱之危重症候。本病后期,热邪逐渐衰退,病邪渐去,疾病逐渐痊愈,若出现低热缠绵不愈、肌痛不舒、神倦嗜卧、动则汗出等症状,则为疾病后期气阴两虚的表现。

三、临床表现

(一)急性起病

该病大多数患者起病急骤,特别是小儿患者。发病前通常有上呼吸道、胃肠道等感染症状。脑膜炎双球菌引起的脑膜炎表现为暴发型,起病急骤,可迅速出现进行性休克、皮肤出血点或瘀斑、弥散性血管内凝血和中枢神经系统功能障碍,如果得不到及时有效的治疗,可在24小时内危及生命。

(二)全身感染中毒症状

发热是该病的必备症状,除新生儿因反应能力差可无发热外,一般多表现为高热,但开始时可为中度发热或低热。其他表现有头痛、精神萎靡、嗜睡、谵妄、疲乏无力、关节酸痛、皮肤出血点、皮疹等。

(三)神经系统症状

(1)脑膜刺激症状:脑膜刺激征是化脓性脑膜炎最主要的体征,包括颈项强直、Kernig征阳性及Brudzinski征阳性。

(2)颅压增高症状:可见头痛、喷射性呕吐、精神神志等方面的表现。轻者眼神发呆、双目凝视、打头、摇头、嗜睡,重者昏迷、惊厥。脑水肿进一步加重,可发生脑疝,出现中枢性呼吸衰竭、呼吸节律不整及异常呼吸,瞳孔散大,两侧不等。眼底检查可见视盘水肿,如前囟未闭则可见隆起、张力增高。

(3)脑神经受损症状:急性化脓性脑膜炎常累及第Ⅲ、Ⅳ、Ⅵ、Ⅶ对脑神经,如脑神经受损较轻,治愈后功能可恢复,如损伤较重可遗有脑神经功能障碍。脑膜炎球菌脑膜炎常遗有听觉丧失。

四、辅助检查

(一)血清学检查

外周血白细胞总数及中性粒细胞明显增高,后者常见核左移现象。白细胞总数一般在 $2×10^9/L$ 左右,或可达到 $40×10^9/L$ 以上,中性粒细胞在 $0.80～0.90$。

(二)脑脊液检查

患者脑脊液一般外观浑浊或米汤样,压力增高。镜检白细胞明显升高,以多核白细胞为主。但在早期或经用抗生素不规则治疗者,脑脊液外观稍浑,镜检白细胞每立方米数百个。五管糖定性试验减少或阴性,定量常在 15mg/dl 以下。蛋白定性多为强阳性,定量常在 100mg/dl 以上。氯化物正常。脑脊液离心沉淀做涂片染色镜检查细菌,即使脑脊液不典型也应做此项检查。

(三)其他检查

化脓性脑膜炎患者应尽早进行胸部、颅骨及鼻旁窦的 X 线拍片,以发现无症状的肺炎、脓肿、颅骨骨髓炎、鼻旁窦炎及乳突炎。另外,化脓性脑膜炎的患者还应进行头颅 CT 检查。化脑早期,头颅 CT 检查正常,当出现并发症时,CT 可显示脑积水、脑脓肿、硬膜下积液、积脓,甚至脑梗死等。

五、诊断与鉴别诊断

(一)诊断要点

(1)急性起病,出现发热、呕吐及中枢神经功能异常等表现,如烦躁、嗜睡,甚至惊厥或昏迷,颅压增高及脑膜刺激征,甚至发生脑疝与呼吸衰竭。

(2)好发于婴幼儿,可表现为体温不高,脑膜刺激征及颅内压增高出现较晚或不明显。

(3)脑脊液检查压力增高、外观浑浊,糖含量明显降低,蛋白含量增高,白细胞总数明显增多,分类以中性粒细胞为主。

(4)外周血白细胞总数明显增高,分类以中性粒细胞为主。

(二)鉴别诊断

1. 结核性脑膜炎

结核性脑膜炎一般起病较为缓慢,常有结核接触史和肺部等处的结核病灶,脑脊液外观呈毛玻璃状,细胞数一般 $<500×10^6/L$,以淋巴细胞为主,糖和氯化物含量降低,蛋白含量较高。脑脊液涂片无化脓菌可见,抗酸染色可找到结核杆菌。

2. 病毒性脑膜炎

病毒性脑膜炎全身感染中毒症状相对较轻,脑脊液外观清亮,以淋巴细胞为主,蛋白正常或轻度升高,糖含量正常,细菌学检查为阴性。有时在疾病早期,细胞数可以升高,甚至以中性粒细胞为主,此时需结合脑脊液糖含量和细菌学检查及临床表现进行综合分析鉴别。

六、治疗

化脓性脑膜炎的西医治疗原则首先是尽早明确诊断,选择足量敏感的抗生素,其次是降颅压、对症和全身支持治疗。该病归属于中医学"风温""春温"的范畴,一般冬春季发病,起病急骤,治疗以清热解毒为原则。病在卫气者,清热解毒重在辛凉透表,使邪从外解。病在营血者,清热解毒重在清营凉血,以安神明之府。若热闭心包,急以清心开窍。肝风内动,则应凉肝息风。若邪陷正脱,以救脱为先。总之,在整个疾病的治疗过程中,清热解毒贯穿于始终,同时瘟毒化火,最易伤阴动血,又须时时顾及养阴凉血。从而根据邪毒在卫气、营血的不同,或外透,或内清,或逐下,再辅以养阴生津。

(一)中医治疗

1. 辨证用药

(1)卫气同病证

临床表现:发热恶寒,无汗或有汗,头痛项强,肢体酸痛,恶心呕吐,口微渴,或见咳嗽,嗜睡,或烦躁不安,或精神缺乏,或见皮下斑疹隐隐,舌尖略红,苔白,或舌苔黄白相间,舌干而少津,脉浮数。

治疗法则:清热解毒,疏表达邪。

方药运用:银翘散合白虎汤(连翘、金银花、桔梗、薄荷、竹叶、生甘草、荆芥穗、淡豆豉、石膏、知母、粳米)。头痛剧烈者,加菊花、钩藤、龙胆草以平阳热;呕吐甚者,加竹茹、代赭石以降胃火;有瘀血瘀斑者,加大青叶、栀子、青黛、牡丹皮以解毒凉血;表寒外束较重,头痛项强者,加用葛根汤。

(2)气营两燔证

临床表现:壮热烦躁,神志不清,或神昏谵语,四肢抽搐,头痛如劈,频频呕吐,呈喷射状,颈项强直,口渴唇干,斑疹红艳显露,尿黄而少,大便干燥,或秘结不通,舌红而降,苔黄而燥,脉象弦数。

治疗法则:泄热解毒,清气凉营。

方药运用:清瘟败毒饮(生石膏、水牛角、生地黄、栀子、黄芩、连翘、知母、牡丹皮、黄连、赤芍、玄参、竹叶、桔梗、甘草)。头痛剧烈者,加龙胆草、珍珠母、生石决明以平肝泻火;斑疹成片,其色红紫者,加大黄、紫草、大青叶泻热凉血;若热闭心包,高热神昏谵妄者,加郁金、石菖蒲、连翘、黄连以清心开窍;兼痰热蒙闭,喉间痰鸣者,加竹沥、天竺黄、胆南星以豁痰开窍。

(3)热陷营血证

临床表现:壮热不退,肌肤灼热,神志昏迷,躁扰谵语,频频抽搐,角弓反张,皮肤大片瘀斑,色紫而瘀,或鼻衄吐血,唇燥口干,舌绛少苔,或光剥如镜,且无津液,或舌体干,齿龈干结如瓣,脉细弦而数。

治疗法则:清营泄热,凉血解毒。

方药运用:犀角地黄汤(水牛角、生地黄、白芍、牡丹皮)。出血倾向严重者,可加大剂乌梅、五味子、白芍、甘草、仙鹤草、蒲黄,酸甘化阴,酸敛止血,热闭心包为主,症见高热、神昏、痰鸣、谵妄,宜用安宫牛黄丸、至宝丹、紫雪丹之类。肝火动风,表现为项强反张,抽搐不止者,宜用羚角钩藤汤以祛风清热止痉。

(4)内闭外脱证

临床表现:起病急暴,高热,神昏,惊厥,皮下瘀斑紫黯,迅速融合成片,突然大汗淋漓,面色苍白,四肢厥冷,唇指发绀,呼吸不匀,血压下降,或初起神志尚清,旋即神迷而错,烦扰躁动无力,舌质淡黯,舌苔灰黑而滑,脉伏而数,或散乱无根,或脉微欲绝。

治疗法则:固脱开闭。

方药运用:汗出肢厥甚者,当回阳固脱,宜用参附龙牡汤(人参、附子、生龙骨、生牡蛎、麦冬、五味子);若内闭外脱之证并重,可以开闭与固脱并用,在益气救逆、回阳敛阴的基础上清心开窍、凉肝息风,宜用参附汤合生脉散(人参、麦冬、五味子、附子),送服安宫牛黄丸、紫雪丹、至宝丹等。

(5)气阴两虚证

临床表现:热势已退,或低热,或夜热早凉,神倦气弱,肌肉酸痛,或肢体筋脉拘急,易怒心烦,多汗口干,不思饮食,瘀斑消退,尿黄便干,舌质红绛少津,或光剥无苔,脉象细数。

治疗法则:益气养阴清热。

方药运用:生脉散合大补阴丸(人参、麦冬、五味子、熟地黄、龟甲、黄柏、知母)。低热不退者,加白薇、地骨皮、青蒿;汗多者,加五味子、石斛、牡蛎;气虚重者,加黄芪、浮小麦、大枣、麻黄根;不思饮食者,加木瓜、山楂、乌梅、茯苓;肢体不利,肌肉酸痛者,加丝瓜络、忍冬藤、生桑枝、侧柏叶、木瓜。

2. 针灸疗法

急性期

治疗法则:醒脑开窍。

临证指要:针灸治疗取穴人中、百会、大椎,均是督脉之穴,刺之益脑醒神,助阳通表,镇静解痉。委中穴舒筋活络,凉血泻热;曲池穴凉血泻火,升清降浊;内关穴宁心安神;涌泉穴有通关、开窍、安神、镇静之效;尺泽穴刺血能泻火解痉;后溪通督脉,可通阳、解痉。诸穴合用则有清泄毒热、醒神开窍、息风解痉之功效。

基本选穴:百会、印堂、大椎、曲池、内关、涌泉、委中、尺泽。

辨证配穴:项背强直者,加后溪、人中;高热昏迷者,加十二井穴、十趾端、人中。

3. 成药制剂

(1)玉枢散每次 0.6～1.2g,每日 1 次,口服。具有辟秽解毒之功效。适用于呕吐甚者。

(2)清开灵注射液 20～40ml 加入 5％葡萄糖注射液中,静脉滴注,每日 1 次。具有消热解毒,化痰活血,醒神开窍之功效。适用于气营两燔,神昏肢痉者。

(3)生脉注射液 20～40ml 加入 5％葡萄糖注射液中,静脉滴注,每日 1～2 次。具有益气生津固脱之功效。适用于气津两脱证。

(4)参附注射液 20～40ml 加入 5％葡萄糖注射液中,静脉滴注,每日 1～2 次。具有益气回阳之功效。适用于阳气暴脱证。

(5)参麦注射液 20～60ml 加入 5％葡萄糖注射液中,静脉滴注,每日 1～2 次。具有益气固脱,养阴生津之功效。适用于气阴两亏证。

(6)双解素注射液 20～40ml 加入 5％葡萄糖注射液中,静脉滴注,每日 1～2 次。具有清热解毒之功效。

(二)西医治疗

1. 抗生素治疗

化脓性脑膜炎病情发展急骤,可迅速危及生命,根据病史、症状体征和脑脊液常规、生化检查结果怀疑为化脓性脑膜炎时,可尽早开始经验性的抗生素治疗,在细菌培养结果明确后再根据药敏结果换用敏感抗生素。对病因未明的化脓性脑膜炎首选广谱的第三代头孢菌素治疗,且使用安全。如果患者是 1 个月以下的婴儿,其致病菌可能为 B 组链球菌、大肠埃希菌和李斯特菌,除了应用第三代头孢菌素,还可合用氨苄西林。

2. 糖皮质激素治疗

地塞米松辅助治疗可以减少化脓性脑膜炎患者后遗症的发生。美国儿科学会于 2003 年推荐对流感嗜血杆菌脑膜炎患儿使用地塞米松,但是对 6 周龄以上的肺炎链球菌脑膜炎患儿,仅建议考虑使用,这也反映了目前的研究还不能完全明确其使用效果。

3. 对症治疗

维持血压、血氧、内环境稳定,尤其注意低钠血症可加重脑水肿。对颅压增高者应用甘露醇、高渗糖等脱水药。及时控制高热、抽搐。预防应激性溃疡等并发症。

七、预防、预后及调护

化脓性脑膜炎的预防应加强公共及个人环境卫生,增强体质,对于易感人群积极接种疫苗。积极治疗肺炎、鼻咽炎、中耳炎、乳突炎等原发病及头部创伤、筛板创伤等结构缺损。积极治疗全身性疾病,增强抵抗力。可应用大蒜、大青叶、金银花、板蓝根、贯众、野菊花等中草药预防。随着抗生素及支持治疗手段的不断发展,化脓性脑膜炎患者存活率有了明显改善,总病死率<10％,脑膜炎球菌脑膜炎的病死率<5％,但是持续性后遗症的发生率仍没有明显下降,为 10％～30％。该病患者的调护应注意患者的体温、脉搏、呼吸、血压变化,尤其应注意观察患者瞳孔以便及时发现脑疝。嘱患者行头高卧位以减轻脑水肿,对于抽搐及躁动不安的患者应当适当给予药物治疗并加床档保护防治摔伤。保持室内的空气新鲜,注意患者呼吸道的通畅,必要时给予氧气吸入。对于高热、呕吐及食欲缺乏的患者应鼓励多喝水,保持水电解质的平衡。

八、中医防治进展

化脓性脑膜炎起病急,病情危重,死亡率较高。多数医家认为该病归属于中医学"风温""春温"范畴。盛京认为,该病发病急骤,病情凶险,传变迅速,初起邪伏于内,迅即化火,灼营动血,病证互参应属春温范畴,据其脑脊液之化脓性改变,可知热结髓海,蕴毒化脓正是其邪热内伏之表现。张有年认为,化脓性脑膜炎归属于中医学"冬温""春温""风温"和"瘟疫"等范畴,是由于感染瘟疫,毒邪化火内陷伤营,引动肝风,内闭脑窍所致。并采用针刺加中药治疗该病后遗症 82 例,中药组方为西洋参、白术、炙黄芪、鹿角胶、益智仁、茯神、僵蚕、石菖蒲、麦冬、胆南星、钩藤、大青叶、连翘、地丁、金银花、大黄。针刺头针取百会、四神聪、运动 1 区、运动 2 区、风池、哑门等;体针取穴大椎、华佗夹脊 1、2、3、4 穴、承扶、承山、太溪、涌泉、内关、曲池、合谷等穴。治疗 1 个月后取得了满意疗效。洪琳亮用醒脑静辅助治疗小儿化脓性脑膜炎,结果发现醒脑静注射液可明显减少患儿住院天数,显著缩短患儿发热及惊厥持续时间,是治疗小儿化脓性脑膜炎的一种安全、可靠药物。王敬超等认为,该病的病机关键在于"营卫逆从,肉腐成脏"。应用四妙勇安汤清气凉营,活血解毒治疗该病取得了满意的疗效。徐建名等观察比较银翘散(金银花 15g,连翘 15g,杏仁 12g,牛蒡子 10g,桑叶 30g,薄荷 12g,桔梗 12g,甘草 6g)辨证加减与氨苄西林治疗小儿化脓性脑膜炎的临床效果,经过 7 天的治疗后银翘散加减组患者退热、呕吐消失及血常规、脑脊液中白细胞恢复正常的情况均明显好于氨苄西林治疗组。马跃东等用加味大承气汤(大黄 30g,厚朴 20g,芒硝 15g,连翘 25g,丹参 30g,生甘草 10g)保留灌肠治疗化脓性脑膜炎 4 例,收到满意疗效。

九、典型病例

赵某,男,58 岁。主诉及病史:发热、头痛 6 天,意识不清 4 天。患者于入院前6 天因右耳疼痛并流脓引起发热,体温达 38～39℃,头痛。4 天前出现意识不清,时有谵语,曾到某医院就诊,诊断为"化脓性脑膜炎",经对症治疗,疗效不佳。患者既往有中耳炎病史多年。入院时症候:神情淡漠,精神倦怠,神志时有模糊,面色潮红,头面汗出如油;语声低弱,偶有咳嗽,无明显痰鸣;患者近日头痛基本缓解,仍有发热,时有汗出,周身瘙痒,疹小色暗红;周身乏力明显,足膝怕冷,多梦,纳差,大便干结。体温38℃,脉搏102/min,意识不清,答非所问,查体不合作。咽轻度充血,双瞳孔等大等圆,对光反射迟钝,颈轻度抵抗。心肺未见异常,肝脾未触及。双下肢肌力、肌张力正常,腱反射存在,双侧Hoffmann征、Babinski征、Oppenheim征、Chaddock征均阳性、Kering征阳性。舌嫩红少苔,脉弦细数,沉取少力。西医诊断:化脓性脑膜炎。中医诊断:瘟疫,证属热伤气阴,阴虚阳浮。治法:治以养阴固摄、清虚热祛风。处方:山药18g,山茱萸12g,生地黄15g,白芍18g,青蒿18g,牡丹皮12g,地骨皮15g,知母15g,生龙骨、生牡蛎各20g,乌梅8g,防风10g,陈皮6g,大枣10g,生姜10g。每日1剂,水煎2次取汁300ml,分3~5次频频喂下,服3剂。2诊,体温37℃,汗出减少,神志转清,仍纳差、乏力明显,心烦、眠差、便干,舌转淡红、少苔,脉虚弱略数。上方加党参15g,竹茹10g,炒麦芽15g。3诊,患者体温恢复正常,仍觉乏力明显,纳食可,脉虚弱略数,舌淡红苔薄白,继之以竹叶石膏汤加减治疗1周好转出院。

参 考 文 献

[1]　王馥瑜,梁志娟,侯晓霖,等.化脓性脑膜炎临床特征及预后的影响因素分析[J].宁夏医学杂志,2013,35(6):481-482.

[2]　张丽丽.化脓性脑膜炎并发症的相关因素分析[J].当代医学,2011,17(23):12-13.

[3]　陈言钊,李宁,贺淑媛,等.虎杖苷对化脓性脑膜炎的神经保护作用及机制研究[J].黑龙江医学,2016,40(7):621-624.

[4]　张庆,何红彦,马爱蕊,等.中枢神经系统感染性疾病的脑脊液细胞学分析[J].河北医科大学学报,2016,37(6):644-646.

[5]　汤海燕,谈鹰,张栗.脑脊液与血浆生化指标比值对结核性脑膜炎与化脓性脑膜炎的鉴别意义[J].中国全科医学,2015(14):1705-1707.

[6]　薄宇清,王智勇,吴景录.成人化脓性脑膜炎临床特点与诊治分析[J].中华医院感染学杂志,2013,23(13):3088-3089.

[7]　De D B V,De J G,Mcintyre P,et al. Cochrane review:Corticosteroids for acute bacterial meningitis[J]. Evidence-Based Child Health:A Cochrane Review Journal,2010,3(2):405-450.

[8]　Smyth,Aisling. Adjuvant Corticosteroid Therapy for Acute Bacterial Meningitis[J]. Ajn the American Journal of Nursing,2016,116(10):63.

[9]　盛京."表证"未必表病——1例春温误表之教训及反思[J].四川中医,1994(10):24.

[10]　张有年.针刺加中药治疗化脓性脑膜炎后遗症82例临床观察[J].中国中医药科技,2003,10(3):192-192.

[11]　洪琳亮.醒脑静辅助治疗小儿化脓性脑膜炎临床评价[J].中医临床研究,2014,6(34):

16-18.

[12] 王敬超,左传庆.四妙勇安汤新用举隅[J].实用中医药杂志,2002,18(6):42-42.

[13] 徐建名,陈素芬.银翘散加减与氨苄西林治疗小儿化脓性脑膜炎的疗效观察[J].现代中西医结合杂志,2013,22(14):1566-1567.

[14] 马跃东,党红星.加味大承气汤煎剂保留灌肠治疗内科急症 66 例[J].中医外治杂志,1999(4):12-13.

第五节 结核性脑膜炎

一、概述

结核性脑膜炎为结核分枝杆菌侵入蛛网膜下隙而导致的以脑膜为主的非化脓性炎症反应,常累及蛛网膜、脑实质及脑血管等。该病以发热为主要临床表现,伴有乏力、盗汗、食欲下降、颅内压增高征、脑膜刺激征、脑神经损害征和精神意识改变等。合并其他部位结核病时可出现相应症状,如肺结核表现为咳嗽、咳痰,亦可伴电解质紊乱,尤以低钠血症多见。全球每年感染结核病的人数约有 2 亿,而其中结核性脑膜炎约占 10%,为结核杆菌感染疾病中表现形式中最为严重的一种,是结核病死亡的最主要原因。该病可发生于任何年龄,尤其好发于儿童及青少年,以3 岁以下儿童最为多见。小儿结核性脑膜炎中男性发病多于女性,成人则以青年女性为主,近年老年人的发病率也有所增加。按其临床表现可将该病归属于中医学"痫证""惊风""头痛"等范畴。

二、病因病机

(一)病因

1. 外感

本病多由于起居不慎,坐卧当风,风、寒、湿、热等外邪趁机侵袭于经络上犯巅顶,蒙闭清窍。风为百病之长,多挟时气而发病,若挟寒邪,寒凝血滞,络道被阻而头痛;若挟湿邪,湿蒙清窍,清阳不展,而致头痛;若挟热邪,风热上炎,侵扰清空而头痛。此外,"痨虫"亦为本病重要发病原因,如《三因极一病证方论·痨瘵诸证》曰:"诸证虽曰不同,其根多有虫。"明确指出痨虫感染是形成本病的重要因素。

2. 内伤

该病病位在脑,与心、肝、脾、肾等脏腑关系密切。因情志不遂,肝失疏泄,郁而化火,火盛伤阴,肝失濡养或肾水不足,水不涵木,导致肝肾阴亏,肝阳上亢,上扰清空而发病;或因先天禀赋不足,肾精久亏,脑髓空虚,阴损及阳,肾阳衰微,清阳不展而发病;也可因饥饱、劳倦、产后、病后体虚,脾胃虚弱,生化不足,或失血之后,营血亏虚不能上荣于脑髓脉络而发病;或因饮食不节,脾失健运,痰湿内生,上蒙清窍,阻遏清阳而发病。

(二)病机

本病的病机主要为风、痰、热、虚四个方面。因大病久病,年老体弱,长期劳倦或产后等因素,患者正气亏虚,不能抵御外邪,外感痨虫,痨虫可直中脑髓,亦可侵犯肺,循经络而上犯脑髓,最终发病。肝主疏泄,调畅全身气机,脑痨患者肝失疏泄,气机郁结,日久可郁而化火动风,肝风内动,扰动心神,上犯脑络清窍则可见发热、项强、头痛,严重者还可出现抽搐、角弓反张、神志昏聩等;脾胃为后天之本,气血生化之源,脾失健运则痰湿内生,痰湿困阻则纳呆、乏力;肾为先天之本,痨病日久肾阴亏虚,水不涵木,肝阳失于制约,使阳亢更为明显,表现为五心烦热、口干等症状。总之,该病病位在脑,与肝、脾、肾等脏腑关系密切,本虚标实,以阴虚为本,风、痰、热为标,本虚与标实又可相互影响,进一步加重病情。

三、临床表现

(一)一般表现

结核性脑膜炎多呈隐袭性起病,部分呈亚急性起病,少数为急性起病。早期一般表现为低热、疲惫乏力、失眠、盗汗、头痛、食欲缺乏、性欲减退等全身中毒症状,1～2周后症状逐渐加重,约50%患者可出现剧烈头痛,常伴呕吐、中高度发热,病变进一步变化可出现不同程度的意识障碍或躁动、谵妄等精神症状。

(二)神经系统表现

(1)脑膜刺激征:是该病最常见的体征,绝大多数患者有颈强直、Kernig 征和 Brudzinski 征阳性。头前屈受限明显,侧屈与旋转均不同程度受限,而后仰可不受限。

(2)脑神经麻痹:最常见受损的颅内神经为视神经,其次为动眼神经、外展神经、面神经。表现为视力下降、复视、眼球运动障碍、聋及周围性面瘫等。

(3)颅内压增高:表现为头痛、呕吐、视盘水肿及双侧外展神经麻痹,甚至脑疝形成及脑干功能衰竭。头痛的特点为周期性、搏动性、炸裂性,夜间和清晨为重,咳嗽、排便时可加重。呕吐多为喷射性,多无恶心,与进食无关。视盘水肿多为两侧,如果是轻度水肿,因缺乏对比而不易发现。

(4)神经系统局灶体征:可产生偏瘫、失语、不自主运动或者截瘫,四肢瘫及不同类型的感觉及括约肌功能障碍,这是由于颅内结核瘤或脑血管狭窄、闭塞、脑内梗死灶形成及脊髓、神经根损伤引起的。

四、辅助检查

1. 血清学检查

血常规检查外周血白细胞多数正常,或轻度增高,血沉增快。结核菌素试验阳性。

2. 脑脊液检查

(1)脑脊液细菌检查:脑脊液中查找抗酸杆菌是结核性脑膜炎最可靠的诊断依据。

(2)脑脊液常规生化:大部分患者脑脊液压力增高,白细胞轻到中度增多,以淋巴细胞为主,而在疾病初期或严重病例多形核细胞可增多。蛋白含量中度增高。糖和氯化物含量降低比其他性质的脑膜炎明显,一般氯化物$<109.2mmol/L$,葡萄糖$<2.2mmol/L$。

3. 影像学检查

头颅 CT 检查能清晰地显示脑池、脑室、大脑半球的纵裂和脑实质内的病理形态学影像,对颅内结核性病变不仅能判断其病型、病期及并发症,还可预测预后。据报道,CT 检查结核性脑膜炎的阳性诊断率高达 84.4%～95%,患者 CT 扫描一般可见侧裂池、视交叉池、鞍上池、环池和脚间池密度增高,形态不对称。增强扫描可见到脑池内出现明显强化,鞍上池尤为著。约有 10%的患者可见结核瘤。

五、诊断与鉴别诊断

(一)诊断要点

(1)有结核病的接触史或感染史。

(2)有脑膜炎症状,如发热、头痛、呕吐及脑膜刺激征。

(3)胸部 X 线有肺结核病变,包括粟粒性结核等。头颅 CT 检查提示相应的改变。

(4)眼底检查视网膜有时可见结核结节。

(5)结核菌素或结核菌皮试强阳性。

(6)脑脊液细菌检查可找到结核杆菌,抗酸染色涂片阳性。

(二)鉴别诊断

1. 病毒性脑膜炎

临床上应注意与结核性脑膜炎鉴别的病毒性脑膜炎主要为流行性乙型脑炎。首先乙型脑炎的发病有明显的季节性,儿童及青少年多见,无原发病灶,结核菌素试验多为阴性。且其临床症状较重,多伴脑积水。脑脊液检查外观清或微浑,细胞数和蛋白轻度增高,糖正常或稍高,氯化物正常,CSF 中可检出乙型脑炎病毒。

2. 癌性脑膜炎

该病由其他器官的恶性肿瘤转移到脑膜所致,可急、亚急或慢性发病,头痛、剧烈呕吐,颅内压增高及神经系统定位症状明显。全面检查可发现颅外的癌性病灶。其脑脊液变化并不具特征性,细胞学检查发现癌细胞才是诊断本病的最可靠、最敏感的手段和重要依据。此外,可有炎性细胞增多,并以单核细胞增多为主,次为分叶核细胞,淋巴细胞少见。

六、治疗

结核性脑膜炎是结核病中的重症,病情危重,累及范围广,迁延难愈,如治疗不及时,甚者可危及生命。对于该病的治疗,现代医学强调早期、联合、适量、规律、全程抗结核治疗。中医学治疗原则一方面杀其虫,以绝其根本;另一方面着眼培补人体正气,以复其真元。中医药在改善症状、提高疗效、减少不良反应方面具有优势,采用中西医结合可明显提高其临床疗效。

(一)中医治疗

1. 辨证用药

本病属本虚标实,本虚为痨虫损伤,元气不足,阴精亏损;标实则为痰浊、风火等上扰清窍。治疗当以补虚培元和治痨杀虫为原则,以滋阴为主,火旺者兼以清火,气虚者兼以补气,若阴阳两虚则当滋阴补阳。凡阴虚火旺,灼津为痰,痰热内扰者,在滋阴的同时清化痰热。气虚不能化津,痰浊内生者,当在补益肺脾之气的同时,宣化痰湿。

(1)邪犯心脑证

临床表现:头痛发热,继发呕吐,四肢抽搐,神昏谵语,大便秘结,全身微汗出,舌苔焦黄枯燥,脉洪数而有力。

治疗法则:清热生津。

方药运用:白虎加人参汤(生石膏、知母、黑山栀、连翘、芦根、青蒿、石菖蒲、石斛、人参)。大便秘结甚者,加大黄;四肢抽搐者,加钩藤、全蝎、地龙;若呕吐甚者,加竹茹、姜半夏等。

(2)肝热动风证

临床表现:头晕头痛,颈项强硬,低热不退,午后益甚,嗜睡,夜间时有烦躁,口干,舌红苔白,脉弦弱。

治疗法则:清热平肝息风。

方药运用:大青叶汤(大青叶、桑白皮、钩藤、柴胡、夏枯草、蝉蜕、全蝎、甘草)。若里热炽盛者加生石膏、知母;神志异常者,加郁金、石菖蒲。

(3)阴虚风动证

临床表现:头痛隐隐,低热不止,精神萎靡,自觉乏力,神倦瘛疭,眠差盗汗,食欲缺乏,性欲减退,舌质干瘦,色红绛,苔少,脉虚细。

治疗法则:滋阴息风。

方药运用:大定风珠(阿胶、鸡子黄、生白芍、生龟甲、干地黄、火麻仁、五味子、生牡蛎、麦冬、鳖甲、炙甘草)。若邪热久羁,脉细促,心中悸动者,可用三甲复脉汤;若邪热久羁,阴血不足,虚风内动,筋脉拘急,舌绛少苔,脉细数者,可用阿胶鸡子黄汤。

(4)气阴两虚证

临床表现：头痛隐隐，时时欲呕，咽喉干燥，午后潮热，头晕目眩，或咳嗽气喘，痰中带血，或食欲缺乏，或眠差盗汗，舌红少苔，脉细数。

治疗法则：益气养阴。

方药运用：生脉散合百合固金汤(人参、麦冬、五味子、百合、熟地黄、生地黄、当归、白芍、桔梗、玄参、贝母、甘草)。若心烦失眠者，可加百合、黄连、莲子心清热养心安神；伴有热象者，加黄芩、栀子以清泻里热；汗出多者，可加浮小麦、龙骨、牡蛎以止汗。

2. 针灸疗法

(1)急性期

治疗法则：醒神开窍，息风止痉。

临证指要：结核性脑膜炎急性期主要表现为头痛、发热、呕吐、意识障碍、惊厥、颈项强直等，故针灸治疗宜醒神开窍，息风止痉，针灸选穴以督脉及足厥阴肝经穴为主。

基本选穴：大椎、风池、百会、人中、内关、合谷、十宣、足三里、三阴交、太冲。

辨证配穴：热邪偏甚者，加曲池、内庭；头痛甚者，加太阳、头维；痰瘀互结者，加丰隆、血海、膈俞。

(2)后遗症期

治疗法则：疏经活络，行气活血。

临证指要：该病后遗症期主要表现为偏瘫，以及相应的颅神经受损导致的眼睑下垂、眼外斜、复视、瞳孔散大、面瘫等症状。针灸治疗应以疏经活络，行气活血为原则，选穴以手足阳明经穴为主。

基本选穴：曲池、内关、合谷、肾俞、气海俞、环跳、足三里、伏兔、丰隆、绝骨、太冲、太溪。

辨证配穴：失语者，加用哑门、廉泉；吞咽困难者，加用廉泉、金津、玉液；面瘫者，加用颊车、地仓、鱼腰；尿闭或尿失禁者，加用关元、三阴交、八髎。

3. 成药制剂

(1)清开灵注射液 20～40ml，加入 5％葡萄糖注射液或 0.9％氯化钠注射液250～500ml 中，静脉滴注，每日 1 次。清热解毒，化痰活血，醒神开窍。适用于疫火内闭证。

(2)醒脑静注射液每次 2～4ml，每日 1～2 次肌内注射。适用于气营两燔，痰湿蒙窍证。

(3)苏合香丸每次 1 丸，每日 1～2 次，口服。适用于痰湿蒙窍，症见低热昏迷、舌苔白腻者。

(4)安宫牛黄丸每次1丸,每日1~2次,口服。适用于邪入心包,症见高热惊厥,神昏谵语者。

(5)牛黄清心丸每次1丸,每日2次,口服。适用于风痰阻窍所致的头晕目眩、痰涎壅盛、神智混乱者。

(6)至宝丹每次0.5~1粒,每日2~3次,口服。适用于痰热内闭心包,症见神昏谵语,身热烦躁,痰盛气粗者。

(二)西医治疗

1. 联合化疗

尽早开始抗结核治疗为结核性脑膜炎治疗的关键,常用的杀菌药有:异烟肼(H)、利福平(R)、链霉素(S)、吡嗪酰胺,抑菌药有乙胺丁醇(E)等,其中异烟肼和吡嗪酰胺均易透过血脑屏障且杀菌力很强。近年对结核性脑膜炎的治疗主张采用短程联合化疗,强化阶段缩短为两个月,总疗程缩短为一年左右。在强化治疗期间多主张四种杀菌药联合应用。

2. 糖皮质激素的应用

激素可以有效地减少炎症反应及炎性渗出,从而改善结核性脑膜炎患者的脑膜刺激症状,降低颅内压,减轻脑水肿及脑积水,减少椎管梗阻和减少粘连性蛛网膜炎等并发症。

3. 并发症的治疗

颅内高压患者可抬高床头,保持头高位,以有利于颅内静脉回流,减轻脑充血和脑水肿。应用甘露醇等脱水药物降低颅内压,也可以用呋塞米、依他尼酸等利尿性脱水药治疗。并发脑积水的患者可用乙酰唑胺,或采用反复腰椎穿刺排放脑脊液。

七、预防、预后及调护

结核性脑膜炎的预后主要取决于病情的轻重程度及治疗的及时与否。一般如能及时发现,及早治疗,预后一般较好。若发现较晚,病情进展迅速,颅神经损伤严重则预后较差。尤其是对于婴幼儿、老年人及体弱者,往往容易导致瘫痪、失明、聋等后遗症。该病发病主要是由于素体虚弱,感染结核杆菌导致,因此对于其预防首先应该增强体质,加强营养,提高机体抵抗外邪的能力。同时注意保护自己,避免直接接触结核病患者,对于肺、泌尿、肠道等其他部位的结核病灶应积极治疗控制以避免病灶播散。该病的调护应加强营养,给予营养丰富且易消化的食物,饮食清淡,注意保暖,适当休息,经常更换体位,防治坠积性肺炎及压疮的发生。

八、中医防治进展

结核性脑膜炎的治疗,目前多采用中西医结合治疗,在西药抗结核治疗的基础上加用中药对症治疗,大大提高了其临床疗效。杨晓云采用自拟益神醒脑开窍方(太子参、鳖甲、夏枯草、龙骨、牡蛎、石菖蒲、全蝎、川芎、地龙、甘草)联合西药化疗治疗结核性脑膜炎,对照组采用异烟肼、利福平、乙胺丁醇、吡嗪酰胺、链霉素等常规药物抗结核,用甘露醇降颅压;治疗组在此基础上加服自拟益神醒脑开窍方,结果治疗组临床疗效明显优于对照组且安全性更好。肖绍武观察西医常规治疗的基础上联合注射用清开灵治疗结核性脑膜炎的临床疗效,结果临床总显效率达83.4%,明显高于单用西医常规治疗。刘卫国等观察常规抗结核治疗的基础上联合活血息风汤治疗结核性脑膜炎的临床疗效,结果显示中西医结合治疗该病效果显著,与单纯西医治疗比较,可更好地改善炎症反应及脑脊液指标、缩短病程。张玲等观察中药抗痨清脑汤联合抗结核西药治疗结核性脑膜炎的疗效,治疗2个月后中西医结合治疗组总有效率为86.5%。王晓玲等采用中医辨证论治联合常规西药治疗结核性脑膜炎,中医辨证为邪在卫分者方用银翘散合白虎汤加减,气营两燔者方用白虎汤合清营汤,热闭心包者用静脉注射清开灵注射液,内服清瘟败毒饮加减,痰湿蒙闭者方用涤痰汤加减,取得良好的临床疗效。孙宇采用醒脑静联合常规西药治疗结核性脑膜炎取得了良好的临床疗效。李志明等采用中西医结合治疗10例结合性脑膜炎患者,根据不同的证型采用中药汤剂、中成药、针灸等方法辨证施治联合常规西药治疗,取得较好疗效。张齐龙等探讨早期运用中药在结核性脑膜炎脑积水防治中的临床价值,将66例结核性脑膜炎患者随机分成两组,治疗组西药抗结核治疗基础上配合中药活血化瘀、滋阴清热、平肝息风治疗,对照组仅用西药抗结核治疗,6个月后对两组患者脑积水的发生和变化进行评价,结果显示早期配合中药能有效减轻患者脑积水的继续发展。对于结核性脑膜炎后遗症的治疗,采用中药、针灸、推拿的手段综合治疗可明显促进病情的恢复。仲晨等应用自拟蚣黄芎芷散(蜈蚣、全蝎、羚羊角、水牛角、冰片、安息香、牛黄、雄黄、石菖蒲、白芷、川芎)治疗结核性脑膜炎后期取得了非常好的疗效。于庆春等应用针刺华佗夹脊穴为主治疗结核性脑膜炎后肢体瘫痪29例,总有效率为93.1%。

九、典型病例

病例 1

王某,女,16岁。主诉及病史:发热不退、头痛、恶心呕吐3天。经当地卫生所治疗无效,到某大医院就诊,诊断为结核性脑膜炎,转为结核病专科医院经抗结核、降颅压、保肝及对症支持治疗,症状有所改善,但出现腹胀,消化不良,肝功能损伤等抗结核药物不良反应。后出现头痛,症状发作性加重。入院时症候:痛苦面容,时而呕吐,畏光,捶头欲死,显现难忍之状,低热,精神萎靡,躁动不安,体温37.5℃,脉搏96/min,呼吸16/min,血压128/90mmHg,脑膜刺激征(卌)。腰穿脑脊液压力592mmH$_2$O,外观清亮,细胞数506个/m^3,单核细胞81%,多核19%,蛋白 2.0g/L,糖 1.2mmol/L,氯化物 102mmol/L,结核抗体(+),脑脊液静置 24 小时白色纤维薄膜形成。舌红少苔,脉细数。西医诊断:结核性脑膜炎。中医诊断:真头痛。证属邪毒犯脑。治法:通脉活络,透膜达原,解毒杀虫。处方:乌梢蛇15g,穿山龙 15g,全蝎 5g,蜈蚣 2 条,百部 15g,功劳叶 50g,丹参 15g,猫爪草 15g,僵蚕 15g,壁虎 2 条。水煎,每日 2 剂,频频饮服。2 诊,患者头痛明显减轻,恶心呕吐止,身凉脉静。继续服用原方。3 诊,无头痛,无恶心,不发热,脑膜刺激征(-)。原方继用半年后,一般状态、饮食、睡眠良好,复查脑膜刺激征(-),脑脊液检查正常,临床治愈而停止服药。

病例 2

李某,男,35 岁。主诉及病史:头痛呕吐 8 天。患者于 8 天前因愤怒后突然头痛,项后痹掣,两耳轰鸣,同时伴有呕吐,多为胃内容物及痰涎,两目畏光,初病时有不规则低热,近已不发热。入院时症候:体温 37℃,脉搏 80/min,呼吸 19/min,血压 124/90mmHg,神志清,表情痛苦,两腋下可摸到有蚕豆大淋巴结,无压痛。舌苔白厚,口腔黏腻,脉濡滑。脑脊液常规(+),氯化物(+),涂片,无色透明,有网膜蛋白(+),糖 40～50mg,氯化物 710mg,细胞数 128 个/m³,多核 28%,单核 72%,涂片找到抗酸杆菌。西医诊断:结核性脑膜炎。中医诊断:痰厥头痛。痰浊上扰清窍所致。治法:平肝降逆,清气化痰。处方:珍珠母、代赭石、紫贝齿、旋覆花、制半夏、橘红、杭菊、僵蚕、川黄连、吴茱萸、木香、香附。2 诊,头痛减轻,稍能进食,大便仍未解,舌苔厚腻,浮黄,口苦,脉滑数,病势有化热征象,治以清解痰热釜底抽薪之法,方用贝母、橘红、大黄、黄芩、杭菊、珍珠母、麻仁、枳实、竹茹。3 诊,大便已畅解,症状明显好转。继续给予桑叶、杭菊、白蒺藜、蝉衣、天竺黄、竹茹、荷叶、茯苓、白术、半夏、甘草。服药数月后基本恢复正常。

参 考 文 献

[1] 姚源蓉,罗新华.结核性脑膜炎的诊断及其研究进展[J].临床内科杂志,2017(11):737-739.

[2] 周敏,李兑坚.结核性脑膜炎诊治进展[J].浙江中西医结合杂志,2009,19(2):130-132.

[3] 任泽泽,戴伊宁,杨丹红,等.结核性脑膜炎与其他脑膜炎的鉴别诊断[J].国际流行病学传染病学杂志,2017,44(1):32-37.

[4] 杨晓云.自拟益神醒脑开窍方联合化疗治疗结核性脑膜炎 36 例临床观察[J].中医药导报,2013(5):56-57.

[5] 肖绍武.注射用清开灵(冻干)治疗结核性脑膜炎 30 例[J].江西中医药,2007,38(2):41-41.

[6] 刘卫国,李振云,赵习得,等.中西医结合治疗结核性脑膜炎 65 例临床观察[J].新中医,2017(8):29-32.

[7] 张玲,姜文彦,李兴彬.中西医结合治疗结核性脑膜炎 37 例[J].河北中医,2000(5): 385-386.

[8] 王晓玲,潘明祥.中西医结合治疗结核性脑膜炎 11 例[J].陕西中医药大学学报,2002,25 (1):30-31.

[9] 孙宇.中西医结合治疗结核性脑膜炎的疗效观察[J].中国继续医学教育,2016,8(18): 195-196.

[10] 王连辉.中西医结合治疗结核性脑膜炎的疗效观察[J].中西医结合心血管病杂志,2015,3 (4):17-19.

[11] 张达.中西医结合治疗结核性脑膜炎的疗效观察[J].中西医结合心血管病电子杂志,2015 (5):33-34.

[12] 李志明,李净,金小琳.中西医结合治疗结核性脑膜炎疗效观察[J].中国中医药信息杂志, 2010,17(11):60-61.

[13] 张齐龙,何怀阳.早期运用中药在结核性脑膜炎脑积水防治中的临床价值观察[J].江西中 医药,2003,34(8):18-19.

[14] 仲晨,郝思杨.自拟蚣黄芎芷散治疗结核性脑膜炎后期的经验体会[J].中外医疗,2010,29 (35):117-117.

[15] 于庆春,仇永全,陈东.针刺华佗夹脊穴治疗结核性脑膜炎后肢体瘫痪 29 例疗效观察[J]. 新中医,2003,35(11):49-49.

第六节 脑蛛网膜炎

一、概述

脑蛛网膜炎,又称为浆液性脑膜炎、局灶性粘连性蛛网膜炎,是一种由于感染、外伤、异物刺激等因素导致蛛网膜炎症、粘连或形成囊肿引起的。多见于青壮年,常隐袭起病,缓慢进行性发展,可有多次缓解与加重,也有急性或亚急性起病者。慢性者可粘连或形成囊肿,可引起脑组织损害及脑脊液循环障碍。

本病临床表现多样,中医学归属于"痉病""头痛"等范畴。

二、病因病机

(一)病因

宋代陈无择《三因极一病证方论》认为:痉病是由于"血气内虚,外为风寒湿热之所中"而引起。外邪侵袭、热盛伤阴、痰浊阻滞、瘀血内阻是造成本病的主要病因,脑是本病的主要病位。外邪侵袭入脑,壅滞于经脉,以致气血运行不利,筋脉受阻,可形成本病。

(二)病机

本病临床表现多样,一般以头痛、发热、项强、呕吐、精神障碍、神经麻痹等脑部症状为多见。由于感受外邪者，大多先有恶寒发热，并出现邪犯脑府的头痛、颈项不适等症状，甚则四肢抽搐。

三、临床表现

本病临床表现为急性、亚急性或慢性病程，患者出现不同程度的发热和全身症状。脑蛛网膜炎侵犯的主要部位是颅后窝、视交叉和大脑半球凸面等处，有如下临床特点。

1. **视交叉部蛛网膜炎**

视交叉部蛛网膜炎是脑底部蛛网膜炎最常见的类型。炎症主要侵犯视神经颅内段及视交叉周围，形成致密或微细的结缔组织网将其包围，视神经呈苍白、缺血、萎缩状态，与周围结构难以分离。在视交叉部形成压迫神经的蛛网膜囊肿者常见，常有鼻旁窦炎史。颅内压增高征不明显。早期症状是慢性头痛和视力障碍。头痛多在额、颞部或眼眶部。伴有一侧缓慢进行性视力减退，数月后波及对侧，少数两侧同时减退。大多早期出现视力减退且发展较快，抗感染治疗可好转，在劳累、感冒、鼻旁窦炎发作、过量饮酒后可再发而逐渐加重，重者1～2周失明。

2. **颅后窝蛛网膜炎**

此区蛛网膜粘连常见。颅后窝蛛网膜炎易使脑脊液循环障碍，引起颅内压增高。按病变的不同部位，又可分为三种类型。

(1)中线型：在颅后窝中常见。主要粘连病变在正中孔、侧孔、枕大池和枕骨大孔区。易引起梗阻性脑积水和早期颅内压增高症状。早期头痛显著，继而出现呕吐和视力减退等症状。神经系统检查除视盘水肿或继发性萎缩、展神经麻痹、颈项强直等颅内压增高的症状和体征外，局限病征不明显。发病较快、病情较重。

(2)小脑凸面型：病程缓慢，一般1～3年。蛛网膜炎所形成的囊肿可压迫小脑半球出现一侧小脑共济失调和眼球震颤，不如小脑肿瘤显著。

(3)小脑脑桥型：病变在脑干腹侧区。常有一侧不同程度的脑神经损害，包括三叉神经、面神经、听神经的不全麻痹和面肌痉挛。同侧小脑性共济失调和眼球震颤较轻或缺如，颅内压增高症状出现晚。当炎症粘连波及颈静脉孔区时，可有同侧舌咽、迷走和副神经损害的征象。病程可长达数年。

3. **大脑半球凸面蛛网膜炎**

炎症病变在大脑外侧裂周围，少数在大脑半球之间、胼胝体前上方或大脑表面其他部位。早期症状是头痛、癫痫发作或精神症状。头痛属持续弥漫性钝痛，程度轻。癫痫多为局限性发作。发展缓慢，可长达数月至数年。颅内压增高出现慢，且远比颅后窝型为轻。

四、辅助检查

1. 腰椎穿刺

早期压力正常，多数患者脑脊液压力有轻度升高，有脑积水者压力显著增高。急性期脑脊液细胞数稍有增加（$50 \times 10^{6}/L$ 以下），以淋巴细胞为主，慢性期可正常。蛋白定量稍增高。

2. 颅骨 X 线片

显示慢性颅内压增高征或正常。

3. CT 扫描

显示局部囊性低密度改变，脑室系统缩小、正常或一致性扩大。通过扫描排除其他颅内占位性病变。

4. 磁共振扫描

对颅底、颅后窝显示较 CT 更清晰。并排除其他颅内占位性病变。

五、诊断与鉴别诊断

(一)诊断要点

根据病史、体征及实验室检查可做出诊断。

(二)鉴别诊断

1. 颅后窝中线型蛛网膜炎须与该区肿瘤相鉴别

颅后窝中线肿瘤包括小脑蚓部肿瘤、第四脑室肿瘤，儿童多见，常为恶性髓母细胞瘤，症状发展快、病情严重，可出现脑干受压征及双侧锥体束征。

2. 桥小脑角蛛网膜炎与该区肿瘤相鉴别

该区肿瘤多为听神经瘤，尚有脑膜瘤及表皮样囊肿。如听神经瘤及脑膜瘤，早期出现听神经损害症状，随后出现面神经、三叉神经及小脑损害症状。表皮样囊肿早期多出现三叉神经痛的症状。颅骨 X 线片，听神经瘤可出现内听道口破坏与扩大，脑膜瘤可有岩骨破坏及钙化。CT 或 MRI 扫描可确定诊断。

3. 神经交叉部位蛛网膜炎与该区肿瘤鉴别

该区常见肿瘤为垂体腺瘤及颅咽管瘤。垂体腺瘤大多数早期出现内分泌障碍，眼底及视野改变比较典型，颅咽管瘤多见于儿童，X 线片鞍上可有钙化。该区尚有鞍结节脑膜瘤，表现为视神经慢性受压的视力减退和视野障碍，后期出现原发性视神经萎缩。这些病变经 CT 和 MRI 扫描，可做鉴别。

4. 大脑半球凸面蛛网膜炎与大脑半球表浅胶质瘤、转移瘤等病变相鉴别

这些病变大多数可通过 CT 或 MRI 扫描，做出明确诊断。

六、治疗

本病是一种继发于颅内非化脓性感染的组织反应性改变，以蛛网膜增厚、粘连

和囊肿形成为主要特征。患者表现为头痛、呕吐、眩晕，或聋、耳鸣、头痛和全身性强直、阵挛发作，或偏瘫、失语等。一般早期或急性期病例应先采用各种药物或措施进行综合治疗，控制蛛网膜炎症、松解炎性粘连和降低颅内压力，并对原发感染病灶进行治疗。

(一)中医治疗

1. 辨证用药

(1)外邪侵袭证

临床表现：头痛，项背强直，恶寒发热，无汗或汗出，肢体酸重，甚至四肢抽搐，舌苔薄白或白腻，脉浮紧。

治疗法则：祛风散寒，和营燥湿。

方药运用：柴葛解肌汤（柴胡、葛根、黄芩、石膏、白芍、羌活、白芷、桔梗、生甘草、生姜、大枣）。如四肢抽搐者，可加蝉蜕、全蝎；如里热较重者，可加蒲公英、金银花。

(2)里热壅盛证

临床表现：壮热、口渴饮冷，腹满便结，项背强急，甚则四肢抽搐，舌质红，苔黄糙，脉弦数。

治疗法则：清泻里热，存阴止痉。

方药运用：增液承气汤（玄参、麦冬、生地黄、大黄、玄明粉）。如渴饮甚者，可加生石膏、知母。

(3)肝脑热盛证

临床表现：高热，手足躁动，项背强急，四肢抽搐，脉弦细而数，舌绛少苔。

治疗法则：清肝安脑，息风止痉。

方药运用：羚角钩藤汤（羚羊角、桑叶、川贝母、生地黄、钩藤、菊花、茯神、白芍、生甘草、竹茹）。如高热甚者，可加金银花、连翘；抽搐甚者，可加蝉蜕、全蝎、蜈蚣等。

(4)营神热盛证

临床表现：高热，神昏，谵语，项背强急，四肢抽搐，舌绛苔少，脉细数。

治疗法则：清营凉血，开窍止痉。

方药运用：清营汤送服安宫牛黄丸或紫雪丹（犀角、生地黄、玄参、竹叶心、麦冬、丹参、黄连、金银花、连翘、安宫牛黄丸半粒）。

(5)瘀血内阻证

临床表现：头痛如刺，痛有定处，形体消瘦，项背强急，四肢抽搐，舌质紫暗，舌边瘀斑，脉细涩。

治疗法则：活血化瘀，通窍止痉。

方药运用：通窍活血汤（红花、桃仁、赤芍、川芎、麝香、生姜、大枣、葱）。

(6)痰浊阻滞证

临床表现：头痛昏蒙，胸脘满闷，呕恶痰涎，项背强急，四肢抽搐，舌苔白腻，脉滑或弦滑。

治疗法则：祛风化痰，息风止痉。

方药运用：祛风导痰汤（防风、羌活、茯苓、半夏、陈皮、甘草、南星、枳实、白术、姜汁、竹茹）。如头痛较甚者，可加僵蚕、全蝎。

2. 针灸疗法

(1)体针：针刺取风池、百会、太阳、印堂、曲池、合谷、太冲为主穴。操作用平补平泻法，中等强度刺激，留针 20～30 分钟。其中太阳穴宜点刺出血。

(2)皮肤针：取脊椎两侧，以颈椎、骶椎部为主，头部阿是穴。

3. 单验方

(1)连翘 10g，板蓝根 15g，金银花 15g，竹叶 6g，柴胡 6g，生地黄 12g，大青叶 10g，玄参 10g。水煎服。

(2)全蝎 3g，蜈蚣 1 条，研末吞服。对抽搐动风有效。

(二)西医治疗

1. 非手术治疗

早期或急性期病例先采用各种药物或措施进行综合治疗，目的在于控制蛛网膜炎症、松解炎性粘连和降低颅内压力，对原发感染病灶进行治疗。

(1)抗生素：对非特异性蛛网膜炎不是特效的，在治疗可能存在于颅内或身体其他部位的隐性或显性细菌性感染，特别在蛛网膜炎活动期，有一定疗效。

(2)糖皮质激素：对防治蛛网膜粘连和炎症有较好疗效，初期应用疗效好。用药期间注意补钾。如一个疗程有效，必要时可重复使用。

(3)降低颅内压力：可用 20％的甘露醇、甘果糖（甘油果糖）、利尿药等。

(4)其他药物：如神经营养药和血管扩张药等。

2. 手术治疗

(1)颅后窝探查术：对小脑半球和桥小脑角的蛛网膜粘连和囊肿进行剥离和切除，有一定疗效。对中线型第四脑室正中孔和小脑延髓池的粘连和囊肿行剥离和切除，使中孔开放。如枕大池广泛粘连影响脑脊液循环吸收，先行枕肌下减压术，再考虑做脑室腹腔分流术。

(2)视交叉部探查术：视交叉部蛛网膜炎视力减退和视野缺损，经积极对症治疗不见好转甚至不断恶化时，可施行粘连与囊肿分离和切除。有效率 30％～40％。

(3)幕上开颅探查术：大脑凸面蛛网膜炎经过长期综合治疗，无好转，有进行性的颅内压增高和视力减退、失明危险者，可开颅分离粘连和切除囊肿，应用双侧颞肌下减压或去骨瓣减压，可使颅内压力缓解，视力获得稳定或好转。

（4）脑室腹腔分流术：对不典型的弥漫性脑蛛网膜炎出现明显梗阻性或交通性脑积水，可先行脑室腹腔分流术，术后继续前述非手术疗法。

七、预防

预防跌仆撞击外伤头部，避免鞘内注射，积极预防或及早治疗流行性感冒、风湿热、疟疾及头部感染，这些都是预防本病的必要措施。

第七节　流行性乙型脑炎

一、概述

流行性乙型脑炎，简称"乙脑"，系感染乙型脑炎病毒而引起的一种急性传染病。本病发病急骤，病变主要在中枢神经系统，临床以高热、意识障碍、抽搐、病理反射与脑膜刺激征为主要表现。重症常发生呼吸衰竭，并可遗留神经系统后遗症，属于血液传染病。流行性乙型脑炎多发生于 10 岁以下的儿童，发病率以 2—6 岁的儿童为最（占发病总数的 60% 左右），随着年龄的增长，发病率迅速下降。流行性乙型脑炎的流行有严格的季节性，80%～90% 的病例集中在 7—9 月份，但由于地理环境的不同，流行季节稍有差异。此外，气温和雨量也与本病的发生有着密切的关系。本病类似于中医学温病中的"暑温""暑厥""暑痫"一类病症，属于中医学脑病中"外感性脑病"范畴。

二、病因病机

（一）病因

中医学认为，本病系感受暑热疫毒之邪引起。暑温邪毒侵袭人体，由表入里，从卫气入营血。由于暑温邪毒化火炽烈，传变迅速，故病程中卫气营血之间的传变界限很难分清，因此临床多卫气同病、热炽气分、气营两燔和热陷营血的症候。尚有发病急暴，直陷营血，速扰脑神的危候。

（二）病机

1. 邪在卫气

暑温邪毒首先侵袭表卫，卫气与之抗争而突然发热。由于邪热迅疾由表入里，里热炽盛，故发热重而不恶寒；暑邪熏蒸或挟湿上扰清窍，则见头痛、嗜睡。若暑邪挟湿，交阻于中，则表现为胸闷、腹胀、恶心、渴不欲饮等。

2. 邪在气分

暑邪由表卫入于气分，如邪热炽于阳明气分，胃热亢盛，则表现为壮热、口渴等偏热的症候；邪热若与积滞互结于里，灼津耗液，则表现为热结阳明之腑的里实证。

3. 邪入气营

邪入气分之后,势若燎原,里热更加炽盛。一旦热毒入营,则营阴受损,脑神被扰,表现为身热灼手,神志时清时糊,脉细数等;热极化火,引动肝风则为惊厥。

4. 邪陷营血

在人体正气虚弱、阴津内亏而热毒炽盛之时,则邪毒内陷营血。由于热极化火生风,煎熬津液成痰。风火相煽,肝风内动,痰浊蒙蔽脑窍,扰乱神明,则表现为昏迷、惊厥等闭证;由于邪气炽盛,则精气易夺,故亦常可出现邪盛正衰,内闭外脱的危候。

此外,本病在各个阶段,均易耗气伤阴,尤以恢复期表现更为突出,轻者为余热未清,津液不足证,重则因气血、营阴亏损,心、肝、肾三脏之阴大伤,出现阴亏阳亢、虚风内动或筋脉失养之证。也有因痰浊未清,蒙蔽脑窍而见痴呆、失语等症。部分可因气阴耗伤严重、真阴欲竭、脏腑功能未能恢复而留有后遗症。

三、临床表现

本病的潜伏期 10～15 天。大多数患者症状较轻或呈无症状的隐性感染,仅少数出现中枢神经系统症状,表现为高热、意识障碍、惊厥等。典型病例的病程可分 4 个阶段。

1. 初期

起病急,病程 1～3 日,体温急剧上升,1～2 日达到 39～40℃,伴头痛、恶心和呕吐,部分患者有嗜睡或精神倦怠,并有颈项轻度强直,可有不同程度的意识障碍,如嗜睡、昏睡,小儿可有腹泻。

2. 极期

病程的 4～10 日,主要临床表现如下。

(1)高热:进入极期后,热度上升达到高峰,体温多在 39～40℃,热度高低与病情成正比,高热持续时间 7～10 日,轻者短至 4～5 日,重者则可长达 20 日以上。

(2)意识障碍:为本病的主要症状,其程度轻重不一,从嗜睡、昏睡至昏迷。昏迷愈深、愈长,则病情愈重。意识障碍多见于第 3～8 日,最早的可见于病程的 1～2 日,迟者可在病程第 10 日进入昏睡。意识障碍持续大多在 1 周左右,严重者可长达 1 个月以上。

(3)惊厥或抽搐:主要是由于脑实质炎症、脑缺氧、脑水肿、颅内高压、高热、痰阻及低血钠性脑病或脑疝等所致。抽搐是病情严重的表现,多见于病程第 3～5 日,可呈局部或全身性的阵发性或强制性,历时数分钟至数十分钟不等,均有意识障碍,重者可伴呼吸暂停、发绀等。

(4)呼吸衰竭:是本病最严重的表现,也是主要的死亡原因,多发生于极期深度昏迷的患者。有中枢性或外周性之分,而以中枢性呼吸衰竭为主,或两者同时存在。表现为呼吸表浅、节律不齐、双吸气、叹息样呼吸、潮式呼吸、抽泣样呼吸及下颌呼吸等,最后呼吸停止。脑疝引起的中枢性呼吸衰竭常见于病程的 5～6 日。脑疝除引起呼吸衰竭外,常伴有较明显的瞳孔变化、血压升高、肌张力增强、抽搐等。其次为外周性呼吸衰竭,常由脊髓病变引起呼吸肌的麻痹,或因呼吸道痰阻、肺部感染等引起。主要表现为呼吸困难、胸式或腹式呼吸减弱,呼吸次数先增快后变慢,但节律则较为整齐。

(5)脑膜刺激征及颅内压增高表现:颈项强直,克氏征及布氏征阳性。颅内压增高表现为剧烈头痛、呕吐、血压升高、脉搏变慢,婴幼儿仅有前囟隆起。

(6)其他神经系统症状和体征:根据病位不同,可出现延髓麻痹。表现为痰鸣、吞咽困难、言语障碍与呼吸障碍、眼球震颤、瞳孔变化。面红、多汗、偏侧出汗、皮肤过敏及大小便失禁或尿潴留等。同时亦可有暂时性瘫痪,伴见意识障碍、全瘫、偏瘫较单瘫多见,大部分张力增高,且属非对称性。本病的神经系统症状多在病程第 1 周达到高峰,以后一般很少出现新的神经症状。

(7)并发症:发生率在 10% 左右。乙型脑炎最常见的并发症是支气管肺炎,易出现在深昏迷痰液不易排出时,或发生于气管切开后。此外,易并发肺不张、金黄色葡萄球菌败血症、大肠埃希菌所致的尿路感染等,少数尚可并发压疮、角膜炎与口腔炎等。

3. 恢复期

极期过后体温逐渐下降,精神、神经系统症状逐日好转。重症患者仍神志迟钝、痴呆、失语、吞咽困难、颜面瘫痪、四肢强直性痉挛或扭转痉挛等,少数患者也可有软瘫。经过积极治疗大多数症状可在半年内恢复。

4. 后遗症期

少数重症患者半年后仍有精神神经症状,为后遗症,主要有意识障碍、痴呆、失语及肢体瘫痪、癫痫等,如予积极治疗可有不同程度的恢复。癫痫后遗症可持续终身。

四、辅助检查

(一)血液

白细胞数大多增高,一般在 $(10～20)×10^9/L$,中性粒细胞在 0.80 以上。在流行后期的少数患者中,血象可在正常范围内。此外,约 60% 的患者血沉增快。

(二)脑脊液

外观清或微浊,压力仅轻度增高,白细胞数多在 $(50～500)×10^6/L$,个别可高达 $1000×10^6/L$,但亦有少数正常者。白细胞计数的多少与预后无明显关系。病初 2～5 日以中性粒细胞为主,以后则单核细胞增多。蛋白轻度增高,糖量正常或稍增高,氯化物正常。病初 1～3 日,部分病例的脑脊液检查可呈阴性。

(三)病毒分离

可用免疫荧光(IFT)技术在脑组织或脑脊液中找到病毒抗原,从脑脊液或血液中不易分离到病毒。

(四)血清学检查

血清抗体效价在 4 倍以上增高者才有诊断意义。目前常用的血清学检查为补体结合试验、中和试验和血凝抑制试验。

1. 补体结合试验

补体结合抗体一般在第 2 周出现,具有较高的灵敏度和特异性,但由于阳性出现较迟,一般只能用于回顾性诊断或流行病学检查。

2. 中和试验

此试验特异性较高,但早期阳性率较低,病程第 2 周始出现阳性,2 个月效价最高。

3. 血凝抑制试验

抗体出现较早,持续时间长,阳性率高于补体结合试验,但有假阳性反应。操作简便,适用于临床诊断和流行病学调查。

4. 特异性 IgM 抗体测定

特异性 IgM 抗体在感染后第 4 日即开始出现,2～3 周达高峰,70％～90％患者于 3 周内均可测得 IgM 抗体,于第 4 病日即可检出,可为早期诊断用。以微量免疫荧光法检测特异性 IgM 的阳性率最高为 97％。白细胞黏附抑制试验的阳性率为 69.4％,但操作简便、快速、敏感、特异性高,目前常用于临床诊断中。

五、诊断与鉴别诊断

(一)诊断

(1)明显的流行季节、流行地区等。

(2)高热、头痛、呕吐、意识障碍、抽搐、脑膜刺激征及病理反射等。

(3)白细胞数及分类中性粒细胞增高。

(4)脑脊液蛋白常增高,细胞数轻度增高,糖与氯化物正常。

(5)乙脑补体结合试验阳性(此实验不能作为早期诊断使用)。

(6)近年来有特异性 IgM 抗体检查、荧光抗体检测血及脑脊液抗原等,作为早期特异性检查方法,亦是诊断本病的证据之一。

(二)鉴别诊断

1. 结核性脑膜炎

本病无季节性,多有结核病史或接触史。起病较慢,病程较长,有明显脑膜刺激征,但脑实质损害症状如意识障碍较轻,且出现也迟。脑脊液糖与氯化物均降低,是与乙型脑炎明显不同之处。脑脊液放置 12～24 小时可有网状物及薄膜形成,以其涂片与培养常见结核杆菌。胸部 X 线片有时可见结核病灶。

2. 化脓性脑膜炎

病情发展迅速,重症患者在发病 1～2 日即进入昏迷,脑膜刺激征显著,如为流行性脑脊髓膜炎,则有季节性特点,皮肤常有瘀点。脑脊液浑浊,中性粒细胞占 90％以上。涂片或培养发现致病菌。周围血象白细胞计数明显增高,可达(20～30)×10^9/L,中性粒细胞多在 0.90 以上。早期不典型病例,个别未经充分抗生素治疗的病例,不易与乙型脑炎鉴别,需密切观察病情和复查脑脊液。

3. 脊髓灰质炎

流行季节亦为夏秋季,症状较轻,起病缓慢。有时有双峰热,无惊厥、昏迷等症状,与轻型乙型脑炎不易鉴别。脑脊液检查二者无区别,但反复检查可发现细胞与蛋白分离现象。如出现下运动神经元性弛缓性瘫痪,则有助于鉴别。最后确诊有赖于粪便和脑脊液的病毒分离及血清补体结合试验。

4. 腮腺炎脑炎

常流行于冬春之际,神经系统症状和脑脊液变化与乙型脑炎相同。但有腮腺炎接触史、腮腺肿胀、血清淀粉酶测定和病毒分离、血清补体结合试验等有助于诊断。

5. 其他病毒性脑炎

由单纯疱疹病毒、柯萨奇病毒、艾柯病毒、淋巴脉络丛脑膜炎病毒等引起。部分病毒性脑炎流行于夏秋季节,其症状及体征与乙型脑炎相似,最后确诊有赖于血清免疫学检查和病毒分离。

六、治疗

(一)中医治疗

1. 辨证用药

乙型脑炎来势急骤,病邪入侵往往迅速由表入里,以致正邪剧争,里热炽盛而为高热,其特点为发热突然,热势迅即增高,且多不伴有恶寒。后期则由于邪气未尽而气阴耗伤,邪少虚多则为低热。暑热火毒炽盛,循经上攻,致使脑中气血逆乱,络脉痹阻不通而发生头痛。多见于病卫、气分阶段,常伴有壮热、呕吐、烦躁等症。尚有暑邪挟湿,湿热熏蒸。上扰清空,以及暑热挟痰,阻蔽清窍而致头痛者,常表现为头痛、嗜睡等。神昏谵语,系热邪毒内陷营血,血热内灼,扰乱神明所致;或由热极化火,火热煎熬津液成痰,痰热蒙脑窍而成;亦有因暑热挟湿,湿热蒙蔽脑窍者。前者常表现为神昏谵语,甚则昏聩不语;后二者则多表现为神志昏蒙、时昧时清。惊厥,多由热极生风或虚风内动所致。热极生风往往来势急骤,抽搐频繁有力;表现为手足抽搐,颈项强直,牙关紧闭,角弓反张,两目上视等,同时可见肢冷、神昏、脉洪数或弦数有力。多见于本病极期之邪入营血阶段。虚风内动系本病中、后期由于气血、营阴内亏,心、肝、肾三脏之阴大伤或由筋脉失于濡养所致,常表现为手足徐徐蠕动,或口角震颤,心中悸动等,并多兼有低热,颧红,五心烦热,神疲口干,舌绛枯萎等。呼吸衰竭,暑为阳邪,易化火伤津。邪热过盛,耗伤肺气,煎灼肺阴,以致肺阴涸竭于内,肺气暴脱于外而呼吸失司。此外,乙型脑炎邪热内陷营血,热毒炽盛,煎津熬液成痰,加之神昏谵语,痰浊不能咯出,阻塞气道,亦是发生呼吸低微的主要原因。

（1）急性期

①卫气同病证

临床表现:发热,不恶寒,微恶风,头痛,呕吐,口渴,烦躁,项稍强,舌红,苔薄白或微黄,脉浮数或滑数。

治疗法则:辛凉解表,清气泄热。

方药运用:银翘散合白虎汤加减(金银花、连翘、薄荷、淡豆豉、淡竹叶、芦根、生石膏、炒知母、大青叶、板蓝根、淡竹茹)。如有嗜睡者,加石菖蒲、郁金;偏湿者,兼有胸闷,腹胀,腹泻,口渴不欲饮,苔白腻或黄腻,脉濡数者,加藿香、佩兰、厚朴、黄连、六一散等。

②邪在气分证

临床表现:发热,不恶寒,反恶热,大汗出,大烦渴,面赤,头痛,项强,轻度嗜睡,呕吐,舌质红,苔黄,脉濡数或滑数。

治疗法则:清气解毒,泄热生津。

方药运用:白虎汤加减(生石膏、炒知母、生甘草、粳米、生地黄、芦根、金银花、连翘、大青叶、石菖蒲、郁金)。

③气营两燔证

临床表现:壮热,口渴,头痛,项强,呕吐,烦躁,嗜睡,神志时清时昧,兼有谵语,抽搐,甚或惊厥,舌红绛,脉细数。

治疗法则:气营两清,泻热醒脑。

方药运用:白虎汤合清营汤(生石膏、炒知母、粳米、犀角、生地黄、玄参、麦冬、金银花、连翘、黄连、淡竹叶、大青叶)。若无犀角可用水牛角代替。若兼有大便秘结者,加大黄、玄明粉;高热、神志不清者,同时灌服或鼻饲安宫牛黄丸、至宝丹、神犀丹等醒脑开窍;兼有抽搐、惊厥者,加紫雪散、羚羊角粉等。

④营血俱热之闭证

临床表现:壮热灼手,神昏谵语,反复惊厥,甚则全身强直,角弓反张,喉间痰鸣,舌绛,脉细数。

治疗法则:清营凉血,开闭醒脑。

方药运用:清瘟败毒饮加减(犀角、生地黄、牡丹皮、生石膏、大青叶、板蓝根、钩藤、僵蚕、天竺黄),安宫牛黄丸1粒,紫雪散1支。先灌服或鼻饲安宫牛黄丸、紫雪散。同时灌服或鼻饲清瘟败毒饮加减之药汁。如兼有呼吸急促,喉中痰鸣者,加服猴枣散 0.3~0.6g。

⑤营血俱热之脱证

临床表现:高热,神昏,烦躁,谵语,突然呼吸浅,张口抬肩,甚则呼吸气微难续,汗出如油,肢厥,舌绛,脉微细欲绝。

治疗法则:益气养阴,回阳固脱。

方药运用:参附汤合生脉散加味(人参、盐附子、麦冬、五味子、生龙骨、生牡蛎)。

(2)恢复期

①阴虚神烦证

临床表现:低热,多汗,烦躁不安,神疲乏力,舌红,苔黄,脉细数。

治疗法则:清热育阴,养心安神。

方药运用:黄连阿胶汤(黄连、黄芩、阿胶、白芍、鸡子黄)。若有低热,头微涨,目不了了,口渴,小便黄者,宜清络饮(鲜荷叶、鲜竹叶、西瓜翠衣、银花、丝瓜皮、鲜扁豆花),加青蒿、六一散等。

②虚风内动证

临床表现:手足瘛疭或拘挛,肢体强直,龂齿不语,舌红绛,脉细数。

治疗法则:滋补肝肾,镇摄肝阳。

方药运用:大定风珠加减(生白芍、阿胶、生龟甲、生地黄、五味子、麦冬、生牡蛎、生鳖甲、鸡子黄、地龙)。

2. 针灸

(1)体针:以宁脑安神、通经活络为主,针刺用泻法。精神兴奋者,取内关、神门、三阴交、安眠穴;痴呆者,取大椎、哑门、风池、百会穴;失语者,取哑门、廉泉、关冲、合谷穴;吞咽困难者,取天突、廉泉、合谷、颊车穴;震颤者,取手三里、间使、合谷、阳陵泉、大椎、安眠穴。

(2)头皮针:面瘫与失语针颞前线;偏瘫针顶中线、顶旁一线、顶旁二线合顶颞后斜线。每日治疗 1 次,10 次为 1 个疗程。休息 5 日,再作第 2 个疗程;或间日治疗 1 次,10 次后不需休息,便可继续第 2 个疗程治疗。

(3)灸法:取百会、大椎、关元、肾俞穴。持艾灸器或艾灸盒燃 1 寸长艾炷 1 段,对上述四穴交替灸之,每穴灸 1~2 段,每日 1 次。

3. 单验方

(1)淡红色活地龙(绿色蜷曲者不宜用)冷水洗净,不剖开,每 100g 加水约 50ml,炖汤内服,重复炖 2 次,30 日为 1 个疗程。小儿每次 100~200g,成年人每次 150~250g。

(3)新鲜大青木叶 400g,洗净,分 2 次放石臼中捣烂,纱布过滤,绞汁内服(不得煎煮),昏迷者用鼻饲法,上为1日量。本方特别适用于高热不退,神昏抽搐者(本方对解除高热有显著的作用)。对辨证属暑温挟湿、舌苔白或略兼白腻者仍可应用,如挟湿而兼有痰声辘辘,痰涎壅盛者则不宜用,偏虚寒者禁用。

4. 直肠给药法

(1)直肠栓塞法:安宫牛黄冰栓放置于患者肛门内2～6cm处,深眠或深昏迷患者需用手指阻住肛门10～15分钟,以防药水外溢。3岁以下患儿用0.5粒,4～10岁1粒,11岁至成人1.5～2粒。

(2)直肠点滴法:生石膏120g,知母10g,生地黄15g,赤芍10g,牡丹皮10g,钩藤12g,僵蚕15g,全蝎3g,石菖蒲10g,生大黄10g。上药浓煎成500ml,装入灭菌空瓶内,并加入10ml混合防腐剂,置于冰箱或冰库内备用。开放式输液法,将针头换成导尿管即可。3岁以下患者每日1剂(3岁以下酌减),均分2次直肠点滴。重型患者每日2剂,分3～4次滴入。

(二)西医治疗

患者应住院治疗,病室应有防蚊、降温设备,应密切观察病情,细心护理,防止并发症和后遗症,对提高疗效具有重要意义。

1. 一般治疗

注意饮食和营养,供应足够水分,高热、昏迷、惊厥患者易失水,故宜补足量液体,成人一般每日1500～2000ml,小儿每日50～80ml/kg。但输液不宜多,以防脑水肿,加重病情。对昏迷患者宜采用鼻饲。

2. 对症治疗

(1)高热的处理:室温争取降至30℃以下。高热患者可采用物理降温或药物降温,使体温保持在38～39℃(肛温)。一般可肌内注射安乃近,幼儿可用安乃近肛塞,避免用过量的退热药,以免因大量出汗而引起虚脱。

(2)惊厥的处理:可使用镇静止痉药,如地西泮、水合氯醛、苯妥英钠、异戊巴比妥等。应对发生惊厥的原因采取相应的措施:①因脑水肿所致者,应以脱水药物治疗为主,可用20%甘露醇,在20～30分钟静脉滴完,必要时4～6小时重复使用。同时可合用呋塞米、糖皮质激素等,以防止应用脱水药后的反跳。②因呼吸道分泌物堵塞、换气困难致脑细胞缺氧者,则应给氧,保持呼吸道通畅,必要时行气管切开,加压呼吸。③因高温所致者,应以降温为主。

(3)呼吸障碍和呼吸衰竭的处理:深昏迷患者喉部痰鸣音增多而影响呼吸时,可经口腔或鼻腔吸引分泌物,采用体位引流、雾化吸入等,以保持呼吸道通畅。因脑水肿、脑疝而致呼吸衰竭者,可给予脱水药、糖皮质激素等。因惊厥发生的屏气,可按惊厥处理。如因假性延髓麻痹或延脑麻痹而自主呼吸停止者,应立即做气管切开或插管,使用加压人工呼吸器。如自主呼吸存在,但呼吸浅弱者,可交替使用呼吸兴奋药如山梗菜碱、尼可刹米、哌甲酯、回苏林等。

（4）循环衰竭的处理：因脑水肿、脑疝等脑部病变而引起的循环衰竭，表现为面色苍白、四肢冰凉、脉压小、中枢性呼吸衰竭，宜用脱水药降低颅内压。如为心源性心力衰竭，则应加用强心药物，如毛花苷 C 等。如因高热、昏迷、失水过多造成血容量不足，致循环衰竭，则应以扩容为主。

3. 糖皮质激素及其他治疗

糖皮质激素有抗炎、退热、降低毛细血管通透性、保护血脑屏障、减轻脑水肿、抑制免疫复合物的形成、保护细胞溶酶体膜等作用，对重症和早期确诊的患者即可应用。待体温降至 38℃ 以下，持续 2 天即可逐渐减量，一般不宜超过 7 天。过早停药症状可有反复，如使用时间过长，则易产生并发症。在疾病早期可应用广谱抗病毒药物利巴韦林或双嘧达莫治疗，退热明显，有较好疗效。

七、预防、预后及调护

（1）注意防蚊灭蚊。

（2）控制和管理传染源，早期发现患者，及时隔离和治疗患者。此外，应推广应用疫苗免疫幼猪，以减少猪群的病毒血症，从而控制人群的乙型脑炎流行。

（3）6 个月以上至 10 岁以下的儿童及新兵，宜定期进行疫苗接种。现普遍采用地鼠肾组织培养的乙型脑炎灭活疫苗，保护率达 60％～90％。采用皮下注射，一般接种 2 次，间隔 7～10 天；次年加强注射 1 次。6 个月至 1 岁 0.25ml，1—6 岁 0.5ml，7—15 岁 1ml，成人每次 2ml。近年又有减毒活疫苗推广使用，皮下注射 0.3～0.5ml，效力可保持 3 年。

八、中医防治进展

中医药防治乙型脑炎始于 1950 年，首先由岳美中老中医在河北唐山传染病医院治疗乙型脑炎 5 例，均痊愈。继由石家庄市传染病医院治疗 31 例，无 1 例死亡。从而引起了全国医学界的广泛关注。到目前为止，中医治疗本病治愈率均在 90％ 左右，死亡率亦低于国外报道。现将研究概况简述如下。

（一）病因病机

关于"乙型脑炎"的病因病机，李氏等归纳为：暑邪、戾气和热、风、痰是本病的病因，其中尤以暑邪为重要。病邪由口鼻和皮毛而入，首犯上焦卫分，次传中焦气分，继传下焦入营血。无论上、中、下三焦，皆可内陷心包而神昏抽搐。邪可湿化热化，故病程中又有偏湿偏热及病情轻重的差别。甚者则因暑热之邪，陷入营血，闭而不开，火热灼金，肺气垂绝，以致内闭外脱；或为高热持久，津枯邪滞，化源匮乏，气阴并竭而死亡。有人亦认为，本病系感受暑热疫疠之邪所引起，在传变过程中，主要发生风、火、痰相兼的病理变化；至于本病的发病机制则认为是在正气亏虚，不能抗邪时，疫邪乘虚入而致病。李氏在临床实践中认识到：乙型脑炎的病理变化虽符合卫气营血的传变过程,但在其病机传变上,有其特殊规律,常常卫分阶段极为短暂,卫气营血之间的传变界限极其不清,发病后多迅速进入气分,转为气营两燔,或迅即内陷营血。

(二)辨证分型

近十年来,总的分型已基本趋向一致,一般分为急性期与恢复期两大类型。其急性期的具体分型主要有二种分法:一是分为卫分证、气分证、气营两燔证、营血俱热证;二是分为卫气型、气营型、营血型。但总的来说,也已基本趋向统一,即按温病传变规律分型。

(三)治疗方法

中医治疗"乙型脑炎",多从温病立论,以卫气营血的辨证确立治疗方法。袭氏根据大量的文献资料,按照辨证施治的原则,将本病的主要治法归纳为以下八种。

(1)解表法:此法主要用于疾病早期,邪未深入,病多在卫分,病情较轻者。解表法中以辛凉解表为主,主要方剂有银翘散、桑菊饮等。

(2)清热法:主要用于疾病的急性期,病已入里,或表里同病,或病在气分、营分、血分。病变以温热为主。病在气分者,有清热解毒法,主要方剂有白虎汤、三黄石膏汤、黄连解毒汤等;病在气营(气血)者,有气营(气血)两清法,主要方剂有清温败毒饮、化斑汤等;病在营分者,有清热凉营法,代表方剂有清营汤、犀地清络饮等;病在营血者,有清热凉血法,主要方剂有犀角地黄汤等。

(3)化湿法:本法主要用于气分暑湿偏重或暑湿并重者。湿偏重者,有祛湿化浊法,主要方剂有三仁汤、藿朴夏苓汤等;湿热并重者,有清热化湿法,主要方剂有黄芩滑石汤、王氏连朴饮、甘露消毒丹等。

(4)泻下法:此法主要用于病邪入里,腑实里结者,根据病变证候不同,主要方剂有宣白承气汤、大承气汤、小承气汤、调胃承气汤等。

(5)开窍法:此法主要用于邪入心营,痰蒙心窍者。因热闭心包者,宜清心开窍,主要方剂有至宝丹、紫雪丹、安宫牛黄丸、神犀丹等;因痰蒙心窍者,宜豁痰开窍,主要方剂有猴枣散、苏合香丸、导痰汤、小陷胸汤、菖蒲郁金汤等。

(6)息风法:主要用于热盛动风或阴虚风动者。热盛动风者,宜清热息风法,主要方剂有钩藤息风散、羚羊钩藤汤等;阴虚风动者,则滋阴息风法,主要方剂有大定风珠、小定风珠、加减复脉汤、三甲复脉汤等。

(7)滋阴法:此法主要用于疾病后期,阴津亏损者。因肺胃阴亏者,有养阴生津法,主要方剂有益胃汤、五汁饮、清络饮、竹叶石膏汤等;若因真阴耗损者,有滋阴清热法,主要方剂有加减复脉汤、黄连阿胶汤等。

(8)救逆法:此法主要用于乙型脑炎病入少阴,出现肢厥,面㿠,脉微,气阳欲脱者。有回阳救逆法,主要方剂有独参汤、参附汤、参附龙牡救逆汤等。

(四)临床治疗

蒲辅周老中医指出:中医治疗暑病,不能一法、一方、一药;治疗乙型脑炎也不能一法、一方、一药。根据临床经验,对乙型脑炎提出了八种治法:辛凉透邪法;逐秽通里法;清热解毒法;开窍豁痰法;镇肝息风法;通阳利湿法;生津益胃法;清燥养阴法。王氏体会乙型脑炎的发病特点是热毒壅盛,治疗应以清热解毒为主,结合具体的病情辨证施治,临床常用大剂量清热药,如石膏在个别病例中一次用量达400g,知母一次量达120g,收到了良好效果。李氏指出乙型脑炎的治疗,药先于病似有一定的防止病情演变的作用。并提出乙型脑炎临床以热、风、痰为辨证依据,强调冰敷退热应辨证使用。

侯氏等体会:早期应用清热解毒药物,是治疗乙型脑炎的重要手段;紫雪散、止痉散对乙型脑炎病程中出现惊厥症状有确切疗效;高热无汗暑温兼寒证,可适当选用麻黄,平均退热时为 4.21 天;清营汤配服安宫牛黄丸,能使神昏患者平均 4.1 天完全苏醒,疗效较单用安宫牛黄丸为佳。袁氏等体会本病的治疗,当以快、猛、准为原则;对于本病的输液问题认为,热偏重者可以适当输液,湿偏重者输液往往引起不良后果,湿邪留恋,不易祛除,且患者常有脑压偏高、脑水肿较重的情况,故补液害多利少。

关于高热、痉厥、昏迷"三关"。刘氏指出,治疗"乙型脑炎"高热,关键在于辨明邪在卫、气、营、血;在经、在腑;湿重、热重;有无兼感时邪及兼挟他证;立法遣方,贵在丝丝入扣。"乙型脑炎"痉厥之证治,以清热宣闭,开窍豁痰,凉肝息风或养阴柔肝息风法为主,但又不能忽略益气健中之法。而昏迷一证,其病机有三:暑热之邪逆传心包,湿热痰浊蒙蔽心包,以及里热腑实上乘心包,临床施治必须分别对待,其中开窍一法,尤为以上三种病机的最重要一环。王氏和胡氏等均认为,"三关"中迅速有效地控制高热是中心环节,把好这一关,可控制或减轻昏迷、痉厥的发生与发展。其中胡氏尚根据这一原则治疗 39 例重(极重)型本病患者,取得了显著的临床疗效。

关于"呼吸衰竭",潘氏认为,呼吸衰竭是"乙型脑炎"病变最感危重的症状,病机为邪热弥漫,气营俱损,肺气悬绝,阴阳离决所致。并认为此症的治疗,要图之于预;如已见呼吸衰竭的内闭外脱证,则主张以消肿解毒的六神丸之宣闭,辅以生脉散之益气敛阴。郭氏于 1984－1987 年期间,在西药综合治疗的基础上,应用六神丸对暴发型乙型脑炎合并呼吸衰竭的患者进行治疗,并以单纯的西药综合治疗进行对照,结果应用六神丸的患者缩短了呼吸衰竭的纠正时间,他认为六神丸中麝香、蟾酥等药具有兴奋呼吸中枢和血管运动中枢的作用,并对支气管痉挛有松弛作用,且有镇咳祛痰等功效。对暴发型乙型脑炎合并呼吸衰竭患者的痰涎壅盛、喉中分泌物过多而致喉头阻塞症状,有回苏急救的疗效。马氏根据临床抢救的体会,提出"乙型脑炎"合并呼吸衰竭的中医抢救应重辨证施治,他归纳总结为:暑热过盛、气阴双脱,治在补气养阴,挽救虚脱,方用生脉散加味;痰浊壅盛、气道阻塞,治在急投导痰合剂(青礞石、胆南星、竹沥、天竺黄、瓜蒌仁、大黄)以清热涤痰;心火亢盛、肺络闭阻者,治在宣肺利水、清泻心火,方用导赤宣肺汤(生地黄、木通、竹叶、生甘草梢、黄连、丝瓜络、桑白皮、杏仁、滑石、白茅根)。

参 考 文 献

[1] 薄云.岳美中组方用药特色探讨[J].河北中医,2012,34(12):1765-1766.

[2] 高崇基.内科医师工作手册[M].北京:人民军医出版社,2004.

[3] 王一战,王玉贤,苏芮,等.基于数据挖掘的流行性乙型脑炎恢复期中医用药规律研究[J].中国中医急症,2016,25(10):1859-1862.

[4] 王永炎,严世芸.实用中医内科学:中医内科学[M].上海:上海科学技术出版社,2009.

[5] 彭鑫,杜松,李菲.流行性乙型脑炎中医病因病机研究现状[J].中国中医基础医学杂志,2012(10):1175-1176.

[6] 杨爽,李忠诚.中西医结合治疗乙型脑炎 86 例[J].现代中医药,2007,27(2):10-11.

[7] 上海中医药大学中医文献研究所.内儿科名家王玉润学术经验集[M].上海:上海中医药大学出版社,2003.

[8] 王永炎.今日中医内科[M].北京:人民卫生出版社,2000.

[9] 王卫,张明香,颜迎春,等.论络病理论与流行性乙型脑炎之营血证辨证论治刍议[J].光明中医,2014,29(11):2383-2384.

[10] 黄素结,敬娇娇.当代名老中医治疗乙脑辨证施治规律探讨[J].光明中医,2015,30(1):1-3.

[11] 衰诚伟.中医治疗流行性乙型脑炎的经验(综述二)[J].江西中医药,1983(3).

[12] 陈腾飞,刘清泉.《蒲辅周医案》特色研究[J].北京中医药,2014,33(4):271-273.

[13] 侯乐民,庞春旭.中医治疗流行性乙型脑炎 38 例[J].辽宁中医杂志,1984(8).

[14] 彭玉龙,邓静,王成宝,等.柴芩石膏合剂治疗手足口病卫气分证疗效观察[J].山东医学高等专科学校学报,2016,38(2):103-106.

[15] 张志斌,王永炎,王志国.辨识证候要素在突发性公共卫生事件中的作用[J].北京中医药大学学报,2005,28(6):4-7.

[16] 杜松,彭鑫,李菲,等.60 年中医治疗流行性乙型脑炎辨证分型概况分析[J].中国中医基础医学杂志,2014(9):1180-1183.

[17] 涂晋文,董梦久,刘志勇,等.流行性乙型脑炎轻型、普通型中医证候特征研究[J].中医学报,2014,29(5):732-734.

[18] 马玉川.中医抢救"乙脑"呼吸衰竭[J].上海中医药杂志,1983(9).

第4章

脱髓鞘疾病

脱髓鞘疾病(中枢神经系统)是一组脑和脊髓以髓鞘破坏或脱髓鞘病变为主要特征的疾病,其病理过程中具有特征性的突出表现。该类疾病是病理学分类而非病因学分类。导致中枢神经系统脱髓鞘的原因很多,包括感染、自身免疫、缺血、营养不良等。中枢神经系统脱髓鞘病主要包括三类:炎性脱髓鞘病、髓鞘营养不良性疾病(脑白质营养不良)及继发性脱髓鞘疾病。

第一节　多发性硬化

一、概述

多发性硬化(MS)是一种中枢神经系统的炎性脱髓鞘疾病,以多发病灶和病程中常有缓解和复发为特征。其临床表现主要根据中枢神经系统硬化斑块的部位不同而表现得多种多样。临床特点为反复发作(时间上多发性)和多部位受累(空间上多发性),疾病呈进展性加重,主要累及中青年,女性多于男性。MS 的发病率、患病率与地区纬度有关,纬度越大,MS 发病率越高,且可能有遗传易感性。我国是 MS 的低发区,目前尚无详细的流行病学资料。在日本及中国的 MS 患者常有视神经及脊髓的严重受累,小脑受累少见。该病复发率高,疾病晚期往往造成患者残疾,影响生活质量。MS 的发病可能与遗传、环境、免疫等多种因素相关,在这些因素的作用下触发了异常的免疫应答过程,导致免疫调节机制的紊乱,引起中枢神经系统多发性、局灶性髓鞘脱失。根据临床症状,中医学多将其归为"痿证""青盲""骨繇""喑痱"的范畴,其中"痿证"占绝大多数。

二、病因病机

(一)病因

痿证形成的原因复杂,外感温邪、内伤情志、饮食劳倦、先天不足、房事不节、跌打损伤及接触神经毒性药物等,均可致使五脏受损,精津不足,气血亏耗,肌肉筋脉失养,而发为痿证。

1. 感受温毒

温热毒邪内侵,或病后余邪未尽,低热不解,或温病高热持续不退,皆令内热燔灼,伤津耗气,肺热叶焦,津伤失布,不能润泽五脏,五体失养而痿弱不用。

2. 湿热浸淫

久处湿地或涉水冒雨,外湿内侵,湿邪浸淫经脉,营卫运行受阻,或郁遏生热,或痰热内停,蕴湿积热,导致湿热相蒸,浸淫筋脉,气血运行不畅,致筋脉失于滋养而成痿。

3. 饮食毒物所伤

素体脾胃虚弱或饮食不节,劳倦思虑过度,或久病致虚,中气受损,脾胃功能失常,生化乏源,五脏失于濡养,筋骨肌肉失养;脾胃虚弱,水湿不化,聚湿成痰,痰湿内停,客于经脉;或饮食不节,过食肥甘,嗜酒辛辣,损伤脾胃,运化失职,湿热内生,均可致痿。此外,服用或接触毒性药物,损伤气血经脉,经气运行不利,脉道失畅,亦可致痿。

4. 久病房劳

先天不足,或久病体虚,或房劳太过,伤及肝肾,精损难复;或劳役太过而伤肾,耗损阴精,肾水亏虚,筋脉失于灌溉濡养致痿。

5. 跌仆损伤

跌仆损伤,瘀血阻络,新血不生,经气运行不利,脑失神明之用,发为痿证;或妇人产后恶露未尽,瘀血流注于腰膝,以致气血瘀阻不畅,脉道不利,四肢失其濡润滋养而致痿。

(二)病机

痿证病变部位在筋脉肌肉,但根源在于五脏虚损。肺主皮毛,脾主肌肉,肝主筋,肾主骨,心主血脉,五脏病变,筋脉肌肉失养而弛纵,不能束骨而利关节,以致肌肉软弱无力,消瘦枯萎,发为痿证。痿证病变累及五脏,且常常相互传变。如肺热叶焦,散精布微失职,五脏失濡而致痿;温热之邪内盛日久,久煎肾阴,水不制火,火延灼肺,又可加重肺热津伤;温热毒邪,灼伤阴津,或湿热久羁,化热伤津,致阴津耗损;脾胃虚弱,运化无力,又可津停成痰,痹阻经脉;肝肾阴虚,虚火内炽,灼伤津液,而致津亏血瘀,脉络失畅,致使病程缠绵难愈。久痿虚极,脾肾精气虚败,病情危笃。足少阴脉贯行舌根,足太阴脉上行夹咽,连舌本,散于舌下。肝肾亏虚,不能上乘精微濡目,目窍萎闭;或外伤瘀血内阻,目窍闭塞而神光泯灭,发为青盲;脾肾精气虚损则舌体失去支持,舌暗不能言;脾气虚损,无力升清,肾气虚衰,宗气不足,下肢失养,足废不能用,而为喑痱;肝阴亏损,肝阳不制,肾水虚极,骨髓失养,骨节纵缓摇动,而为骨繇。结合文献分析发现,临床多将多发性硬化归责于肝、脾、肾三脏,尤与肝肾关系密切。

痿证以热证、虚证为多,虚实夹杂亦见。外感温邪、湿热致病者,病初阴津耗伤不甚,邪热偏重,故属实证;但久延肺胃津伤,肝肾阴血耗损,则由实转虚,或虚实夹杂。内伤致病,脾胃虚弱,肝肾亏损,病久不已,气血阴精亏耗,则以虚证为主,但可挟湿、挟热、挟痰、挟瘀,表现本虚标实之候,故临床常呈现因实致虚、因虚致实和虚实错杂的复杂病机。

三、临床表现

多发性硬化临床表现各种各样,取决于中枢神经系统硬化斑块的部位,主要累及大脑半球白质、脊髓及视神经、小脑及脑干等。典型 MS 症状包括核间性眼肌麻痹、疼痛、感觉障碍、肌无力、视力下降、复视、眩晕、言语障碍、吞咽困难、震颤、步态不稳等。多数呈慢性或亚急性发作,少数表现为急性起病,数日内可达发病高峰,3～4 周开始缓解。其临床多发症状归纳如下。

1. 肢体无力

此症约为半数以上患者的首发症状,也是 MS 的主症,包括一个或多个肢体无力,下肢多比上肢明显。根据无力的部位可分为偏瘫、截瘫、四肢瘫。体格检查腱反射早期可正常,疾病后期可发展为亢进,腹壁反射消失,病理反射阳性。

2. 眼部症状

通常表现为急性视神经炎或球后视神经炎,多数可见急性单眼视力下降,有时可同时累及双眼。眼底检查早期可见视盘水肿或正常,疾病后期出现视神经萎缩。1/3 病患出现眼肌麻痹及复视。眼球震颤多为水平性或水平加旋转性。病变侵犯内侧纵束引起核间性眼肌麻痹,侵犯脑桥旁正中网状结构,可导致一个半综合征(脑桥麻痹性外斜视)。

3. 感觉异常

浅感觉障碍主要表现为皮肤针刺麻木感,肢体发冷、蚁行感、瘙痒感、尖锐、烧灼样疼痛及定位不明确的感觉异常。疼痛感可能与脊髓神经根部的脱髓鞘病灶有关,具有显著特征性。深感觉障碍亦可见。

4. 共济失调

约 2/5 的患者有不同程度的共济运动障碍,但 Charcot 三主征(眼震、意向性震颤和吟诗样语言)见于部分晚期 MS 患者。

5. 精神症状

较常见,多表现为抑郁、易怒和脾气暴躁,部分患者出现欣快、兴奋,也可表现为淡漠、嗜睡、强哭强笑、反应迟钝、智能低下、重复语言、猜疑和被害妄想等。可出现记忆力减退、认知障碍。

6. 发作性症状及其他

发作性症状是指持续时间短暂、可被特殊因素诱发的感觉或运动异常。每次持续数秒至数分钟不等，频繁过度换气、焦虑或维持肢体某种姿势可诱发，是多发性硬化特征性的症状之一。强直痉挛、感觉异常、构音障碍、共济失调、癫痫和疼痛不适是较常见的多发性硬化发作性症状。发作时一般无意识丧失和脑电图异常。被动屈颈时，脊髓局部牵拉力和压力升高、脱髓鞘的脊髓颈段后索受激惹，会诱导出刺痛感或闪电样感觉，自颈部沿脊柱放散至大腿或足部（莱尔米特征）。

其他症状包括膀胱功能障碍（尿频、尿急、尿潴留、尿失禁），常合并脊髓功能障碍，男性患者还可出现原发性或继发性性功能障碍。MS 尚可伴有周围神经损害和多种其他自身免疫性疾病，如风湿病、类风湿综合征、干燥综合征、重症肌无力等。多发性硬化合并其他自身免疫性疾病是由于机体的免疫调节障碍引起多个靶点受累的结果。

四、辅助检查

主要的辅助检查手段包括脑或脊髓 MRI、诱发电位（视觉诱发电位、脑干听觉诱发电位、体感诱发电位）及 CSF 免疫学检查等。这些检查有助于确定病灶部位、发现亚临床病灶及鉴别诊断。

1. 磁共振成像

磁共振成像（MRI）在 MS 诊断中具有非常重要的价值。新版诊断指南推荐钆增强 MRI 用于 MS 的诊断，脑 MRI 难以诊断或症状提示相应节段受损时应行脊髓 MRI。MRI 有助于显示病灶的活动性和评估疾病进展情况。不仅有助于诊断，也有助于了解病灶的活动性，也是新药临床试验的重要评估指标。MS 在 MRI 典型表现为病变大小<3mm（T2 像），圆形或椭圆形，分布于近皮质、天幕下、脑室周围，多发 T2 像高信号病灶，部分伴有钆强化，强化呈环状或半环。但也有呈肿瘤样的不典型表现。

2. 诱发电位

2002 年，AAN 指南介绍了诱发电位在 MS 诊断中的应用价值：视觉诱发电位（VEP）检查很可能对发现患者发展为 CDMS 的危险性增加有帮助（指南，Ⅱ级）；体感诱发电位（SEP）检查可能对发现患者发展为 CDMS 的危险性增加有帮助（选择，Ⅱ级）；目前证据尚不能推荐脑干听觉诱发电位（BAEP）作为一项判断患者发展为 CDMS 的危险性增加的有用检查（指南，Ⅱ级）。

3. CSF 免疫学检查

CSF 检查对 MS 诊断及鉴别诊断均有益。一般而言，MS 患者 CSF 白细胞<50/mm³，蛋白质<100mg/dl，寡克隆区带（OB）可以阳性，24 小时鞘内 IgG 合成率增加。值得注意的是，OB 并非 MS 的特异性指标，其他慢性感染也可以阳性，在临床高度怀疑 MS 的患者，OB 阳性更支持诊断。遗憾的是，多发生于亚洲的视神经脊髓炎（NMO）其 OB 阳性率低。

五、诊断与鉴别诊断

(一)诊断要点

MS临床表现多样,且缺乏特异性生物学检测指标,诊断难度大,诊断的关键点是在症状和辅助检查的基础上排除其他疾病。MRI技术的广泛应用大大提高了MS诊断的准确性,目前主要采用2010年修订版Mc Donald标准应用于临床诊断与治疗研究。

(二)鉴别诊断

1. 弥散性硬化

该病主要临床表现为智力倒退、痉挛性瘫痪和假性延髓性麻痹。患者CSF变化与MS相似,而MRI示脑白质区边界清楚、非对称的脱髓鞘病灶,与MS不难鉴别。

2. 急性播散性脑脊髓炎(ADEM)

本病与MS在临床、病理、免疫方面有相似之处,但ADEM发病急、病程短,病情亦较严重,多有感染史或疫苗接种史;在病毒感染后1～2周出现神经症状或体征,常伴发热、头痛剧烈或神经根放射痛、脑膜刺激征(阳性)、抽搐、意识障碍等。

3. 进行性多灶性白质脑病

该病发病年龄一般较大,早期常有全脑症状,如精神意识障碍和动作异常等。病程呈进行性发展,多元脊髓损害,预后较差。血清学检查乳头多瘤空泡病毒SV-40抗体测定阳性,脑组织活检可发现上述病毒。

六、治疗

多发性硬化的最主要治疗原则是早期治疗,急性期治疗以有效减轻患者的临床症状和尽快改善患者的残疾程度为主,缓解期治疗以疾病康复治疗和降低复发率、减少脑组织和脊髓病灶数目为主。中西医结合治疗MS可加快控制病情,缩短急性发作时间,可调节机体免疫状态,延长缓解期,减少复发,从而减少或减轻不可逆的神经损害,降低病残。目前临床上多采用西医辨病治疗与中医辨证论治相结合,且贯穿于MS治疗的全过程,这是当前中西医结合治疗该病的基本原则与方法。

(一)中医治疗

1. 辨证用药

本病发作期以邪实为主,多为湿热痰瘀,治以清化湿热,散风活血为主;缓解期虚实夹杂,正虚多为气血亏虚,肝肾亏虚,肾阳虚损,由于脏腑虚损,功能失调,痰瘀热等浊邪内生,治以健脾益气,益肾温阳,潜阳活络为主。

(1)痰热内扰证

临床表现：头晕头重，视物不清，失眠健忘，胸脘满闷，恶心呕吐，双腿沉重，僵硬乏力，瘫痪失用，舌体胖大或质暗，苔黄腻，脉滑数。

治疗法则：清热化痰，健脾和胃。

方药运用：黄连温胆汤加减（陈皮、法半夏、茯苓、苍术、白术、枳实、竹茹、黄连、薏苡仁）。

（2）气虚血瘀证

临床表现：头晕眼花，视力下降，甚至失明，四肢麻木不仁，肢软乏力，甚至痿弱不用，口唇黯淡，舌质暗或有瘀点、瘀斑，脉细涩无力。

治疗法则：益气活血，化瘀通络。

方药运用：补阳还五汤加味（黄芪、赤芍、川芎、桃仁、红花、当归、地龙、牛膝、制何首乌）

（3）脾胃虚弱证

临床表现：头晕，面色无华，神疲乏力，少气懒言，食少便溏，或视力下降，或四肢无力，步态不稳，或瘫痪失用，舌质淡，苔薄白，脉沉弱。

治疗法则：益气健脾，调理脾胃。

方药运用：四君子汤加味（人参、黄芪、白术、茯苓、山药、陈皮、甘草、当归）。

（4）肝肾阴虚证

临床表现：头晕耳鸣，视物不清，腰膝酸软，五心烦热，口干咽燥，语言不利，四肢麻木不仁，痿软无力，走路不稳，或痿软不用、瘫痪，舌质红或暗红，苔少而干，脉细或弦细。

治疗法则：滋补肝肾，填精补髓。

方药运用：左归丸加减（熟地黄、枸杞子、山药、山茱萸、菟丝子、川牛膝、龟甲胶、鹿角胶）。

（5）肾阳虚损证

临床表现：头晕，视物不清，或有复视，四肢欠温，双下肢无力，步态不稳，甚至痿弱不用，小便频数或失禁，大便稀溏，舌体胖大，舌质淡或淡暗，苔薄白，脉沉细尺脉弱。

治疗法则：温补肾阳，填精补髓。

方药运用：左归丸加减（淫羊藿、仙茅、巴戟天、制附子、熟地黄、枸杞子、杜仲、山药、鹿角胶）。

2. 针灸疗法

治疗法则：疏通经络，调和气血。

临证指要：多发性硬化针灸选穴以手足阳明经穴为主。阳明经为多气多血之经，治痿独取阳明，通过调理阳明经，可以调畅肢体经络气血。

基本选穴：治瘫穴、肩髃、曲池、合谷、阳溪、悬钟、三阴交、昆仑、足三里、通里。

操作：采用平补平泻法，每次留针 20～30 分钟，每日 1 次，10 次为 1 个疗程。一般单取患侧，也可先针健侧，再针患侧。

3. 成药制剂

(1)二妙丸每次 6～9g，每日 2 次，口服。燥湿清热，用于湿热下注证。

(2)血府逐瘀颗粒每次 6g，每日 2 次，口服。活血化瘀，用于瘀阻脉络证。

(3)人参健脾丸每次 8 丸，每日 2 次，口服。健脾益气，和胃止泻，用于脾胃虚弱证。

(4)大补阴丸每次 6g，每日 2～3 次，口服。滋阴降火，用于阴虚火旺证。

(二)西医治疗

1. 激素治疗

糖皮质激素是多发性硬化治疗的首选药物，主要应用于急性期，可抑制炎症反应，减少炎症细胞激活及进入中枢神经系统，诱导淋巴细胞凋亡，减轻水肿，修复血脑屏障。短期的激素治疗可缩短急性期神经功能损害的恢复时间，规律的激素治疗可以改善患者长期预后。

2. 免疫抑制药

免疫制剂一般只用于进展型多发性硬化，对于复发性多发性硬化不推荐使用。常用的有盐酸米托蒽醌、环磷酰胺和干扰素 β、芬戈莫德、硫唑嘌呤等。

七、预防与调护

1. 预防

普及疾病预防知识，加强自我保护，预防各种原因的感染。生活中适时增减衣服，尽量避免去人多、空气不流通的公共场所，注意与有传染性疾病的患者隔离，如出现上呼吸道感染等疾病，应尽早遵医嘱进行药物治疗。

2. 调护

(1)加强心理疏导：让患者学会自我排解抑郁、焦虑情绪和调整心态，避免自我封闭，如多与好朋友聊天，培养兴趣爱好，或进行户外活动，享受大自然美景，从而使自己心情愉快，减轻心理压力。

(2)保持生活规律：保证充足睡眠，劳逸结合，注意饮食平衡，多吃高蛋白、低脂肪、富含维生素、易消化的清淡食物，做到鱼、鸡、肉、蛋、水果及粗细粮搭配合理。同时给患者创造舒适的环境。

(3)遵医嘱用药：因本病主要依靠激素和免疫抑制药治疗，且治疗周期长，所以会出现各种不良反应。少数患者因此而擅自停药，引起复发。应注意用药疗程的完整对缓解病程恶化的重要性，树立信心，坚持用药。

八、中医防治进展

(一)辨证论治

陈阳等观察中药辨证治疗多发性硬化 32 例临床的临床疗效，属气血亏虚者选用黄芪桂枝五物汤加味,属脾肾阳虚者选用四君子汤加味。结果总有效率达90.6%。樊蓥等认为,该病治疗分为发作期和缓解期,发作期多辨证分为两型施治:风邪入络,痰瘀痹阻者,予祛风化痰、活血通络,方选大秦艽汤加减;风中脏腑,痰瘀闭窍者,予化痰通腑,开窍启闭,方选菖蒲郁金汤加减。缓解期亦分为两型施治:肝肾不足,痰瘀留着者,予滋阴泻火、化痰剔络,方选知柏地黄汤加减,督脉亏损,痰瘀阻络者,方选阳和汤加减,获较好疗效。邓铁涛认为,该病以正虚为本,邪实为标,根据"虚则补之、损者益之"之旨,属虚者当以补中益气,养血益精为治疗大法,可用四君子汤或黄芪桂枝五物汤治疗;实者多为风、湿、痰浊、瘀血阻滞经络,风湿交结,阻滞经络,脉络凝滞不通者治以祛风、通络、除湿,用豨莶草、威灵仙、木瓜、宽筋藤、丝瓜络、白花蛇、乌梢蛇、僵蚕、全蝎等,既祛风、除湿、宣通经络,又借血肉有情之虫类药搜剔络邪,祛除病根,使浊去凝开,经行络畅,邪除正复。

(二)专方治疗

毕明刚等应用息风通络方为主(半夏、天麻、僵蚕、胆南星、远志、厚朴、甘草、石菖蒲、钩藤、地龙、路路通、络石藤、鸡血藤、茯苓)治疗多发性硬化10例,结果6例临床症状消失,随访1年未复发,显效3例,治疗后患者部分症状消失,1例无效。刘晓艳等,研究发现,补肾固髓片可显著改善MS患者的病情,减少复发,总有效率88.37%;并通过实验研究发现大剂量补肾固髓片能明显抑制脑和脊髓的炎症反应和脱髓鞘改变。王惠采用一贯煎治疗多发性硬化症15例,结果痊愈2例,显效8例,有效3例,无效2例。刘瑞华采用雷公藤治疗多发性硬化患者取得了较好的疗效,其机制可能与通过调节T淋巴细胞亚群分布而发挥免疫抑制机制作用有关。

(三)针灸治疗

秦亮甫教授应用"头八针"理论治疗多发性硬化,取头部诸穴,即百会、印堂、风池、率谷、头临泣,后3穴均为双侧,共8个穴位,合称头八针,达到了活血散瘀治疗脑髓硬化的功效。朱明等治疗多发性硬化时针灸选穴以百会领督脉之气,灸关元以温养真元,用双肾俞强腰补肾以壮下肢,阳陵泉、风池、环跳、三阴交行肝胆脾经之气,舒筋活络。患者接受2个月(每周1次)的治疗后,病情明显改善。

九、典型病例

徐某,男,10岁。主诉及病史:1998年6月9日初诊。年初患者出现视力下降,眼痛,继之四肢麻木、疼痛、无力、活动障碍。经某医院CT、MRI扫描,脑白质内见多个髓鞘破坏病灶,遂确诊为多发性硬化。诊查:四肢麻木、疼痛、抬举无力,视力下降,眼痛,焦虑、心烦不寐,大便难,舌胖淡红、苔白,脉滑,重按无力。西医诊断:多发性硬化症。中医诊断:脾气亏虚,痰湿阻滞。治法:治以健脾益气,化痰通络。处方:法半夏、白扁豆花、竹茹各10g,枳壳、橘红各6g,酸枣仁18g,甘草5g,茯苓、丹参各15g,大枣(去核)4g。每日1剂,水煎服。2诊:先后服上方20多剂,肢体麻木、疼痛症减,烦躁多虑明显减轻,睡眠好转。但仍肢软无力,口干痰黏,舌胖淡红、苔白,脉细。治以健脾益气、活血通络兼养肝肾。处方:威灵仙、宽筋藤、酸枣仁、丹参、太子参各 18g,五爪龙、黄芪各 60g,甘草 5g,桑寄生 30g,胆南星、郁金各 10g,茯苓、菟丝子各 12g。3 诊:服上方近 1 年,睡眠佳,四肢麻木疼痛明显改善,自觉体力恢复,精神舒畅,舌淡、苔薄,脉细弱。治以健脾补肾、益气活血为主。处方:太子参、威灵仙、宽筋藤、丹参各 18g,甘草 6g,墨旱莲、胆南星、女贞子、郁金各 10g,桑寄生、夜交藤各 30g,赤芍、茯苓各 12g,调理善后。

参 考 文 献

[1] 陈阳.辨证治疗多发性硬化 32 例临床观察[J].国医论坛,1997(6):28-28.

[2] 樊蓥,周仲瑛.长程辨证治疗多发性硬化症 16 例[J].中医杂志,1997(3):161-162.

[3] 邱仕君.邓铁涛教授对多发性硬化的辨治经验[J].新中医,2000,32(8):9-10.

[4] 毕明刚,张宗杰,沈雁等.息风通络方为主治疗多发性硬化 10 例[J].中医药学报,1998(1).

[5] 刘晓艳,孙怡.补肾固髓片治疗多发性硬化的临床与实验研究[J].中国中西医结合杂志,2001(1).

[6] 王惠.一贯煎治疗多发性硬化症 15 例[J].光明中医,1996(4):39-41.

[7] 刘瑞华.雷公藤片对多发性硬化患者外周血 T 淋巴细胞亚群的影响[J].中国神经免疫学和神经病学杂志,2000,7(3):157-160.

[8] 李璟,赵海音,秦亮甫.秦亮甫治疗多发性硬化的临床经验[J].上海中医药杂志,2007,41(2):12-14.

[9] 朱明,弗利克斯,克莱·弗兰克.海外病案 2 例[J].北京中医药大学学报,2001,24(6):72-73.

第二节　急(慢)性炎性脱髓鞘性多发性神经根神经病

一、概述

急(慢)性炎症性脱髓鞘性多发性神经病均属于格林-巴利综合征(Guillain-Barre syndrome,GBS)。其中,急性炎症性脱髓鞘性多发性神经病(acute inflammatory demyelinating polyneuropathies,AIDP)是格林-巴利综合征中最常见的类型,也称经典格林-巴利综合征,是一种主要病变为多发神经根和周围神经节段性脱髓鞘的自身免疫介导的周围神经病。流行病学调查显示,AIDP 在全球的年发病率为(0.60~4.0)/10 万,男性为女性的 1.5 倍,各年龄阶段、任何季节均可发病,在欧美国家发病率呈年龄增长性,<30 岁人群发病率<1/10 万,>75 岁人群年发病率高达 4/10 万。目前我国尚缺乏系统性流行病学资料。本病超过 2/3 的患者发病前 4 周内有呼吸道或胃肠道感染症状,发病可能与空肠弯曲菌、巨细胞病毒、EB 病毒、肺炎支原体、乙型肝炎病毒、水痘-带状疱疹病毒、HIV 感染等相关。主要表现为四肢对称性弛缓性肌无力。一般具有自限性，预后较好，约 10% 患者遗留较严重后遗症，病死率约为 5%，主要死于呼吸衰竭、低血压、严重心律失常等并发症。慢性炎性脱髓鞘性多发性神经根神经病(chronic inflammatory demyelinating polyneuropathies,CIDP)又称为慢性格林-巴利综合征，也是一组免疫介导的炎性脱髓鞘疾病，具有慢性进展及复发性，临床表现与 AIDP 类似，发病率较 AIDP 低，发病机制尚不明确，与 AIDP 不完全相同，未发现与 AIDP 发病密切相关的针对空肠弯曲菌及巨细胞病毒等感染因子免疫反应的相关证据，且炎症反应不如 AIDP 明显。两者均属中医学"痿证"范畴。

二、病因病机

(一)病因

1. 外感六淫

外感湿热之邪，浸淫经脉，湿热相蒸，耗气伤津，筋脉失于濡养而致痿；或外感燥邪，燥伤津液，肺热叶焦，津伤失布而致痿；或感风邪，伤人肌表，腠理不固，津液外泄，筋脉失濡而致痿。

2. 内伤劳倦

素体脾胃虚弱或久病体虚，中州运化不利，气血生化乏源，精血亏虚，津液匮乏；或劳累过度，耗伤气血津液，或房劳过度，肾精亏损，虚火上炎，肺金受灼而生痿证；或久病痰浊瘀血互结，阻滞经脉，筋脉失濡所致。

3. 情志所伤

内伤五志七情，或七情过激，暗耗精血，气血津液匮乏，肢体筋脉失于濡养而致痿证。

4. 饮食不节

饮食不节，过食肥甘，嗜酒辛辣，损伤脾胃，运化失职，湿热内生，耗伤阴津；或气血生化乏源，阴津不足，不能濡润四肢筋脉而生痿症。

(二)病机

1. 肺热津伤,津液失布

温邪上受，首先犯肺，感受温热邪毒，可致肺热熏灼，久之成痿，或五脏病热，波及于肺，皆因"肺热叶焦"，不能布送津液润养五脏，致使四肢筋脉失养，痿软不用而致痿。《素问·痿论篇》中指出："五脏因肺热叶焦，发为痿躄。"张景岳亦提出："五脏之证又总于肺热叶焦，以致金燥水亏，乃成痿证。"

2. 湿热浸淫,气血不运

《素问·痿论篇》言："有渐于湿，以水为事，若有所留；居处相湿，肌肉濡渍，痹而不仁，发为肉痿。"外感湿热之邪，或久居湿地，冒受雨露，感受寒湿之邪郁遏化热,或饮食不节,生冷肥甘太过,损伤脾胃,脾不能运化水湿而内生湿热,若湿热未及清除,濡滞肌肉,浸淫经脉,气血不运,肌肉筋脉失养而发为痿病。正如《素问·生气通天论篇》载:"因于湿,首如裹,湿热不攘,大筋软短,小筋弛长,软短为拘,弛长为痿。"

3. 脾胃受损,精血不足

《医宗必读·痿》曰:"阳明虚则血气少,不能润养宗筋,故弛纵,宗筋纵则带脉不能收引,故足痿不用。"李东垣《脾胃论》云:"夫脾胃虚弱,必上焦之气不足,遇夏天气热盛,损伤元气,怠惰嗜卧,四肢不收,精神不足,两足痿软。"脾胃为后天之本,气血生化之源,五脏六腑,四肢百骸皆赖其温煦滋养,若素体虚弱,久病成虚,或饮食不节,脾胃受损,或湿热困脾,阻遏气机,脾胃不能转输水谷精微,气血生化乏源,五脏失其润养,筋脉失其滋煦,故发为痿病。

4. 肝肾亏损,髓枯筋痿

肾藏精,主骨生髓,为先天之本。肝主筋,藏血,为罢极之本。肝肾精血充盛,则筋骨强健。素体肝肾亏虚,或因房室太过,或因劳役太过,或五志失调,火起于内,耗灼精血,均可致肝肾亏损。肝肾精血亏虚,下焦阴亏,筋骨失养,变生痿证。故《素问·痿论篇》有言:"思想无穷,所愿不得,意淫于外,入房太甚,宗筋弛纵,发为筋痿"。另外,也有因实致虚者,如湿热留滞不化,下注于肝肾,久则亦能损伤,导致筋骨失养。

5. 脉络瘀阻,筋脉失养

《灵枢·终始》指出:"久病者,邪气入深。"《灵枢·血络论》指出:"阳气蕴积,久留而不泄者,为气先病也,血壅而不濡者,为血后病也。"素体虚弱,气血不足,或久病内伤,耗伤气血阴津,致痰瘀互结,阻遏经脉,血不布达,筋脉失于濡养,故渐痿弱。

本病的病因无外乎外感与内伤。病位在筋脉肌肉,与肺、脾、肝、肾、心五脏均有关,痿证病变累及五脏,且互相传变,如肺热叶焦,津液失布,则五脏失濡;肾水下亏,水不制火,则火灼肺金,导致肺热津伤;脾虚与湿热更是互为因果,湿热亦能下注于肝肾,伤及肝肾之阴。总之,痿病是由五脏内伤,精血受损,肌肉筋脉失于濡养所致。其病性有虚有实,一般是热证、虚证居多,虚实夹杂者亦不少见。因于外感者,其起病迅速,起始多为实证,但久病不愈,则可因病致虚;因于内伤者,其发病缓慢,病程较长,其间或感外邪;或因虚致气血运行不畅,痰瘀互结,则可见虚实夹杂之证。临床上常见因实致虚、因虚致实或虚实夹杂的复杂病机。

三、临床表现

1. 急性炎症性脱髓鞘性多发性神经病

(1)运动障碍:首发症状多表现为肢体向上性、对称性、弛缓性肌无力。

（2）颅神经障碍：主要影响第Ⅶ、Ⅸ、Ⅹ对脑神经。半数以上病者有脑神经周围性瘫，舌咽、迷走神经损害，表现为吞咽困难、声嘶、咳嗽反射消失等，面瘫常为双侧性。

（3）感觉障碍：起病开始有神经根刺激症状，表现为腰、颈、肩部疼痛，以后出现肢体麻木、酸痛，呈手套、袜套样分布，震动觉和关节运动觉障碍少见，约30％患者有肌肉痛。

（4）自主神经功能障碍：多汗、血压不稳、心率增快、尿潴留或尿失禁等。

2. 慢性炎症性脱髓鞘性多发性神经病

（1）对称性肢体远端或近端无力，多数是远端向近端发展。

（2）一般不累及延髓肌致吞咽困难，呼吸困难更少发生。

（3）部分患者可伴有自主神经功能障碍，如直立性低血压、括约肌功能障碍或心律失常等。

四、辅助检查

1. 急性炎症性脱髓鞘性多发性神经病

（1）脑脊液：脑脊液蛋白-细胞分离是本病的特征之一，即蛋白含量增高而细胞数正常。一般开始出现于发病第2周。

（2）神经电生理：早期肌电图可正常，脱髓鞘时神经传导速度明显减慢。发病早期可见F波或H反射延迟或消失，神经传导速度减慢、波幅正常或轻度异常等。病情严重者可见远端波幅减低，甚至不能引出。

（3）神经活检：可见脱髓鞘和炎症细胞（淋巴细胞、单核细胞、巨噬细胞）浸润。

2. 慢性炎症性脱髓鞘性多发性神经病

（1）脑脊液检查：80％～90％患者存在脑脊液蛋白-细胞分离，病情严重程度与脑脊液蛋白含量呈正相关。

（2）神经电生理：早期肌电图检查有神经传导速度减慢，F波潜伏期延长；发病数月后30％患者可有动作电位波幅减低，提示轴索变性。

（3）腓肠神经活检：可见反复节段性脱髓鞘与再生形成的"洋葱头样"改变。

五、诊断与鉴别诊断

（一）诊断要点

1. 急性炎症性脱髓鞘性多发性神经病

（1）病前1～4周有前驱感染史。

（2）急性或亚急性起病，四肢对称性弛缓性瘫痪。

（3）可有末梢型感觉障碍、颅神经受累。

（4）脑脊液出现蛋白-细胞分离现象。

(5)早期 F 波或 H 反射延迟、传导速度减慢、运动末端潜伏期延长及 CMAP 波幅下降等电生理改变。

2. 慢性炎症性脱髓鞘性多发性神经病

目前诊断仍为排除性诊断,符合以下条件的可考虑本病。

(1)症状进展超过 8 周,呈慢性进展或缓解复发。

(2)有不同程度的肢体无力,多数呈对称性,近、远端肢体均可累及,四肢腱反射减弱或消失,并伴有深、浅感觉的异常。

(3)多数有脑脊液蛋白-细胞分离现象。

(4)神经电生理提示周围神经传导速度减慢、传导阻滞或异常的波形离散。

(5)除外其他原因引起的周围神经病。

(6)糖皮质激素治疗有效。

(二)鉴别诊断

(1)急性脊髓前角灰质炎:多发生于儿童,常有明显发热,症状发展较快,体温下降时出现瘫痪,体温正常后不出现进展,肢体瘫痪非对称性,无感觉障碍。脑脊液检查在第一周内检查多有细胞的明显增加。

(2)周期性瘫痪:无病前感染史,周期性发作性肢体弛缓性瘫痪,发作时血钾降低,心电图提示有低钾改变。脑脊液检查正常,补钾后症状可迅速恢复。

(3)重症肌无力:肌无力与疲劳有关,活动后症状加重,休息或睡眠后减轻,且无感觉障碍,常侵犯眼外肌,新斯的明实验阳性。

(4)多灶性运动神经病:以运动神经末端受累为主的周围神经病,以慢性非对称性肢体远端无力为主要表现,以上肢为主,感觉正常。

(5)进行性脊肌萎缩症:同样呈缓慢进展病程,但运动障碍表现为不对称分布,有肌束震颤,无感觉障碍,神经电生理提示神经传导速度正常,肌电图可见纤颤波及巨大电位。

六、治疗

(一)中医治疗

1. 辨证用药

(1)肺热津伤证

临床表现:起病较急,发热多汗,热退后出现肢体痿软无力,肌肤干燥,口干咽燥,小便量少色黄,大便质干,舌红苔黄,脉细数。

治疗法则:养阴润肺,清热生津。

方药运用:清燥救肺汤加减(霜桑叶、生石膏、生甘草、人参、胡麻仁、阿胶、麦冬、炒杏仁、枇杷叶)。若气分热甚者,可重用石膏,可加黄连、知母、金银花等;若咽干不利,可加桔梗、牛蒡子、玄参等;若大便干难解,可加生大黄、芒硝;肺胃津伤者,可加玉竹、沙参、天花粉等。

（2）湿热浸淫证

临床表现：起病缓慢，肢体逐渐痿软无力，肢体困重，下肢为重，手足麻木，小便赤涩热痛，舌红苔黄腻，脉濡数或滑数。

治疗法则：清利湿热，舒筋通脉。

方药运用：加味二妙散加减（苍术、黄柏、炒薏苡仁、萆薢、龟甲、知母、当归、川牛膝）。若脾虚湿盛者，可加厚朴、茯苓、炒白术等；若热邪偏盛，身热肢重者，可加连翘、蒲公英、赤小豆等；若湿热伤阴者，可去苍术，重用龟甲，加玄参、山药、生地黄等；若肢体麻木或疼痛，有瘀血之象者，可加桃仁、红花、丹参等。

（3）脾胃虚弱证

临床表现：起病缓慢，肢体逐渐软弱无力，神倦乏力，气短懒言，纳呆便溏，面色无华，舌淡，苔薄白，脉细弱。

治疗法则：健脾和胃。

方药运用：参苓白术散加减（党参、茯苓、炒白术、白扁豆、山药、莲子肉、炒薏苡仁、砂仁、桔梗、炙甘草）。若脾虚食滞者，可加山楂、炒神曲、炒麦芽等；若脾虚湿困者，可加泽泻、猪苓、车前子等；若气血亏虚者，可加黄芪、当归、阿胶等；若兼血瘀之象者，可加丹参、川芎等。

（4）肝肾亏虚证

临床表现：起病缓慢，肢体渐见痿软无力，下肢明显，伴见头晕耳鸣或腰膝酸软，不能久立，舌红，少苔，脉沉细弱。

治疗法则：补益肝肾，强筋健骨。

方药运用：虎潜丸加减（狗骨、黄柏、知母、龟甲、熟地黄、白芍、锁阳、陈皮、干姜）。若阴虚热甚者，可去锁阳、干姜，加鹿角胶、枸杞子滋阴补肾，以去虚火；若腰脊酸软明显者，加续断、补骨脂、狗脊补肾壮腰；若阴损及阳者，去黄柏、知母，加淫羊藿、紫河车、鹿角霜、附子、肉桂。

（5）脉络瘀阻证

临床表现：久病体弱，肢体痿软消瘦，手足麻木不仁，舌质暗淡或有瘀斑，脉细涩。

治疗法则：益气活血，化瘀通脉。

方药运用：圣愈汤合补阳还五汤加减（党参、黄芪、当归、川芎、熟地黄、白芍、川牛膝、地龙、桃仁、红花）。若舌苔厚腻者，加橘络、木瓜；若肌肤甲错，形体消瘦，瘀血久留者，可用大黄䗪虫丸。

2. 针灸治疗

治法：祛邪通络，濡养筋脉。以阳明经穴，夹脊穴为主。上肢多取手阳明，下肢多取足阳明。针用或泻或补法。如属肺热及湿热者，单针不灸用泻法；肝肾阴亏者,针用补法。

处方:上肢取肩髃、曲池、合谷为主穴。下肢取髀关、伏兔、梁丘、足三里、阳陵泉主穴。肺热者,加肺俞、尺泽穴宣肺清热;温热型,加阴陵泉、脾俞穴健脾除湿;脾胃虚弱者,加脾俞、胃俞穴健补脾胃;肝肾亏虚者,加肝俞、肾俞、悬钟、阳陵泉穴补养肝肾;脉络瘀阻者,加三阴交、血海、委中穴行气活血,疏经通脉。

3. 推拿治疗

治法:益气生津,强筋壮骨。

部位:上肢部、下肢部、肩部、胸腹部、腰背部、臀部。

取穴:肩井、肩髃、臂臑、曲池、手三里、外关、合谷、环跳、承扶、风市、委中、阳陵泉、承山、解溪、膻中、中府、中脘、关元、气海、肺俞、肝俞、胆俞、脾俞、胃俞、肾俞、命门等。

手法:一指禅推法、按揉法、推法、拿法等。

4. 中成药

(1)养阴清肺膏每次 15ml,每日 3 次,冲服。适用于肺热津伤者。

(2)二妙丸每次 6g,每日 2 次,口服。适用于湿热浸淫者。

(3)参苓白术颗粒每次 6g,每日 3 次,口服。适用于脾胃虚弱者。

(4)健步虎潜丸每次 1 丸,每日 2 次,口服。适用于肝肾亏虚者。

(5)知柏地黄丸每次 30 粒,每日 2 次,口服。适用于阴虚阳亢者。

(6)血府逐瘀胶囊每次 6 粒,每日 2 次,口服。适用于瘀血阻络者。

(7)大黄䗪虫丸每次 1 袋,每日 3 次,口服。适用于血瘀日久,气血亏虚者。

5. 其他疗法

穴位注射疗法常用药物神经节苷脂钠、甲钴胺、当归注射液等,同时还可根据患者情况选用低中频电疗、多频率微波治疗、脑循环治疗、偏正光照射等治疗手段。

(二)西医治疗

1. 急性炎症性脱髓鞘性多发性神经病

(1)一般治疗:加强护理,预防长期卧床引发的并发症,如压疮、坠积性肺炎、肺栓塞、深静脉血栓形成、尿潴留等。

(2)病因治疗:目的是抑制免疫反应、消除致病因子对神经的损害并能够促进神经再生,包括血浆置换、静脉注射免疫球蛋白、激素治疗。其中血浆置换是一线疗法,对患有严重感染、严重心律失常、心功能不全及凝血系统疾病是禁忌的;静脉注射免疫球蛋白对于无免疫球蛋白过敏或先天性 IgA 缺乏患者也是一线疗法。目前皮质类固醇疗效不确定。

(3)支持治疗:呼吸肌麻痹是急性炎症性脱髓鞘性多发性神经病中比较严重的临床表现,很少发生在慢性炎症性脱髓鞘性多发性神经病,当呼吸肌受累出现呼吸困难时,应行气管插管或气管切开,及早使用呼吸机辅助呼吸。

2. 慢性炎症性脱髓鞘性多发性神经病

一般治疗同上,病因治疗也包括血浆置换、静脉注射免疫球蛋白、激素治疗,其中糖皮质激素治疗是 CIPD 首选药物。如果有激素依赖或激素无法耐受者,可选用免疫抑制药(如环磷酰胺、环孢素等)。同时还可予神经营养治疗,选用 B 族维生素治疗。有神经痛者可用卡马西平、曲马朵等对症治疗。

七、预防、预后及调护

1. 预后

(1)急性炎症性脱髓鞘性多发性神经病:具有自限性,多数患者神经功能在数周至数月基本恢复,少数遗留持久的神经功能障碍。预后主要取决于自然因素及人为因素,一般空肠弯曲菌感染者预后差,高龄起病急骤或辅助通气者预后不良。应强调早期有效治疗的意义,支持疗法对降低严重病例的死亡率起到关键作用,及时合理地使用辅助呼吸至关重要。

(2)慢性炎症性脱髓鞘性多发性神经病:患者中约 10% 因各种并发症死于发病后 2～19 年,完全恢复者仅占 4%。本病一般神经系统症状较轻,能正常工作生活的占 60%,有中度症状,仍能步行,但不能正常工作和生活的占 8%,卧床不起或需坐轮椅的占 28%。

2. 预防及调护

(1)注意个人清洁卫生,勤洗手,避免生食等减少空肠弯曲杆菌感染的概率(急性)。

(2)保持床单平整和勤翻身以预防压疮,避免局部受压,对骨骼突起处及易受压部位可用压疮垫加以保护。同时保持皮肤清洁干燥。

(3)保持呼吸道通畅,定时翻身拍背排痰,必要时可雾化吸入或吸痰器辅助排痰。对气管阻塞发生肺不张的患者,可用纤维支气管镜取出痰块。

(4)吞咽困难的患者应尽早进行鼻饲,进食时和进食后 30 分钟取坐位,以免误入气管导致肺部感染甚至窒息。

(5)预防深静脉血栓形成可穿弹力长袜。静脉血栓形成者可皮下应用低分子肝素抗凝,并给予适当的肢体被动活动及局部保暖。

(6)早期进行肢体被动活动和自主运动,并同时积极配合按摩、理疗和体疗等,防止肢体挛缩、畸形,甚至瘫痪。

(7)尿潴留可做下腹部加压按摩,无效时则需留置导尿。及时清洗尿道口分泌物,保持尿道口清洁,及时更换导尿管,防治泌尿道感染。便秘者可用番泻叶代茶、肥皂水或中药灌肠。

(8)出现疼痛患者可予非阿片类镇痛药。

(9)对焦虑和抑郁应及早识别并适当处理,并应始终对患者进行鼓励,帮助患者建立良好的心态。

(10)保证机体营养,保持精神愉快,劳逸结合,适起居,戒烟酒,养成良好的生活习惯,让患者及家属充分了解疾病的预后及转归,增强其战胜疾病的信心,充分调动患者的主观能动性,直至逐渐恢复。

八、中医防治进展

(一)药物治疗

黄芪对机体具有调节免疫、促进机体代谢的作用,为"补气诸药之最"。有研究发现,在辨证治疗痿证同时重用黄芪,临床疗效显著,总有效率达到 95.23%。此外,仝小林在运用中医辨证治疗本病中也常大剂量应用黄芪,一般常用量为100~120g,甚则达 500g,并在临床上取得了较好的疗效。豨莶草汤由单味豨莶草组成,用于治疗中风口眼喎斜,口吐涎沫,语言謇涩,手足痿弱。格林-巴利综合征与中风有相似之处,均属中医学的"痿证"。根据中医异病同治的原则,有学者以本方为主,加虎杖、泽泻、土鳖虫为辅,治疗因湿热浸淫,瘀血阻络所致的格林-巴利综合征,每见良效。治疗方法:豨莶草 30g,虎杖 15g,泽泻 10g,土鳖虫 4g,生甘草 6g,加水适量,浓煎 3 次后混合,分 3 次口服,每日 1 剂,1 个月为 1 个疗程,一般服药 1 个疗程后,肢体活动即有改善。格林-巴利综合征患者大部分均有较为突出的感觉症状,如麻木和感觉减退或消失等,结合临床实践,有学者认为格林-巴利综合征的感觉症状乃阴阳错杂之证,以乌梅丸加减配合西药治疗可促进患者康复。

(二)针灸治疗

在治疗格林-巴利综合征方面,尤其是对改善恢复期和后遗症期的某些症状,中医治疗发挥重要作用,尤其针灸治疗占主导地位。有学者认为,督脉对全身阳经脉气有统帅、督促作用,它的脉气多与手足之阳经相交会,大椎穴是其集中点,故治疗格林-巴利综合征取督脉穴可振奋一身之阳气,促进气血运行,有助于机体康复,比单纯阳明经穴治疗效果更好。在 102 例格林-巴利综合征恢复期患者中针刺督脉阳明经穴取得了较好的疗效。

石学敏院士认为,本病的发生其最终的病机是脑神失司,在此基础上创立"醒脑开窍"针刺法。经研究发现,针刺主穴内关、人中、三阴交可兴奋上行激活系统,解除脑细胞的抑制状态,纠正血流动力学紊乱,改善脑代谢。结合现代研究本病为神经根病变,取华佗夹脊穴可直接刺激神经根,改善神经根代谢及脑脊液循环,促进病变部位损伤的恢复。另有研究也证实盘龙针刺法(盘龙针刺法为夹脊刺的一种针刺手法,即选用华佗夹脊穴自上而下左右交替针刺)在格林-巴利综合征恢复期的治疗中发挥着重要作用。大接经法为十二经井穴通经接气法,通过针刺十二井穴来沟通十二经脉的气血,以振奋周身气机,改善全身气血运行,使大经脉的阴阳气血能够正常交接,从而有利于患者尽快恢复。认为其机制可能为尽早给予机体早期康复信息,促进脑功能重塑及代偿,临床有五脏俞为主配合局部电针治疗格林-巴利综合征肌萎缩,不局限于某一脏或几脏,而是整体调节五脏气机使之平衡,并加强局部作用,适用于各种不同类型痿证,为针灸治疗痿证另辟蹊径,并且临床疗效显著。

(三)联合治疗

临床研究发现,电针联合中药内服外敷并配合推拿及康复功能训练治疗格林-巴利综合征的疗效显著,其中,康复功能训练能够有效改善患者运动、神经、感觉等障碍,迅速提高患侧肌力,增强患肢协调性,并帮助其重塑感觉,从而有效提高其日常生活能力。推拿治疗能够兴奋肌肉神经,加速血液循环,预防关节挛缩,并改善肌肉状态,减轻患处肿胀,进一步提高患侧肌力,对肌肉萎缩有较好的防治作用。运用头手足三联针针灸(头针、上肢、下肢)联合推拿治疗格林-巴利综合征经 3 个疗程治疗后,上下肢肌力明显改善,双手麻木感减轻,生活基本可自理。

九、典型病例

病例 1

患者,女,33 岁。主诉及现病史:四肢麻木 1 月余。患者无明显诱因出现颈肩酸胀疼痛,颈肩腰背广泛压痛,腰背无力,四肢麻木,范围从四肢指(趾)端至手腕脚踝,感觉迟钝呈手套-袜子样分布,曾以"神经根型颈椎病""腰背肌筋膜炎"行针灸、推拿治疗,颈肩腰背酸胀痛略有好转,四肢麻木未见减轻,因恐药拒绝服用任何药物,现症见声音嘶哑,失眠,精神紧张,急躁易怒,舌红苔黄,脉弦数。诊查:电生理检查提示周围神经运动传导速度大致正常,波幅低,感觉传导速度减慢,波幅明显降低,肌肉呈神经源性改变,蛋白定量 0.70g/L。西医诊断:格林-巴利综合征。中医诊断:痹证,瘀阻脉络型。治疗:选用"从阳引阴"大接经法,从足太阳膀胱经井穴至阴穴开始,按十二经流注顺序依次快速捻转点刺涌泉、中冲、关冲、足窍阴、大敦、少商、商阳、厉兑、隐白、少冲、少泽穴,不留针,从右侧到左侧同步进行。每日治疗 1 次,连续治疗 5 日后休息 2 日。连续治疗 4 个星期为 1 个疗程,一共治疗 4 个疗程。治疗 1 个疗程后患者四肢麻木感即有所减轻,麻木感从手腕脚踝退至手心脚心,治疗 3 个疗程后麻木感退至手指脚趾,治疗 4 个疗程后麻木感基本消退,经脑脊液检查蛋白定量下降为 0.35g/L,随访 3 个月未复发。

病例 2

患者,男,9 岁。主诉:双下肢乏力 3 月余。现病史:患者 3 个月前无明显诱因出现咳嗽、发热伴乏力,体温 38.6℃,诊断为"上呼吸道感染",给予清热、消炎治疗(具体用药不详),一周后症状好转,唯双下肢乏力逐渐加重,不能独立平地行走,无吞咽困难和饮水呛咳,无二便障碍,服用健脾补肾中药 2 个月无效,1 个月前经浙江大学医学院附属第一医院诊断为"格林-巴利综合征",后经激素治疗效果不明显。现体倦乏力,食欲欠佳,精神抑郁,行走困难,下肢肌肉萎缩。诊查:肌力减退,双下肢近端肌力Ⅱ级,远端肌力 0 级,腓肠肌压痛(+),双侧膝反射和踝反射减弱,病理征(-),肌张力偏低,指鼻试验、跟膝胫试验(-),深浅感觉对称存在,无感觉障碍。舌淡苔薄白,脉沉细。辅助检查:电生理检查示双下肢胫神经和腓总神经传导速度减慢,提示周围神经损害,脑脊液蛋白定量 0.60g/L。西医诊断:格林-巴利综合征。中医诊断:痿证,脾胃虚寒证。治疗:选用"从阴引阳"大接经法,从手太阴肺经井穴少商开始,选用一次性不锈钢针灸针,定好穴位,常规消毒,按十二经流注顺序依次快速捻转点刺商阳、厉兑、隐白、少冲、少泽、至阴、涌泉、中冲、关冲、足窍阴、大敦,不留针,直刺 0.1～0.2 寸,行捻转手法约 10 秒后出针,男性从左侧到右侧同步进行。每日治疗 1 次,连续治疗 5 日后休息 2 日。连续治疗 4 个星期为 1个疗程,一共治疗 4 个疗程。治疗 2 个疗程后,患者食欲大增,精神好转,有自主行走的欲望,3 个疗程后可尝试行走 5～6 小步,4 个疗程后行走 30～40 米方觉乏力,6 个月后乏力基本消退,肌肉渐丰,双下肢近端肌力Ⅴ级,远端Ⅳ级。实验室检查:脑脊液蛋白定量 0.41g/L,生活能够自理。继续予补中益气丸巩固治疗,随访半年未复发。

病例 3

芦某,男,53 岁。主诉:四肢不遂 8 个月余。病史:患者于 2014 年 12 月 22 日无明显诱因逐渐出现四肢无力伴胸闷憋气,于天津市某医院行各项检查后明确诊断为格林-巴利综合征,经西医治疗后病情稳定,但四肢不遂症状未明显好转,为求进一步治疗,收入我院。查体:神清,精神可,呼吸平稳,语言清晰流利,双侧肢体不遂,双上肢肌力Ⅲ级,双下肢肌力Ⅲ级,双上肢可抬离床面 45 下,双下肢可抬离床面 10 下,四肢肌肉萎缩,双侧肘关节上 10cm 周径:27.5cm,下 10cm 周径:24.0cm,双侧膝关节上 10cm 周径:40.0cm,下 10cm 周径:34.5cm;双侧感觉无明显减弱,纳可,饮水无呛咳,寐安,二便调,舌黯红、苔薄白,脉弦。西医诊断:慢性格林-巴利综合征 中医诊断:痿证。予醒脑开窍,调神导气,扶正培元,舒筋通络。针刺取穴及操作:①醒脑开窍法:取双侧内关穴,直刺 0.5～1.0 寸,提插捻转泻法 1分钟;人中穴,向鼻中隔方向斜刺 0.3～0.5 寸(雀啄泻法)至眼球湿润为度;双侧三阴交穴,直刺 1.0～1.5 寸,提插补法,留针 20 分钟。配穴:极泉、尺泽、委中,直刺1.0～1.5 寸,提插泻法,肢体抽动 3 次为度;肩髃穴抬臂直刺向极泉穴进针 2.5寸,环跳穴直刺进针 2.0 寸,提插泻法,麻电感放射至四肢为度,不留针;大杼穴向内斜刺 0.5～0.8 寸,阴陵泉穴直刺 2.0 寸,悬钟穴直刺 0.5～1.0 寸,血海穴直刺1.0～1.5 寸,足三里穴直刺 1.0～2.0 寸,大包穴斜刺 1.0 寸,均施捻转补法。②华佗夹脊穴:针向棘突方向捻转泻法以刺激神经根。③经筋刺法:取上下肢阳明经经筋及萎缩肌群进行排刺透刺。患者治疗 1 个疗程后出院,肌肉萎缩明显改善,双上肢肌容量增长明显,增长 1.5cm,双下肢增长 0.5cm,肌力恢复明显,双上肢可抬离床面 135 下,双下肢可抬离 30 下。

病例 4

患者徐某,男,25 岁。主诉:渐进性四肢麻木伴双下肢无力 1 个月余。病史:患者 1 个月前无明显诱因出现四肢麻木,休息后无好转,症状渐进性加重,并伴双下肢乏力,行走困难,无呼吸困难。就诊于安徽医科大学第一附属医院,查脑脊液常规(一);四肢肌电图示:左侧尺神经、腓神经 MCV 减慢,左侧正中神经、尺神经 SCV 减慢,左侧正中神经、尺神经 F 波传导速度减慢,未引出左侧胫神经 F 波。诊断:格林-巴利综合征。住院予以丙球蛋白冲击及营养神经等对症治疗 21 天,病情稍改善。出院后患者症状加重,双下肢麻木感逐渐由足部向膝关节部延伸,并伴双下肢无力。经朋友介绍,遂就诊于杨骏教授门诊,无法独立行走,轮椅推入。查体:双上肢肌力肌张力正常,双下肢肌力 Ⅳ 级,四肢腱反射减弱,双上肢痛、触、温觉正常,双下肢自足底至膝关节呈对称性袜套样针刺觉减退,温、触 觉正常,双下肢腓肠肌压痛(＋)、跟-膝-胫试验(＋),双侧 Babinski 征(一)。言语低微,面色少华,舌淡少苔,脉细。西医诊断:格林-巴利综合征;中医诊断:痿证,气血亏虚证。治则:补气养血,调神通络。处方:针灸＋中药治疗。中药:黄芪 30 g,当归 10 g,丹参 10 g,党参 10 g,白术 20 g,桂枝 10 g,赤芍 10 g,干姜 10 g,大枣 10 g,鸡血藤 10g,仙鹤草 10 g,甘草 6 g。针灸以任脉、督脉及阳明经为主。取穴:百会、印堂、承浆、中脘、气海、内关、合谷、膻中、人中、足三里、三阴交,施以补法。针灸 2 周后即可独立行走,查体:双下肢肌力 Ⅴ 级,肌张力正常。6 周后,患者无四肢麻木乏力感,行走无异常。查肌电图示:一切正常。嘱患者注意日常防护,避免劳累,增强体质,加强营养,畅悦心情,预防感冒。半年后随访,无复发。

病例 5

患者男,48 岁。主诉:眼睑抬举无力伴头晕半个月。病史:患者于半个月前因感冒后突然出现眼睑抬举无力,双侧肢体无力,伴有头晕。神清,无头痛及无胸闷憋气、二便失禁等,经休息后症状未见缓解,先后就诊于多家医院,予营养神经及改善循环药物等治疗未见明显好转,遂来就诊。查体:神清,精神可,语言謇涩,双眼睑下垂,头晕,持续双侧肢体无力,双上肢麻木,双眼视物模糊,纳可,寐安,二便调。神经系统查体:双侧瞳孔等大等圆、对光反射正常,双眼睑下垂、眼球活动欠灵活,指鼻试验(＋),双下肢肌力 Ⅳ 级、腱反射减弱。查颅脑 CT 示:双侧筛窦、左侧额窦炎症。肌电图示:右侧正中神经感觉神经电位波幅降低;右侧尺神经感觉传导速度减慢,感觉神经电位波幅降低;左侧腓肠神经感觉传导速度减慢,感觉神经电位波幅降低。西医诊断:慢性格林-巴利综合征。中医诊断:痿证(气虚痰滞证)。治法:醒脑开窍,滋补肝肾,疏通经络,补益脑髓。取穴:内关、人中、三阴交、极泉、尺泽、委中、风池、完骨、天柱、上星、足阳明经排刺。操作:仰卧位,取双侧内关穴,直刺 0.5 寸,施捻转提插的复式泻法 1 分钟;人中穴施雀啄点刺;三阴交穴直刺 0.5 寸,施平补平泻手法 1 分钟;极泉原穴沿经下移 1.0 寸,避开腋毛,直刺 1.0 寸,行提插泻法,以患侧上肢抽动 3 次为度;双侧尺泽穴直刺 0.5 寸,施提插泻法,以前臂或示指有抽动为度;双侧委中穴仰卧位直腿抬高取穴,直刺 0.5~1.0 寸,施提插泻法,以下肢抽动 3 次为度;风池、完骨、天柱穴进针 1.0~1.5 寸,采用小幅度、高频率的捻转补法;上星穴向百会穴方向平刺 0.5 寸;足阳明经排刺,施平补平泻法,留针 20 分钟。针灸治疗期间配合中药汤剂以补益肝肾、填精益髓。处方:阿胶(烊化) 10g,补骨脂 10g,蚕沙 10g,赤芍 12g,续断 15g,杜仲 15g,茯苓 15 g,瓜蒌 30g,牛膝 20g,鸡血藤 15g,槲寄生 15g,桑枝 15g,山药 15g,熟地黄 15g,蜈蚣 2 条,山茱萸 15g。水煎服,每日 1 剂。另外,配合运动疗法和康复训练。患者治疗 3 日后自觉双侧肢体力量较前增强;治疗 1 周后,患者双侧肢体无力较前有所缓解,可独自扶墙行走,双眼睑下垂、视物模糊症状也较前好转;治疗 2 周后,患者精神状况良好,语言较清晰,肢体力量较前明显增强,可独立行走,双眼睑下垂好转,视物清晰,症状明显好转。

参 考 文 献

[1] 王璟玫.重用黄芪治疗痿证 21 例疗效观察[J].云南中医中药杂志,2001,22(3):45.

[2] 孙鑫,仝小林.仝小林教授应用大剂量黄芪治疗痿证经验[J].四川中医,2009,27(5):10-12.

[3] 张菊兰.豨莶草为主治疗格林-巴利综合征[J].中医杂志,2001,42(4):79-79.

[4] 涂淮,皮立宏.乌梅丸在以感觉症状为主的格林-巴利综合征中的应用[J].中国中医药信息杂志,2018,25(05):112-114.

[5] 万鹏.督脉阳明经穴治疗格林-巴利综合征 102 例[J].四川中医,2007(2):109.

[6] 郭爽,王锋.醒脑开窍针刺法治疗慢性格林-巴利综合征一例[J].中华针灸电子杂志,2014,3(3):39-40.

[7] 周诗远,石学敏.石学敏治疗格林-巴利综合征验案一则[J].浙江中医杂志,2017,52(11):799.

[8] 李响,赵建国.浅析盘龙刺法在格林-巴利恢复期治疗中的作用[J].中医临床研究,2014,6(28):43-44.

[9] 巫小凤.大接经法治疗格林-巴利综合征 2 例临床报告[J].浙江中医药大学学报,2016,40(6):488-490.

[10] 刘夏菲,鲍春龄,东贵荣.五脏俞为主电针治疗格林-巴利综合征肌萎缩 2 例[J].上海针灸杂志,2013,32(12):1054-1055.

[11] 郑爱华,李飞燕,黄义平,洪赋怡.电针加中药内服结合康复训练治疗格林-巴利综合征疗效观察及对功能恢复的影响[J].四川中医,2017,35(3):174-176.

[12] 李鑫,陈颖蓓,李奎,等.感觉性共济失调型急性格林-巴利综合征康复治疗个案分析[J].中国康复理论与实践,2013,28(10):975-977.

[13] 陈桃,郭渠莲,杨义玲,等.鼠神经生长因子联合免疫球蛋白治疗儿童格林-巴利综合征的临床疗效[J].重庆医学,2013,42(17):1960-1961.

[14] 刘权,张大伟,王艳秋.三联针联合推拿治疗格林-巴利综合征1例报告[J].实用中医内科杂志,2013,27(6):112-113.

[15] 高婷,杨骏,袁爱红.杨骏教授运用益气养血通络法治疗格林-巴利综合征的经验[J].山西中医学院学报,2018,19(2):35-37.

第三节　慢性缺血性脑白质病

一、概述

慢性缺血性脑白质病是由于慢性脑缺血引起的神经轴突脱髓鞘疾病,多发生于50岁以上,表现为脑室周围及半卵圆中心区脑白质的弥漫性对称性斑点状或斑片状改变,在CT上显示为低密度,头部磁共振的T2加权像表现为长T2信号。流行病学资料表明,脑白质病变在正常老年人中的患病率高达49.7%,且随年龄增长而增加,80岁以上者患病率几乎为100%。越来越多的研究发现,慢性缺血性脑白质病形成机制较复杂,脑白质的血供特点为动脉走行较长,且为终末动脉,很少或完全没有侧支循环,动脉的供血量和供氧量显著低于灰质供血动脉,因此对大脑低灌注非常敏感,易发生缺血改变,年龄、高血压、糖尿病、高血脂、动脉狭窄等一系列病理学变化引起的脑白质低灌注缺血损伤为其重要发病机制。该病多属于中医学"健忘""郁病""呆病""虚劳"等范畴。

二、病因病机

(一)病因

1. 年老体衰

本病多发生于年老久病患者,年高肾亏,久病及肾,元阳渐亏,心神无力振奋则健忘、少眠、抑郁;肾志为恐,心主神志,肾阳不足,心神受伤则惊恐胆怯;温煦失职则形寒畏冷,功能减退少动喜卧、有疲乏感、精力减退。若年老肾精亏虚,脑髓失养,则可致失眠、健忘、焦虑、紧张、忧郁、猜疑等神经精神症状。

2. 饮食不节

饮食不节,过食肥甘厚味,渐积为痰。若痰浊内阻,上扰清窍,则会出现精神活动的异常,精神抑郁,神思不定,惊恐不安,记忆力减退等。

3. 情志失调

情志失调,忧思郁结,肝气不舒,气机郁滞,气滞则津停,痰浊内生,阻滞脉络;或气滞而血瘀,脑脉瘀滞,脑失所养,出现失眠健忘、焦虑紧张、精神抑郁等神经精神症状。

(二)病机

1. 元气亏虚

元气亏虚是该病发病的内在因素。如《赤水玄珠》曰:"有素虚之人,一旦事不如意,头目眩晕,精神短少,筋瘘气急,有似虚证。"《医林改错》曰:"人行坐动转,全仗元气。若元气足,则有力。元气衰,则无力。元气绝,则死矣。"认为半身不遂之见症,多由于气虚。他认为"元气既虚,必不能达于血管,血管无气,必停留而瘀""能使周身气血通而不滞,血活而不瘀,气通血活,何患疾病不除"。

2. 气血留滞

气血留滞是该病发病的病机关键。《丹溪心法·六郁》指出:"气血冲和,万病不生,一有怫郁,诸病生焉,故人身诸病,多生于郁。"强调气血郁滞是导致许多疾病的重要病理因素。《类证治裁·郁证论治》云:"七情内起之郁,始而伤气,继必及血,终乃成劳。"

3. 虚气与留滞相互影响

虚气与留滞二者相互影响是该病形成复杂病机变化的关键。《医经溯洄集》曰:"凡病之起,多由于郁。郁者,滞而不通之义。或因所乘而为郁,或不因所乘本气自病郁者,皆郁也。"

总之,本病或因年老体衰、元气亏虚、气血不足,不能布达全身可发生"归并"而郁,运行无力则气血运行迟缓而滞;亦可因情志所伤、气机郁滞、瘀血痰浊阻滞(留滞)而耗伤气血,使虚者更虚。

三、临床表现

慢性缺血性脑白质病一般缓慢发病,临床表现千差万别。常见的临床症状包括认知功能下降、思维加工速度减慢、精神异常、抑郁、日常生活不能自理、步态紊乱、尿失禁、人格改变等。

1. 认知功能障碍

与脑白质病变密切相关的认知障碍表现为思维缓慢、执行功能障碍、记忆障碍和整体认知功能下降。认知障碍严重程度与脑白质病变呈正相关,脑白质病变程度越重,认知障碍越重,而且呈明显线性相关。

2. 步态障碍

早期表现为小步步态、步基增宽,精神失用性步态。随着疾病的进展,可出现"磁性足"或"冻结步态",表现为起步极其困难,并在平衡、转弯和移动时出现姿势异常。随着疾病的进行性发展,左、右肢体可相继出现一过性偏瘫,直至发展为以两下肢为主的脑性瘫痪,最终完全不能步行。

3. 情感障碍

深部及额叶、颞叶部位的脑白质病变与抑郁的发生密切相关,表现为以思维迟缓、兴趣减退、罪恶感等为主要表现的抑郁症状。

4. 排尿障碍

主要表现为尿频、尿急、尿失禁。缺血性脑白质病变患者出现尿失禁可能与损伤参与逼尿肌收缩的额叶皮质下纤维有关。

四、辅助检查

该病的诊断主要依靠影像学检查，主要的辅助检查手段包括脑 CT 和 MRI，在 CT 上表现为脑室周围或深部皮质下白质双侧对称分布的低密度区，MRI 表现为 T2WI 或 FLAIR 上表现为高信号。

五、治疗

(一)中医治疗

培元补虚、开郁通滞为缺血性脑白质病变的基本治则，即培元补虚治其本，开郁通滞治其标，从而实现虚实互调、标本兼顾的目的。具体而言，虚有阴阳气血的偏损，滞有气、瘀、痰、毒之别，相互影响，兼挟为患。因此，益气养血、滋阴助阳以培元、填精补髓，直接针对脑白质病髓海空虚为治；行气化瘀、祛痰解毒以通滞，针对形成脑白质损伤的病理因素及病机环节，通络疗损。

1. 辨证用药

本病临床常见证型包括了髓海不足、肝肾阴虚、脾肾阳虚、痰浊阻窍、气滞血瘀等症候。髓海不足者补肾益髓；肝肾阴虚者补益肝肾，滋阴养血；脾肾阳虚者补益脾肾，醒脑开窍；痰浊阻窍者健脾化湿，豁痰开窍，气滞血瘀者理气活血，逐瘀通窍。

(1)髓海不足证

临床表现：记忆力和计算能力明显减退，头晕耳鸣，齿枯发焦，懈惰思卧，腰酸骨软，步履不稳，舌瘦色淡、苔薄白，脉沉细无力。

治疗法则：补肾益髓，填精养神。

方药运用：补肾益髓汤加减(当归、熟地黄、肉苁蓉、山茱萸、黄精、紫河车、酸枣仁、远志、枸杞子)。

(2)肝肾阴虚证

临床表现：头晕耳鸣，腰膝酸软，两目无神，表情呆滞，记忆明显减退，形体瘦弱，两颧潮红，盗汗，步履艰难，舌质红、少苔，脉弦细数。

治疗法则：补益肝肾，滋阴养血。

方药运用：杞菊地黄汤加减(熟地黄、当归、山药、枸杞子、白芍、山茱萸、茯苓、黄精、何首乌、阿胶、桑椹)。阴虚火旺明显者，可加知母、黄柏、鳖甲、龟甲等。

(3)脾肾阳虚证

临床表现：表情呆滞，沉默寡言，腰膝酸软，四肢不温，记忆减退，失认失算，言语含糊,言不达意,便溏,少食纳呆,口涎外溢,舌质淡胖、苔白,脉沉细弱。

治疗法则:补益肝肾,醒脑开窍。

方药运用:金匮肾气丸加减或归脾汤合真武汤(当归、枸杞子、熟附子、生姜、茯苓、党参、白芍、白术、山药、黄芪、杜仲、川续断、山茱萸)。

(4)痰浊阻窍证

临床表现:头重如裹,表情呆滞,智力衰退,记忆力甚差,寡言自语,或有哭笑无常,腹胀便溏,口多涎沫,倦怠嗜卧,舌淡、苔白腻,脉滑细。

治疗法则:健脾化痰,豁痰开窍。

方药运用:半夏白术天麻汤加减(党参、白术、天麻、茯苓、半夏、石菖蒲、远志、郁金、胆星、砂仁)。

(5)气滞血瘀证

临床表现:表情迟钝,语言颠倒,判断错乱,健忘严重,行为古怪,易怒,口干不欲饮,肌肤甲错,两目晦暗无神,步态不稳,或伴有肢体麻木不遂,舌暗紫有瘀斑,苔薄白,脉弦细涩。

治疗法则:理气活血,逐瘀通窍。

方药运用:通窍活血汤加减(桃仁、红花、当归、川芎、地龙、川牛膝、赤芍、香附、木香、郁金、枳壳)。

2. 针灸疗法

治疗法则:益元通神,化浊开窍。

临证指要:本病针灸选穴以督脉为主。脑位于人之首,其功能活动有赖于气血精髓充养,又赖于阳气的升腾。督脉主一身阳气,上络于脑,下络于肾,肾藏精,精生髓。"脑为髓之海,其输上在于其盖"(《灵枢·海论》),故督脉以补脑髓、升阳气。

基本选穴:主穴为百会、关元、风池、神门,辅穴为三阴交、足三里、丰隆。

操作:采用平补平泻法,每次留针 20～30 分钟,每日 1 次,10 次为 1 个疗程。

3. 成药制剂

(1)金匮肾气丸每次 4～5g,每日 2 次,口服。温补肾阳,化气行水。用于脾肾阳虚证。

(2)血府逐瘀颗粒每次 6g,每日 2 次,口服。活血化瘀。用于瘀阻脉络证。

(3)人参健脾丸每次 8 丸,每日 2 次,口服。健脾益气,和胃止泻。用于脾胃虚弱证。

(4)大补阴丸每次 6g,每日 2～3 次,口服。滋阴降火。用于阴虚火旺证。

(5)六味地黄丸每次 8g,每日 2～3 次,口服。滋阴补肾。用于肝肾阴虚证。

(6)左归丸每次 9g,每日 2 次,口服。滋阴补肾。用于肝肾阴虚证。

(二)西医治疗

该病目前西医主要以对症支持治疗为主,尚无特异性治疗方法,强调改变生活习惯和控制危险因素。

六、预防

养成良好生活习惯,低盐低脂饮食,戒烟限酒,进行有氧运动;积极控制危险因素,已经明确的危险因素有:高血压、糖尿病、高血脂、动脉狭窄、高血同型半胱氨酸等,需要严格控制血压、血脂、血糖,降血压目标值为 130/80mmHg。高同型半胱氨酸血症患者则可通过口服维生素 B_6、甲钴胺、叶酸片等方法控制。

七、中医防治进展

缺血性脑白质病的证候多虚实并见,虚者为元气亏虚,实者为气血痰浊郁滞,培元补虚、开郁通滞为该病的治疗总则,即培元补虚治其本,开郁通滞治其标,从而实现虚实互调、标本兼顾的目的。以培元补虚为主,如人参归脾丸、肾气丸等加减补气助阳,百合地黄汤、地黄饮子等加减养阴补血;或以开郁通滞为先,如以柴胡疏肝散、血府逐瘀汤、桃红四物汤、通窍活血汤等疏肝理气、活血化瘀。更有培元通滞兼顾,应用具有益气开郁功效的开心解郁汤治疗本病已取得较好疗效,具有健脾化痰的橘皮汤、补气活血的补阳还五汤等均可用于本病的治疗。此外,左爱云等运用黄芪桂枝五物汤加减(黄芪 60g,川芎 10g,当归 10g,赤芍 25g,地龙 6g,桃仁 10g,红花 5g,牛膝 10g,丹参 15g,杜仲 10g),治疗脑白质病 2 例取得了满意疗效;何松明等探讨脑白质病变认知功能与中医体质类型的相关性,结果发现老年脑白质病变患者出现认知障碍的比例较高,认知障碍者的体质排序依次是气虚质、阳虚质、痰湿质及血瘀质等。黄鹏展等以茴拉西坦片为对照观察益肾通络化浊汤(生地黄、山药、山茱萸、肉苁蓉、益智仁、女贞子、川芎、赤芍、地龙、石菖蒲、陈皮、半夏、郁金),治疗老年缺血性脑白质病轻度认知障碍取得了较为确切及显著的疗效。杨烁慧等通过 DTI 评估针刺改善脑白质缺血损伤的有效性,结果发现 DTI 技术可显示针刺对急性脑缺血患者脑白质损伤的改善。

八、典型病例

吴某,男,65 岁。主诉:记忆力减退 1 年。病史:患者 3 年前曾有中风经治已愈,近 1 年来记忆减退,头晕耳鸣,腰膝酸软,逐渐表清呆滞,常吃完饭又说没吃,思维迟钝,步履艰难,生活不能自理,双目无神,形体消瘦,两颧潮红,盗汗多梦,口干,心烦少寐,舌红、苔少,脉弦细数。西医诊断:慢性缺血性脑白质病。中医诊断:肝肾阴亏,髓海空虚。治法:治以补益肝肾,滋养脑髓。处方:熟地黄 20g,何首乌、枸杞子、山药、白芍、阿胶、丹参各 15g,山茱萸、茯苓、桑椹子、酸枣仁各 12g,菊花、知母各 10g,鳖甲(先煎)20g。每日 1 剂,水煎服。2 诊:患者表情呆滞消失,记忆增强,步态变稳,思维较前敏捷,双目有神,睡眠转佳。为巩固疗效,改服杞菊地黄丸,

每次 2 粒,每日 2 次。连服 1 个月后,上述症状全部消失,生活自理,能进行正常社
会活动。

参 考 文 献

[1] 高叶萌,张立,高潇,等.缺血性脑白质病变的研究进展[J].中风与神经疾病杂志,2016,33
(9).

[2] 黄世敬,王永炎.缺血性脑白质病变"虚气留滞"病机探讨[J].北京中医药大学学报,2011,
34(8).

[3] 张利莎.缺血性脑白质病变的研究进展[J].中华脑科疾病与康复杂志(电子版),2015,5
(2):120-124.

[4] 黄世敬,王永炎.培元通滞治疗缺血性脑白质病思路探讨[J].中国中医基础医学杂志,
2012(2):173-174.

[5] 左爱云,潭淑桃.补阳还五汤治疗脑白质营养不良 2 例报告[J].中医药导报,1994(1):
43-43.

[6] 何松明,吕莉君,胡菊英,等.老年脑白质病变轻中度认知障碍患者的中医体质特点研究
[J].现代实用医学,2016,28(8):1032-1034.

[7] 黄鹏展,迟晓玲,邱海丽,等.益肾通络化浊汤治疗缺血性脑白质病轻度认知障碍的临床观
察[J].中国中医药科技,2017(5).

[8] 杨烁慧,陆方,潘卫东,等.针刺改善急性脑缺血后脑白质损伤的 DTI 研究[J].中国中西医
结合影像学杂志,2013,11(5):463-465.

第5章

神经肌肉疾病

神经肌肉疾病是指累及神经及（或）肌肉的一系列疾病，常见的神经肌肉接头病、肌肉病变等。神经肌肉疾病可分为遗传性和获得性两大类。其中神经肌肉接头疾病指神经肌肉接头处传递功能障碍的自身免疫性疾病，代表性疾病如重症肌无力；肌肉疾病指累及骨骼肌本身的病变，如进行性肌营养不良、多发性肌炎、周期性瘫痪、线粒体肌病等。常见的临床表现为肌肉无力、易疲劳、肌痛、肌萎缩、肌痉挛、肌麻痹等。本章在神经系统疾病中占有很大一部分。在中医学多归属于"痿病""痉病"等。

第一节　重症肌无力

一、概述

重症肌无力（myasthenia gravis，MG）是一种神经肌肉接头传递功能障碍的获得性自身免疫性疾病，病变主要累及神经肌肉接头突触后膜乙酰胆碱受体，临床表现为受累肌（如眼肌、喉肌、咀嚼肌、四肢肌等骨骼肌）的无力和易疲劳，晨轻暮重，活动后加重，休息和胆碱酯酶抑制药治疗后减轻。根据重症肌无力的临床症状，如眼肌无力可归属于中医学"睑废"或"睑垂"，复视归于"视歧"，抬头无力为"头倾"，四肢无力归为"痿证"，声音嘶哑、构音不清归属"喑哑"，呼吸肌无力而出现呼吸困难，如肌无力危象则归属于"大气下陷"等。由于本病主要表现为骨骼肌无力，因此多将本病归属于中医学的"痿证"范畴。

本病任何年龄皆可发病，有两个发病高峰：20－40岁为第一个发病高峰，女性多于男性；40－60岁，为第二个高峰，男性多见，且多合并胸腺瘤。发病率（8－20）/10万，患病率50/10万。近年来，老年人群中的MG发病率和患病率呈上升趋势，我国南方发病率较高。

二、病因病机

1. 外感温毒，肺热津伤

温毒内侵，之中筋脉肌肉；或病后余热，或温病高温，皆内灼伤津耗气，肺热津伤，不能润养五脏，四肢肌肉失养，终使痿废不用而发病。

2. 湿热浸淫，筋脉失养

外感湿邪，内有积热，或病久湿聚，郁遏生热，湿热互结，或湿热内蕴，炼液成痰，湿热痰阻，浸淫脉络，气血运行不畅，筋脉失养，失于运动。

3. 脾胃亏虚，气血亏耗

脾胃虚弱或饮食不节、劳倦及思虑过度耗伤脾气，使脾失健运，一侧气血生化不足，无以濡养五脏肌肉，二则聚湿生痰，痰湿客于经络；或郁久化热，痰热互结或湿热内生伤及经脉，均可致痿。接触或误服毒物，或某些药物直接损伤筋脉，发为本病。

4. 跌仆损伤，气滞瘀血

跌仆损伤，瘀血内阻，新血不生，四肢失于濡养；或头部受伤，脑失神明之用，亦可发为本病。

5. 肝肾不足，筋脉失用

先天不足、年老体衰、房劳太过、情志不舒或久病不愈伤及肝肾，肝血肾精不足，筋脉失用；肾水亏虚，失于灌溉，渐致骨软无力，失于运动。

三、临床表现

可发病于任何年龄，发病和疾病加重常有一定诱因，如微生物的感染、某些药物（如青霉胺或奎尼丁、普鲁卡因、苯妥英钠、四环素、氨基糖苷类等）的使用、手术、精神刺激、过度疲劳、全身性疾病、妊娠、分娩等。

（1）临床特征：受累骨骼肌的病态疲劳，骨骼肌稍活动即感疲劳，休息后恢复或改善，晨轻暮重。首发症状常表现为眼外肌受累，多表现为上睑下垂、斜视、复视、眼球运动障碍，甚至眼球固定。瞳孔反射正常。可单侧病变，也可表现为双侧非对称性病变。面肌受累则表情淡漠或哭笑貌。咀嚼肌及咽喉肌受累则咀嚼困难、吞咽困难、饮水呛咳、言语不利、声音嘶哑。颈肌受累则抬头无力。肢体肌群受累，举手、梳头困难，行走难以连续，影响日常生活，一般近端重于远端，上肢重于下肢，腱反射不受影响。呼吸肌、膈肌受累可见呼吸困难。偶见心肌受累，引发猝死。

（2）体格检查：可见肌力减退和疲劳试验阳性（反复收缩后出现肌无力或肌无力加重，休息后恢复或好转）。

（3）药物治疗：胆碱酯酶抑制药治疗有效。

（4）肌无力危象：MG 患者出现呼吸困难，不能维持基本生命体征时称为肌无力危象,是该病致死的主要原因。发病后的 5 年内,易发生肌无力危象,发生率约为 10%。根据发生的原因,MG 危象分为肌无力危象、胆碱能危象、反拗性危象。

四、临床分型

1. 改良 Osserman 分型

临床中应用较广泛,有利于临床治疗和判断预后。

Ⅰ级眼肌型:占 15%～20%,仅累及眼外肌,无电生理学检查证据;经休息后缓解。

Ⅱ级轻度全身型:死亡率极低,胆碱酯酶抑制药疗效反应较好。

Ⅱ级中度全身型:约 25%,四肢肌群明显受累,多伴眼外肌麻痹,通常伴有较明显的咀嚼、吞咽和构音障碍,但一般无呼吸困难,死亡率低,胆碱酯酶抑制药治疗效果多不满意。

Ⅲ级重度激进型:约 15%。发病急、进展快,常于发病数周或数月内累及延髓肌、呼吸肌,出现呼吸困难,常合并胸腺瘤发生危象,对胆碱酯酶抑制药不敏感,死亡率高。

Ⅳ级迟发重度型:约 10%。病程达 2 年以上,突然急性恶化,症状同Ⅲ级,由Ⅰ级、ⅡA 级、ⅡB 级发展而来。

Ⅴ级肌萎缩型:仅占少数,起病 6 个月内即可出现肌无力伴肌萎缩。

2. 少年型

14—18 岁起病,多为单眼受累,部分患者可伴见吞咽困难、全身无力。

3. 儿童型

约占 10%,一般表现为眼肌受累,少数可伴见全身无力。其中又分为两种亚型:①新生儿 MG:新生儿出生 48 小时内出现肌无力,表现为吸吮困难、哭声微弱,母儿血液都可检出乙酰胆碱受体抗体(AChR-Ab),数周后症状逐渐好转,最终完全消失。②先天性 MG:于婴儿期出现肌无力,持续性的眼肌麻痹,可见 MG 的家族史。

五、辅助检查

1. 一般检查

血常规、尿常规、甲状腺功能、脑脊液常规基本检查。这些检查有助于明确患者的基本病情,部分检查结果还有助于病因的判断。

2. 特殊检查

(1)乙酰胆碱抗体(AChR-Ab)滴度检测:特异性和敏感性较高,对全身型重症肌无力诊断具有特征性意义。高滴度乙酰胆碱抗体可诊断重症肌无力,且滴度高低与临床疾病的严重程度无对应关系。

（2）抗胆碱酯酶药物试验：①依酚氯铵试验，依酚氯铵 2mg，静脉注射，以后每隔 15 秒加量 3mg 或 5mg，直至用量 10mg，30 秒可观察到激励改善，60 秒症状明显好转者阳性。起效快，所需时间较短，主要用于眼肌或其他头面部肌肉症状的评估。②新斯的明试验，新斯的明 0.5～1.0mg 加阿托品 0.5mg 肌内注射，20 分钟后肌力开始逐渐改善，持续时长 2 小时或更长，所需时间长，主要用于肢体肌、呼吸肌评估。

（3）肌电图：①神经重复频率刺激检查具有确诊价值，注意应在停用新斯的明 17 小时后检测，否则会有假阴性。②单纤维肌电图检测阳性反应为间隔时长的延长。

（4）影像学检查：主要包括胸部 CT、MRI 检查可发现胸腺增生、肥大、胸腺瘤。

3. 其他检查

合并甲状腺功能亢进者，可见 T_3、T_4 升高；部分患者可见抗核抗体、类风湿因子等抗体阳性。

六、诊断及鉴别诊断

（一）诊断要点

（1）临床特点：受累肌活动后出现易疲劳、肌无力，可见睑废、视歧、声音嘶哑等，休息后可缓解。严重者可见呼吸、吞咽困难，症状晨轻暮重，胆碱酯酶抑制药治疗有效，部分患者伴有肌萎缩。

（2）辅助检查：疲劳试验、抗胆碱酯酶药物实验、神经重复电刺激试验、乙酰胆碱抗体（AChR-Ab）滴度检测等可资鉴别及确诊。

（3）其他：任何年龄皆可发病，发病和加重多有诱因。部分患者有家族史，偶并见心系损害。

（二）鉴别诊断

1. 肌无力综合征

本病以四肢近端肌无力为主要临床特征，下肢较重，2/3 的患者可伴癌症；疲劳试验阳性，但短暂用力后肌力反增强。新斯的明药物试验有时为阳性，但敏感性差。血清 AChR-Ab 检测阴性及肌电图检查可资鉴别。

2. 眼肌营养不良症

本病青年男性多发，多隐匿发病，逐渐加重，无波动性，肌萎缩明显，抗胆碱酯酶药物无效。药物实验阴性。

七、治疗

对于本病的治疗，首先要检查患者是否合并胸腺病变，如见胸腺增生或胸腺瘤的患者应首先进行手术治疗。术前及术后可配合中药治疗。对于未合并胸腺病变者,病情不稳定,特别是发病半年至一年的患者,极易发生危象,给予激素及胆碱酯酶抑制药等稳定病情;对于发生危象的,应立即中西医结合抢救。对于疾病稳定,眼肌型等病情较轻者,可予以中医药辨证论治。

(一)中医治疗

1. 辨证用药

对于本病的中医药治疗中,应把握该病多以正虚为主,可兼见外感、痰湿、湿热、瘀血之标。临床中以补虚泻实为基本治疗原则。并根据"治痿独取阳明"的经验,需始终注意顾护胃气。对于大气下陷、元阳欲脱之危重症,应中西医结合急救。

(1)肺热津伤证

临床表现:外感发热后或起病为发热,突然出现眼睑下垂、复视、四肢无力,较快出现肌肉萎缩,伴见皮肤干燥、咽干、呛咳无痰或少痰,小便黄赤,大便干,舌质红,苔薄黄,脉细数。

治疗法则:清肺润燥,养阴生津。

方药运用:清燥救肺汤(人参、桑叶、石膏、胡麻仁、阿胶、麦冬、杏仁、枇杷叶)。甘草高热、口渴者,加金银花、连翘,重用石膏;呛咳少痰者,加桑白皮、芦根、天花粉;食欲减退、口干者,可合用益胃汤、焦三仙。

(2)痰湿阻滞证

临床表现:眼睑下垂、声音低哑、吞咽困难,或见胸腺肿大,伴见胸闷纳呆,口黏、恶心,咽中异物感,痰多易咳,大便黏腻不畅,舌淡胖,苔白腻,脉滑或沉涩。

治疗法则:健脾祛湿,化痰散结。

方药运用:温胆汤加减(半夏、陈皮、胆南星、枳实、竹茹、夏枯草、海藻、昆布、生牡蛎)。胸闷纳呆,呕恶者,加焦三仙、鸡内金、砂仁、紫苏梗;热象明显者,加黄芩、黄连、全瓜蒌;咽中异物感者,加木蝴蝶、牛蒡子。

(3)湿热浸淫证

临床表现:眼睑下垂、视物重影逐渐出现肢体困重,以双下肢为主,兼见手足麻木,或有发热,胸部满闷不适,纳呆呕恶,大便黏滞不爽或便干,小便尿赤涩痛,舌红、苔黄腻,脉滑数。

治疗法则:清热除湿,通利经脉。

方药应用:三妙丸加减(苍术、黄柏、防己、牛膝、薏苡仁、木瓜、龟甲、茯苓)。兼见五心烦热,口干便秘者,重用龟甲,加玄参、生地黄,去苍术;肿甚者,加车前子、泽泻、猪苓;舌苔厚腻者,加广藿香、萆薢。

(4)瘀血阻络证

临床表现:病久,见眼睑下垂、肢体无力,肌肉痿软无力,青筋暴露,手足麻木,或伴见疼痛,咀嚼,口干不欲饮,舌淡暗胖或边有瘀斑、瘀点、苔薄,脉涩。

治疗法则:益气活血,化瘀通络。

方药应用:圣愈汤和补阳还五汤加减(熟地黄、生地黄、川芎、人参、黄芪、地龙、赤芍、当归、桃仁、红花)。兼见肌肤甲错,肌肉瘦削者,可送服大黄䗪虫丸;腰膝酸软,下肢无力者,加杜仲、桑寄生、牛膝;手足麻木者,加鸡血藤、木瓜、橘络以通络。

(5)脾胃气虚证

临床表现:眼睑下垂,视物重影,朝轻暮重,少气懒言,轻度肢体无力,咀嚼或吞咽困难,纳食溏薄,神疲,面色萎黄或㿠白,舌体胖或边有齿痕、苔薄白,脉弱。

治疗法则:健脾益气,补中升阳。

方药应用:补中益气汤加减(生黄芪、党参、升麻、柴胡、白术、当归、陈皮、葛根)。兼见食积不化,食欲缺乏者,配伍焦三仙、鸡内金;气血虚弱,唇甲色白者,可合八珍汤;脾虚痰湿者,加半夏、茯苓、生姜;胸闷者,加枳壳、香附、桔梗;血瘀者,加桃红四物汤。

(6)脾肾阳虚证

临床表现:眼睑下垂,复视,咀嚼、吞咽无力,抬颈无力,四肢无力,畏寒肢冷,面色㿠白,脘腹冷痛,久泻久痢,或五更泻,或完谷不化,小便清长,或少尿水肿,腰酸,舌淡胖,苔薄白或白滑,脉沉细。

治疗法则:温肾助阳,健脾益气。

方药应用:右归丸合理中汤加减(附子、肉桂、鹿角胶、杜仲、干姜、山茱萸、山药、党参、白术、炙甘草、黄芪)。五更泻或完谷不化者,加补骨脂、肉豆蔻、吴茱萸;胸闷纳呆者,加砂仁、白扁豆、焦三仙;下肢软弱者,加牛膝、川续断。

(7)肝肾亏损证

临床表现:眼睑下垂,复视,四肢无力,下肢较重,缓慢进展,伴见目干涩,耳鸣,咽干,五心烦热,腰酸膝软,遗精早泄,或女子月经不调,舌质红,脉细数无力。

治疗法则:滋补肝肾,养阴清热。

方药应用:虎潜丸加减(炙龟甲、知母、熟地黄、白芍、当归、女贞子、山茱萸、陈皮、锁阳、干姜)。肝阳头晕者,加天麻、钩藤、菊花;气虚心悸者,加党参、黄芪、龙眼肉;腰膝酸软甚者,加狗脊、续断、补骨脂、杜仲;口苦者,加黄芩、黄柏;便干者,加火麻仁、决明子;口干者,加增液汤、天花粉;视物模糊者,加白蒺藜、密蒙花、决明子;阴损及阳,阴阳两虚,见神疲畏寒肢冷、阳痿、夜尿频,脉沉无力者,加附子、肉桂、淫羊藿、紫河车。

(8)元阳欲脱证

临床表现:平素眼睑下垂,四肢无力,突然出现呼吸困难,大汗出,口吐痰涎,甚者张口抬肩,不能平卧,精神烦躁,舌暗,苔薄白或黄厚腻,脉微欲绝或滑数。

治疗法则:回阳固脱。

方药运用:参附汤加减(人参、附子、龙骨、牡蛎、黄芪、五味子、竹沥)。昏迷者,可加苏合香丸,继以参附汤灌服。此型病情危重,需中西医结合治疗。

2. 针灸疗法

(1)体针:主穴取中脘、气海、血海、脾俞、合谷、足三里、肾俞、太溪、三阴交、阴陵泉主穴。眼肌型,配攒竹、太阳、丝竹空、四白、外关、太冲穴;抬头无力,配风池、列缺、天柱穴;全身无力配肩三针、外关、合谷、曲池、环跳、太冲穴;吞咽无力,配加廉泉穴;咀嚼无力,配合谷、下关穴。

(2)穴位注射:常用药物黄芪、柴胡注射液,分注 2 个穴位,每次各 1 支。15 岁以下者选注脾俞、肾俞,成人选足三里、三阴交。开始时每日治疗,视情况以后逐渐减量为隔 3 日治疗 1 次。

3. 成药制剂

(1)养阴清肺丸水蜜丸每次 6g,大蜜丸每次 1 丸,每日 2 次,口服。用于肺热津伤证。

(2)补中益气丸每次 8～10 丸,每日 3 次,口服。用于脾气亏虚证。

(3)参苓白术散每次 6～9g,每日 2～3 次,口服。用于脾虚证。

(4)金匮肾气丸每次 6g,每日 3 次,口服。用于脾肾阳虚证。

(5)右归丸小蜜丸每次 9g,大蜜丸每次 1 丸,每日 3 次,口服。用于脾肾阳虚偏肾阳亏虚证。

(6)六味地黄丸每次 8 丸,每日 3 次,口服。用于肝肾不足偏阴虚证。

(7)理中丸每次 8 丸,每日 3 次,口服。用于脾肾阳虚偏脾阳不足证。

(8)十全大补丸水蜜丸每次 30 粒(6g),大蜜丸每次 1 丸。每日 2 次,口服。用于气血两虚证。

(9)黄芪注射液肌内注射,每次 2～4ml,每日 1～2 次;静脉滴注,每次 10～20ml,每日 1 次,或遵医嘱。用于脾虚湿盛证。

(10)参麦注射液肌内注射,每次 2～4ml,每日 1 次。静脉滴注,每次 20～100ml(用 5％葡萄糖注射液 250～500ml 稀释后应用),或遵医嘱,也可直接滴注。用于元阳欲脱证。

4. 验方

(1)强肌健力饮:黄芪 60g,白术 15g,五爪龙 60g,党参 30g,柴胡 10g,升麻 10g,陈皮 3g,当归 12g,炙甘草 5g。具有补气健脾,健力强肌功效。主治脾胃虚弱重症肌无力。并制有成药强肌健力胶囊。

(2)益气托邪汤:黄芪 60g,白术 12g,人参 6g,桂枝 12g,葛根 30g,当归 10g,川芎 10g,白芍 10g,白芷 10g,升麻 3g,防风 10g,柴胡 3g,陈皮 9g,炙甘草 6g。具有益气托邪功效。主治眼肌型重症肌无力。

(3)复肌宁汤:明天麻 60g,黄芪 30g,牛膝 20g,杜仲 30g,全蝎 60g,蜈蚣 30 条。研细粉末,水冲服。具有祛风通络,益气强肌功效。主治重症肌无力。并制有成药复肌宁胶囊。

(4)重肌灵散:鹿茸、人参、菟丝子、女贞子、淫羊藿、黄芪、枸杞子、当归、栀子、麻黄等。具有温理奇阳,扶元振颓功效。主治重症肌无力,并制有成药重肌灵片。

5. 单方

(1)制马钱子适量(0.6~1.0g),配合中药内服。通络强筋。治疗重症肌无力。

(2)黄芪 60~200g,煎汤代茶饮。适用于重症肌无力气虚者。

(二)西医治疗

1. 常规药物治疗

包括①胆碱酯酶抑制药:常用溴吡斯的明;②皮质类固醇:糖皮质激素;③免疫抑制药:硫唑嘌呤、甲氨蝶呤、环磷酰胺、环孢素等,新型的免疫抑制药如他克莫司、利昔单抗、麦考酚吗乙酯等也逐渐应用于临床。

2. 其他治疗

包括免疫球蛋白、血浆置换、胸腺切除、辅助性的胸腺放射疗法;近年的免疫耐受、免疫吸附、干细胞移植等。

3. 危象处理

(1)一旦出现呼吸肌麻痹,立即行气管切开,呼吸机辅助呼吸,保持呼吸道畅通。

(2)针对危象的类型,恰当选择药物。肌无力危象时可应用大剂量的胆碱酯酶抑制药;反拗危象死亡率高,胆碱酯酶药物无效,可使用大剂量的激素冲击治疗或血浆置换等急救。

八、预防、预后及调护

1. 预防

避免可以诱发或加重疾病的因素;避居湿地,节饮食,有助于疾病的预防和恢复。

2. 预后

本病药物维持病程可迁延数十年。少数急性起病急剧恶化,另有少数患者可自行缓解。本病一般预后良好,危象时死亡率较高。

3. 调护

在本病的调护中要注意:①重症肌无力危重长期卧床者,要经常对患者翻身拍背,帮助排痰,注意患肢保暖及功能锻炼,对患肢经常拍打,预防肌肉的僵直和萎缩;无知觉者,注意避免冻伤、烫伤。②关注患者的情绪,陪伴和开导患者保持情绪的平和。

九、中医防治进展

近年来,中医中药在重症肌无力的治疗方面不断进展,诸多医家对该病的治疗,形成自己的治疗理念与方案。但多数医家基本都遵循重症肌无力治疗中"重视调补脾胃和益肾固精"的基本病因病机辨证思路。用药中以调补脾胃,补中益气为本,往往兼顾益肾生髓,益肝强筋,补中益气系列方剂、虎潜丸十分常用。吴青等以健脾补肾法治疗重症肌无力 302 例,痊愈 59 例,显效 93 例,有效 116 例,无效 34例,总有效率达 88.7%。亦有部分医家从肝论治,认为肝血不足,则筋脉失养,肝风内生或外风内扰而发病,临床中治以养肝益肾,平肝息风。

在疾病的具体治疗中,诸多医家形成自己的经验。孙慎初将重症肌无力分为眼肌型和全身型辨证论治。眼肌型治疗以补中益气为主,全身型以脏腑虚损为主。刘友章等从该病高发于我国南方,而我国南方多湿温的气候特点出发,提出脾虚为本,湿热为标的基本病机,治疗上重视健脾益气,同时因地制宜,兼顾清热化湿,且临床中多用当地常见的中草药,如健脾祛湿、强肌健力的五爪龙、千斤拔、千年健、牛大力;清热化湿的白花蛇舌草、田基黄、广藿香等,效果较好。王健以健脾益气补髓法治疗本病,多用入脾胃经的温补之药组方,同时注重人文关怀,以"七分治,三分调"的治疗方向取得良好疗效。其基本药物组成为:黄芪、党参、白术、当归、升麻、柴胡、炙甘草等。

近年来,针刺疗法对于眼肌型重症肌无力研究较多,且临床疗效优于全身型。孙申田针对眼肌型重症肌无力的主要病机"清阳不升、气虚下陷",提出"补中益气升阳"针灸治疗原则。主穴取百会、气海、关元、膻中,配穴取完骨、太阳、丝竹空、攒竹、四白、外关、太冲、足三里、三阴交,临床疗效满意。近年来,也有不少医家从经络理论探讨重症肌无力。吴以岭从奇经理论探讨重症肌无力的病因病机,认为奇阳亏虚、真元颓废是发病之本,络气虚滞是主要病理环节。临床中以温理奇阳、扶元振颓、通畅络气为治疗大法,并研制出重肌灵制剂。王洪峰等通过实验探讨针灸治疗本病的机制,结果显示"温阳补气"针法可降低重症肌无力大鼠血清中干扰素和乙酰胆碱抗体的表达水平。

目前中西医结合治疗重症肌无力成为新的方向,很多文献报道中西医结合治疗重症肌无力,临床效果明显。例如,王红娟对 185 例重症肌无力患者进行随机对照临床试验,对照组给予纯西医治疗:甲泼尼龙每日 1000 mg,5 日后剂量减半,静脉滴注;溴吡斯的明每次 60mg,每日 3 次,适当补钾,必要时加用糖皮质激素。试验组采用中西医结合治疗,即在西医治疗的基础上配合中医中药治疗,基础方药包括:黄芪,人参,党参,黄精,柴胡,升麻,白术,蚤休,苦参,鸡血藤,制何首乌,制马钱子,当归,葛根,陈皮,甘草据证加减,观察 2 组疗效。结果显示观察组总有效率为97.8%,远高于对照组的 83.7%,治疗组优于对照组。况时祥等以补脾强力胶囊(由黄芪、党参、制附子、土茯苓、淫羊藿等组成)+泼尼松+溴吡斯的明疗法对 45 例治疗组的重症肌无力患者及 30 例单纯西药治疗的对照组患者进行为期 1 年的临床疗效观察,结果显示治疗组愈显率为 71.1%,对照组愈显率 43.3%,治疗组优于对照组。

可见中西医结合治疗重症肌无力具有较好前景及疗效优势,值得临床探讨与应用。

十、典型病例

病例 1

胡某,男,55 岁。主诉:左眼无力 8 个月。病史:无明显诱因出现左眼睑无力,视物不清,舌淡、苔白厚,脉数,于外院诊断为重症肌无力,每日规律服用泼尼松 20mg。既往:高血压病史。中医诊断:睑废(脾胃虚弱)。处方:黄芪 60g,党参、薏苡仁、五爪龙各 30g,白术 20g,枸杞子 12g,升麻、柴胡、当归各 10g,何首乌 15g,陈皮、甘草各 3g。2 诊:服药 6 剂,患者头晕明显,血压 150/90mmHg,请邓老会诊,认为患者血压升高可能与升麻、柴胡升阳有关,守原方去升麻、柴胡,加桔梗 3g 代用。3 诊:服药 14 剂,诸证缓解,血压时有波动,守方,黄芪用至 100g,加菊花 10g 益气清肝息风。4 诊:眼睑仍有重胀感,视物不清,调整治法,减泼尼松至每日 5mg。处方:五爪龙、黄芪各 60g,太子参 40g,白术 18g,何首乌、薏苡仁各 15g,鸡血藤 24g,桔梗、桑椹各 10g,菊花 6g,陈皮、甘草各 3g。5 诊症状缓解,邓老以左血右气为指导,加用四物汤增强补气功效。6 诊,症状进一步减轻,但未愈,守方加大黄芪量至 100～120g,加桑寄生、杜仲、菟丝子以益肾;7 诊,症状改善明显,停用激素,守方。服药至 180 剂,症状完全消失。

病例 2

隋某,男,54 岁。病史:右眼睑下垂伴复视,视物不清,活动受限,于北京同仁医院确诊为重症肌无力,服西药疗效不显。刻下症:见面色无华,夜寐多梦,舌胖苔少,脉沉细无力。中医诊断:重症肌无力(肝脾肾俱虚)。尚老认为,该患者为肝脾肾俱虚,肝风内动,风痰阻络。治则:补肝肾,健脾化痰,镇肝息风通络。处方:复肌宁片,每次 5 片,每日 3 次。复肌宁 1 号方[石菖蒲 10g,胆南星 10g,麦冬 15g,伸筋草 15g,牡蛎(先下)20g,珍珠母(先下)20g,牛膝 10g,佛手 10g,僵蚕 10g,钩藤 15g,黄芪 15g,党参 15g,桃仁 6g,姜半夏 10g,陈皮 10g,杜仲炭 15g,焦白术 15g,焦三仙各 10g],加穿山龙 15g,枸杞子 20g。服药 45 天,症状明显好转,右眼睑下垂已愈,复视消失,双眼视物较清晰。右眼球活动不受限,内收不露白,外展露由原来的 3mm 减至 1mm。继服复肌宁片 1 个月以巩固疗效,3 个月后随访。已愈,未有复发。

参 考 文 献

[1]　王永炎,张伯礼.中医脑病学[M].北京:人民卫生出版社,2007.

[2]　陈可冀.中医内科学[M].北京:中国协和医科大学出版社,2001.

[3]　胡学强.中西医结合神经病学临床新进展[M].北京:人民军医出版社,2015.

[4]　李大年.现代神经内科学[M].济南:山东科学技术出版社,2002.934.

[5]　刘祖发,谭于虎.简明中西医结合神经病学[M].北京:科学技术文献出版社,2008.

[6] 李永利,陈金亮,杨晓黎.重肌灵散治疗重症肌无力 240 例临床观察[J].辽宁中医杂志,2005(7):691-692.

[7] Meriggioli MN,Sanders DB. Autoimmune myasthenia gravis:emerging clinical and biological heterogeneity. Lancet Neurol,2009,8:475-490.

[8] 吴青,李庚和.健脾补肾法治疗重症肌无力 302 例[J].山西中医,2005,21(2):20-22.

[9] 郑开梅,孙慎初治疗重症肌无力的经验[J].上海中医药杂志,2005,39(7):1-20.

[10] 刘友章,宋雅芳,蓝海,等.重症肌无力脾虚湿热病机探析[J].中华中医药学刊,2008,26(2):229-230.

[11] 徐鹏,荣春书,王根坪,等.王健教授治疗重症肌无力经验拾萃[J].环球中医药,2016,9(3):318-319.

[12] 李贞晶,孙忠人.孙申田教授针刺治疗重症肌无力眼肌型的临床体会[J].针灸临床杂志,2012,28(3):58-59.

[13] 吴相春,来静,吴以岭.诊治重症肌无力的学术思想及经验[J].江苏中医药,2009,41(3):25-26.

[14] 王洪峰,董理,王婷婷."温阳补气"针法对实验性自身免疫性重症肌无力大鼠神经肌肉接头处 AchRmRNA 表达的影响[J].吉林大学学报(医学版),2016,42(5):872-876.

[15] 土红娟.中西医结合治疗重症肌无力的疗效观察[J].中西医结合心血管病电子杂志,2015,21(3):48-49.

[16] 况时祥,张树森,赵芝兰,等.补脾强力胶囊治疗重症肌无力Ⅰ、Ⅱa 型临床研究[J].新中医2012,44(7):53-54.

[17] 邱仕君.邓铁涛医案与研究[M].北京:人民卫生出版社,2004.

[18] 刘少云.尚尔寿教授诊治重症肌无力经验撷拾[J].中医学学刊,2001,19(4):306-306.

第二节　进行性肌营养不良

一、概述

　　进行性肌营养不良是一组遗传性肌肉性病变,临床上以缓慢起病、渐进性加重的对称性肌无力和肌萎缩为主要特征,主要累及肢体肌和头面肌,也可累及心肌。多发于男性儿童,也可发病于青少年或成人。目前,欧洲已有患者 200 万例,我国也有数千例,发病无明显地域特点,目前尚无特效治疗方法,预后与疾病的临床亚型密切相关。

　　进行性肌营养不良属中医学"痿证"范畴。

二、病因病机

1. 精髓不足,筋骨失养

　　肾为先天之本,主骨生髓藏精,肾脏亏虚,水不胜火,骨枯而髓虚,足不任身,而成骨痿。

2. 脾胃亏虚，生化不足

脾为后天之本，主运化，主肌肉、四肢，脾胃亏虚，运化不及，气血生化乏源，五脏失养，水谷精微无以濡养肌肉而成痿证；或命门火衰，累及脾阳，脾阳不足，或饮食劳倦、久病伤及脾阳，脾胃阳虚，运化功能失常，气血生化不及，肌肉失养而成痿。

3. 气血失调，肌肉失养

情志不舒、饮食不节、劳倦太过、久病、房事不节等伤及脏腑，脏腑气血失调，或为气血两虚，或为因虚致瘀，生湿化热，终使筋脉肌肉失于濡养而成痿证。

三、临床表现

缓慢起病，渐进性加重的肌无力和肌萎缩是其主要临床表现，可伴有假性肥大，根据疾病不同临床表现，如发病年龄、累及肌群、预后等特点又将其分为不同亚型。

1. 假肥大型

（1）Duchenne 型：又称严重型。X 连锁隐性遗传，男性发病，女性遗传，是儿童最常见肌肉疾病，多在 3－5 岁开始出现症状，初期一般累及双下肢近端肌群，表现为走路易跌倒，跑步困难，上下楼梯困难，下蹲坐起困难，逐渐进展，出现行走时骨盆及双下肢左右摇摆，呈典型"鸭步"。肩胛肌的萎缩可见翼状肩胛。腹肌和髂肌无力，患儿由仰卧位做起立动作时，需先翻身成俯卧位，然后双手撑地、扶膝，最后放置膝部的两手，逐渐向前方上移，辅助完成躯干的直立，成为 Gower 征。疾病初期即可见假性肥大，多见于腓肠肌、三角肌、肱三头肌、臀肌等，尤以腓肠肌明显。假性肥大的肌肉，其肌力特别差，同时可伴有其他部位肌肉萎缩，疾病后期，假性肥大的肌群明显萎缩，骨关节可因肌肉萎缩而形成屈曲畸形，1/3 患儿可伴智能低下，80％患儿可伴心肌受累。本型是此病中最严重的，多数患儿在 15 岁左右无法行走。

（2）Becker 型肌营养不良：又称良性型。症状及病理表现基本同 Duchenne 型，不同点在于该型疾病发病晚，多在 5－20 岁，通常在 12 岁以后发病，病程较长（可长达 25 年），进展缓慢（多数 20 岁以后还可行走），成活率高，心肌一般不受累，预后较好。

2. 面肩肱型

又称 Landouzy-Dejerine 型。常染色体显性遗传。多在青春期起病，男女均有。初期为面部表情肌受累，表现为闭眼、皱眉、吹哨困难；典型者可见"肌病面容"：上睑下垂，口眼闭合困难，额纹、鼻唇沟消失，口轮匝肌可见假性肥大。肩胛肌群、肱肌群受累则双上臂不能上举，可见垂肩和翼状肩胛。上臂肌肉可见萎缩，但前臂和双手部肌肉一般不出现肌肉萎缩。少数患者也可见腓肠肌的假性肥大。病情进展较缓慢,常呈顿挫型,进展期后病情处于缓解期,不再恶化。

3. 支带型

又称 Erb 型。常染色体隐性遗传。男女均见,多在 10－30 岁起病。病变主要累及肢体近端,首发症状为盆带肌群或肩胛肌群无力,表现为腰椎前凸,上楼及坐位起立时困难或抬臂困难,不能举臂过肩,翼状肩胛。病程进展极慢,多不伴有假性肥大。

4. 其他类型

远端型、眼肌型、眼咽型等较少见。

四、辅助检查

1. 一般检查

血常规、生化、心电图、心脏超声等常规检查可资诊断及鉴别诊断。

2. 特殊检查

(1)血清酶检测:血清肌酸磷酸激酶(CPK)测定是最敏感的指标,正常值＜50U,肌病进展期可升至 1000U。血清醛缩酶、乳酸脱氢酶(LDH)、谷草转氨酶(GOT)、谷丙转氨酶(GPT)、丙酮酸激酶(PK)等活性可见不同程度的升高。

(2)尿液检查:24 小时尿肌酸排泄量增加,肌酸耐量试验异常。

(3)肌电诊断:肌电图检查可见肌源性损害,可见低电位,多相波增多等。

(4)影像学检查:肌肉 CT 及 MRI 检查有助于肌病的早期诊断,并为肌肉活检筛选优势部位。

(5)其他:肌肉活检及基因检测可确诊。

五、诊断及鉴别诊断

1. 诊断

(1)缓慢起病,进行性加重的对称性肢体近端肌无力和肌萎缩,临床可见肌病面容、翼状肩胛、鸭步、Gower 征,可伴有假性肥大,体格检查可见腱反射减弱或消失,无肌痛。

(2)多数在儿童及青少年期发病,多有家族史。

(3)血清 CPK、LDH、GOT、PK、GPT 等酶的显著增高。

(4)肌电图可见肌源性改变。

(5)肌活检和基因检测可明确诊断。

2. 鉴别诊断

(1)少年近端型脊髓性肌萎缩:本病为常染色体隐性和显性遗传,主要为进行性近端对称性肌无力和肌萎缩,也多为青少年起病,但常见肌束震颤,血清酶检查多无异常,肌电图检查为神经源性损害,符合失神经表现。基因检测不同染色体基因缺失可资鉴别。

（2）多发性肌炎：多发性肌炎无阳性家族史，临床可见四肢对称性肌无力，也可见肌萎缩，但该病多病程短，进展快，发病前可有感染史，可伴有发热、肌痛，实验室检查可见血沉增快，肌活检可见炎性改变。

六、治疗

（一）中医治疗

1. 辨证用药

本病以虚为本，病机关键为脾肾亏虚，筋骨肌肉失于所养，病因为先天和后天的不足，因此辨证时应首辨脾、肾脏腑之虚损，再辨气血阴阳之虚；久病则五脏俱损，因虚致实，可生湿热，挟痰挟瘀，成虚实夹杂证。治疗时以扶正固本为大法，重点以调补脾肾，益气养血为基本原则，依据兼证，可给予清热利湿、活血祛瘀、强腰通络等法。

（1）脾气亏虚证

临床表现：四肢渐感无力，以双下肢为重，行走、蹲下起立皆感困难，上肢不耐重力，不能抬举过肩，口眼闭合无力，口唇增厚，少食懒言，大便溏，舌淡胖、苔白腻，脉沉弱。

治疗法则：健脾益气升阳。

方药应用：补中益气汤加减（黄芪、党参、白术、甘草、当归、升麻、柴胡、陈皮、独活、地龙）。脾虚生湿，症见形体肥大，肌肉无力者，加半夏、苍术、茯苓、薏苡仁；下肢无力明显者，加黄精、桑寄生、续断。气血两虚，症见心悸、气短，面色苍白者，加熟地黄、阿胶，或用归脾汤加减。

（2）脾肾不足证

临床表现：病久，肩背软弱无力，难以抓握，咀嚼无力，腰膝酸软，肌肉萎缩，步态不稳，鸭步，喜热恶寒，饮食少，大便溏泄，小便清长，舌淡胖、苔薄白，脉沉细无力。

治疗法则：健脾益肾，强腰通络。

方药应用：补中益气汤合右归丸加减（黄芪、桂枝、熟地黄、山茱萸、党参、白术、菟丝子、当归、甘草、升麻、柴胡、白芍、枸杞子、陈皮、淫羊藿、杜仲、桑寄生、地龙、鸡血藤）。上肢无力明显者，可加羌活、桑枝；下肢无力者，可加独活、牛膝、伸筋草；便秘者，可加肉苁蓉，或合用济川煎。

（3）肝肾阴虚证

临床表现：肢体软弱无力，发育迟缓，肌肉萎缩，行走困难，鸭步，抓握无力，伴见腰膝酸软，口干咽燥，头晕耳鸣，心烦失眠，舌红少苔或无苔，脉沉细或数。

治疗法则：益肝养阴，滋肾壮骨。

方药应用：虎潜丸加减(山茱萸、黄柏、知母、当归、白芍、熟地黄、鳖甲、牛膝、陈皮、桑寄生、地龙)。阴虚内热者,加地骨皮;阴阳两虚者,可以地黄饮子加减。

2. 针灸疗法

"治痿独取阳明",以手足阳明经及足少阴经为主要选穴经络。

主穴：天枢、合谷、中脘、脾俞、胃俞、足三里、肾俞、肝俞、太溪、三阴交。

配穴：头面病变,取阳白、风池、翳风、太阳穴;上肢无力,取曲池、肩三针、阳池穴;下肢无力,取环跳、下巨虚、伏兔、髀关穴;脾虚湿胜,取水分、阴陵泉、太白穴;咀嚼无力,取合谷、下关穴;全身病变,取华佗夹脊穴。

此外,四肢肌肉病变可配合天枢、水道、足三里电针治疗,头面可取翳风或风池穴电针治疗,留针 20~30 分钟,隔日 1 次。头皮针可选运动区上中部及胃区,持续 20~30 分钟,隔日 1 次。

3. 成药制剂

(1)健步丸：用于肝肾阴虚型进行性肌营养不良。每次 9g,每日 2 次,儿童酌减。

(2)十全大补丸：用于气血两虚型进行性肌营养不良。每次 6g,每日 2 次。

(3)健步强身丸：用于肝肾阴虚、风湿内犯引起的进行性肌营养不良。水蜜丸每次 6g,大蜜丸每次 1 丸,每日 2 次。儿童酌减。

(4)金刚丸：用于肾虚精亏虚型进行性肌营养不良。每次 9g,每日 2 次,儿童酌减。

4. 验方

(1)复肌宁汤和复肌宁粉：①胆南星 10g,麦冬 10g,石菖蒲 15g,佛手 10g,桃仁 15g,黄芪 20g,伸筋草 15g,党参 15g,珍珠母 20g,牡蛎 20g,白僵蚕 10g,钩藤 15g,枸杞子 15g,杜仲炭 15g,焦三仙各 10g,半夏 10g,陈皮 10g,白术 15g,甘草 10g。水煎,每日 1 剂,早晚分服。主要用于肌病较严重阶段,可随证加减。②明天麻 60g,地龙 30g,牛膝 20g,全蝎 60g,蜈蚣(去头、足)30 条,杜仲 30g,黄芪 30g。磨粉装胶囊,每次 3~5 粒,每日 3 次。适用于疾病的各个阶段。

(2)马钱复痿汤：黄芪 10g,当归 10g,熟地黄 10g,赤芍 10g,桑寄生 30g,制马钱子粉(分 2 次冲服)0.3g。水煎,每日 1 剂,早晚分服。治疗脾肾亏虚之进行性肌营养不良。马钱子粉成人给药也可达 0.6g,3 岁以下可从 0.15g 给药,以防出现中毒。

5. 药膳

(1)脾虚证：白扁豆 20g,薏苡仁 30g,莲子(去心)30g 与粳米同煮粥食用。

(2)痰湿证：玉米须、蚕豆衣各 30g,水煎,早午分食。

(3)肾虚证：芡实 20g,桑椹 20g,核桃仁 20g,同粳米煮粥食用。

(4)脾肾两虚证：莲子(去心)、芡实、薏苡仁、茯苓、花生米、黑芝麻、核桃仁各

60g。磨粉,加面粉、白糖、蜂蜜蒸糕。随时食用。

6. 推拿疗法

根据肌痿部位施以对应的推拿、按摩手法,以皮肤发热为宜;对骨关节痉挛畸形处施以弹拨手法,以患者耐受程度为宜。

(二)西医治疗

目前尚无特效药物治疗,以预防和临床支持疗法为主。常用治疗药物有三磷腺苷、胰岛素、加兰他敏、别嘌醇、丙种免疫球蛋白、泼尼松等。

七、预防、预后及调护

1. 预防

本病为遗传性疾病,发病率并不高,主要的预防措施在于做好携带者筛查和产前检查。

2. 预后

本病预后与疾病类型密切相关。Duchenne 型,又称严重型,是本病中最严重的一型,预后差,多数患者死于并发症,死亡平均年龄为 17—19 岁。Becker 型、面肩肱型、支带型多不影响寿命,疾病后期往往致畸。眼肌型不伴有肢体障碍者预后良好。

3. 调护

护理本病患者时应注意:①给予高蛋白、低脂饮食,禁食鸡肉、羊肉、牛肉等燥热之品,可多食鸭肉、鱼等;②注意预防感染,尤其注意室内通风和防寒保暖;③对于卧床不起患者,注意肢体肌肉的按摩、肌力锻炼和功能恢复,并防止压疮;④适当的体育锻炼可提高自身免疫力,延缓疾病进展;⑤重视患者的心理健康,保持平和的心态。

八、中医防治进展

在中药的现代药理研究中,黄芪、红景天、紫河车具有稳定细胞膜和增强细胞免疫功能的作用,马钱子可以增强骨骼肌肌力,改善肌无力症状,在现代中医中药治疗中应用广泛。

现代医家在多年临床中逐渐形成根据自己的用药经验,临床疗效显著。沙海汶主张本病病机关键为是脾肾两虚,早期以脾虚为主,晚期以肾虚为主,自拟马钱复痿汤(黄芪、当归、熟地黄、赤芍、桑寄生、制马钱子粉),治疗进行性肌营养不良104 例,总有效率 89%。李增福等以益气养血,通络生肌起痿为大法,创制荣肌片,治疗进行性肌营养不良 68 例,显效 39 例,有效 26 例,无效 3 例;随后用荣肌片(黄芪 40g,当归 15g,白术 12g,菟丝子 20g,鸡内金 12g,全蝎 6g)治疗肥大性进行性肌营养不良证 150 例,治疗组总有效率为 98.7%。尚尔寿经验方复肌宁汤及复肌宁粉,可随证加减用于进行性肌营养不良的各个阶段,之后研究进一步发现复肌宁汤通过干预肌酶谱和运动功能治疗进行性肌营养不良。林琳以补脾益气化痰法治疗进行性肌营养不良 30 例,临床显效 5 例,有效 17 例,无效 8 例,总有效率 73.3%。具体中药组成为人参 30g,黄芪 24g,炒白术 15g,茯苓 18g,薏苡仁 15g,陈皮、制半夏各 18g,当归 12g,楮实子 15g,甘草 12g。

熊禄等应用复痿汤内服、针刺和捏脊外治法综合治疗假性肥大型肌营养不良症 29 例,3 个月综合评定结果显示总有效率为 86.%。复痿汤组成:黄芪 20g,地龙 12g,山药 20g,党参 12g,白术 12g,当归 10g,甘草 3g,川芎 10g,赤芍 9g,丹参 12g,茯苓 10g,熟地黄 20g,肉苁蓉 10g,桑寄生 12g,制马钱子粉 0.3～0.6g。水煎服,每日 1 剂,每月服药 20 天,停药 10 天,服 3 个月。针刺法:取穴肩髃、曲池、内关、合谷、足三里、三阴交、丰隆、太冲等。平补平泻,隔日 1 次,15 日为 1 个疗程,行 3 个月;捏脊疗法:每日捏脊 10 趟。魏超博以调督补肾针法治疗进行性肌营养不良症 21 例,其中临床治愈 4 例,有效 16 例,无效 1 例,总有效率 95.3%。针刺方法:体针选肩髃、曲池、合谷、内关、伏兔、梁丘、阳陵泉、足三里、丘墟、太溪、大椎、身柱、至阳、腰阳关等穴;头针选四神针、颞三针穴。留针 30 分钟,平补平泻,每日 1 次,10 日为 1 个疗程,共治疗 3 个月,中间 1 个疗程休息 5 日。

九、典型病例

病例 1

李某,男,15 岁。主诉:双上肢肌肉消瘦 1 年余。病史:患者全身疲乏,鸭步态,蹲下起立时要用手先撑起双膝部,纳可,眠差。查体:检查颈软,上臂反射减低,膝反射下降,巴氏征(一)。西医诊断:进行性肌营养不良。中医诊断:痿证,脾肾两虚,气阴不足证。董征给予健脾养血,清热滋阴之法。处方:淮山药 30g,白术 10g,大豆黄卷 15g,神曲 15g,大枣 10 枚,当归 10g,生地黄 10g,川芎 10g,人参 10g,白芍 10g,麦冬 15g,柴胡 15g,桔梗 10g,白蔹 10g,防风 10g,阿胶珠 20g,桂枝 10g,干姜 5g。共 10 剂,制丸剂,每丸 9g,每次 1 丸,每日 2 次。2 诊:诸症减轻,又觉下肢疼痛,舌质略红,苔黄,脉沉。处方:抄前方 10 剂,制丸剂,每次 1 丸,每日 2 次。3 诊,又抄方 10 剂。4 诊时,患者两臂可伸直,肌肉较前增粗,又抄方 10 剂,服法同上。

病例 2

患者,男,11 岁,2012 年 6 月 11 日首诊。主诉:全身肌无力 5 年余。病史:全身肌无力 5 年,渐进性加重,就诊时不能站立,无法行走,翻身需人辅助,体胖,纳眠可,二便可。舌淡胖大,苔白腻,脉沉细无力。查体:四肢肌肉萎缩,跟腱挛缩,双侧腓肠肌假性肥大、发硬。腱反射消失。西医诊断:假性肥大型进行性肌营养不良症。中医诊断:痿证,脾肾两虚,痰湿内盛证。治则:健脾益肾,活血通络。处方:复痿汤合二陈汤。黄芪 20g,党参 12g,山药 20g,白术 12g,茯苓 12g,当归 10g,丹参 12g,川芎 10g,赤芍 9g,熟地黄 20g,肉苁蓉 10g,地龙 10g,陈皮 12g,半夏 12g,甘草

10g,生姜 3 片,川牛膝 10g,桑寄生 12g,制马钱子粉(后增至 0.45g,分次冲服) 0.3g,配合全身按摩及握力、站立、行走的康复训练,1 个月为 1 个疗程。第二个疗程时,肌力较前好转,可自行翻身,可站立 1 小时,并扶走 150m。第三个疗程时,肌力继续较前好转,可扶走 500m,挛缩减轻,双足跟可着地。双侧腓肠肌周径减少,肌肉变软。沙海汶教授认为,本病与五迟五软密切相关,肾精不足为起病关键,同时重视培补后天以养先天,因此辨证中尤其重视脾肾两脏。提出健脾补肾,益气养血的治疗原则。沙教授根据多年的临床经验,最终总结并创立进行性肌营养不良症的基本处方复痿汤。

参 考 文 献

[1]　王永炎,张伯礼.中医脑病学[M].北京:人民卫生出版社,2007.

[2]　孔炳耀,李俊.中西医结合神经病治疗学[M].北京:人民卫生出版社,2005.

[3]　毛丽宁,宁侠.神经系统疾病验方妙用[M].北京:科学技术文献出版社,2010.

[4]　沙海汶,曹春林,赵凤志,等.马钱复痿冲剂治疗进行性肌营养不良临床实验[J].中华中医药杂志,1997(2):55-56.

[5]　李增富,李成文,李桂欣.荣肌片治疗进行性肌营养不良症临床观察[J].河南中医,1997(2):94-94.

[6]　李成文,李增富.荣肌片治疗假肥大型进行性肌营养不良症 150 例疗效观察[J].新中医,2002,34(10):16-17.

[7]　顼宝玉.复肌宁汤加减对进行性肌营养不良症运动功能和肌酶谱的干预研究[J].中西医结合心脑血管病杂志,2012,10(9):1070-1071.

[8]　林琳.补脾益气化痰法治疗进行性肌营养不良 30 例[J].辽宁中医药大学学报,2005,7(4):373-373.

[9]　熊禄,沙海汶,黄晓洁.中医综合治疗假肥大型肌营养不良症 29 例[J].环球中医药,2014(7):539-541.

[10]　魏超博.调督补肾针法治疗进行性肌营养不良症(DMD)21 例[J].医学信息,2014(26):509-509.

[11]　高荣林,姜在旸.中国中医科学院广安门医院专家医案精选[M].北京:金盾出版社,2005.6.

[12]　熊禄,沙力.沙海汶教授中医辨治假肥大型进行性肌营养不良症经验[J].环球中医药,2014,(1):50-51.

第三节　周期性麻痹

一、概述

周期性麻痹是一种以反复发作性的弛缓性骨骼肌瘫痪为特征的疾病,往往突然发病,持续数小时或数周后恢复,发作时常伴有血钾浓度的变化,临床中根据血钾浓度的变化,将周期性麻痹分为高钾型、正常血钾型、低钾型三种类型,其中低钾型周期性麻痹最为常见。继发于肾衰竭、甲状腺功能亢进或其他代谢性疾病的称为继发性周期性麻痹。

周期性麻痹为遗传性疾病,但在我国多无家族史,散发病例较多,多在青少年起病,在中医学中称为"痿证"。

二、病因病机

1. 脾气亏虚

脾为后天之本,主运化,主四肢肌肉。饮食劳倦、情志内伤或先天不足,使得脾气亏耗,则水谷精微不得运化,气血生化不足,筋骨肌肉失于濡养而见无力或瘫痪。

2. 肾虚失养

肾为先天之本,主骨生髓。先天不足,房劳过度或久病伤肾,肾精肾气亏耗,而见肢体无力;肾阳不足,累及脾阳,脾肾阳虚则气血化生不足;肾阴不足,见肝肾阴虚,阴津亏耗,终使筋骨肌肉失于濡养而发病。

3. 寒湿内侵

寒主收引,湿性黏腻重浊。外感寒湿,或寒湿内生,流于经络筋骨肌肉,或浸淫肌肤,气血运行不畅,筋脉肌肉失于所养而发病。

三、临床表现

1. 临床特点

为反复突然性发病,常于夜间或晨起时,出现肌肉无力或瘫痪,可从下肢逐渐累及上肢,下肢较重,近端较重,多数患者数小时至数日后可恢复,部分患者数周后恢复,依据肌肉瘫痪的顺序依次恢复。少数严重患者可累及呼吸肌或心脏,造成呼吸肌麻痹或心律失常而危及生命。发作时患者神志清醒,无吞咽、咀嚼、发音障碍,体格检查一般不见肌肉萎缩,无感觉障碍,可见肌张力降低,腱反射减弱或消失。

2. 诱因

多数患者发病前可见疲劳、饱食、受寒、情志异常、酗酒等诱因。

3. 血钾改变

发作时常伴有血钾浓度的改变,低血钾型发作前可见口渴、紧张、激动、汗多等前驱症状,发作时可伴有肌肉酸痛、麻痛;正常血钾型较少见,发作时可伴有轻度吞咽困难,声音低哑,多于夜间起病,持续时间较长;高血钾型在服用激素或钾盐易发病,多于日间发病,持续时间短,病久患者可见肌肉萎缩和持续性肌无力。

4. 继发性周期性麻痹

可伴见原发疾病的表现,如可见甲状腺功能亢进、肾衰竭等的临床症状和体征。

四、辅助检查

1. 血钾

低钾型周期性麻痹在发作期,血钾<3.5mmol/L;高钾型周期性麻痹发作时血钾>5.5 mmol/L。监测血钾对于本病有着重要的意义。

2. 甲状腺功能、肾功能、代谢功能检测

如检测血 T_3、T_4、FT_3、FT_4、TSH、尿素氮、肌酐、尿酸、葡萄糖等的测定检测有无甲状腺功能亢进、肾功异常、代谢性疾病以诊断继发性周期性麻痹。

3. 心电图

钾离子可以影响心率,当血钾异常时,心电图可见相应的改变。如血钾偏低时,心电图可见 P-R 间期延长,ST 段压低,T 波的低平或倒置。高血钾时可见心电图中高尖 T 波。

4. 肌电图

可见动作电位的波幅降低,时长缩短,数量减少。完全瘫痪时可见运动电位的消失,电刺激无反应和静息电位的降低。

5. 葡萄糖诱发试验

低血钾型的周期性麻痹诊断困难时可以用此试验来鉴别。嘱患者口服葡萄糖100g 或静脉注射葡萄糖 100ml,30 分钟后,如出现肌无力或瘫痪则为阳性。

五、诊断及鉴别诊断

(一)诊断

1. 临床特点
反复发作性出现肌肉无力或瘫痪及其伴随症状。

2. 发病前
可有疲劳、饱食、受寒、情志异常、酗酒等诱因。

3. 辅助检查
可见血钾变化,或高或低或正常,心电图可随血钾高低变化而变化。其中发病时肌电图可见动作电位振幅降低,数量减少,完全瘫痪时可见动作电位的消失。

(二)鉴别诊断

1. 格林-巴利综合征
格林-巴利综合征发病前可有胃肠道、呼吸道感染或疫苗接种史,突然出现神经根疼痛,伴有感觉障碍,多无反复发作特点,伴有脑神经损害,脑脊液检查可见蛋白细胞分离现象(蛋白升高,细胞数不高或仅轻度升高)。肌电图可见神经源性损害。

2. 多发性肌炎

该病发病前可有感染史,以肌无力和肌痛为主要临床表现,急性期可见外周血白细胞计数增高,血沉增快。血清酶活性明显增高。肌电图可见肌源性和神经源性损害共同存在。肌活检可见肌纤维变性、坏死、萎缩与再生。

六、治疗

(一)中医治疗

本病发作期,一般以中西医疗法治其表,缓解期可以中医中药调理其本,减少疾病发作次数和延长发作间隔。

1. 辨证用药

本病以虚为本,脾肾亏虚,筋骨肌肉失养是关键,并常常累及于肝,也可见寒湿浸淫可发病。在辨证治疗时,首辨虚实,再辨脾、肾、肝脏腑之虚损,次辨气血阴阳之虚;病久易生热生痰、致瘀,辨证施治时也需随证应用清热化湿祛痰、活血化瘀之法。

(1)脾气亏虚证

临床表现:发作性出现肢体无力,或完全瘫痪,多于饱餐后诱发,可有肌肉麻木,平素少气懒言,精神萎靡,大便溏泄,舌淡胖,苔白腻,脉细。

治疗原则:健脾益气,舒筋通络。

方药应用:补中益气汤加减(黄芪、党参、白术、陈皮、当归、甘草、升麻、柴胡、白芍、地龙、鸡血藤)。阳虚者,可加杜仲、鹿角胶;肢体麻木者,可加牛膝、桑枝;大便溏泄者,可加莲子肉、山药。

(2)肝肾不足证

临床表现:肢体软弱无力,或完全瘫痪,下肢重于上肢,近端重于远端或伴有肌肉麻木,酸痛不适,腰膝酸软,耳鸣头晕,大便或干或溏,小便量少,舌淡或红,少苔,脉沉细无力或细数。

治疗原则:滋肾养肝,强筋壮骨。

方药应用:健步虎潜丸加减(熟地黄、龟甲、锁阳、制附子、菟丝子、补骨脂、党参、黄芪、秦艽、防风、牛膝、当归、炒白术、白芍、木瓜)。阴虚内热者,加黄柏、知母;便秘者,可加肉苁蓉,或合用济川煎;尿少或无尿者,加车前子、泽泻。

(3)寒湿阻络证

临床表现:肢体无力,或完全瘫痪,受凉时易发作,或伴见肌肉疼痛,平素畏冷,舌淡或淡紫,苔白腻或薄白,脉沉或缓。

治疗原则:温化寒湿,理气通络。

方药应用:鸡鸣散加减(槟榔、陈皮、草薢、木瓜、吴茱萸、桔梗、独活、羌活、生姜、紫苏)。恶寒重者,可加鹿角胶、桂枝;四肢无力重者,可加黄芪、党参。病久化热者,可加黄连、黄芩、竹茹、栀子。

2. 针灸治疗

（1）体针

主穴：中脘、足三里、脾俞、胃俞、肾俞、肝俞、三阴交、大椎穴。

配穴：上肢无力者,取穴曲池、肩三针、阳池、外关、合谷；下肢无力者,取环跳、下巨墟、伏兔、髀关、阳陵泉；咀嚼无力者,取合谷、下关；全身病变者,取华佗夹脊穴。每次留针 15～30 分钟,采用平补平泻手法,可配合足三里、中脘等穴位的电针治疗。

（2）耳穴：间歇期可选耳穴疗法调理,手穴取脾、胃、肝、肾、内分泌、皮质下等。

3. 成药制剂

（1）十全大补丸：用于肝肾不足型。口服,每次 6g,每日 2 次。

（2）补中益气丸：用于脾气亏虚型。口服,每次 8～10 丸,每日 3 次

（3）参苓白术散：用于脾虚型。口服,每次 6～9g,每日 2～3 次。

（4）健步虎潜丸：用于肝肾不足型。口服,每次 6g,儿童酌减,一日 3 次。

（二）西医治疗

西医主要为去除病因和对症治疗。

1. 发作期

低钾型周期性麻痹,病情轻者可口服补钾,病情重者可给予静脉补钾(24 小时补钾量＜8g)；高钾型周期性麻痹,发作时间短者可不处理,病情较重,发作时间长者可给予葡萄糖酸钙或氯化钙静脉注射降钾,或 10% 葡萄糖酸钙加胰岛素静脉滴注；正常血钾型周期性麻痹给予大剂量的生理盐水或 5% 葡萄糖盐水静脉滴注,缓解症状。

2. 缓解期

低钾型患者发作频繁者,可长期口服氯化钾,以减少发作。高钾型患者饮食中应避免钾含量较高的食物,如海产品、香蕉、菠菜等；发作频繁者,可口服乙酰唑胺利尿减少和预防发作。正常血钾型患者可多食用高糖高盐食物,或平素口服螺内酯片预防。

七、预防、预后及调护

1. 预防

避免饱餐、酗酒、受凉、疲劳、情绪激动、感染等诱因。发作频繁时可根据发作类型长期口服钾剂、利尿药等药物预防发作。具体可参详西医治疗相关。慎用激素类、内分泌类药物预防代谢紊乱而诱发发作。

2. 预后

本病一般预后良好,多无肌肉萎缩等后遗症,极少数严重者可因呼吸肌麻痹或

严重心律失常而死亡。但本病反复发作,应做好预防和调护。

3. 调护

平素慎起居,适寒温,畅情志,节饮食,避免疾病发作之诱因,低钾型患者可多食含钾量高的食物,高钾型患者平素避食高钾食物。可适当做些按摩、导引等活动增强体质,但避免劳累。

八、中医防治进展

中医学认为,本病主要责之于脾肾不足,治疗多从健脾益肾为立足点,"治痿独取阳明",尤其重视健脾益气化湿。湿阻经络也是本病常见的证型,不同于其他类型的痿病为"肺热叶焦",本病多为寒湿内侵。随着本病的逐步认识及治疗发展,不同的医家从各自的临床经验治疗本病,也取得不错的疗效。毛丽宁等在治疗本病时将其分为脾胃虚弱型、痰热中阻型、气滞痰凝型、脾肾阳虚型,分别给予补中益气汤、黄连温胆汤、海藻玉壶汤、右归丸加减治疗;陈志刚认为,本病很少有肺热叶焦发病,与古人认为"痿病无寒"的观点相反,周期性麻痹可有受凉着湿而发病。根据临床治疗经验将本病发作期辨证分为气阴两虚、气血两虚、寒湿困脾三种证型,分别给予生脉散、八珍汤、藿朴夏苓汤加减治疗。间歇期主要责之于肝肾亏虚,给予左归丸加减。

近年来,关于本病的中医治疗的文献并不是很多。最近的研究进展中王宝亮以五脏虚损为本,重在脾肾为指导思想,分别从肺热津伤、脾胃虚弱、肝肾亏虚出发进行缓解期周期性麻痹的治疗,疗效明确。

李新民观察周期性麻痹 60 例,中药组和西药组各 30 例,中药组辨证分型为①肝肾不足,阴虚内热型:当归、白芍、黄柏、女贞子、锁阳各 20g,何首乌、杜仲各 15g,枸杞子 7g。水煎服,7 日为 1 个疗程,共治疗 5 个疗程。②肝肾不足,阳虚内热型:补骨脂 15g,肉桂 7g,怀牛膝 7g,白芍、当归、锁阳各 10g。水煎服,7 日 1 个疗程,共 7 个疗程。③寒气内盛型:细辛 5g,茯苓、厚朴各 15g,半夏、藿香、佩兰各 10g,川芎、苍术、金刚藤各 7g。水煎服,7 日为 1 个疗程,共 4 个疗程。结果显示,中药组总有效率为 96.6%,高于西药组 76.7%,具有统计学差异。

田立军以补中益气汤治疗低钾血症周期性麻痹 30 例,治愈 19 例,显效 7 例,无效 4 例。基本药物组成:升麻 10g,黄芪 30g,白术 10g,柴胡 10g,陈皮 10g,当归 10g,甘草 10g,党参 20g,焦三仙各 30g。水煎,早晚分服。有阴虚者,加玄参 10g,生地黄 10g。

徐文冲等观察了黄芪注射液辅助治疗低血钾型周期性麻痹 30 例的临床疗效,结果与对照组(静脉补钾)相比,治疗组(静脉补钾＋黄芪注射液)可以缩短补钾及肌力恢复的时长,具有统计学意义。

王佳文等探讨了 2 年内遇到的 10 例由于长期大量服用复方甘草片所引起的

低钾型周期性麻痹,发现由于长期大量服用复方甘草片,使得甘草所具有的糖皮质激素样作用增强,造成钾离子排泄过多或向细胞内转移,从而诱发疾病发作,因此警示药源性低钾血症周期性麻痹症应该引起医护人员的高度重视,在疾病的预防中要注意对避免使用能够造成低钾血症的药物。

李瀛等观察了中西医结合治疗低钾血症周期性麻痹 30 例的临床疗效。共选取 60 例低钾型周期性麻痹,分为对照组和治疗组各 30 例。对照组给予常规治疗(口服氯化钾口服液每日 30～80ml),治疗组给予常规治疗加中药治疗。辨证分型为①湿热浸淫型:黄柏、苍术、防己、泽泻、栀子各 10g,薏苡仁 30g;②脾虚不足型:党参 20g,茯苓、陈皮、白术、白扁豆各 10g,山药、薏苡仁各 30g;③肝肾亏虚型:龟甲、熟地黄各 20g,山茱萸、白芍、枸杞子、当归、茯苓、牛膝、麦冬各 15g。结果显示,两组治愈率均为 100%,但治疗组 12 小时治愈率为 83.3%,对照组 12 小时内治愈率为 60%,中西医结合治疗低钾性周期性麻痹疗效快,优于单纯西药治疗。

九、典型病例

病例 1

朱某,男,48 岁,1978 年 5 月 4 日初诊。主诉:反复发作性肌无力 19 年。病史:19 年前晨起突然出现四肢无力,不能起床,扶起送中心医院,查血钾低,心电图示血钾低,给予 10%氯化钾 10ml 口服,第二天晨起病情好转。后 2 年内未再发作,1969 年 6 月夜间发作肌无力,口服氯化钾效果不明显,第二天于医院肌内注射维生素 B₁,口服氯化钾,20 天后恢复。后每年发作,但症状轻。刻下症:周期性麻痹,苔薄白,脉略滑。西医诊断:周期性麻痹。中医诊断:痹证,风寒湿痹经络,营卫失和证。治则:调和营卫,祛风散寒湿除痹。处方:制半夏 10g,制附片 15g,黄柏15g,木通 9g,炙甘草 10g,木瓜 12g,薏苡仁 15g,秦艽 12g,豨莶草 15g,当归 15g,川芎 9g,3 剂。水煎,每日 1 剂,分 2 次服。2 诊:双下肢酸痛,咳嗽,少痰,不易咳出,舌质正常,苔薄白,脉滑。再服前方 6 剂,再服下方:制半夏 15g,制附片 25g,黄柏15g,木通 12g,炙甘草 15g,木瓜 15g,薏苡仁 30g,秦艽 12g,豨莶草 30g,当归 15g,川芎 12g。6 剂,研细末,水泛为丸,每次 6g,每日 3 次。3 诊:发作次数较前减轻,咳嗽咳痰较前减轻,苔薄白,脉滑,照前方继服 7 剂。

此为董征医案。董老认为,本病为风寒湿三气杂至,合而为痹,阻滞经络,营卫失和,故给予祛风散寒除湿,调和营卫之法。

病例 2

汪某,男,31 岁,1978 年 11 月 5 日初诊。主诉:间断性发作四肢瘫痪 8 年,加重 1 年。病史:反复发作双下肢无力,不可站立 8 年,服钾剂或数天后可缓解并逐渐恢复。就诊时症见全身乏力,肌痛,腰酸,咽干,口渴,易急躁,舌绛苔薄黄,脉弦细数。诊查:肌力、肌张力低下,腱反射消失,无感觉障碍。血清钾 2.4mmol/L。

西医诊断:低钾型周期性麻痹。中医诊断:痿证,阴虚火旺证。治则:滋肝养肾,育阴泻火。处方:六味地黄丸加减。熟地黄 18g,山药 12g,山茱萸 9g,牡丹皮 9g,泽泻 12g,茯苓 12g,知母 9g,菊花 12g,陈皮 9g,枸杞子 9g。2 诊:3 剂后,症状缓解明显,可扶床下地,肌痛缓解,腱反射可引出。仍有乏力身痛,继服原方 5 剂。3 诊:肌无力消失,活动如常,血钾 4.2mmol/L。给予杞菊地黄丸调养。后随访 12 年,未有复发。

姚庆云从肝肾论治本病,并以六味地黄丸加减治疗本病 58 例,总有效率达 96.54%。认为六味地黄丸三阴并治,从调养肝肾出发可有效治疗本病的机制是益肝肾而到达整体调节的作用,从而保持机体内环境的平衡。

参 考 文 献

[1] 刘小斌,等.常见肌肉疾病中西医诊疗与调养[M].广东:广州旅游出版社,2000.

[2] 毛丽宁,宁侠.神经系统疾病验方妙用[M].北京:科学技术文献出版社,2010.

[3] 陈志刚.周期性麻痹中医证治初探[J].北京中医药大学学报,1995(6):57-58.

[4] 田丹珂,王宝亮.王宝亮教授治疗低钾型周期性麻痹的临床经验[J].中国中医药现代远程教育,2017,15(11):83-84.

[5] 李新民.周期性麻痹神经的中医内科诊治研究[J].中西医结合心血管病电子杂志,2016,4(19):159.

[6] 田立军.补中益气汤治疗低血钾型周期性麻痹 30 例[J].光明中医,2010,25(6):966-967.

[7] 徐文冲,何明丰,刘宝华,等.黄芪注射液辅助治疗低钾型周期性麻痹 30 例[J].中医研究,2012,25(8):20-22.

[8] 王佳文,王艳霞.复方甘草片引起低钾型周期性麻痹 10 例的临床探讨[J].内蒙古中医药,2014,33(20):22-22.

[9] 李瀛,齐乐平,朱海勇.中西医结合治疗低钾周期性麻痹的疗效观察[J].浙江中医杂志,2006,41(9):538-538.

[10] 高荣林,姜在旸.中国中医科学院广安门医院专家医案精选[M].北京:金盾出版社,2005.6.

[11] 姚庆云.从肝肾论治治疗周期性麻痹 58 例临床探讨[J].蚌埠医药,1992(2):28-29.

第四节 多发性肌炎

一、概述

多发性肌炎是一种以横纹肌受累为主要表现的弥漫性炎症性疾病,主要临床表现为对称性四肢近端肌肉、颈肌、咽部肌肉的无力,并可伴见肌萎缩、肌痛、血清酶升高等特征。病变累及皮肤,造成皮肤病变者,称为皮肌炎。西医学中该病发病原因及发病机制不明,现在多认为是自身免疫性疾病,细胞和体液免疫的异常是主要发病机制。可伴发系统性红斑狼疮、类风湿关节炎、重症肌无力、结缔组织病变等其他自身免疫性疾病。

多发性肌炎在我国的发病率不十分清楚,国外发病率为 0.6～1.0/10 000,多见于成年人,女性多于男性,男女比例为 1:1.9。在中医学属"痿证""痹证""阴阳毒"等范畴。

二、病因病机

1. 外感六淫,营卫失和

外感风寒湿热邪气,营卫失和,气血失调,可见肌肤麻木,肌肉失养无力或萎缩。

2. 热毒内侵,津伤肌萎

外感风热毒邪,入里内犯脏腑或脏腑内蕴热与外感风热毒邪合而为病,燔灼气血津液,肺热叶焦,筋骨肌肉失于濡养而见无力或肌萎缩。

3. 脾虚湿盛,痹阻筋脉

脾主四肢肌肉,先天不足,或后天饮食不节、劳倦、情志等内伤,伤及脾气,脾虚水谷精微失于运化,无以充养四肢肌肉而发病,或脾虚湿邪内生,或外感湿邪,或脾肾阳虚,寒湿内生,或素体阴虚,湿从热化,浸淫肌肤、筋脉,筋脉肌肉失养而发病,缠绵难愈,并见气血瘀滞可见肌痛。

4. 肝肾不足,筋骨失养

素体肝肾不足,或湿热、热毒余热难清,久病耗伤阴液,致使肝肾不足,则筋骨痿废不用。

5. 气滞血瘀,筋脉失养

外伤瘀阻脉络,或湿阻血瘀,或热毒耗伤阴血,或久病气虚而见血瘀内阻,筋脉失于濡养而见无力或萎缩;瘀血内停,不通则痛,可见肌痛。

三、临床表现

任何年龄皆可发病,儿童较少见,发病前可有感染或低热,早期可见全身性表现,如乏力、厌食、体重下降等。

1. 肌肉病变

急性或亚急性起病的对称性四肢近端肌无力为主要临床表现,多见蹲位起立困难和双上臂抬举困难,可伴有肌痛,病久也可见肌萎缩;亦可累及其他肌群而见平卧时抬头困难、构音及吞咽障碍、呼吸困难、心慌,甚则出现呼吸衰竭、心力衰竭等临床表现;眼肌较少受累,可与重症肌无力相鉴别。

2. 皮肤病变

大部分患者首先出现眼睑或眶周出现水肿性紫色斑疹,这是皮肌炎皮肤损害的典型症状。关节伸面可见紫色斑疹，伴有毛细血管扩张，色素沉着或减退，表面被覆细小鳞屑的症状，称为 Gottron 征，是皮肌炎的重要临床指征。部分患者可见甲根皱襞增厚或萎缩，出现手掌及足跟部的过度角化、皮肤肥厚和粗糙；另外也可见肢体的雷诺现象、口腔黏膜斑疹、皮肤血管炎、皮下钙化及结节等皮损。

3. 其他病变

多发性肌炎可累及多脏器病变。例如，累及肺部并发间质性肺炎、胸膜炎等；累及心脏系统可见心律失常、心肌炎，或可并发心力衰竭、心包填塞等危象；累及消化系统可见吞咽困难，饮水呛咳，反酸、嗳气等，并发食管炎、胃肠道穿孔，甚至消化道出血；累及肾可见蛋白尿、血尿；部分患者可见关节痛、关节畸形。此外，亦可并发恶性肿瘤及其他自身免疫性疾病，如系统性红斑狼疮、类风湿关节炎等。

四、辅助检查

(一)一般检查

包括血、尿、便常规、胸片、心脏超声等检查，以协助诊断及鉴别诊断。其中急性期血常规可见白细胞升高的炎症表现，部分患者可见贫血。

(二)特殊检查

1. 血清肌酶

多发性肌炎急性期可见血清肌酶，如肌酸肌酶(CK)、乳酸脱氢酶(LDH)、谷草转氨酶(GOT)、谷丙转氨酶(GPT)等的升高，其中肌酸激酶升高最为敏感，可升高 $5\sim50$ 倍。血清肌酸激酶升高程度与病变的严重程度相关。

2. 血清免疫球蛋白及复合物

可见到血清免疫球蛋白及免疫复合物的升高，可个别升高也可全部升高，部分患者脑脊液检查中可见蛋白含量的升高。

3. 血清肌红蛋白

急性期可见血清肌红蛋白的升高，有肌肉的大量损害时可见肌红蛋白尿。血清肌红蛋白的含量与疾病严重程度相关。当肌红蛋白含量急剧增加时，可见肾损害，出现蛋白尿、管型尿、血尿等。

4. 肌电图

多见到肌源性损害，部分患者晚期也可见肌源性和神经源性损害同时存在。

5. 肌肉磁共振

可较为清楚地显示病变肌肉的水肿样改变，有助于明确病变部位、了解病情严重程度。

6. 肌肉活检

肌肉活检是疾病诊断和鉴别诊断的重要依据，可见到肌肉组织的变性、坏死、炎症细胞浸润等病理改变，其中 $CD8^+$ T 炎症细胞多灶性浸润是诊断多发性肌炎的重要的病理标准。

7. 其他

此外,由于该病容易合并恶性肿瘤和其他自身免疫性疾病,因此可行肿瘤标志物及自身抗体的筛查。

五、诊断及鉴别诊断

(一)诊断

1. 临床特点

四肢近端和(或)颈部肌肉对称性肌无力,伴有或不伴有肌痛,皮肌炎者可见典型的皮肤损害。

2. 血清肌酶

血清肌酶活性升高。

3. 肌电图

可显示肌源性损害,伴有或不伴有神经源性损害。

4. 肌活检

可见肌纤维的变性、坏死、炎症细胞的坏死等异常。

具备 4 条即可诊断,具备 3 条可疑诊。

(二)鉴别诊断

1. 进行性肌营养不良

与多发性肌炎鉴别,二者都可见肌无力的临床症状。进行性肌营养不良起病缓慢,以渐进性加重的肌萎缩和肌无力为典型特点,一般不伴有肌痛,可见家族史。多发性肌炎起病急,进展快,起病前可伴有发热,可伴有肌痛,肌萎缩多出现疾病晚期,可见血清酶和免疫球蛋白的升高,或可伴有典型皮肤损害,一般无家族阳性史。

2. 重症肌无力

重症肌无力主要表现为肌肉的极易疲劳,朝轻暮重,休息后或服用胆碱酯酶抑制药可缓解,新斯的明试验阳性,乙酰胆碱受体抗体测定滴度可升高,常累及眼肌、咀嚼肌、吞咽肌等,与多发性肌炎四肢肌端对称性肌无力,肌痛,血清酶升高等的表现等不难鉴别。

六、治疗

(一)中医治疗

1. 辨证用药

本病以虚为本,先天不足,脏气虚损是主要病机,但其发病也离不开风、寒、湿、热毒、瘀等毒邪侵袭。在治疗时,应分清标本虚实,治病求本。急性期,起病急,进展快,病情重,多为热毒、湿热壅盛,应清热祛湿,凉血解毒为法,兼以扶正;缓解期,进展缓慢,病情轻,缓则治其本,以扶正为主,兼以祛邪。随着疾病发展,往往表现为虚实夹杂,则需标本兼治。其中,和营通络之法应贯穿始终。

(1)热毒炽盛证

临床表现:肌肉关节无力、疼痛,高热,皮肤可见深紫色斑疹,或生疮痈疔毒,口咽干燥,大便干,舌质红绛,苔黄燥或腻,脉滑数。

治疗法则:清热解毒,凉血活血。

方药运用:清瘟败毒饮加减(石膏、栀子、黄连、黄芩、水牛角粉、连翘、竹叶、牡丹皮、生地黄、玄参、赤芍、知母、甘草)。高热口渴者,加大生石膏用量;纳差者,加焦三仙、砂仁;肌肉肿胀者,加薏苡仁、防己。

(2)湿热浸淫证

临床表现:肌肉关节沉重、无力,双下肢为重,肌肤麻木,可伴有疼痛或低热,腹胀纳差,口苦,大便黏滞不爽或干或泄泻,小便可见色黄或伴有疼痛不适,舌质红,苔黄燥或脉滑数。

治疗法则:清热祛湿,活血通络。

方药运用:当归拈痛汤加减(当归、黄芩、茵陈、苍术、苦参、羌活、独活、地龙、知母、猪苓、泽泻、升麻、葛根、防风、白术、党参、炙甘草)。疼痛者,加延胡索、姜黄;腹胀纳差者,加厚朴、薏苡仁、陈皮、砂仁;口苦者,加栀子、柴胡、龙胆草;大便干者,加大黄;夏令时节,可加藿香、佩兰;热重于湿者,可加金银花、连翘、赤小豆;湿重于热者,可用参苓白术散,加薏苡仁、苍术、羌活、独活。

(3)寒湿内蕴证

临床表现:肌肉无力、疼痛,遇寒加重,得温可减,可伴有皮肤肿胀紫红,恶寒,大便泄泻,小便清长,舌质淡红,苔薄白或白腻,脉沉细。

治疗法则:温化寒湿,宣痹通络。

方药运用:身痛逐瘀汤加减(秦艽、川芎、桃仁、红花、甘草、羌活、没药、当归、五灵脂、香附、牛膝、地龙、制乌头、麻黄)。身痛逐瘀汤具有祛风除湿,活血通络止痛之功效,可用于风湿瘀阻之疼痛证。关节疼痛,遇寒加重者,加附子、桂枝、干姜;关节肿胀者,可加萆薢、五加皮。

(4)肝肾阴虚证

临床表现:病程较长,肌肉酸软、无力,可伴有肌肉萎缩,腰膝酸软,五心烦热,头晕恶心耳鸣,口咽干燥,大便干,舌质红,无苔或少苔,脉细或细数。

治疗法则:滋阴益肾,养肝通络。

方药运用:知柏地黄丸加减(知母、黄柏、熟地黄、龟甲、山药、山茱萸、牡丹皮、泽泻、茯苓、牛膝、当归、地龙)。腰膝酸软较重者,可加断续、狗脊、鹿角胶;兼见血瘀者,可加丹参、鸡血藤、赤芍、桃仁。

（5）脾肾阳虚证

临床表现：肌肉无力、肿胀、麻木，关节僵硬疼痛，遇冷则重，行走艰难，病程长，可见肌肉萎缩，神疲懒言，纳呆便溏，面色无华或㿠白，喜热恶寒，舌质淡，苔白润或见滑苔，脉沉细无力或缓而无力。

治疗法则：健脾益气，温肾壮阳。

方药运用：右归丸加减（鹿角胶、杜仲、制附片、肉桂、熟地黄、山药、山茱萸、菟丝子、当归、枸杞子、党参、黄芪、干姜、牛膝、地龙、鸡血藤）。病久见血瘀者，可加桃仁、红花、丹参；肢体疼痛者，屈伸不利者，可加姜黄、羌活、独活、威灵仙；动则气喘，神疲乏力明显者，加大黄芪用量；阳虚生痰湿重者，加半夏、陈皮、胆南星，或合并六君子汤。

（6）瘀血痹阻证

临床表现：久病体虚，关节肌肉软弱无力、疼痛，肌肉萎缩，四肢可见青筋暴露，肌肤甲错，舌质暗，有瘀斑或瘀点，脉涩或结代。

治疗法则：活血化瘀，舒经通络。

方药运用：补阳还五汤加减（生黄芪、川芎、当归尾、赤芍、地龙、红花、桃仁、牛膝、丹参、羌活）。若见肌肤甲错，形体消瘦者，可合用大黄䗪虫丸；下肢无力明显者，可加杜仲、桑寄生。

2. 针灸疗法

（1）体针

主穴：关元、气海、中脘、足三里、脾俞、肾俞、肝俞、上巨虚、下巨虚、三阴交、外关、曲池。

配穴：颈肌无力者，取大椎、风池、合谷；上肢无力者，取肩三针、合谷；下肢无力者，取环跳、风市、下巨虚、伏兔、髀关、阳陵泉；吞咽无力者，取合谷、下关、廉泉。每次留针15～30分钟，采用平补平泻手法，可配合足三里、中脘、关元、气海等穴位的电针治疗，每周1～2次，7次为1个疗程。

（2）耳针：取耳穴脾、胃、肺、肾、内分泌、皮质下等，配局部病变对应穴。每日1次，6次为1个疗程。

（3）皮肤针：取穴胸腰段夹脊穴。皮肤针叩刺，每日1次，10日为1个疗程。

3. 成药制剂

（1）十全大补丸：温养气血，补益肝肾。用于肝肾不足型。口服，每次6g，每日2次。

（2）金匮肾气丸：温肾益精。用于肾气亏虚型。口服，每次6g，每日3次。

（3）参苓白术散：健脾益气，化湿通络。用于脾虚湿盛证。口服，每次6～9g，每日2～3次。

（4）清开灵口服液：用于热毒炽盛型。口服，每次20～30ml，每日2次。

(5)新癀片：用于热毒炽盛型。口服,每次 2～4 片,每日 3 次。

(6)雷公藤片：用于各型。口服,每次 1～2 片,每日 2～3 次。

(7)血塞通片：用于瘀血痹阻型。口服,每次 1～2 片(50～100mg),每日 3 次。

4. 外用熏洗方

(1)透骨草 30g,桂枝 20g,红花 10g,防风 10g。煎水外洗,每日 1 次。

(2)豨莶草 20g,虎杖 30g,海风藤 30g,络石藤 30g。煎水外洗,每日 1 次。适用于湿热浸淫者。

(二)西医治疗

1. 急症处理

累及呼吸肌,出现呼吸困难时,立即给予人工呼吸或气管插管辅助呼吸。累及咽部肌肉,出现吞咽困难时,给予鼻饲或静脉输注营养液。

2. 药物治疗

①首选药物为糖皮质激素,疾病初期应及时选用,并需长期用药,用药越晚,疗效越差,而过早停药,病情易反复。首选药物为泼尼松,激素冲击疗法时,可选用甲泼尼龙。②激素治疗无效时,可改用免疫抑制药,如甲氨蝶呤、硫唑嘌呤、环孢素、环磷酰胺等。③对于难治性多发性肌炎或皮肌炎,可进行静脉注射免疫球蛋白疗法和血浆置换法,但也有报道认为血浆置换疗法并无治疗作用。④此外,近年来新型生物制剂(如抗肿瘤坏死因子 α 单抗等)也有临床应用的报道,但其疗效并未不明确。

七、预防、预后及调护

(一)预防

本病发生与自身体质相关,又因情志、饮食、劳倦内伤,感受寒湿热毒等,使得邪气犯脏而发病。因此,平素需通过适当的锻炼,合理饮食与劳作,调畅情志生发正气,避居极寒、极热、多湿气之地。

(二)预后

本病预后较一般。合并呼吸肌及咽部肌肉受累、恶性肿瘤、肺部感染等其他疾病及年老、反复发作者预后极差,死亡率高。

(三)调护

鼓励患者坚持适当运动,病情较重,无法行走者,也应该经常拍打患肢和注意保暖,经常翻身拍背,促进痰液排出和防压疮。吞咽困难者,饮食可采用鼻饲等其他营养方式,以防食物反流入气管和肺,引发肺部感染。

八、中医防治进展

中医中药对于本病的治疗经验在不断地积累,但尚无根治疗法。对于本病的急性期治疗,往往需要中西医结合治疗,应用一定量的激素更有助于迅速地控制疾病。在疾病缓解期,可以主要依靠中医中药治疗,可以有效地延缓疾病进展,改善症状。近年来,也有不少的中医家在治疗本病方面取得了不错的疗效。

刘福友将本病的病因病机归纳为风、寒、湿、热、瘀、虚。发作期以湿、热为多,给予清热利湿,凉血之法,多用金银花、连翘、陈皮、苍术、水牛角、生地黄清热解毒,燥湿凉血;缓解期以气阴虚、肝肾虚为主,给予益气养阴,补益肝肾为主,以补中益气汤、参苓白术散为基础方加减用药。并依据起病症状不同辨病治疗。以四肢无力、肌萎缩起病者辨病为痿病,以关节疼痛起病者辨病为痹证;以皮疹、发热起病者为阴阳毒。并将该病分为风热犯肺、脾虚湿热、邪热内盛、肝肾阴虚、瘀血阻络、气阴两虚六大证型,给予银翘散合清燥救肺汤、升阳益胃汤、清瘟败毒饮、六味地黄汤、身痛逐瘀汤、补中益气汤等治疗。

李学增认为,本病主要病机为瘀毒互结,痹损脉络,病性以虚为本,常常虚实夹杂,其中先天不足是致病的关键所在。在治疗中独创三步免疫解毒法:第一步——急性进展期,重于清血解毒,活血通络,给予清血解毒汤(生石膏60g,知母30g,生甘草15g,玄参15g,金银花30g,大青叶15g,生地黄30g,牡丹皮15g,赤芍15g,白花蛇舌草60g,玳瑁10g),并五痹解毒胶囊(自制);第二步——稳定进展期,重于活血解毒,培元固本,给予活血解毒汤(黄芪30g,桂枝10g,丹参30g,鬼箭羽30g,白花蛇舌草30g,七叶一枝花30g,鸡血藤30g,山茱萸15g,杜仲15g,秦艽15g);第三步——慢性迁延期,重于益气养阴补血,活血解毒,给予和血解毒汤(生黄芪20g,太子参15g,赤芍15g,白芍15g,何首乌藤15g,鸡血藤15g,天仙藤15g,钩藤15g,当归20g,丹参20g,沙参15g,白花蛇舌草30g),加服五痹扶正胶囊(自制)。

何丹薇将40例患者分为观察组(中药组)20例和对照组(西药组)20例进行临床疗效观察,观察组例给予活血化瘀,透热养阴法辨证治疗,对照组给予泼尼松片治疗,结果显示观察组痊愈13例,好转6例,未愈1例,总有效率95%,高于对照组。

九、典型病例

病例1

患者,女,35岁,2014年3月18日初诊。2年前诊断为皮肌炎。主诉:双眼睑红肿1年。病史:双眼睑红肿,无发热,无皮疹,周身关节疼痛,眠差,苔白,脉沉缓。西医诊断:皮肌炎。中医诊断:肌痹,血分蕴热证。治则:清热凉血,健脾益气。处方:白花蛇舌草20g,赤芍15g,半枝莲20g,连翘20g,牡丹皮20g,吴茱萸5g,红花10g,生地榆20g,女贞子12g,炒酸枣仁30g,北沙参15g,甘草6g。4剂,水煎,每日1剂,早晚分服。西药继续服醋酸泼尼松每日10mg维持。2诊:眼睑红肿减轻明显,关节肌肉疼痛较前减轻,苔白,脉沉缓。继服上方24剂,治疗2个月后红肿消退,皮肤恢复正常。

张鸣鹤教授认为,热毒是皮肌炎的病理基础,而脾胃虚弱是发病的内在病因,病位在气血,在治疗中重视清热凉血解毒之法,辅以健脾益气之品标本兼治。

病例 2

胡某,男,41 岁,1981 年 12 月 4 日首诊。曾确诊为"皮肌炎"。主诉:面部及手背部淡紫色红斑 8 年。病史:8 年前额面部皮肤出现水肿性淡紫色红斑,眼部及颧部较明显,继而遍及手臂掌背部,伴手指压痛,肌痛,四肢肌无力,活动障碍,易摔倒,时有发热。刻下症:面部及手背部遍及淡紫色红斑,伴有肌痛,双上肢肌无力,神疲气短,眠可,时有发热,纳差,二便可。舌质黯嫩有齿印,苔白,脉弦滑细,略数。西医诊断:多发性皮肌炎。中医诊断:痿证(气血亏虚、阴虚内热)。治则:益气养血,佐以养阴清热。处方:北黄芪 20g,五爪龙 30g,白术 15g,淮山药 15g,鸡血藤 30g,云苓 15g,丹参 15g,墨旱莲 12g,女贞子 12g,甘草 6g。2 诊:1982 年1 月 8 日,服上方药 34 剂,红斑逐步消退,手指无触痛,无肌痛,双手无力好转,未再发倒地现象,纳眠可。舌质黯嫩,苔白,脉弦略数。处方:按上方减白术12g,加丹参 20g。3 诊:4 月 2 日,服上方药至今,无红斑,有少许色素沉着,无肌痛、触痛,无肌无力,自觉良好。舌质淡红,有齿印,苔薄白,脉细,寸尺弱。处方:二诊方加地骨皮 12g,加服六味地黄丸,每次 12g,每晚 1 次。现服泼尼松量为每日 5mg,嘱继续中药调理并适时进一步减少激素用量。继服上方治疗至 1982 年10 月底停用激素,病情稳定。1983－1985 年间间断性服中药巩固疗效,病情稳定,未再发作,基本告愈。

参 考 文 献

[1] 周仲瑛.应用中医内科学[M].北京:中国中医药出版社,2007.

[2] 孔炳耀,李俊.中西医结合神经病治疗学[M].北京:人民卫生出版社,2005.

[3] 黄燕,雒晓东,张文娟,等.多发性肌炎诊疗指南[J].中国中医药现代远程教育,2011,9(11):152-153.

[4] 刘小斌,邓中光.常见肌肉疾病中西医诊疗与调养[M].广州:广东旅游出版社,2000.

[5] 高维滨.神经病中医新疗法[M].北京:军事医学科学出版社,2001.

[6] 翁柠,朱观祥,张岩,等.刘福友教授治疗多发性肌炎经验介绍[J].新中医,2007,39(12):6-8.

[7] 李桂,钮含春,李晓云,等.李学增治疗皮肌炎/多发性肌炎经验[J].河北中医,2009(4):485-486.

[8] 何丹薇.多发性肌炎的中医辨治临床研究[J].当代医学,2011(20):151-152.

[9] 杨峰,付新利.张鸣鹤教授辨治皮肌炎验案 2 例[J].风湿病与关节炎,2016,5(2):31-32.

[10] 邱仕君.邓铁涛医案与研究[M].北京:人民卫生出版社,2009.

第五节　肌强直

一、概述

肌强直指受累随意肌兴奋性增加,主动收缩后松弛困难,遇冷时加重,连续的肌肉收缩或重复电刺激后症状可减轻或消失的一组肌肉疾病。临床主要表现为肌强直、肌无力、肌萎缩,大多数患者肌电图中可见到大量的肌强直(或肌强直样)放电。肌强直是一组肌肉疾病,其中包含了强直性肌营养不良症、先天性肌强直、先天性副肌强直症、症状性肌强直等。但在本节中主要讲解前三种肌病,都具有遗传倾向,其发病原因及发病机制不明。一般认为,多为相应离子通道等的基因突变相关,也认为可能与自身免疫因素相关。强直性肌营养不良症的发病高于先天性肌强直,先天性副肌强直的发病率较低。

根据临床特征,在中医学中可归属“痉病”“痿证”等范畴。

二、病因病机

1. 外感邪气,营卫失和

外感风寒,卫阳不固,寒凝经脉,肌肉筋脉受寒而收引,或外风引动内风,出现肌强直;外感风热,肺热叶焦,或外感风湿,湿性重浊,阻滞筋脉,气血运行障碍,筋脉肌肉失于津液濡养而见肌肉无力、肌萎缩。

2. 体弱劳倦,血虚生风

先天体弱,或后天失养,或久病耗伤气血,血虚生风,可见肢体强直;肌肉失于濡养而见无力或肌萎缩。

3. 脾虚湿盛,痹阻筋脉

脾虚不化,或湿邪内生,或外感湿邪,湿性重浊,或湿从热化,生痰生瘀,内伤筋脉失养而发为痉病。

4. 肝肾不足,阴不制阳

素体肝肾不足,或湿热、热毒余热难清,久病耗伤阴液,或情志不舒,郁而伤肝,致使肝肾不足,阴不制阳,阴虚而风动,发为强直。

三、临床表现

1. 强直性肌营养不良症

根据致病基因的不同分为 1 型和 2 型。但两者的临床表现非常类似,而在临床中 2 型十分少见。因此,对于强直性肌营养不良症的临床表现以 1 型为主进行介绍,2 型的临床表现基本同 1 型。

本病多发病于成年,男性多于女性。发病年龄越早预后越差。多有家族史。主要临床表现为肌强直、肌无力和肌萎缩。

(1)肌强直多为最早被察觉的症状,多累及上肢肌、面肌。如累及上肢肌可见用力握拳后,不能正常立即松开,长时间写字后,可感觉手指活动僵硬;累及咀嚼肌可发觉张口障碍;累及面肌,可见用力闭眼后,不能立即睁眼。强直现象遇冷时更易发作。查体时以叩诊锤叩诊躯干肌或四肢肌时可见局部肌球形成,数秒后恢复正常的现象,是该病具有诊断意义的体征。

(2)肌无力可累及全身骨骼肌,多首发于颈部收缩肌,受累肌肉可出现相应的功能障碍,如抬头无力,构音障碍,吞咽困难,行走困难,下蹲起立困难,易摔倒等。由于肌无力本病可见到一些非常典型的体征:①斧状头:面部瘦长,下颏下吊,额头前秃,额纹平坦,双眼睑下垂,脸颊略内凹,嘴唇增厚而微微张开。②鹅颈:颈部肌肉无力且伴有萎缩时,可呈现出细颈、伸颈无力、过度前趋的状态而似鹅颈。肌无力呈渐进性加重。

(3)肌萎缩可与肌无力、肌强直同时出现,多累及面肌、胸肌、咬肌,肌萎缩较严重时,累及全身肌肉,腱反射减低或消失,肌强直甚至也会消失。

强直性肌营养不良症可累及其他系统而合并其他病变。如累及眼部、心肌、内分泌系统、神经系统、消化系统、自身免疫系统可见视网膜病变、白内障、糖尿病、前额脱发、睾丸萎缩、月经紊乱、不孕症、心律失常、智力发育低下等。

2. 先天性肌强直

出生即可发病,多数在婴儿和儿童期发病,渐进性加重,多在青春期症状明显,并逐渐趋于稳定。家族史可见阳性。

临床以肌强直和肌肉假性肥大为主要表现,肌强直与肌营养不良的肌强直症状相同,活动后减轻,遇冷时加重,不伴有肌痛、肌萎缩;偶有肌无力,一般都较轻微;多数患者伴见假性肌肉肥大,可累及全身骨骼肌,肢体僵硬、活动笨拙。少数患者可伴见精神异常的表现,如伴发抑郁、焦虑症、强迫症、双相情感障碍等。

3. 先天性副肌强直

多在幼年发病,成年后病情稳定或好转。

临床症状肌强直和肌无力为主要表现。其独有的特征是该病对寒冷非常敏感,强直症状遇冷即可诱发,遇热可立即缓解。肌强直诱发试验阳性。肌无力多为阵发性的,可持续数小时。部分患者也可伴有假性肥大。

四、辅助检查

(一)一般检查

一般检查的异常主要出现在强直性肌营养不良症中。①血常规:红细胞减少;②血生化:胆固醇和脂蛋白的升高;③血清肌酶:肌酸磷酸肌酶、血清乳酸脱氢酶可升高;④血清免疫球蛋白:IgM、IgG 降低;⑤心电图:部分患者可见有心律失常。

(二)特殊检查

1. 肌电图

多数患者显示为肌强直或强直样电位。部分患者可听到典型的"俯冲轰炸机样"的声音。

2. 肌肉活检

可见到肌肉纤维的病理性改变,也可无病理性改变。

3. 基因检测

可见强直性肌营养不良症的基因改变,基因检测也可以用于产前筛查。

五、诊断及鉴别诊断

(一)诊断

三种类型的强直性肌病皆可遗传,可见家族史阳性,寒冷、疲劳、情绪异常等诱因容易导致肌强直的发作,温暖和活动可缓解肌强直症状。肌电图和基因检测可明确诊断。

1. 强直性肌营养不良

主要临床表现为肌无力、肌萎缩和肌强直。查体可见"斧状头""鹅颈",叩诊出现局部击球体征,常合并其他系统损害如前额脱发、白内障、睾丸萎缩、不孕症、糖尿病、甲状腺疾病等可辅助诊断;肌电图可见强直样电位或强直电位,典型的肌电图可出现"俯冲轰炸机样"的声响;肌活检可见肌肉纤维的发育不良、萎缩、坏死、再生等病理性改变,可见到环状肌纤维、肌浆块及大量的核内移;基因检测可见强直性肌营养不良症的基因改变(第19对染色体基因片段的异常重复扩增),是诊断该病的金标准。

2. 先天性肌强直

主要临床表现为肌强直和假性肥大。肌电图可记录到强直性电位;肌活检可见肌肉纤维的肥大性病理改变;基因检测可见氯离子通道的基因改变。

3. 先天性副肌强直

主要临床表现为肌强直和肌无力。该病对寒冷尤为敏感,冷水或冰块诱发实验阳性;肌电图在肌强直发作时可显示为自发性的纤颤样放电,肌无力时,随意肌瘫痪而无电活动;肌肉活检一般不伴有肌肉纤维的病理性改变,偶可见肌纤维的坏死、核内移。

(二)鉴别诊断

1. 进行性肌营养不良症

以渐进性加重的对称性肌无力和肌萎缩为主要特征,一般不伴有强直症状,可资鉴别;二者都可见到假性肥大,但进行性肌营养不良的肥大肌肉伴无力,本病的假性肥大虽有动作笨拙特征,但肌力一般不受影响。肌电图和基因检测可辅助鉴别。

2. 症状性肌强直

为其他原发病的一种继发的症状,肌强直持续存在,无用力收缩后不能立即放松的表现。感染、肿瘤、自身免疫性疾病(如多发性肌炎等)可继发症状性肌强直。

六、治疗

(一)中医治疗

1. 辨证用药

本病为本虚标实之症,肝、脾、肾脏腑不足为本,风寒湿热瘀为标,以补虚泻实、标本兼治为原则,给予祛风散寒,解肌活络;养血息风,柔肝解痉;补益肝肾,育阴潜阳;健脾祛湿,益气通络。

(1)风寒外袭证

临床表现:一处或多处肌肉出现僵直,用力收缩后不能立即放松,活动后或反复刺激肌肉可缓解,遇冷加重,伴有恶寒、发热、无汗或有汗,舌质淡红,苔薄白,脉浮紧或缓。

治疗法则:疏风散寒,解肌通络。

方药应用:桂枝汤加减(桂枝、白芍、生姜、大枣、甘草、葛根、羌活、独活、桑枝、地龙)。无汗者,加麻黄;肢体不温者,加细辛、秦艽。

(2)血虚风动证

临床表现:病程较长,出现肌无力、肌肉萎缩、肌肉强直,可见"斧状头""鹅颈",伴见视物不清,心悸胸闷,神疲乏力,多汗,脱发,纳差,舌质淡,苔白,脉沉细。

治疗法则:益气养血,柔肝解痉。

方药应用:八珍汤加减[党参、白术、白芍、熟地黄、防风、当归、柴胡、茯苓、甘草、钩藤(后下)、生石决明(先煎)、地龙、僵蚕、天麻]。视物不清者,加石斛、女贞子、白菊花、山茱萸;肌无力,肌萎缩明显者,加黄芪、肉苁蓉、牛大力;肌强直明显者,加全蝎、土鳖虫、白蒺藜;纳差者,加半夏、陈皮。

(3)肝肾不足证

临床表现:四肢肌肉无力,病久肌肉萎缩,肌强直较轻微,遇冷易发作,平素体弱,发育迟滞,或可伴发智力低下,头晕耳鸣脱发,腰膝酸软,舌淡苔薄白或少苔,脉细无力。

治疗法则:补益肝肾,育阴潜阳。

方药应用:六味地黄丸加减[熟地黄、山药、山茱萸、当归、川芎、白芍、牡丹皮、茯苓、地龙、牛膝、天麻、桑枝、龟甲(先煎)、肉苁蓉]。肝肾阴虚较重者,可合用左归丸;偏于阳虚者,可用右归丸。

（4）脾虚湿盛证

临床表现：肌肉强直，活动无力，可伴见肌肉肥大，动作僵硬，不灵活，神疲乏力，头沉重，胸闷恶心，不思饮食，大便干或溏，舌淡胖，有齿痕，苔白腻或黄腻，脉沉滑或缓。

治疗法则：健脾利湿，益气通络。

方药应用：参苓白术散加减（党参、黄芪、白术、白扁豆、山药、莲子、砂仁、薏苡仁、桔梗、甘草、陈皮、天麻、地龙、鸡血藤）。乏力较重者，加大黄芪用量；胸闷者，加薤白、佛手；纳差者，加半夏、苍术、焦三仙；舌苔黄腻者，加黄连、竹茹。

2. 针灸疗法

（1）体针

主穴：阳陵泉、三阴交、关元、气海、血海、曲池、风市。

配穴：肌强直为主症时，加魂门、大椎、风府及局部取穴；肝肾不足者，配肾俞、太溪、太冲；脾虚湿盛者，配足三里、阴陵泉、丰隆。

（2）耳针：取耳穴皮质下、内分泌、肝、肾、脾、肺及局部受累肌肉。

3. 成药制剂

（1）大活络丹：用于风寒外袭型。口服，每次 1 丸，每日 2 次，1 个月为 1 疗程。

（2）八珍颗粒：用于血虚风动型。开水冲服，每次 1 袋，每日 2 次。

（3）六味地黄丸：用于肝肾不足型。口服，每次 8 丸，每日 3 次。

（4）紫河车胶囊：用于气虚亏虚兼肝肾不足型。每次 15 粒，每日 2 次。

（5）金匮肾气丸：用于肝肾不足型。口服，每次 6g，每日 3 次。

（6）参苓白术散：用于脾虚湿盛证。口服，每次 6～9g，每日 2～3 次。

（7）白僵蚕：用于各型。研粉末，口服，每次 0.5g，每日 2 次。

（二）西医疗法

西医并无特效药，主要以对症处理为主。给予一些稳定细胞膜剂类、维生素类、三磷腺苷等神经营养药及钙通道阻滞药等。肌强直可口服苯妥英钠、普鲁卡因胺、卡马西平、奎宁、乙酰唑胺改善症状，其中强直性肌营养不良症合并心肌传导阻滞时禁用普鲁卡因胺、奎宁；肌萎缩时可用苯丙酸诺龙。

七、预防、预后及调护

（一）预防

本病可因寒冷、疲劳、情绪异常而发病，活动或锻炼可缓解症状。因此，平素需注意保暖、避免过度疲劳和情绪的过度激动，参加适当的锻炼，预防肌强直和肌无力的发作。

（二）预后

强直性肌营养不良的预后不同。一般来讲，发作年龄越早预后越不好，合并心肺疾病时,病情重,预后差;发病晚,病情轻者,预后较好。先天性肌强直成年期病情基本趋于稳定,预后一般良好;先天性副肌强直预后较良好,一般不影响寿命。

(三)调护

平素调护时要注意防寒保暖,适当的体育锻炼,剧烈运动后注意先做放松活动后再休息,卧床者也应该经常拍打患肢和注意保暖;合并吞咽困难者,饮食可采用鼻饲等其他营养方式,以防食物反流入气管和肺,引发肺部感染;先天性副肌强直对寒冷较敏感,因此在护理患者时要更加注意避免受寒。

八、中医防治进展

本病在中医研究中未有很大发展,也未形成具体而有效的症治分型,多为个案报道。

夏永潮以佛手散加味(当归 60～90g,川芎 15～30g,黄芪 9g,何首乌 9g,白芍 25～40g,甘草 9g,仙茅 9g,淫羊藿 9g)。治疗先天性肌强直 1 例,辨证为气虚血瘀、肝肾失养证,给予益气化瘀、滋补肝肾之法,遂以佛手散为主方加减。服 20 剂,症状明显好转;服 40 剂,活动如常人,随访半年未见复发。杨洪川等以养血柔筋为指导思想,以芍药甘草汤加减(芍药 40g,甘草 25g,白僵蚕 12g,薏苡仁 30g,蝉蜕 12g,木瓜 25g,牛膝 25g)治疗先天性肌强直 10 例和强直性肌营养不良症 10 例,结果显示:先天性肌强直组治愈 1 例,显效 4 例,有效 5 例;强直性肌营养不良症组治愈 2 例,显效 4 例,有效 4 例。陈金亮等以补肝柔筋汤(黄芪 60g,木瓜 30g,赤灵芝 12g,川芎 9g,白芍 15g,何首乌 30g,白术 15g,甘草 9g,当归 12g)治疗强直性肌营养不良症,将 90 例患者分为对照组 30 例和观察组 60 例,对照组给予苯妥英钠,观察组给予补肝柔筋汤,治疗组总有效率为 83.3%,优于对照组(46.67%)。因此认为,补肝柔筋汤具有较好的改善症状的疗效。

麦时任等采取中西医结合疗法(中药给予北黄芪 20g,党参 20g,茯苓 10g,白术 10g,当归 15g,川芎 10g,枸杞子 20g,沙苑子 20g,熟地黄 10g,鹿胶 10g,制附子 10g,锁阳 20g,肉苁蓉 15g,巴戟天 15g,益母草 10g,阿胶 20g,槟榔 10g,银杏叶 20g,白芷 10g,桂枝 10g,伸筋草 10g,水煎服;炒马钱子粉 0.5g,紫河车 6g,用水冲服;配合夹脊穴活血化瘀药物离子导入、电针治疗隔日 1 次)治疗强直性肌营养不良症 1 例 1 个月,症状持续好转。杨晓明等采用中医综合(黄芪 20g,白术 12g,泽泻 10g,茯苓 15g,猪苓 15g,淫羊藿 10g,巴戟天 10g,女贞子 10g,牛膝 12g,赤芍 10g,伸筋草 15g,姜黄 6g,丹参 10g,知母 12g,水煎服,配合背部膀胱经及督脉、四肢肌肉及眼周的穴位推拿治疗)治疗强直性肌营养不良症 1 例 1 个月,症状明显好转,随访 3 月未有反复。

九、典型病例

病例 1

薛某,男,20岁,2007年10月20日首诊。主诉:双手伸展障碍、无力3月余。病史:双手伸展障碍、无力,无肌痛、肌肉萎缩,四肢腱反射稍降低,无感觉障碍。西医诊断:强直性肌营养不良症。中医诊断:痉证,肝脾气血不足证。治则:舒筋活络,活血化瘀。处方:芍药甘草汤加减。白芍25g,桑枝15g,当归15g,白参25g,川芎10g,茯苓25g,五味子15g,生地黄15g,女贞子25g,牛角20g,天麻15g,何首乌25g,山药15g,山茱萸25g,山蒺藜15g,生龙骨25g,龟甲15g,生牡蛎25g,生甘草10g,地龙20g。9剂,水煎服。2诊:上方加黄芪40g,桂枝10g,牛角15g,天麻25g。3诊:上方的剂量稍有调整:黄芪40g,生地黄15g,当归20g,川芎15g,白芍30g,茯苓40g,柴胡15g,木瓜15g,桂枝10g,钩藤15g,牛角15g,菊花25g,白参25g,天麻20g,生龙骨25g,生牡蛎25g,酸枣仁30g,菖蒲15g,僵蚕30g,全蝎15g,生甘草25g。4诊:患者双手握拳后可立即放松,手指可完全松开,无力基本消失。符合临床痊愈指标。

孙申田教授认为,本病为肝血不足,脾气亏虚致使血不养筋而见痉症,气不养身见无力,因此以舒筋活络、活血化瘀为治疗原则。

病例 2

徐某,男,22岁,1974年8月24日首诊。主诉:双下肢运动障碍7年。病史:7年前出现双下肢活动障碍,坐后站立不能立即行走,后逐渐出现双眼睑上翻不能立即恢复,双手紧握后不能立即放松。曾服西药无效。现症见:肌肉强直,结成硬块,急躁易怒,自汗,苔黄,脉弦。西医诊断:先天性肌强直。中医诊断:痉证。治则:养血舒筋,疏风透络。处方:桂枝汤加减。桂枝6g,白芍15g,甘草18g,瓜蒌12g,木瓜6g,生地黄30g,大枣3枚,生姜2片。5剂,水煎服。2诊:服药后,症状较前好转,苔白,脉稍弦。给予上方加葛根15g,继服5剂。服药后肌肉强直拘挛状态消失,观察1周未再发,出院。

诸暴强直,皆属于风,诸风掉眩,皆属于肝,从肝论治,结合血行风自灭的理论指导以养血疏筋,疏风透络为法,给予桂枝汤加生地黄、木瓜祛风除湿,暖肌肉,通利血脉。

参 考 文 献

[1] 孔炳耀,李俊.中西医结合神经病治疗学[M].北京:人民卫生出版社,2005.

[2] 王永炎,张伯礼.中医脑病学[M].北京:人民卫生出版社,2007.

[3] 陈宏宇.肌强直性肌病的临床治疗[J].中外健康文摘,2012(10):211-212.

[4] 夏永潮.先天性肌强直验案[J].中医函授通讯,1992(1).

［5］ 汤洪川,曹起龙,杨左廉,等.芍药甘草汤加味治疗先天性和萎缩性肌强直症 20 例临床观察［J］.中西医结合杂志,1984(8):494.

［6］ 陈金亮,王殿华.补肝柔筋汤治疗强直性肌营养不良症 60 例临床观察［J］.四川中医,2010(9):73-74.

［7］ 麦时任,阮佩英,阎富华.中西医结合治疗强直性肌营养不良症 1 例［J］.陕西中医药大学学报,2009,32(3):40-40.

［8］ 杨晓明,施展,白卫国,等.中医综合治疗强直性肌营养不良 1 例［J］.中国中医基础医学杂志,2016(8):1130.

［9］ 王铁刚,刘宏洋,孙申田.强直性肌营养不良 1 例治愈报告［J］.国际中医中药杂志,2008(2):158.

［10］ 徐金汤,黄文清.桂枝汤加味治疗先天性肌强直［J］.辽宁中医杂志,1992(4):34.

第6章

运动神经元病

一、概述

运动神经元病(motor neuron disease,MND)是一组选择性侵犯脊髓前角细胞、脑干运动神经元和皮质锥体细胞、锥体束的慢性进行性变性疾病。表现为肌无力、肌萎缩、锥体束征、构音障碍、呼吸困难等上下运动神经元受损的不同症状的组合,而感觉和括约肌功能一般不受影响。根据病损部位不同,通常分为:肌萎缩侧索硬化(ALS),进行性肌萎缩(PMA),进行性延髓麻痹(PBP)和原发性侧索硬化(PLS)。PMA 和 PBP 通常都会最终进展为 ALS,可认为是一种疾病的不同亚型。PLS 为特殊类型,较罕见,需尸检确诊。上、下运动神经元均受损,称为肌萎缩侧索硬化。ALS 是 MND 最常见的形式,有时 MND 和 ALS 被认为是同一疾病。

多数患者在发病 3～5 年死于呼吸麻痹,但少数患者生存时间可到 10 年,甚至更长。平均发病年龄 56 岁,具有阳性家族史患者平均发病年龄 46 岁。大多数国家 ALS 的发病率是(1～3)/10 万,患病率是(3～5)/10 万。

MND 病因尚不清楚,可能与感染性疾病、接触有毒重金属和化学品、吸烟、暴露于杀虫剂等有关。发病机制有兴奋性氨基酸毒性学说、免疫学说、氧化自由基学说等,目前尚无统一定论。MND 显著的病理特征是运动神经元选择性丢失,髓鞘变性,轴突不同程度的损害。

根据其临床表现,本病属于中医学"痿证""痿躄""瘖痱证"等范畴。

二、病因病机

(一)病因

饮食不节,或久居湿地,或思虑过度,损伤脾胃,运化失常,精微不能输送,故肌肉失于荣养。起居失宜,喜怒失常,劳役失节,或房事过度,肾精亏损,骨髓枯竭而下肢痿废不能用,发为痿躄。

涉水冒雨,或久居湿地,感受湿邪,浸淫经脉,营卫运行受阻,日久,郁遏生热,蕴湿积热,导致湿热相蒸,留于筋脉,气血运行不畅,筋脉失于滋养而成痿。

跌仆损伤，或产后恶露未尽，瘀血阻络日久，新血不生，经气运行不利，脉道不通，筋肉不养，发为病。

素体先天不足，或久病体弱，伤及五脏阴阳气血，正气难复，筋脉不养致病。

(二)病机

多数医家遵循"五脏使人痿"的论述，应用脏腑病机来讨论本病。

1. 脾气虚弱

素体脾胃虚弱，加之饮食不节，久居湿地，思虑过度等病因，致使脾气虚弱，运化功能失常，不能化生充足的精、气、血、津液以濡养四肢百骸，致筋肉失养，发为痿证。

2. 湿热浸淫

涉水冒雨，久居湿地，或兼脾气不足，水湿不运，内外湿相合，浸淫经脉，日久，蕴湿积热，湿热相蒸，留于筋脉，气血运行不畅，可见肢体困重，痿软无力，肌肉颤动、僵硬。

3. 肝阴亏损

肝主筋，藏血，肝肾精血同源，肾精不足，水不涵木，累及肝阴，阴血不足，不濡筋肉，同时，阴不敛阳，可见肌肉震颤，肌张力增高，行走困难，痉挛步态等阳亢风动的症状。

4. 肺胃气逆

脾胃虚弱，清阳不升，浊阴不降，气机逆乱，肺失肃降，胃失和降，痰浊内生，出现咽门不利，饮食呛咳，吞咽困难，胸膈痞闷，嗳气呃逆的延髓麻痹吞咽困难症状。

5. 肺气失调

脾胃不运，清阳不升，不能散精于肺，伤及宗气，鼓动无力，宗气虚而下陷，肺不能主司呼吸，可出现气短，胸闷憋气，呼吸困难，咳痰不出，构音不清，甚则不能言语，乃至呼吸衰竭的延髓麻痹呼吸衰竭症状。

6. 脾肾虚损

足少阴脉贯行舌根，足太阴上行咽喉，连舌本，散舌下，久病导致先后天俱不足，脾肾精气衰败，可见肌力大减甚至全无，痿软瘫痪，咽喉失利，饮水呛咳，吞咽困难，舌痿不能伸缩，构音不清，咳痰不出，呼吸困难。

7. 瘀阻脉络

病久入络，多瘀，瘀血阻络日久，新血不生，经气运行不利，脉道不通，筋肉不养，则四肢痿弱，肢麻疼痛，紧束不适。

上述各种致病因素，耗伤五脏气血津液，五脏受损，功能失调，生化乏源，进而加重气血津液的不足，筋脉肌肉因之失养，宗筋弛纵，肌肉松弛，消瘦枯萎，发为痿证。本病病变部位在筋脉肌肉，根于五脏虚损，且脏与脏之间相互传变。本病以虚证为本，实证为标。本病缠绵难愈，脾、肾、肺、肝虚损日久，可挟湿、热、瘀、痰、食积,多见虚实夹杂证。

三、临床表现

MND 的临床表现取决于受累的神经元在下运动神经元,还是在上运动神经元,还是均有受累。多数患者以单侧上肢的下运动神经元损害症状起病,表现为手指运动不灵和力弱,伴同侧伸腕困难,部分患者以整个或上肢近端无力起病,随后大、小鱼际和蚓状肌等手部肌肉萎缩,渐向前臂、上臂及肩胛带肌发展,伸肌无力较屈肌显著。逐渐出现下肢痉挛性瘫痪、剪刀步态、肌张力增高、腱反射亢进、病理征阳性等。部分病例从下肢起病,渐延及双上肢。上肢起病者约为下肢起病者的 2 倍,远端肌无力较近端更常见。肌束颤动是最常见症状之一,可在多个肢体及舌部发生。延髓麻痹通常较晚出现,但也可于手部肌肉萎缩不久后出现,少数情况为首发症状,表现为构音障碍、讲话含糊不清、吞咽和咀嚼困难、舌肌萎缩伴纤颤。患者可有主观感觉异常(如麻木、疼痛等),但多数患者即使疾病晚期也无客观感觉障碍。病程持续进展,最终因呼吸肌麻痹或并发呼吸道感染死亡。不累及括约肌,感觉、胃肠、泌尿系统及认知功能均保留。即使脑干损伤严重,眼球运动仍可保留。

四、辅助检查

1. 肌电图检查

该病没有诊断金标准,相对重要的诊断手段就是肌电图。该病肌电图呈典型失神经支配改变,如纤颤电位、束颤电位、运动单位数目减少。病情发展过程中,失神经和神经再支配现象同时存在,出现肌肉失神经再支配,小力收缩时运动单位电位时限增宽、波幅增大、多相电位增加,大力收缩呈现单纯相电位。为了诊断运动神经元病,肌电图至少应该有两个节段存在异常。脑干节段可以测定一块肌肉,如舌肌、面肌、咀嚼肌。胸段可在胸$_6$水平以下的脊旁肌或腹部肌群进行测定。对于颈段和腰骶段,应至少测定不同神经根和不同周围神经支配的肌肉。胸锁乳突肌、胸段椎旁肌和腹直肌肌电图异常对诊断有重要意义。

早期运动神经传导速度基本正常,随着病情进展,可以出现复合肌肉动作电位幅度下降,只有部分患者运动传导速度减慢,但不低于正常值下限的 70%。感觉神经传导检测一般正常。

2. 排除其他疾病的相关检查

生化检查、血清肌酸磷酸激酶活性、脑电图、CT、体感诱发电位及脑干听觉诱发电位、脑脊液检查多无异常,MRI 显示部分病例受累,脊髓和脑干萎缩变小。实验室、电生理、影像检查多作为鉴别诊断的依据。

3. 肌肉活检

MND 的诊断不需要进行神经或肌肉活检,只有临床、电生理或实验室检查发现不典型神经源性改变,怀疑为其他疾病时,肌肉活检才有价值。MND 的早期肌肉活检为神经源性肌萎缩,肌肉活检有助于支持或排除 MND 的诊断。

五、诊断与鉴别诊断

(一)诊断要点

从患者出现症状到临床确诊,平均需要 10～18 个月。诊断标准:起病隐匿;缓慢进展的上或下,或上下运动神经元合并损伤症状和体征;肌电图显示神经元性损害;实验室、电生理、影像、肌活检检查排除其他可能疾病。

(二)鉴别诊断

1. 颈椎病

运动神经元病发病早期易误诊为颈椎病,两者均在中年人多见,颈椎骨质增生压迫颈神经根及脊髓时可引起上肢肌萎缩及锥体束征,二者鉴别要点如下。

(1)颈椎病一般有疼痛、麻木、酸胀等感觉障碍,无肌肉震颤,可有大小便异常,而 MND 无感觉障碍,伴肌肉震颤,大小便一般没有问题。

(2)胸锁乳突肌肌电图对两者具有重要的鉴别诊断价值,胸锁乳突肌肌电图在 MND 中阳性率＞94％,而在颈椎病脊髓型患者中阳性率几乎为零。

2. 青年上肢远端肌萎缩

青年上肢远端肌萎缩曾一度认为是一种 MND,目前已明确其为一种颈曲性脊髓病,是由于屈颈时颈髓前部硬膜囊和韧带压迫脊髓致脊髓前角细胞缺血而出现下运动神经元症状。好发于青年男性,为起病隐匿的手肌和前臂肌(尺侧明显)无力、萎缩,可由一侧至双侧,但多不对称,疾病过程良性,通常在数年后静止。鉴别要点:相对 MND,青年上肢远端肌萎缩起病年轻,肌无力和肌肉萎缩局限在手肌和前臂肌,肌电图显示颈$_7$至胸$_1$为主的局限性神经源性损害,颈椎 MRI 可见屈颈时下颈椎前移、前后径小、脊髓受压、局部脊髓变细并可伴信号异常等。

3. 脊髓延髓肌萎缩症

脊髓延髓肌萎缩症是编码雄激素受体的基因中 CAG 重复序列异常增加所致的 X 性连锁遗传病,该病见于男性,多在 30—40 岁起病,肩带肌和骨盆带肌首先受累,出现肌无力和肌萎缩,继而可出现延髓症状,常伴肌束震颤,腱反射减弱或消失。2/3 的男性患者出现乳房发育,尚可有不育、糖尿病等,血清肌酸激酶增高,甚至可至正常数值 10 倍。脊髓延髓肌萎缩症的延髓症状和肌无力、萎缩症状与 MND 相似,鉴别要点:脊髓延髓肌萎缩症是 X 性连锁遗传病,发展缓慢,通常无上运动神经元受累的表现,肌电图除神经源性损害外,尚可有感觉神经病,这在 MND 中不存在,基因检查可明确诊断。

4. 脑梗死

有因患者有高血压、糖尿病史,平时血糖控制不良,误诊一侧肢体乏力症为脑梗死偏瘫和糖尿病周围神经病变的临床报道,直至出现呼吸衰竭、昏迷才转上级医院诊断为 MND。说明平时对 MND 认识不足,当临床出现肌肉萎缩无力等运动系统损害症状并进行性加重,又不能完全用现有的影像学资料来解释时,应该想到MND 等较少见的神经系统疾病,防止漏诊误诊。

六、治疗

因病因不明,诊断困难,尚无明确的有效疗法,根据病情可采取中医、西医、心理等多种疗法。

(一)中医治疗

本病的各种证候在转化演变中,临证时应根据病情变化,可采取中药、针灸等综合方法,以延缓疾病进展,提高患者生活质量。在脏腑辨证基础上,因其病较久,久病入络,可适当运用通络药。

1. 辨证用药

(1)脾气虚弱证

临床表现:肢体无力,肌肉萎缩,颈项腰脊无力,舌体胖大,色淡暗,苔白腻,脉沉细。

治疗法则:健脾起痿,养荣生肌。

方药运用:人参养荣汤加减(黄芪、茯苓、白术、陈皮、人参、当归、白芍、甘草)。该病起病缓,病程长,气虚则运化无力,津液不得布散,聚湿成痰,痰瘀互结,阻滞气机,因虚致实,往往虚实夹杂,故在健脾养荣的基础上可应用炒薏苡仁、砂仁、草果、半夏等以健脾化痰祛湿之品。久病入络、多瘀,可佐以川芎、全蝎、鸡血藤、桑枝等以活血化瘀、搜筋通络。兼挟食积不运,当健脾助运,酌佐麦芽、山楂、神曲。

(2)湿热浸淫证

临床表现:肢体困重,痿软无力,肌肉颤动、僵硬,手足热而汗出,口臭,口苦,小便黄,大便黏腻,舌红苔黄腻,脉滑数。

治疗法则:清化湿热,祛邪通络。

方药运用:四妙散加减(苍术、黄柏、薏苡仁、川牛膝、蚕沙、木瓜、萆薢、防己)。湿邪偏盛,胸脘痞闷,肢重且肿者,可加厚朴、茯苓、枳壳、陈皮、清半夏、胆南星理气除湿。热邪偏盛,身热肢重,小便赤涩热痛者,加忍冬藤、连翘、赤小豆清热利湿。湿热伤阴,兼见两足燋热,心烦口干,舌质红苔中剥,脉细数者,去苍术,加龟甲、玄参、山药、生地黄;病史较久,兼有瘀血阻滞,肌肉顽痹不仁、疼痛,舌质紫暗,脉涩者,加丹参、鸡血藤、赤芍、当归、桃仁。

(3)肝阴亏损证

临床表现:四肢肌肉萎缩,肌肉跳动,肌张力增高,病理反射阳性,或见髌阵挛、踝阵挛,行走困难,痉挛步态,腰膝酸软,心烦不寐,舌咽干燥,眩晕,耳鸣,舌红少苔,脉弦细。

治疗法则:滋阴清热,息风通络。

方药运用:大定风珠汤加减(当归、麦冬、生地黄、白芍、木瓜、阿胶、鸡子黄、龟甲、鸡血藤、鳖甲、钩藤、生龙骨、生牡蛎、五味子)。

(4)肺胃气逆证

临床表现:饮食呛咳,吞咽不利,甚则咀嚼无力,吞咽困难,胸膈痞闷,嗳气呃逆,口干咽燥,咳吐痰涎,舌苔白腻,脉弦滑。

治疗法则:理肺和胃,化痰降浊。

方药运用:旋覆代赭汤加减(旋覆花、人参、代赭石、姜半夏、急性子、杏仁、威灵仙)。

(5)肺气失调证

临床表现:气短不足以吸,胸闷憋气,呼吸困难,咳痰不出,构音不清,甚则不能言语,脉沉迟微弱,寸脉尤甚。

治疗法则:升补宗气,祛痰通络。

方药运用:升陷汤加减(黄芪、知母、升麻、柴胡、桔梗、地龙、瓜蒌、川贝母、五味子)。

(6)脾肾虚损证

临床表现:面色无华或萎黄,肌肉萎缩,肢体无力,不能举臂抬肩,站立行走困难,吞咽、呼吸困难,腰膝酸软,畏寒怕冷,舌红苔少,脉沉细无力。

治疗法则:调和气血,并补阴阳。

方药运用:十全大补合地黄饮子加减(黄芪、黄精、灵芝、茯苓、熟地黄、鸡血藤、当归、白术、山茱萸、石斛、麦冬、五味子、杜仲、巴戟天、附子、肉桂、薄荷、甘草)。伴肌束颤动较重,肢体关节僵硬等肝风症状者,可加生龙牡、制龟甲;伴吞咽、呛咳、言语不利等风痰上扰,闭阻窍道者,加法半夏、僵蚕、石菖蒲、远志;伴舌苔黄腻,口苦等湿热表现者,加茵陈、薏苡仁、白豆蔻。

(7)瘀阻脉络证

临床表现:四肢痿弱,肢体麻木、疼痛、紧束不适,或伴有肌肤甲错,舌痿不能伸缩,舌质暗,有瘀点或瘀斑,脉细涩。

治疗法则:活血通络,化瘀止痛。

方药运用:身痛逐瘀汤加减(秦艽、羌活、桃仁、红花、当归、川芎、没药、灵脂、香附、牛膝、地龙、黄芪、甘草)。

2. 针灸疗法

单纯用针灸治疗本病的文献报道较少,多针药并用。针灸取穴,多以手足阳明经穴为主,遵从"治痿者,独取阳明"之意;多选夹脊穴,夹脊穴位于督脉之旁,与膀胱经第1侧线的脏腑背俞穴相通,可调理脏腑阴阳,行气血。

治法:疏通经络,濡养筋肉。以手足阳明经穴和夹脊穴为主。

主穴:上肢肌无力,取肩髃、肩井、曲池、合谷、阳溪、手三里、外关、颈、胸夹脊穴;下肢肌无力,取髀关、伏兔、梁丘、足三里、解溪、阳陵泉、三阴交,腰夹脊穴;配穴:依据脏腑偏损,配合背俞穴。湿热浸淫者,配阴陵泉、大椎。内热者,辨经选取荥穴;可配合腹针选取中脘、下脘、气海、关元、天枢、大横,疏通任脉、调和气血;出现延髓麻痹症状,可选取风府、人迎、百劳、廉泉、天柱、完骨、云门。针刺基础上肢体穴位可用电针,也可用温针灸,多灸足三里、中脘、命门、关元、气海、肾俞、大肠俞。

3. **针药并用的辅助手段**

针药并用为中医治疗 MND 的主要方法,也可兼用穴位注射、拔罐、推拿等方法。

(1)有用黄芪注射液 2ml 注射足三里穴的报道;有取曲池、合谷、肩髃、足三里、三阴交、血海、梁丘、太冲等穴,用甲钴胺 500 μg 配合天麻素注射液 2ml,每次选取 4 个穴位,每穴 0.5~1.0 ml 的报道。

(2)可在华佗夹脊以梅花针叩打,背俞拔罐,取增引脏腑之元气,兴奋脊神经之意。

(3)可用点任脉、缓摩脘腹手法;邓铁涛教授采用捏脊法治疗本病。

(二)西医治疗

因病因不明,尚无能够改变疾病转归的治疗方式,主要包括病因治疗、对症治疗、非药物的支持治疗。

1. **病因治疗**

利鲁唑是目前唯一经循证医学证据支持可能对疾病有益的药物,可延长患者生存期,但对患者的肌力和其他症状并无明显改善。成人 50mg,口服,每日 2 次。半数治疗病例可出现不良反应,如无力、腹痛、恶心、厌食、嗜睡及轻度转氨酶增高等。

2. **对症治疗**

对有抑郁及焦虑情绪的患者,常使用的抗抑郁药有舍曲林、氟西汀及帕罗西汀。失眠者可使用佐匹克隆。对流涎多的患者,帮助措施包括颈部支持,头部校正,口腔感染的治疗。已证实抗胆碱能制药(如阿托品或东莨菪碱)皮肤涂搽可减少流涎;阿米替林 25mg,每日 2~3 次口服,可改善睡眠,也可减少流涎。部分患者会因为肌肉痉挛、关节僵硬、腹强直及皮肤压迫出现疼痛,处理措施包括摆正姿势使患者处于放松的体位,可用肌肉松弛药(氯硝地西泮、巴氯芬等),非激素类抗炎药及抗惊厥药。

3. **支持治疗**

根据相应症状,采用心理疗法缓解心境障碍,日常生活护理较少并发症,应用辅助设备包括轮椅、颈托、足部夹板、正压无创呼吸机、鼻胃管、胃造口、语音合成器等以维持基本需求。

七、预防、预后及调护

日常生活中,避免居住湿地,积极防御外邪侵袭,饮食宜清淡而富有营养,忌油腻辛辣,注意精神调养,清心寡欲,避免劳累,生活规律。生活自理者,可散步、打太极拳、做五禽戏,适当加强肢体功能训练,延缓肌肉萎缩。病情较重长期卧床者,易并发肺炎、压疮,加之患者的延髓麻痹症状,给患者生命构成极大威胁,恰当的调护十分重要,应采取心理护理、健康教育、呼吸困难的护理、吞咽困难的护理、功能训练等综合护理措施。

八、中医防治进展

1. 中医辨证与中药新药研究

目前,中医治疗 MND 的研究以名家经验总结、个案报道和临床对照试验研究为主。现代中医名家治疗 MND 多以脏腑辨证,吴以岭院士提出了从奇经论治,结合五脏分证、三焦分治治疗 MND。中药方剂的临床对照研究有:益气强肌汤、藿苓生肌方、参芪养元通络方、复元生肌颗粒等,证明了中药治疗 MND 的疗效肯定,具有改善症状、提高患者生存质量的作用,但缺少长期的随访观察。

2. 从督脉论治的探讨

孟斌采用口服利鲁唑片和"通督温阳"针刺法联合治疗 ALS,取督脉穴腰俞、腰阳关、命门、脊中、中枢、筋缩、至阳、灵台、神道、身柱、陶道、大椎、百会、神庭,各穴针刺得气后留针 30 分钟。每日 1 次,2 个月为 1 个疗程,共治疗 3 个疗程。结果表明,"通督温阳"针刺法联合利鲁唑片治疗 ALS 在改善中医证候方面较单用利鲁唑片优势明显,并可在一定程度上延缓 ALS 的病情进展速度,提高生存质量。

张秀国采用温灸督脉法治疗 ALS,取两组穴位,第 1 组取督脉胸$_1$至腰$_5$,每棘突下为穴,用艾灸温通,行雀啄法,每穴灸 1～2 分钟,使病者有下行温热感为佳。第 2 组针刺取百会、风池、脾俞、胃俞、腰$_{1-5}$夹脊穴、合谷、曲池、足三里、丰隆。第1、2 组穴交替应用,每日取 1 组穴,总有效率为 70%。

九、典型病例

病例 1

林某,男,54 岁,2002 年 10 月初诊。主诉:双下肢乏力两年余。病史:患者两年前无明显诱因相继出现双下肢乏力,肌肉跳动,乏力进行性加重。10 个月前开始出现双上肢乏力,肌肉跳动,右上肢不能进行持碗、持筷、系纽扣等精细活动。相继在广州各大医院治疗,西医诊断:运动神经元病,均于病情稳定后出院。出院后坚持中药治疗。6个月前尚能右手持笔写字,但4个月前肢体乏力再次加重,右手不能持笔。诊查:二便调,睡眠差,舌淡红、苔白,脉细。神清,言语尚清晰,舌肌萎缩,伸舌不能,可见肌束颤动,咽反射迟钝,右侧胸锁乳突肌肌力下降,颅神经检查未见明显异常。双侧大鱼际肌及冈上肌萎缩,双上肢肌张力正常,双下肢肌张力高,左上肢肌力Ⅱ级,右上肢肌力Ⅰ级,双下肢肌力Ⅰ级,深浅感觉无异常。腱反射亢进,双侧罗索里莫征(+),双侧髌阵挛、踝阵挛(+),双下肢病理征未引出。肌电图示:右下神经及右正中神经运动传导波幅偏低,其余所查神经传导未见异常改变。所查肌肉见神经电位,轻收缩明显延长,波幅高,重收缩募集少,峰值可;双股四头肌、右第1骨间肌、右胸锁乳突肌示神经源性损害,右正中神经运动传导周围性损害,以轴突损害为主。中医诊断:痿证,证属脾肾阳虚挟瘀。处方:补中益气汤加减口服,静脉滴注黄芪注射液,加服强肌健力口服液,配合艾灸百会、足三里、三阴交。内服方:黄芪120g,党参、五爪龙、桑寄生、鸡血藤各30g,白术20g,巴戟天、当归头各12g,赤芍15g,川芎、水蛭、全蝎、僵蚕各10g,柴胡、升麻各9g,陈皮6g。水煎服,每日2剂,每次久煎至1小时。经治疗后患者有肌肉跳动感,纳食尚可,二便调,守上方加地龙、土鳖虫各10g,以活血通络。2002年12月复诊:患者出现吞咽困难、痰黏难咯等症,邓老根据病情变化,选加化痰行气之品。处方:黄芪150g,五爪龙60g,党参、白术各30g,巴戟天15g,续断、僵蚕、茯苓、全蝎、当归头各12g,紫菀、百部、桔梗、炙甘草各10g,柴胡、升麻各9g,陈皮6g。每日1剂,水煎服。悬灸百会,每日2次。药后患者痰涎减少,吞咽困难改善,食量增加。至12月底患者可自行抬腿,肌力增至Ⅱ级。此后,维持原治疗方案,选用巴戟天、杜仲、菟丝子、肉苁蓉等补肾之品交替使用。2003年1月至6月随诊:病情稳定,每餐进食2碗流食。服用中药基本方:黄芪120g,五爪龙60g,党参30g,熟地黄24g,茯苓、白术、当归、白芍、巴戟天、当归各15g,川芎、僵蚕、土鳖虫、全蝎各10g,陈皮5g。

病例2

患者,男,52岁,2011年4月16日初诊。主诉:发现肌无力1年余。病史:患者约1年前出现腰部无力,后出现胸部肌肉及手部骨间肌萎缩,于2010年9月27日就诊于宣武医院神经内科,诊断其为肌萎缩侧索硬化。诊察:患者胸部肌肉及手部骨间肌、大小鱼际肌萎缩,腰膝酸软无力,四肢颤抖,下肢偶发性抽搐;口干、口臭,咽部异物感,偶见呛咳;记忆力减退;大便每日1次,黏滞不爽、气味大,小便正常;夜间呼吸困难,气浅促,胸廓无呼吸动度,睡眠依赖无创性呼吸机,侧卧姿势,脱机时血氧饱和度<93%,肺功能检查为77.2%。2011年1月27日测CK为695U/L。舌体胖大,色暗淡,苔白厚润。右脉沉细无力,尺部弱,左脉弦细小数。西医诊断:肌萎缩侧索硬化。中医诊断:痿证,证属脾胃湿热,涉及肺、肾诸脏,以阳明经、任脉、督脉受累为主。治则:健脾化湿,行气导滞。针灸处方:取上脘、中脘、下脘、章门、足三里、天枢配合五脏俞穴,俞募配穴共调脾土;取太溪、中府补益肺肾;

取气冲、五枢、维道、阴交、筋缩、脊中、命门、腰阳关、腰俞、长强,调节任、督、带脉经气;取膻中、气海调节气机升降;取廉泉、玉堂调节津液输布,各穴均平补平泻。灸水分 3 壮以利湿泄浊。每星期治疗 3 次,仰卧、俯卧各 20 分钟,不能俯卧针刺背部,取坐姿。中药处方:生黄芪 12g,茯苓 10g,甘草 9g,炒白术 9g,山药 12g,炒生薏苡仁各 10g,木香 3g,砂仁 3g,生槟榔 5g,秦皮 6g,盐黄柏 6g。2011 年 5 月 26 日复诊,患者大便每日 1 次,成形、不黏滞,气味消失;口干口臭消失;肌肉萎缩没有发展,近 1 周腰部感觉有点力量,但不明显;憋气好转,可平卧 20 分钟,并可俯卧针刺,脱机血氧饱和度提高至 97%,5 月 23 日复测 CK 为 568 U/L。针刺加双侧俞府、彧中、神藏;汤药去秦皮、槟榔、薏苡仁,加枸杞子 10g,盐杜仲 10g,狗脊 10g,牛膝 15g,玉竹 10g。2011 年 12 月 1 日复诊,患者二便正常,纳眠可,夜晚可平卧,呼吸较就诊初期平稳,血氧饱和度为 98%,体重稳定,四肢颤抖、下肢抽搐症状消失。诉立冬后腰腿无力感略有加重。复查 CK 为 649U/L,肺功能为 67.7%。2012 年起患者体重稳定,呼吸平稳,独立行走 30 分钟后有喘息,气短,肢体未见抽搐。立春后患者胸部肌肉渐渐丰满,前臂翻转较前轻松有力。又在前方加人参 6g,蛤蚧散 3g。守方治疗至 2012 年 9 月,患者生活基本自理,余症无明显恶化,改以补中益气汤加减,采用生黄芪 25g,茯苓 10g,砂仁 3g,牛膝 15g,广寄生 15g,当归 10g,炒白术 5g,醋香附 5g,制何首乌 15g,焦神曲 6g,陈皮 6g,炒枳壳 10g,通草 3g,桔梗 10g,肉苁蓉 15g,人参 5g。隔日 1 服,长期服用。复查 CK 为 710U/L,肺功能为 68%。呼吸机夜间辅助呼吸参数未变,脱机血氧饱和度为 97%~99%。2012 年入冬后患者病情未见反复。

参 考 文 献

[1] 刘晓敏,李爱东,胡俊.针灸治疗肌萎缩侧索硬化症临床研究现状[J].亚太传统医药,2017,13(5):73-75.

[2] 王荟清,辛随成.肌萎缩侧索硬化症的现代针灸文献整理及分析[J].新疆中医药,2014,32(3):28-32.

[3] 李始举.针刺与推拿治疗肌萎缩性侧索硬化症[J].新中医,1998(8):25-26.

[4] 刘爱芹,李晓敏,朱德友,等.三联疗法治疗运动神经元病 20 例[J].光明中医,2017,32(9):1324-1325.

[5] 胡蓉.针药合用治疗肌萎缩性侧索硬化 1 例[J].河南中医,2013,33(3):441-442.

[6] 汪双双,杨晓军,邓铁涛,等.邓铁涛教授治疗肌萎缩侧索硬化症经验整理[J].广州中医药大学学报,2010,27(3):310-312.

[7] 王永霞,张静.运动神经元病综合护理体会[J].河南医学研究,2015(2):152-153.

[8] 吴以岭.从奇经论治运动神经元病探讨[J].中医杂志,2001,42(6):325-328.

[9] 苏国良,张金生,洪永.益气强肌汤治疗肌萎缩侧索硬化症 25 例[J].中西医结合心脑血管病杂志,2006,4(5):452-453.

［10］眭淑彦,王优杰,支惠萍,等.藿苓生肌方治疗肌萎缩侧索硬化症的临床疗效观察［J］.上海中医药大学学报,2016,30(2):23-26.

［11］黄金宝.参芪养元通络方治疗运动神经元病29例［J］.中医研究,2014,27(7):40-42.

［12］王骏,高俊鹏,郭咏梅,等.复元生肌颗粒改善肌萎缩侧索硬化症患者中医证候临床疗效观察［J］.神经病学与神经康复学杂志,2009,6(3):173-175.

［13］孟斌,田靖."通督温阳"法针刺治疗肌萎缩侧索硬化症临床观察［J］.上海针灸杂志,2017,36(2):134-137.

［14］张秀国.温灸督脉为主治疗肌萎缩侧索硬化症10例临床观察［J］.天津中医,2002,19(2):22.

［15］叶永铭,林驰,田楠.韩碧英教授治疗运动神经元病经验介绍［J］.上海针灸杂志,2013,32(9):704-705.

第7章

锥体外系疾病

锥体外系疾病,又称运动障碍疾病,主要表现随意运动调节功能障碍,肌力、感觉及小脑功能不受影响。本组疾病源于基底节功能紊乱,通常分为肌张力增高-运动减少和肌张力降低-运动过多两大类,前者以运动缺乏为特征,后者主要表现异常不自主运动。

第一节 帕金森病

一、概述

帕金森病,又称震颤麻痹,是中老年人发生的一种黑质和黑质纹状体通路的缓慢进展变性疾病,以静止性震颤、行动迟缓、肌强直及姿势步态异常为主要临床表现。有 5%~10% 的患者有家族史,表现为常染色体显性遗传。帕金森病的发病率随年龄增长而增加。随机抽样调查显示,我国 65 岁以上帕金森病患病率为 1.7%,75—84 岁为 2.74%,85 岁以上为 4.07%,目前我国帕金森病患者人数已超 200 万人。帕金森病患者半数左右可成残疾。

帕金森病属于中医学的"颤证""颤振""振掉""震颤""内风"等。临床中将帕金森病统归于"颤证"范畴是不规范的,因为 10%~20% 的患者在疾病早期甚至整个疾病过程中无头部或肢体颤抖的表现。

二、病因病机

(一)病因

1. 年老体虚

中年之后,脾胃渐衰,肝肾亏虚,精气不足,筋脉失养;先天禀赋不足,肾精虚损,脏气失调;或久病体弱,气血阴阳不足,脏腑功能紊乱,筋脉失养,虚风内动。

2. 情志过极

郁怒忧思太过,情志不和,脏腑气机不畅;郁怒伤肝,肝气郁结不畅,气滞血瘀,筋脉失养;肝郁化火生风,风阳暴张,入经窜络,扰动筋脉;思虑太过,损伤心脾,气血生化不足,筋脉失养;或脾虚不运,津液输布不利,聚湿生痰,痰浊流窜经络,扰动筋脉。

3. 饮食不节

恣食膏粱厚味或嗜酒,损伤脾胃,聚湿生痰,痰阻经络而动风;滋生内热,痰热互结,壅阻经脉而动风;或饥饱无常,过食生冷,损伤脾胃,气血化源不足,致使筋脉失养发为颤证。

4. 劳逸失当

行役劳苦,动作不休,肌肉筋膜损伤疲惫;或房事劳欲太过,阴血暗损,肝肾亏虚,虚风内动;贪逸少动,使气缓脾滞而气血日减;筋脉失于濡养调畅而不能任持自主,发为颤证。

(二)病机

帕金森病的基本病机为肝风内动,筋脉失养。"肝主身之筋膜",肝风内动,筋脉不能任持自主,随风而动,牵动头颈及肢体摇动颤抖。脾胃受损,痰湿内生,土不载木,可致风木内动。肝肾同源,若水不涵木,肝肾失交,肾虚髓减,脑髓不充,下虚则高摇。故病位在筋脉,与肝、脾、肾等脏密切相关。病理性质总属本虚标实。本为气血阴阳亏虚,其中以阴津精血亏虚为主;标为风、火、痰、瘀为患。标本之间密切联系,风、火、痰、瘀因虚而生,诸邪进一步耗伤阴津气血。颤证日久导致气血不足、络脉瘀阻,出现动作迟滞,肢体僵硬等现象。

三、临床表现

帕金森的发病年龄平均为55岁,男性稍高于女性。常隐匿发病,发展缓慢。

1. 运动迟缓

帕金森病的特殊运动障碍为运动迟缓。表现为随意运动减少,包括运动迟缓和始动困难,因肌张力增高、姿势反射障碍出现一系列特征性运动障碍症状,如起床、翻身、变换方向时运动迟缓,面部表情肌活动减少,如双目凝视,瞬目减少,可出现"面具脸"。手指精细动作(如系鞋带、扣纽扣等)困难,或书写时字越写越小,称"写字过小征"等。

2. 静止性震颤

为帕金森病的首发症状,多由一侧上肢远端(手指)开始,逐渐扩展到同侧下肢或对侧肢体,上肢较下肢震颤明显,头部、下颌、口唇、舌常最后受累。典型表现静止性震颤,拇指与示指屈曲呈搓丸样动作,节律4~6Hz,静止时出现,精神紧张时加重,随意动作时减轻,睡眠时消失。

3. 肌强直

肌强直见于所有帕金森病患者,多表现为锥体外系齿轮样肌张力增高,肩胛带和骨盆带肌肉的强直最为明显。

4. 姿势步态异常

患者躯干、四肢或颈部肌肉强直,呈现出一种特殊的姿势,患者表现为头部前伸,躯干俯屈,前臂内收,肘关节屈曲,腕关节伸直,指间关节伸直,拇指对掌,髋和膝关节略弯曲,称为"屈曲体姿"。早期下肢拖曳,后渐转为小步态,起步困难,起步后前冲,越走越快,不可及时停步或转弯,称"慌张步态",行走时上肢摆动减少或消失。随疾病发展姿势障碍加重,晚期自卧位、坐位起立困难。

5. 其他症状

(1)自主神经:血压偏低,多汗,便秘,排尿障碍,流涎,性功能障碍。

(2)感觉障碍:疼痛,麻木,痉挛,嗅觉障碍,不安腿综合征。

(3)精神症状:焦虑,抑郁,幻觉,淡漠,认知障碍,睡眠紊乱等。

四、辅助检查

1. 血、脑脊液

常规检查无异常,脑脊液中的高香草酸(HVA)含量降低。

2. 影像学

MRI、CT 检查无特征性改变,可使用 PET 或 SPECT 作辅助检查。

3. 其他

嗅觉测试;头颅超声;心脏间碘苯甲胍闪烁照相术等检查。

五、诊断及鉴别诊断

(一)诊断标准

1. 考虑本病时必须同时具备 3 个条件

(1)中年、老年人逐渐出现进行性加重的活动和动作缓慢,持久活动后动作更慢、幅度更小。

(2)颈和(或)肌张力增高。

(3)3.4～6Hz 的静止性震颤或姿势不稳。

2. 确诊本病时必须在上述条件中再附加至少 3 个或 3 个以上的下列条件

(1)偏侧肢体起病。

(2)一侧肢体受累后,较长时间才扩散到另一侧肢体,病情呈现明显不对称性。

(3)良好的左旋多巴试验反应(评分法,可好转 70% 以上)。

(4)左旋多巴制剂的良好疗效可持续 5 年以上。

(5)病程中体征呈现十分缓慢地进行性加重,但病程在 9 年以上。

(二)鉴别诊断

1. 特发性震颤(essential tremor,ET)

此病具有隐匿起病,进展缓慢的特征,约 35% 的患者有家族史。主要临床表现为动作性震颤和姿势性震颤,即身体保持某一动作或姿势时出现震颤。震颤累及双侧肢体,震颤频率为6～12Hz。患者情绪激动或紧张时震颤加重,静止或放松时震颤减轻或消失。此病双侧肢体起病,不伴有帕金森病具有的静止性震颤和运动迟缓表现。

2. 其他

肝豆状核变性伴有肝功能损害及角膜色素环。抑郁症患者主要临床表现有思维迟钝、表情缺乏、运动减少等,易被误诊为帕金森病,但是抑郁症不伴有静止性震颤和肌强直,且有情绪低落与快感缺乏的表现,可与帕金森病进行鉴别。

六、治疗

帕金森病初期,多用清热、化痰、息风之法治疗风火相扇、痰热瘀阻之标实证;对于年老体弱,病程较长者,当以益气养血、滋补肝肾、调补阴阳之法治疗肝肾亏虚、气血不足等本虚之象。

(一)中医治疗

1. 辨证用药

(1)痰热动风证

临床表现:神呆懒动,形体肥胖,头胸前倾,头或肢体震颤可以自制,活动缓慢,胸痞脘闷,口干多汗,头晕头沉,咳嗽痰黄,小便短赤,大便秘结,舌质红或黯红,苔黄腻,脉细数或弦滑。

治疗法则:息风定颤,清热化痰。

方药运用:摧肝丸加减(天麻、竹沥、青黛、胆南星、钩藤、黄连、滑石、僵蚕、甘草)。若痰湿困怠,咳吐痰涎者,加皂角刺、白芥子、清半夏燥湿化痰;烦躁易怒者,加合欢花、郁金、香附;神志呆滞者,加石菖蒲、远志。

(2)血瘀风动证

临床表现:表情呆板,面色晦暗,头摇肢颤日久,震颤幅度较大,肢体拘痉,活动受限,项背前倾,言语不利,慌张步态,精神障碍或智力减退,头晕眼花,皮脂外溢,发甲焦枯,舌紫暗或有瘀斑,或舌下青筋横暴,脉细无力或沉细。

治疗法则:息风通络,活血化瘀。

方药运用:身痛逐瘀汤加减(川芎、牛膝、当归、秦艽、香附、羌活、桃仁、红花、没药、甘草)。若肝气不舒,急躁易怒者,加柴胡、白芍、合欢皮疏肝解郁除烦;若颤动不止者,加僵蚕、全蝎、石决明;若心烦失眠者,加炒酸枣仁、栀子、丹参。

(3)气血两虚证

临床表现:神呆懒言,面色㿠白,头摇或肢体震颤日久,震颤幅度较大,肢体拘痉或项背僵直,步态不稳,活动减少,乏力气短,头晕眼花,自汗,动则尤甚,皮脂外溢,或口角流涎,舌体胖,舌边有齿痕,舌质黯淡,舌苔薄白或白腻,脉细无力或沉细。

治疗法则：益气养血，柔筋息风。

方药运用：人参养荣汤加减(黄芪、人参、当归、白芍、白术、陈皮、甘草)。脾虚失运，酿生痰浊者，加半夏、枳实、白芥子；血虚心神失养者，加阿胶、酸枣仁、茯神；气血亏虚以致血瘀，肢体颤动麻木者，加红花、桃仁、鸡血藤等。

(4)肝肾阴虚证

临床表现：表情呆板，头或肢体震颤日久，幅度较大，或肢体拘痉，活动笨拙，上肢不能协调，拖拉步态，言语謇涩，或智力减退，形体消瘦，失眠多梦，头晕耳鸣，或头痛盗汗，急躁时震颤加重，腰膝酸软，大便秘结，小便频数，舌体瘦小，舌质暗红，苔少或剥苔，脉象细数或细弦。

治疗法则：滋补肝肾，育阴息风。

方药运用：大补阴丸加减(珍珠母、龟甲、熟地黄、川芎、何首乌、黄柏、知母、牡丹皮、山药、赤芍、钩藤)。阳亢于上，肢颤头晕较重者，加天麻、桑寄生、石决明等；阴虚火旺，五心烦热，失眠烦躁者，加知母、黄柏、地骨皮等；肢体拘急，麻木疼痛者，加木瓜、佛手、白芍舒筋缓急。

(5)阴阳两虚证

临床表现：表情呆板，头项或肢体震颤日久，项背僵直，或言语謇涩，肢体拘痉，动作不利，健忘失眠，汗出畏寒，肢冷体倦，或腰膝酸痛，阳痿遗精，纳差，溲少便溏，舌质嫩红或黯淡，舌苔薄白，脉沉细。

治疗法则：滋阴补阳，息风活络。

方药运用：地黄饮子加减(肉苁蓉、生地黄、巴戟天、五味子、山茱萸、石菖蒲、远志、茯苓、当归、石斛、麦冬、肉桂、炮附子)。神志淡漠，嗜睡者，加细辛、麻黄；大便稀溏，肢冷不温者，加干姜、吴茱萸、肉豆蔻。心悸怔忡者，加龙骨、牡蛎、远志等养心安神。

2. 针灸

(1)体针：主穴以百会、内关、太冲、三阴交、合谷为主，再依据辨证进行配穴。

(2)普通头针：治震颤取顶颞前斜线，即从前神聪穴到悬厘穴连线。治肌紧张取顶颞后斜线，即从百会穴到曲鬓穴的连线。

(3)方氏头针治疗：取穴以伏脏心肺点(双)、伏象大椎、运平(双)、书写(双)、百会(加强)、伏象头点、思维(双)、呼循(双)、人字缝尖为主。

3. 施氏砭术

①调督脉：推背、砭术刮痧、针刺督脉、百会、昆仑穴。②启动先天经络：取穴以膻中、中脘、鸠尾、水分、建里、阴交、关元、气海、大横(双)、天枢(双)、滑肉门(双)、带脉(双)、太乙(双经)、外陵(双)、腹哀(双)、大巨(双)、腹结(双)等为主。③配合体针：取穴足三里(双)、三阴交(双)、行间透太冲(双)。

(二)西医治疗

1. 药物治疗

(1)复方左旋多巴:初始用量为 62.5～125.0mg,每日 2～3 次,根据病情逐渐增加剂量至不出现不良反应和疗效满意的适宜剂量维持。

(2)多巴胺受体激动药:①吡贝地尔缓释片,初始剂量 50mg,每日 1 次。②普拉克索(速释片),初始剂量 0.125mg,每日 3 次。③普拉克索(缓释片),初始剂量 0.375mg,每日 1 次。

(3)单胺氧化酶 B(MAO-B)抑制药:司来吉兰每次 5～10mg,每日 2 次。

(4)儿茶酚-氧位-甲基转移酶(COMT)抑制药:恩托卡朋每次 100～200mg,每日 2～3 次。

(5)抗胆碱能药:苯海索每次 1～2mg,每日 3 次。

(6)金刚烷胺:每次 50～100mg,每日 2～3 次。

2. 手术治疗

早期药物治疗效果明显,若长期药物治疗疗效变差且出现严重的运动波动及异动症者则考虑手术治疗。手术对肢体震颤和(或)肌强直有较好疗效,但对躯体性中轴症状无明显疗效。帕金森叠加综合征和非原发性帕金森病患者不适合手术。手术可明显改善运动症状,但不能根治疾病,术后仍需应用药物治疗,但可相应减少剂量。

3. 康复与运动疗法

康复与运动疗法对帕金森病症状的改善,乃至对延缓病程的进展有一定帮助。可根据不同的行动障碍进行相应的太极拳、健身操、慢跑等康复运动训练。

七、预防、预后与调护

(一)心理预防保健

患者应正确认识疾病,保持正确的心理状态。学会自我调适,要善于驾驭自我情绪。以科学乐观的态度对待疾病,积极配合治疗,提高依从性,正确对待疾病治疗过程中出现的不良反应,避免烦躁。家属应关注患者的情绪变化,有耐心、有方法地进行开导,调整患者的心理精神状态,排解患者的不良情绪。

(二)运动预防保健

适当地进行健身运动对于帕金森病患者来说是必不可少的。运动可以促进新陈代谢,增强体质,增加身体的灵活性和柔韧性,可有效改善身体的僵硬和四肢的震颤及不协调。帕金森患者应根据自身体质情况进行适合自己的运动方式,如慢跑、快走、健身操等。注意循序渐进,量力而行。

(三)饮食预防保健

帕金森病患者在饮食方面应该食物多样,愉快进餐,多吃谷类、瓜菜和水果,饮水充足,限制肉类,合理摄入豆类和奶类,少吃含脂肪多的食物,并在服药半小时后进餐。注意因人而异,加强营养。

(四)调摄护理

1. 调摄

在生活起居方面,注意按时作息,形成良好的生活秩序,保证充足的睡眠,适度的运动,避免过逸或过劳。震颤的患者行动不便,切忌单独行动,注意交通安全。饮食清淡,不偏食五味,禁烟酒和辛辣刺激物。

2. 生活护理

帕金森病患者站起坐下困难,床和椅子不要过低、过软,可在活动较多的位置安装扶手。走路时可选择"L"形拐杖,防止摔倒。衣服应宽大,尽量减少扣子的使用,穿棉料衣服,便于吸汗,保持衣物的干爽舒适。鞋子以松紧口或搭扣的为宜。对于卧床患者,应勤翻身,避免产生压疮。

3. 姿态护理

鼓励患者或活动,多做手指或下肢运动,防止僵直,生活尽量自理,积极锻炼未侵犯脏器的功能,预防继发性功能低下。

八、中医防治进展

1. 针灸治疗

针灸治疗帕金森病依针刺部位的不同可分为头针、眼针、腹针、体针。头针治疗帕金森病多选取舞蹈运动区、震颤区、感觉区,可双侧交替使用。国郑为探讨方氏头针治疗帕金森病失眠症的疗效,将123例符合标准的患者纳入组,其中63例患者采用美多巴联合头针治疗,结果显示有效率可达93.33%。配合体针或穴位注射,亦可配合电针加强刺激。体针临床多取督脉统摄一身之阳,脾胃经补益气血,肝胆经息风通络,膀胱经补益肝肾,穴位以四关穴调和阴阳为多见。黄亮等为进一步观察孙申田教授应用经颅重复针刺法针刺头部舞蹈震颤区治疗震颤麻痹的临床疗效,结果通过风阳内动型震颤麻痹中医证候积分量表评价,经颅重复针刺的总有效率可达90.64%。

腹针是通过腹部对全身的高级调控来发生作用。陈秀华应用腹针配合多巴治疗帕金森病,可明显减轻消化道症状和开关现象。许多学者认为,眼针配合其他方法疗效显著,尤其是对发作性震颤、改善肌强直及改善肢体运动等作用良好。

另外,针刺方法和针具的不同可分为梅花针叩刺、穴位注射、粗针、电针、刺络放血等。任晓明等运用梅花针叩刺屈肌群及上肢伸肌群,下肢足太阳经、足阳明经和背部足太阳经,改善帕金森病患者运动功能总有效率高达92%。临床研究中,电针与其他治疗方法的配合应用能有效改善小写症、面具脸、震颤、肌强直等症状。张海峰等选用督脉身柱穴向下透刺并长时间留针治疗帕金森病,疗效显著。

2. 手法治疗

手法治疗取其补肝肾、益脾胃、通经络之功效,多为全身治疗,手法选择点、揉、按、抖、摇等。手法治疗对于早期、单纯性发病患者疗效较好,对于晚期患者长期治疗亦能缓解症状,配以运动和康复训练可促进其治疗。

九、典型病例

患者,男,62 岁,2016 年 12 月 5 日初诊。主诉:震颤强直、动作迟缓 3 年余。病史:3 年前患者出现行动迟缓,行走、穿衣等日常活动较前减慢。随后出现右下肢震颤,且逐步波及上肢及对侧肢体,伴音调变低,构音不清等,病情呈进行性发展。现病史:肢体关节疼痛强直,站立转侧困难,头晕耳鸣,基本生活不能自理。情绪低落,大便秘结,构音不清。舌红,少苔,脉弦细。查体:面容呆滞,慌张步态,摆臂动作减少,腱反射存在,病理反射消失。既往病史:高血压病史 10 年;脑梗死病史 4 年。西医诊断:帕金森病、高血压病、脑梗死;中医诊断:颤证。证型:血脉郁滞,筋急风动证。治则:活血化瘀、祛风通络。方药:血府逐瘀汤(生地黄 15g,当归 15g,桃仁 15g,红花 12g,柴胡 12g,赤芍 15g,川牛膝 10g,木瓜 30g,白芍 30g,合欢皮 30g,薏苡仁 30g,僵蚕 15g,全蝎 15g,鸡血藤 30g,炙甘草 3g),8 剂,每日 1 剂,水煎服。2 诊:2016 年 12 月 14 日。肢体活动较前略灵活,肢体震颤幅度较前减小。但行走、穿衣、吃饭等动作依然较迟缓。守上方加厚朴 15g,煅珍珠母 30g。10 剂,每日 1 剂,水煎服。3 诊:2016 年 12 月 25 日。诸症较前好转。大便基本正常,舌暗紫,苔薄白,脉弦细。3 诊方加仙鹤草 30g,继服 30 剂,每日 1 剂,水煎服。2017 年 10 月随访,患者肢体震颤幅度较前减轻,肢体灵活度较前加强,精神状态良好,可做简单家务。

参 考 文 献

[1] 陈枫,袁盈,陈思岐,等.帕金森病的中医治疗现状概说[J].中国中医基础医学杂志,2013, 19(3):357-358.

[2] 国郑.方氏头针为主治疗帕金森病失眠症的临床疗效[J].医药前沿,2014(26):266-267.

[3] 孟振,杜广中,卜彦青,等.帕金森病现代针灸腧穴应用研究[J].上海针灸杂志,2012,31 (1):63-64.

[4] 黄亮,闫小双,韩冰,等.经颅重复针刺法治疗 120 例风阳内动型震颤麻痹的临床研究[J]. 世界最新医学信息文摘,2015(62):41-42.

[5] 陈秀华,李漾,奎瑜.腹针配合美多巴治疗帕金森氏病临床观察[J].中国针灸,2007,27(8): 562-564.

[6] 冯月贵,黎凯.眼针治疗帕金森病 55 例[J].实用中医内科杂志,2008,22(2):56-57.

[7] 任晓明,石炎,宋双临,等.补益肝肾法针刺治疗帕金森病的临床观察[J].中华中医药科

技,2011,18(4):2470-2473.

[8] 马骏,马彪,王述菊,等.电针对帕金森病大鼠纹状体缝隙连接蛋白43的表达及谷氨酸含量的影响[J].针刺研究,2015,40(5):364-367.

[9] 张海峰,宣丽华,徐勇刚,等.粗针治疗帕金森病30例疗效观察[J].中国中医药科技,2009,16(4):317-318.

[10] 杜金荚.按摩手法配康复训练治疗帕金森病[J].按摩与导引,2006,22(4):22-22.

[11] 娄爱琴,沈晓明,马云枝.马云枝分期治疗帕金森病经验[J].中医杂志,2018,59(7):558-560.

第二节　肝豆状核变性

一、概述

肝豆状核变性,又名威尔逊病,是一种常染色体隐性遗传性铜代谢障碍所致的肝硬化和以基底节为主的脑部变性疾病,属于神经系统遗传代谢病之一。临床特征为进行性加重的锥体外系症状、肝硬化、精神症状、肾功能损害和角膜色素环。本病的患病率一般在(0.5~3.0)/10万,其中同胞患病率为1/4,阳性家族史达25%~50%。临床多见于5—35岁,男稍多于女。

中医历代文献对本病鲜有记载,依据其肌强直、肢体震颤、舞蹈样手足徐动、扭转痉挛、肝硬化、肝脾增大、腹水等表现可在历代文献中的"肝风""颤证""风痰""水肿""积聚""鼓胀""黄疸"诸证中找到类似症状的记载。若以精神症状为主,部分可归为"狂证""痉证"的范畴。

二、病因病机

(一)病因

本病的基本病因为遗传因素。致病因素源于先天。但是饮食不节、劳倦内伤等诱发因素可使病情加重。

1. 禀赋不足

本病属遗传代谢性疾病。患者之疾禀受于父母,遗传缺陷明显,先天不足,肾精素亏。肝肾同源,精血相生,肾中精气不足则肝血虚,血不养精,精不生血,致筋脉失养,多见肢体挛缩、拘急、动作笨拙、步履艰难。又因为阴不敛阳,虚风内动,风阳上扰,多见肢体震颤、构音困难、动作增多等。

2. 肝肾阴虚

肝肾不足,虚风内扰,淫于经脉,致震颤发作;肾精亏虚,无以化髓,髓海空虚,致愚笨呆傻;虚风上扰清窍,致发音不清;精亏血少,则肌肤色泽晦暗;神失所养,致呆滞、健忘、反应迟钝等。

3. 饮食所伤

脾为后天之本,饮食不节,亦损脾胃,运化功能失调,影响气血生化,则气血亏虚难以濡养筋脉。脾虚健运功能失常,不能生津布散,聚湿生痰,痰浊内扰心神或蒙蔽清窍,而致神志异常;或痰阻气机,血行不畅,痰浊与瘀血结合,终成积聚。

4. 铜毒内损

铜毒瘀积于肝,致肝失条达,情志不畅,或肝升发太过,津液失布,血行不畅,胆汁不泌,铜毒不排,致铜毒、瘀血、湿热、痰浊内蕴,则急躁易怒,甚则狂躁不宁,口干苦欲饮;铜毒积于脑,致脑络被阻,蒙蔽清窍,则神志异常;铜毒积于肾,化热伤阴,肾阴不足,无以化髓,则愚笨呆傻,五心烦热,腰膝酸软;积于角膜,则可出现角膜色素环。

(二)病机

先天禀赋不足、机体阴阳不和,脏腑功能失调,气血运化失常,导致铜毒不能正常代谢排出,积聚于体内产生毒邪,诸证因之而起。肾阴(精)不足,精不生血,则肝血不足。肝藏血,主筋。肾藏精,主骨生髓,脑为髓之海,肾精不足导致髓海空虚。精血不足,筋脉失养,生风动火,则肢体拘急、震颤、僵直不能;阴虚血亏,虚火上炎,扰乱心神,则神志癫狂;久虚转实,铜毒内聚,久则生风、痰、瘀、火等病理产物导致痰浊郁毒内生,肝胆湿热内蕴,进而出现积聚、黄疸;积聚日久,津液不能正常输布,聚而为湿,发为鼓胀;肝失条达,肝气犯胃,脾失健运,痰浊内生,上泛阻于舌本,则舌不利,构音不清,口涎唾滴;郁毒循肝经而上泛于目,见角膜色素环。总之,肝豆状核变性的病机在于虚实夹杂,肝肾亏虚为其本,风、痰、瘀、火、湿、毒为之标。

三、临床表现

肝豆状核变性的临床表现复杂多样,且生化异常往往先于临床症状出现。有研究统计,首发以神经症状为主者占58.5%,以肝症状为主者占28.5%,以精神症状为主者占3.5%,以肾症状为主者占1%,其他占8.5%。一般情况下,以肝症状起病者发病较早,多为4-15岁,平均11岁;以神经症状起病者发病较迟,平均为19岁。临床中除急性暴发性肝炎外,大多起病后进展缓慢。手术、外伤、感染、分娩等可加速发病或病情进展。

1. 神经系统症状

锥体外系病征,主要临床表现为静止性或姿势性震颤、肌强直、肌张力障碍、舞蹈样手足徐动、构音障碍、流涎、咀嚼或吞咽困难、动作笨拙、步态不稳等。少数患者出现癫痫或锥体束损害的腱反射亢进、病理征等。若大脑皮质功能受损可导致精神障碍,伴见情感、性格、行为异常、躁动不安、易激怒,甚者出现幻觉或妄想。

2. 肝症状

约80%的患者发病后出现肝症状或肝功能异常,在多数患者表现为非特异性肝病症状,如肝区不适、肝大或缩小、脾大及脾功能亢进、食欲下降、倦怠乏力、腹水、黄疸、蜘蛛痣、食管静脉曲张破裂出血或肝性脑病等。少数患者可见肝纤维化或肝功能异常,但无明显肝症状。个别患者可出现急性暴发性肝炎,呈进行性加重的黄疸、腹水、肝衰竭、肝性脑病,多于数日至数周内死亡。

3. 肾症状

肾受损时出现肉眼或镜下血尿、糖尿、蛋白尿、氨基酸尿等,肾功能指标正常,部分患者则出现肌酐和尿素氮升高等肾功能损害表现。以肾损害为主要症状者,往往由于缺乏特征性表现而被误诊。

4. 骨骼、肌肉症状

以骨骼或肌肉症状为首发或主要临床表现者称为肝豆状核变性骨-肌型,其主要症状包括关节红肿、酸痛、僵硬、变形和骨质疏松等,肌肉症状主要表现为肌肉萎缩、无力、疼痛。

5. 眼部症状

角膜色素环是本病的重要体征,95％～98％的成年患者有角膜色素环。主要表现为角膜和巩膜交界处,角膜内表面出现宽约 1.3mm 呈金褐色、绿褐色或暗棕色的环状色素沉着。此外,向日葵白内障也是本病的重要体征之一,其只能通过裂隙灯检查发现,不影响视力,个别可导致斜视、视神经炎及眼球干燥症。角膜色素环和向日葵白内障大多可治疗恢复。

6. 其他

多数患者皮肤黧黑,少数患者有甲状腺功能减退。女性常见月经紊乱、闭经等,少数患者有习惯性流产,甚者可导致不孕。若铜大量积聚于心肌则可导致心律失常及心肌病等。

四、辅助检查

1. 铜代谢检查

铜代谢检测指标异常表现为血清铜蓝蛋白、血清铜、铜氧化酶活性显著降低,肝铜、尿铜显著增高。对于临床中难以确诊的可疑患者宜进行肝铜检测。患者尿铜排泄量通常 24 小时＞100μg。

2. 肝肾功能

以肝损害为主要表现的可出现不同程度的肝功能异常,若转氨酶升高说明活动性肝细胞损害,慢性肝损害者转氨酶可正常,但是有 γ-球蛋白增高或人血白蛋白降低等。有肾损害者可出现肌酐、尿素氮增高及蛋白尿等。以神经症状首发患者可无肝功能异常。

3. 肝超声检查

肝超声图像有以下四种类型表现。

（1）光点闪烁型：肝包膜光滑，光点增多、增强、增粗，大小一致，边界清晰，亮度的硬性感强；

（2）岩层征型：肝包膜光滑，肝实质内可见宽窄不一，强弱相间的条索状光带回声，类似地壳岩层分层状；

（3）树枝光带型：肝包膜不光滑，光点增粗、增强，沿门脉及其分支分布构成树枝状光带回声，中心部回声增强，边缘部减低，"树枝"末端区呈网络状回声；

（4）结节型：肝包膜呈锯齿状，大小近似的颗粒状结节的强回声呈弥漫性分布，亮度的硬性感强。

4. 影像学检查

脑 CT 呈双侧豆状核、丘脑对称性低密度灶，少部分有大脑皮质萎缩；MRI 可更好地显示脑干、小脑的损害，表现为 T1 低信号，T2 高信号。骨关节 X 线平片可见骨关节炎、骨质疏松或骨软化等。

五、诊断及鉴别诊断

1. 诊断标准

（1）肝病史或肝病征/锥体外系体征。

（2）角膜色素环。

（3）血清铜蓝蛋白＜200mg/L。

（4）24 小时基础尿铜＞100μg。

（5）口服青霉胺 500mg，12 小时重复 1 次，24 小时尿铜排泄超过 1600μg。

（6）肝实质铜含量＞250μg/g（干重）。

2. 鉴别诊断

（1）帕金森病：帕金森病多于 40 岁以后发病，震颤呈典型的静止性震颤，且多由一侧上肢远端（手指）开始，逐渐扩展至同侧下肢及对侧肢体，上肢震颤幅度明显于下肢，头部、口唇、下颌、舌往往最后受累。同时伴见运动迟缓、肌强直、姿势步态异常等，无铜代谢障碍及角膜色素环。

（2）小舞蹈病：多见于 5—15 岁儿童，女性较多于男性，病前常有咽喉炎、呼吸道感染等 A 族 β 溶血性链球菌感染病史。临床多表现为不自主舞蹈样动作、肌力减弱、肌张力降低、自主运动障碍等特征，约 1/3 的患者有皮下结节和风湿性关节炎等风湿热表现。铜代谢测定和裂隙灯检查为两者的鉴别诊断提供依据。

六、治疗

肝豆状核变性是铜在体内大量蓄积所致，治疗的关键在于减少、抑制铜的摄入、吸收和排泄。而从中医辨证治疗而言，首要辨别震颤、呆傻的虚实寒热。实证多病程短，头及肢体震颤，心烦易激惹，口苦口臭，面红目赤，尿赤便秘，舌红苔黄腻,脉弦滑而数。虚证则表现为震颤或大动不止,反应迟钝,失眠健忘,头晕目眩,表情淡漠,心悸自汗或呆傻蠢笨,口角流涎,哭笑无常,头晕耳鸣,腰膝酸软,盗汗等。热证多见暴躁易怒,甚有打人毁物举动,尿赤便秘,舌红苔黄腻,脉弦滑而数。寒证多见精神抑郁,面色苍黄,纳呆胸闷,神疲乏力,恶寒肢冷或下肢水肿,舌体胖大,脉沉细无力。若病久不愈,震颤不止,或卧床不起者,多为正气衰败。

(一)中医治疗

辨证用药

(1)痰湿中阻证

临床表现:手足不自主颤抖,行动费力,步履艰难,甚者肢强挛缩,言语含糊不清,口涎不止,头昏目眩,纳谷不馨,痞满腹胀,舌胖苔腻,脉滑或濡。

治疗法则:健脾胜湿祛痰。

方药运用:苓桂术甘汤合二陈汤加减(茯苓、白术、山药、桂枝、陈皮、半夏、泽泻、甘草)。若颤抖较甚,呕吐频作者,加竹茹、生姜、旋覆花镇逆止呕;若脘闷纳呆者,加砂仁、白豆蔻和胃化湿;若胸闷甚者,加郁金、瓜蒌理气行滞宽胸。

(2)肝火上亢证

临床表现:暴躁易激惹,甚有打人毁物之举,或神情呆滞,精神抑郁,反应迟缓,肢体抖动,行动不利,步履艰难,步态不稳,饮水呛咳,语言含糊不清,头昏脑涨,胸胁胀痛,脘闷嗳气,舌红,苔少,脉弦。

治疗法则:清热疏肝理气。

方药运用:一贯煎加减(北沙参、麦冬、生地黄、当归、枸杞子、川楝子)。若胸闷胁胀,善太息者,加香附、佛手疏肝解郁;若烦热渴饮者,加知母、生地黄清热生津;若有肝火动风者,加钩藤、天麻、石决明平肝息风。

(3)痰瘀互结证

临床表现:皮肤黧黑,言语謇涩,不自主抖动,肢体屈伸不利,表情淡漠呆滞,反应迟钝,泛恶流涎,胸脘痞闷,便秘纳呆,胁下有积块,压之疼痛,舌质暗淡或有瘀斑,苔薄腻,脉弦滑。

治疗法则:活血化瘀,化痰通络。

方药运用:桃红四物汤合导痰汤加减(桃仁、红花、川芎、当归、熟地黄、茯苓、赤芍、陈皮、半夏、枳实、竹茹)。若头痛口流黏涎者,加胆南星;若手足麻木者,加木瓜、海风藤化痰通络。

(4)肝肾阴亏证

临床表现:肢体不自主抖动,多动,扭转,膝挛指缩,步履蹒跚,智力下降,呆傻蠢笨,哭笑无常,吞咽困难,口角流涎,言语不清,头晕目眩,腰膝酸软,咽喉干燥,五心烦热,便秘盗汗,舌干红,少苔,脉弦细数。

治疗法则:滋补肝肾,育阴息风。

方药运用:左归丸加减(熟地黄、川牛膝、山茱萸、龟甲胶、鹿角胶、枸杞子、山药、菟丝子、狗脊)。若阴虚内热,手足心烦者,加青蒿、淡竹叶;若抽动不安,心烦失眠者,加生龙骨、炒枣仁滋阴安神。

(5)脾肾阳虚证

临床表现:年幼起病,皮肤黄染如烟熏,遍身不泽,肝脾大,腹大胀满,或青筋暴露,神志清楚,言语流利,面色㿠白或苍黄,纳呆胸闷,神倦怯寒,下肢冷或水肿,小便短少不利,舌体胖大,脉沉细无力。

治疗法则:温补脾肾,行水化气。

方药运用:肾气丸加减(薏苡仁、干地黄、牛膝、山茱萸、山药、泽泻、茯苓、牡丹皮、白术、车前子、附子、桂枝)。若大便稀溏者,加干姜、肉豆蔻温肾健脾止泻;若尿少,水肿者,加猪苓、大腹皮利水消肿;若遗精者,加桑螵蛸、金樱子收涩固精。

(二)西医治疗

1. 低铜饮食

尽可能避免进食含铜量高的食物,如甲鱼、虾、蟹、贝壳类、螺类、动物肝、巧克力、坚果、菇类、蚕豆等。食用牛奶及高氨基酸食物有利于促进尿铜排泄。

2. 排铜治疗

(1)D-青霉胺:首选药物。成人每次 250mg,每日 3~4 次,最大剂量为每日 2000mg;儿童每日 20mg/kg,分 3 次口服。

(2)二巯丁二酸钠及二巯丁二酸:二巯丁二酸钠为注射剂,常用 1.0g,每日 1~2 次,5~7 日为 1 个疗程。二巯丁二酸为口服剂,常用量为 0.5g,每日 3 次或 0.75~1.0g,每日 2 次。

(3)三乙基四胺:作用机制同青霉胺,成人每日口服 1.2g。不良反应较小,用于不能耐受青霉胺的患者。

(4)二巯丙磺酸钠:每次 5mg/kg,溶于 10% 葡萄糖液 30~40ml 缓慢静脉注射,治疗第一天 3~4 次,次日 2~3 次,其后每日 2 次,6 日为 1 个疗程。

3. 阻止肠道铜吸收

(1)锌剂:通过竞争机制抑制铜在肠道的吸收,促进铜排泄,同时增加肠黏膜细胞及肝细胞合成金属巯蛋白而减弱铜毒性。

(2)四硫钼酸铵:常用 20~60mg,每日 6 次。

七、预防、预后与调护

1. 心理保健

保持良好的心情和精神,直面疾病,树立信心,提高依从性,增加主观能动性。亲友应配合做好心理保健,给予患者温暖和关怀。

2. 运动保健

对轻症患者而言,进行适当的慢跑、散步的运动可以松弛关节、韧带和肌肉。对于重症患者,在积极驱铜治疗及运动障碍等症状改善的过程中,应加强锻炼,从被动运动逐渐发展主动运动,并逐步加大活动量,使关节恢复运动功能。

3. 饮食保健

正常每日饮食铜的摄入量应为 2～5mg,肝豆状核变性患者每日饮食铜的摄入量则应低于 1.5mg,为防止铜盐蓄积,应减少铜的摄入。对于有肌强直或严重震颤而体力消耗过多的患者而言,应注意补充营养,如牛奶等高蛋白、高热能、易消化的食物。对于有食管静脉曲张或肝硬化的患者除了低铜饮食外,还应避免食用粗糙或刺激性食物,防止引起静脉破裂。对于中枢神经系统功能受损伴吞咽或咀嚼困难的患者,应慢饮慢食,给予少渣食物,防止窒息等。切忌浓茶、咖啡等兴奋神经系统的食物,以免加重脑损伤。

4. 预后

临床中以语言功能障碍、流涎、肌强直、震颤、运动迟缓为主症就医的患者往往预后较好;而以吞咽功能障碍,舞蹈样不自主运动及扭转痉挛三种症状为主的患者,往往其预后相对较差。

八、中西医防治进展

1. 中医理疗

中医理疗包括针灸、推拿、拔罐、刮痧、电磁疗、熏蒸、康复训练等,主要目的是为缓解症状,但目前临床应用较少。

2. 中药研究

孙氏报道了部分中草药的特殊作用,如生石膏能抑制铜的吸收,大黄、黄连、半枝莲可促进体内铜离子的排泄,苍术可维持体内铜的平衡,减少体内铜离子蓄积及其对神经系统的损害作用。张杰等针对肝豆状核变性患者操作智商、言语智商全量表智商明显降低的症状,利用清热解毒,通腑利尿法,使用肝豆汤(黄连、黄芩、穿心莲、大黄、萆薢)配合驱铜西药治疗肝豆状核变性 28 例,结果表明总体智力显著提高,尤其操作智商提高明显,方中萆薢和黄连含量较高,起到抑制肠道食物中铜离子吸收的作用,促进体内铜离子的排泄。

3. 肝移植

毛家玺等对肝移植后铜代谢改变情况、神经系统症状的改善、影像学的变化及手术并发症进行了广泛的研究,在精湛的手术技术和完备的围术期处理条件下,肝移植是治疗肝豆状核变性的一种有效方法,特别是对于暴发性肝衰竭的患者,可能是唯一的选择。肝移植手术方式主要有:①原位活体肝部分移植术;②亲体部分肝移植术;③背驮式肝移植。

九、典型病例

患者,男,20岁。主诉及现病史:因膝关节疼痛4天,语言模糊2天,排尿不畅1天,于2004年12月入院。查体:五官端正,神志清楚,表情呆板,语言不清,四肢肌力正常,病理反射未引出,腹平软,肝肋下未触及,脾肋下3cm,无压痛,双下肢瘀点瘀斑,色素沉着。眼科在裂隙灯下检查发现角膜K-F环。血常规:白细胞4.2×10^9/L,血红蛋白146g/L,血小板58×10^9/L,生化:谷草转氨酶38U/L,碱性磷酸酶186U/L。B超:肝硬化,脾大,双肾轻度弥漫性病变。脑MRI:两侧基底节区对称性T1加权低信号,T2加权高信号,边界清晰,符合肝豆状核变性表现。血铜蓝蛋白<0.02g/L,肝炎各种指标正常。因为医院无青霉胺等药物而先予中药治疗。中医诊见:面色晦暗,口齿不清,消瘦,表情呆板,下肢瘀斑,排尿不畅,腰膝酸软,纳差,夜寐多梦,舌淡苔白腻,脉濡缓。西医诊断:肝豆状核变性,继发性肝硬化,脾大。中医诊断:积聚(肝肾不足,湿浊内停)。治则:清利湿热。方药:藿朴夏苓汤加减:生薏仁30g,茯苓、丹参各15g,藿香、厚朴、泽泻各10g,陈皮、生大黄、甘草各5g。水煎,每日1剂,早晚分服。生大黄后下,剂量根据大便次数调节,每日1～2次为宜。同时禁食含铜较多的食物。服药一周后胃纳好转,苔薄白,脉缓。湿浊已清,治宜补益肝肾,活血化瘀。改用二仙汤加减:仙茅、淫羊藿(仙灵脾)、巴戟天、当归、泽泻、知母、川柏、杜仲、续断各10g,丹参、茯苓各15g,胡桃肉30g,炙甘草5g,服法同上。2周后排尿不畅逐渐消失,精神好转,睡眠质量改善。血检白细胞正常,血小板64×10^9/L。第3周从小剂量开始加用青霉胺和硫酸锌,当青霉胺增加到每日2片后出现倦怠乏力,血检发现白细胞减少到2.99×10^9/L。减青霉胺为每日1片,上方加强补益气血,加党参、炙黄芪各30g,熟地黄15g,山茱萸10g。服用0.5个月白细胞恢复正常。青霉胺增加到每日2片,简单语言清晰,面部表情改善,情绪稳定,下肢瘀点瘀斑减少,检测血常规白细胞正常,血小板$>90\times10^9$/L。

参 考 文 献

[1] 孙勤国.肝豆状核变性的中医药研究进展[J].中医药信息,1992(4):21-23.

[2] 张杰,胡纪源,马心锋,等.肝豆汤合驱铜疗法对肝豆状核变性患者生活质量影响的前瞻性研究[J].安徽中医药大学学报,2015,34(1):14-16.

[3] 毛家玺,邹游,郭闻渊.肝移植治疗肝豆状核变性的效果观察[J].临床肝胆病杂志,2017,33(10):1977-1980.

[4] 石元洪,胡纪源,杨任民.肝豆状核变性的治疗进展[J].医学综述,2006,12(3):161-163.

[5] 沈伟钢,张菁.中西医结合治疗肝豆状核变性1例[J].现代中西医结合杂志,2005,14(21):2866-2867.

第三节　抽动-秽语综合征

一、概述

抽动-秽语综合征,多于幼年和青少年时期起病,主要表现为头面部、躯干部或肢体肌肉抽动与爆发性不自主发声的慢性神经精神疾病,且伴有多种异常行为。临床多以爆发性发声、多发性抽动、模仿言语伴有奇癖生活方式、猥秽语言为主要特征。病情往往在一年以上,具有波动起伏的特点。男女发病比例为(3～4)∶1。

中医历代文献并未记载此病名,但在一些文献中可见类似描述。《证治准绳·幼科·慢惊》记载:"水生肝木,木为风化,木克脾土,胃为脾之腑,故胃中有风,瘛疭渐生,其瘛疭症状,两肩微耸,两手下垂,时腹动摇不已……"故本病属中医学"瘛疭""抽搐""慢惊风""肝风证"等范畴。

二、病因病机

(一)病因

多数医家认为本病多与风痰关系密切,风为阳邪,善行数变;痰为阴邪,百病作祟,风痰相搏,流窜经络,上扰清窍,发为本病。

1. 先天因素

本病多发于幼年,与先天因素密切相关。病从胎气而得或父母体虚,先天遗传缺陷;或母体受惊,情志失调等导致精气耗伤,使胎儿产生异常发育而发病。

2. 七情失调

幼儿性情固执,肝失条达,气机不畅,郁而化火生风;五志化火,致肝风内动,风阳暴张,突受惊吓,致气机逆乱,损伤脏腑,生热化风,痰浊内聚。

3. 饮食不节

幼儿脾胃虚弱,不知饥饱,挑食或偏嗜,从而损伤脾胃,脾失健运,聚湿生痰发为本病。

4. 体质因素

心肝血虚、肝肾阴虚导致肝失所养;脾胃虚弱,生化不足,或脾虚肝乘,引发肝风,发为本病。

(二)病机

本病病位责之五脏,以肝脾为主;病机属性有实有虚,起病多实,延久易虚;以风痰鼓动为主发生病理演变。总之,幼儿脏腑娇嫩,神气未充,气血未盛,喜怒无常,若内因饮食停滞或外因风邪惊恐,损伤脾胃,均易变生本病。此外,或出生时损伤,或六淫之邪所干,也会发生本病。

三、临床表现

本病的起病年龄多为 2—15 岁,多见于 6—9 岁,男多于女。一般不会出现肢体瘫痪、强直或痉挛等严重体征。但是有 20%～57%的患者出现轻度的神经系统体征,如肢体不自主抽动、肌张力增高或降低、一侧肢体协调动作减少、发声、肌反射亢进等,少数患者则会出现面瘫或面部不对称、旋转性眼震多动、共济失调、舞蹈样动作、双侧腱反射不对称、单侧巴宾斯基征阳性等体征。

1. 多部位运动抽动

多部位、多形式地运动抽动,多从眼、面部逐渐发展到肢体,以致全身多部位肌肉抽动,可表现为简单性运动抽动,如挤眼、眨眼、斜眼、皱眉、扬眉、缩鼻、咧嘴、摇头、扭头、点头、挺脖子、做怪相、耸肩、挺胸、扭腰、腹肌抽动、甩手、拍手、握拳、搓手指、打手势、扭臂、举臂、踢脚、踮脚、抖腿、异常步态,喉中不自主地发出怪声,如吼叫声、吭哧声、嘿哈声、狂叫声、干咳声、吸鼻声、犬声等,甚至骂人、脏话连连或吐唾沫等,或表现为复杂性运动抽动,如下蹲、跪地、踩脚、走路回旋、戳刺动作、呈冲动性触摸别人或周围的物品,或反复出现一系列连续无意义的动作。

2. 爆发性不自主发声抽动

多与运动抽动同时或先后出现,表现为简单性发声,如咳嗽、清嗓、犬叫、哼声或鼻吸气声等;复杂性发声如重复字句或言语、重复刻板的秽语或无聊的语调等。

3. 其他

临床中多伴注意力不集中、强迫障碍、多动、攻击行为、自残行为、情绪多变不稳和学习困难等,因此加重患者心理负担和困扰亦妨碍其社会适应。

四、辅助检查

1. 脑电图检查

文献报道,约 60%的抽动-秽语综合征患儿脑电图显示有异常征象。异常脑电图主要包括背景波缓慢或紊乱,顶部、双颞侧偶见尖棘波、后枕部 Delta 波等。但是抽动-秽语综合征的异常脑电图并不具特殊性,因此不能帮助本病诊断。

2. 头颅 MRI 检查

头颅 MRI 显示抽动-秽语综合征患儿左侧豆状核较右侧大,正常儿童正好相反。

3. 神经心理学检查

语言性 IQ 及计算能力下降,微细运动障碍,视空间认识障碍等。

4. 其他

患儿血清中可见抗尾状核抗体且原因不明;PET 研究显示,患儿额叶葡萄糖代谢率升高,基底核区的葡萄糖代谢结论不一。

五、鉴别诊断

1. 肝豆状核变性

肝豆状核变性是遗传性铜代谢障碍疾病,有精神障碍、锥体外系体征、肝损害、肾损害、角膜色素环等症状,且血浆铜蓝蛋白减低。

2. 小儿舞蹈病

二者均多见于儿童,但小儿舞蹈病多以舞蹈样异常运动为特征,有风湿性感染的体征且化验结果为阳性,抗风湿治疗有效,无发声抽动。

3. 肌阵挛

肌阵挛多发生在肢体或躯干部位,突然发作或停止,持续时间短暂,运动或其他刺激可加重阵挛,不能靠人的主观努力抑制;而抽动-秽语综合征可通过患者的主观努力短暂控制。

4. 习惯性多动

习惯性多动多见于5—10岁的小男孩,多动症状表现单一或局限,可在眼部、面部、颈部或肩部等。一般很少持续存在某一动作,常在数周后变换为另一种动作。

六、治疗

(一)中医治疗

1. 辨证用药

(1)痰火扰神证

临床表现:起病急骤,头面、四肢及躯干不同部位不自主抽动,伴喉中痰鸣,秽语粗言,谩骂,心烦失眠,情绪急躁,口苦,夜惊梦呓,便秘,舌质红,苔黄腻,脉弦滑或滑数。

治疗法则:清火涤痰,平肝安神。

方药运用:生铁落饮加减(茯苓、麦冬、天冬、贝母、玄参、茯神、连翘、丹参、钩藤、石菖蒲、胆南星、橘红、远志、辰砂、生铁落)。若心烦易怒者,加郁金、牡丹皮、天竺黄;若肌肤麻木不仁者,加竹沥、地龙、丝瓜络;若震颤较重者,加全蝎、珍珠母、石决明。

(2)肝亢风动证

临床表现:频繁有力的不自由摇头,挤眉弄眼,耸肩撅嘴,喊叫踢腿,性情急躁,头晕头痛,心烦易怒,两胁胀痛,面红目红咽痛,大便干结,小便短赤,舌质红,苔薄黄,脉弦或弦数。

治疗法则:清肝泻火,镇惊息风。

方药运用:天麻钩藤饮加减(石决明、钩藤、川牛膝、桑寄生、夜交藤、益母草、茯神、栀子、天麻、黄芩、杜仲)。若痰多者,加天竺黄、竹沥清热化痰;若心烦失眠者,加丹参、炒酸枣仁养血安神;若肝火偏亢,心烦焦虑者,加夏枯草、龙胆草。

(3)心脾不足证

临床表现:头面、躯干、四肢不同部位不自主抽动,时轻时重,时发时止,喉中时有吭吭作响声,夜卧不宁,神疲倦怠,食欲缺乏,睡卧露睛,形瘦性急,舌淡嫩,苔薄白,脉细弱。

治疗法则:扶土抑木,平肝潜阳。

方药运用:归脾汤加减(白术、茯神、黄芪、龙眼肉、酸枣仁、党参、木香、当归、大枣、炙甘草、远志)。若心烦失眠,抽动不安者,加龙骨、牡蛎、栀子;若神志恍惚,心悸易惊者,加磁石、龙骨重镇安神;若便溏者,加炮姜、炒扁豆健脾止泻。

(4)阴虚风动证

临床表现:摇头耸肩,挤眉弄眼,撅嘴嗅鼻,时有喉中吭吭作响声,形体憔悴,精神萎靡,手足心热,头晕眼花,肢体震颤,汗出便干,唇红口渴,舌红少苔,脉细弱。

治疗法则:滋水涵木,降火息风。

方药运用:羚角钩藤汤加减(羚羊角、生地黄、白芍、茯神木、鲜竹茹、钩藤、川贝母、菊花、霜桑叶、生甘草)。若心神不定,惊悸不安者,加远志、酸枣仁;若血虚失养者,加何首乌、玉竹、沙苑子;若见手足麻木或震颤者,加全蝎、石决明。

2. 其他疗法

(1)针灸疗法:取穴以照海、列缺(补法),申脉、后溪(泻法)为主。痰火内扰者,酌配丰隆、尺泽、劳宫、合谷、大椎;肝旺风动者,酌配期门、风池、行间、太冲;心脾两虚者,酌配心俞、脾俞、神门、内关、巨阙、足三里。每日1次,10次为1个疗程,每个疗程间隔1周。

(2)点穴按摩疗法:取百会、内关(双)、风池(双)、神门(双)、太阳(双)、曲池(双)。每日按摩1次,每次0.5~1小时完成。

(3)敷脐治疗法:取防风20g,钩藤、天麻、地龙、胆南星各15g,珍珠粉10g,人指甲少许。将药共烘干,研末,装瓶备用。每用时将患儿肚脐用温开水洗净或用75%乙醇消毒,取药末填满肚脐,用胶布固定,每3日换一次。

(二)西医治疗

(1)氟哌啶醇:儿童每日0.05mg/kg,分2次口服;成人每次0.5~2mg,每日3次,口服。症状多在用药后1~2周减轻,2~3个月消失。

(2)硫必利:治疗之初应宜小剂量,每日75~150mg,分3次口服,以后渐增至150~300mg,维持量为每日150~300mg。治疗周期为1.5~3.0个月。

(3)可乐定:开始每日0.15~0.3mg,分2次口服,5~10日后可加至0.6~2mg。

(4)苯噻嗪:治疗量为每日25mg,分2~3次口服;渐增量至每日100mg,或至出现不良反应为止，然后撤减药量至最佳维持量。

（5）匹莫齐特（哌迷清）：剂量范围为每日 4～60mg，平均每日 8mg。由每日 2mg 开始，渐增量，约 2 周达治疗剂量。

（6）左旋千金藤立啶：每日自 25～50mg 开始，视病情需要每周递增 25～75mg。儿童常用量为 50～125mg，成人常用量为 50～225mg，分 2～3 次饭后服。

七、预防、预后与调护

1. 调摄护理

不要对患儿大声训斥，轻视，体罚，厌恶，避免加重患儿的精神负担；不要看激烈的动画片、电影、电视或惊险刺激的小说。家庭环境宜通风，舒适，减少噪声。加强体育锻炼，但不宜参加过于剧烈的运动；养成良好的作息习惯；睡眠时不要用被子蒙头，不要趴着睡，养成右侧位的睡眠姿势。按时接种疫苗，防止上呼吸道感染、腮腺炎、扁桃体炎、鼻咽炎、水痘、各种脑炎、病毒性肝炎等。有流行病时不要到公共场所，发现疾病要及时就医，以免诱发疾病的反复发生。不吃生冷、不洁食物，忌煎炸和肥甘厚味及辛辣刺激食物，不接触煤气、化学气体等有毒物质。

2. 预后

本病经过积极、适当的治疗，大部分患儿的抽动症状可在 1～6 个月减轻并逐渐被控制，一般不影响正常生活和学习。但仍有少数延续到成年，直至终身。当孩子患本病后，家长应积极主动地带孩子极早就医，合理用药，坚持治疗。

3. 预防

预防感冒可以减少抽动-秽语综合征的发作。适当运动以提高机体免疫力。及时加减衣物避免着凉。一旦有感冒症状也不要着急，尽快用药物控制刺激症状，如滴眼药水防止结膜充血诱发眼部症状。含片含化以减轻咽部刺激症状。同时用抗病毒药物，目前以中药汤剂效果最好，以减轻或防止毒血症，保护脑组织，防止抽动-秽语综合征的再发或加重。

八、中西医防治进展

1. 针灸治疗

邓健等采用电针加耳穴治疗小儿抽动症。中药给予健脾平肝汤，电针治取以四神聪、百会、大椎、风池、筋缩、阳陵泉、合谷、太冲等为主穴，风池、合谷等局部抽动严重处施以电针，留针 30 分钟。配合耳穴贴压，肝、脾、内分泌、神门等。10 次为 1 个疗程。电针配合耳穴贴压法可有效缓解小儿抽动症的症状，不良反应小，治疗效果明显。针刺配合埋针可较长时间地控制抖动，针刺治疗时，若各穴得气明显则即刻控制抽动，疗效显著。廖红喜针刺取双侧四关穴，即四关穴，合谷穴，头针取百会，舞蹈震颤控制区，局部抽动剧烈者取阿是穴，每次留针 40 分钟，每日针刺 1

次。总有效率可达100%。张泽荣比较针刺加梅花针叩刺治疗抽动-秽语综合征与西药氟哌啶醇治疗的临床疗效和复发率之后得出结论,针刺加梅花针叩刺治疗抽动-秽语综合征比西药治疗疗效好,复发率低。

2. 推拿治疗

张强等采用扶土抑木、泻火安神法应用推拿、耳穴贴压配合心理疗法治疗抽动-秽语综合征,疗效显著且无明显不良反应,这是一种安全可靠的绿色疗法,避免药物对患儿的伤害。

九、典型病例

患者,女,7岁。主诉:2003年8月5日因阵发性抽动3年初诊。现病史:3年前出现四肢抽动,喉中发声,注意力不集中等,且症状逐渐加重。刻下症:每日肢体抽动数次,伴喉中发声,急躁易怒,夜不安眠,记忆力差,注意力不集中,好动,口臭,纳差,便干如球,舌淡红,苔薄白,脉细滑。西医诊断:抽动-秽语综合征;中医诊断:抽动-秽语综合征,肝风挟痰证。方药:天麻、钩藤、蝉蜕各10g,龙胆草6g,法半夏6g,茯苓10g,生白芍15g,炙甘草6g,酸枣仁15g,石菖蒲10g,远志6g,生龙牡各24g,菊花10g。水煎服,每日1剂,连用7剂。2诊诸症好转,抽动已止,仍烦躁易怒,大便干燥,舌尖红,苔薄白,脉弦细。上方加枳壳6g,制何首乌10g,继服14剂。诸症消失,大便正常,舌脉如常,仍守上方1个月。停药1个月,11月28日就诊,诉开学后因学习压力大又出现厌食、四肢抽动几次,喉中出声,记忆力差,好动,夜寐不安。仍用第一方,随症加减,2周后诸症消失,舌脉如常。继服3个月,停药随访1年未复发,痊愈。

参 考 文 献

[1] 邓健,余惠华,于乐,等.中药结合电针、耳穴贴压治疗儿童抽动秽语综合征临床研究[J].新中医,2013(8):160-161.

[2] 廖红喜.四关穴配合头皮针治疗小儿抽动秽语综合征32例[J].针灸临床杂志,2004,20(7):43-44.

[3] 张泽荣.针刺加梅花针叩刺治疗抽动秽语综合征[J].中华全科医学,2009,7(12):1331-1332.

[4] 陈亚杰,张强.推拿配合刮痧治疗小儿抽动-秽语综合征30例临床观察[J].中国民族民间医药,2010,19(18):60-60.

[5] 彭征屏,冀晓华.安效先治疗小儿抽动秽语综合征经验[J].中国民间疗法,2006,14(10):8-9.

第8章

头　痛

　　头痛是临床常见的症状，通常是指局限于头颅上半部，包括眉弓、耳轮上缘和枕外隆突连线以上部位的疼痛。引起头痛的病因众多，若其发病原因不可归因于某一确切病因，则为原发性头痛，也可称为特发性头痛，如偏头痛、紧张性头痛；若其发病原因可归因于某一确切病因（如脑血管疾病、颅内感染、颅脑外伤等），则为继发性头痛，如外伤性头痛。头痛与中医学"头痛""头风"相似，故属于"头痛""头风"的范畴。

第一节　偏　头　痛

一、概述

　　偏头痛是原发性头痛中最常见的，是一种慢性、反复或周期性发作的神经血管性疾病，多为偏侧、中度或重度、搏动性疼痛，一般持续4～72小时，可伴有恶心、呕吐，光、声刺激或日常活动均可使头痛加重，安静环境、休息可缓解头痛，少数典型发作有先兆症状。在世界范围内其发病率为5％～10％，在中国为1％。现代医学认为，偏头痛的发作与遗传、内分泌、代谢及环境等因素有关。此外，特殊的生活方式（如失眠、饮酒等）、药物（如避孕药、血管扩张药等）、年龄、性别等也是偏头痛的诱发因素。

　　偏头痛的发病机制至今没有一个统一的理论，目前主要是血管学说、神经学说及三叉神经血管学说，最新研究发现偏头痛的发生与硬脑膜传入纤维上的酸敏感离子通道的激活和载体的基因突变相关。

二、病因病机

　　头为"诸阳之会"，五脏六腑之气血皆上注于头，故六淫之邪上犯巅顶，扰乱清空，阻遏清阳，或气郁阳亢，阳亢火生，上扰清窍；或肝火郁久，损伤阴血，肝肾亏虚，水不涵木，或痰浊、瘀血痹阻脑络，脉络不通；或血虚脑窍失于濡养，或肾精亏虚，髓海不足,皆可导致头痛的发生。

(一)病因

1. 感受外邪

六淫之邪外袭,上犯巅顶,风邪为最主要的致病邪气,风为百病之长,多挟其他邪气而发病,若挟寒邪,寒性凝滞,寒性收引,则血脉凝滞,脉道被阻;若挟热邪,火热炎上,风热上炎,扰动清空;若挟湿邪,湿邪阻滞气机,蒙蔽清空,清阳不展而致头痛。

2. 情志失调

百病皆由气生,肝主疏泄,主藏血,主调畅气机,为全身气血运行之枢纽,而情志致病责之于肝,若情志不遂,则肝气郁滞,气郁化火,上扰清空,或气郁阳亢,阳亢风动,或肝火郁久,损伤阴血,肝肾亏虚,水不涵木,以致阴虚阳亢,扰乱清空而发为头痛。

3. 正气虚弱

正气虚弱的原因很多,若先天不足或房劳过度,可使肾精亏虚,脑髓失养而致头痛;肾精久耗,则易损及阳气,以致肾阳虚衰,清阳不展,发为头痛;脾胃为后天之本,气血化生之源,若平素脾虚或久病虚弱,脾胃虚弱,气血化源不足不能上荣于脑髓,以致头痛的发生;若产后虚弱或营养不良,则为正气受损,营血不足,引发头痛。

4. 饮食不节

饮食不节,嗜酒过度,或过食辛辣,或过食肥甘厚味,脾胃功能受损,以致脾失健运,痰湿内生,阻遏清阳,上蒙清窍而发为头痛。正如《金匮翼》云:"痰厥头痛……积而为痰,上攻头脑而作痛。"

5. 头部外伤或久病入络

跌仆损伤,头部外伤,损伤血络,瘀血阻滞脑络或头痛反复发作,寒凝、湿滞、痰阻、气血不运、热灼阴血等,日久可均致瘀,瘀血阻滞脑络,脉络不通,不通则痛,发为头痛。

(二)病机

1. 外邪侵袭,壅滞脉络

外感风、寒、湿、热之邪,邪气上犯巅顶,壅滞脉络,清阳之气受阻,气血凝滞,而发为头痛。外邪致病中以风邪为主导,若挟寒邪者,寒性收引,寒性凝滞,脉络不通,不通则痛,故头痛连及项背,常有拘急收紧感;若挟热邪者,火热为阳邪,其性趋上,二气相合,上扰清空,故头部涨痛;若挟湿邪者,易于阻滞气机,气血壅滞不畅,脉络不通,故头痛如裹。

2. 瘀血痰浊,痹阻经络

瘀血是头痛常见的病理变化。邪气痹阻于经脉,气血运行受阻,血行瘀滞成血瘀;气为血之帅,若肝气郁滞,气机不畅,或气虚推动无力,血行稽迟均可致瘀。痰浊是由于外感湿邪,久不得祛,或饮食不节,脾失健运,或脾气虚弱,运化无力,水湿聚而成痰;肾气不足,气不化水,水湿停聚,湿聚成痰,痰浊上蒙清窍。瘀血阻滞,经脉不利,水液运行输布失常,水湿停滞,聚而成痰,形成痰瘀互阻之证。

3. 阳亢火生,扰动清空

若情志不遂,则肝气郁滞,佛郁化火,上扰清空,或气郁阳亢,阳亢风动,或肝火郁久,损伤阴血,肝肾亏虚,水不涵木,肝阳因之浮动不潜,升而无制,以致阴虚阳亢,扰乱清空。

4. 精血亏虚,脑髓失荣

平素脾胃虚弱,气血化源不足;失血过多,新血不能补充,营血不足;久病不愈,慢性消耗,营血暗耗,血虚不能上荣清窍,则头痛隐隐。房劳过度,以致肾精亏损;后天水谷之精不足,无以充养先天之精;脏腑之精,消耗过多,日久损伤肾精。"脑为髓之海",肾精虚衰,无以荣养脑髓,故头痛且空。精血同源,肝藏血,肾藏精,故肝肾精血不足较为常见。

中医学认为本病的病因虽多,但是不外乎外感、内伤两类。外感头痛以标实为主,内伤头痛多本虚标实,初则痰浊、血瘀、气滞等标实为主,如病情久不愈,随着病情的进展,可渐及脏腑,伤及肾精,以致全身气血津液亏虚,并反复发作,每因外感或情志不遂或劳累等诱发,诸种头痛病机之间可相互转化,外感也可内伤血气,演变为内伤头痛。

三、临床表现

(一)临床分期

偏头痛发作可分为前驱期、先兆期、头痛期和恢复期,但并非所有患者或所有发作均具有四期。

1. 前驱期

头痛发作前,患者可有疲乏、食欲改变、反复哈欠及颈部发硬等不适症状。不同的患者所表现的前驱期的症状不同,但同一个患者每在发病前所表现出的症状是比较稳定的。

2. 先兆期

在头痛发作之前出现的可逆的局灶性脑功能异常症状,多为视觉、感觉、语言或其他中枢神经系统的异常。视觉先兆是最常见的,表现为闪光性暗点。其次为感觉先兆,表现为以面部和上肢为主的针刺感、麻木感或蚁行感。先兆也可表现为言语障碍,但比较少见。先兆通常不超过 60 分钟,但运动先兆可持续更长时间。

3. 头痛期

头痛发作多以单侧为主,可左右交替发生,也有少部分为双侧头痛。头痛多位于颞部,也可在前额、枕部或枕下部。偏头痛为搏动性的、中至重度的疼痛,简单活动可加重。偏头痛发作时,常伴有食欲减低、恶心,严重者可出现呕吐,也可伴有感知能力的增强,表现为对光线、声音和气味的敏感性增强,部分患者在发作期会出现由非致痛性刺激所产生的疼痛。

4. 恢复期

头痛在持续 4～72 小时的发作后可自行缓解,但患者还可有疲乏、易怒、注意力不集中、抑郁或其他不适。

(二)临床类型

根据国际头痛协会第 3 版《国际头痛疾病分类》(ICHD-3)的试用版及相关偏头痛的指南综合进行分型。

1. 无先兆偏头痛

无先兆偏头痛是最常见的偏头痛类型,表现为反复发生的头痛,疼痛多呈偏侧分布,儿童和青少年双侧更为常见。偏头痛常位于额和颞部,有些位于颜面部。

2. 先兆偏头痛

临床表现为反复发作、持续数分钟、单侧完全可逆的视觉、感觉或其他中枢神经系统症状。视觉先兆是最常见的,常表现为闪光暗点。第二种常见的是感觉障碍,表现为自起始点开始的针刺感,缓慢波及身体不同部分,后期表现为麻木感。绝大部分先兆症状持续不超过 1 小时,但运动症状常持续更长。

3. 可能与偏头痛相关的阵发综合征

(1)周期性呕吐综合征:反复发作性剧烈恶心和呕吐,发作时间可预测,发作可伴有面色苍白和嗜睡。

(2)腹型偏头痛:主要见于儿童,表现为反复发作的中腹部中-重度疼痛,伴恶心和呕吐,发作时不伴头痛。

(3)良性发作性眩晕:其他方面健康的儿童,以反复短暂发作的、无预示但能自行缓解的眩晕为特征。

(4)良性发作性斜颈:反复发作的头向一侧倾斜,可伴有轻度的旋转,可自行缓解。主要见于婴幼儿和低龄儿童,多在 1 岁内发病,常每月发作。共济失调更多见于年龄较大的儿童。

4. 慢性偏头痛

每月头痛至少 15 天,持续 3 个月以上,且每月至少有 8 天的头痛具有偏头痛的特点。

5. 偏头痛并发症

(1)偏头痛持续状态:偏头痛发作持续 72 小时以上。

(2)无梗死的持续先兆:先兆症状持续超过 1 周或以上,通常是双侧的,可以持续数月,甚至数年,而无脑梗死的影像学证据。

(3)偏头痛性梗死:偏头痛先兆伴随影像学相应区域的脑缺血性病变。见于有先兆偏头痛患者。

（4）偏头痛先兆触发的痫性发作：极少数情况下先兆偏头痛可以触发痫性发作，且痫样发作在先兆发生期或之后 1 小时内发生。

6. 很可能的偏头痛

偏头痛样发作，除 1 项特征外，其他完全符合上述各种偏头痛的标准，且不符合其他头痛的诊断标准。

四、辅助检查

目前偏头痛尚缺乏特异性诊断手段，辅助检查是为了排除继发性头痛或了解偏头痛患者合并的其他疾病。

1. 血液检查

血液检查主要用于排除颅内或系统性感染、结缔组织疾病、内环境紊乱、遗传代谢性疾病等引起的头痛，如血常规、血沉、C-反应蛋白、肝功能、肾功能等，依据要排除的疾病的不同选择相应的血液检查。

2. 脑电图

偏头痛患者发作间期脑电图可有轻度异常，主要为局部导联的散发性低幅尖波、小尖波。部分患者可有慢波，少部分患者可见棘波活动。脑电图对于头痛伴有意识障碍或不典型先兆疑为痫性发作的情况有较好的诊断价值。

3. 经颅多普勒超声（TCD）

TCD 可动态观察脑血管的舒缩和流速，但由于 TCD 所表现出的结果并不具有一致性，故 TCD 不能用来帮助诊断偏头痛。

4. 腰椎穿刺

腰椎穿刺主要用于排除蛛网膜下腔出血、颅内感染、脑膜癌及异常颅压所导致的头痛。对于偏头痛并无任何诊断价值。

5. 影像检查

CT 和 MRI 检查主要是为了排除颅内器质性病变所致的头痛，但偏头痛性梗死可以有相应区域的缺血性病变。

五、诊断与鉴别诊断

（一）诊断要点

1. 病史特征

由于偏头痛的病因及发病机制并不十分明确，且缺乏特异性诊断手段，因此获取详细的病史资料是偏头痛诊断的主要依据，如疼痛的部位、性质、持续时间、伴随症状、诱发因素及其他相关的病史。

2. 诊断标准

参照国际偏头痛诊疗指南，现将偏头痛中两个最常见的类型的诊断标准总结如下。

(1)无先兆偏头痛诊断标准:①发作持续 4～72 小时;②头痛至少具有下列 4 项中的 2 项:a. 偏侧分布;b. 搏动性;c. 中-重度疼痛;d. 日常活动导致头痛加重或头痛导致日常活动受限;③头痛发作时至少有下列 1 项:a. 恶心和(或)呕吐;b. 畏光和畏声 ;④无法用其他头痛诊断来解释;⑤至少有 5 次满足标准①～③的头痛发作。

(2)先兆偏头痛诊断标准:①以下 1 种或多种完全可逆的先兆症状:a. 视觉;b. 感觉;c. 言语和(或)语言;d. 运动;e. 脑干;f. 视网膜。②下列 4 项中至少有 2 项:a. 至少 1 种先兆症状逐渐进展≥5 分钟和(或)两种或多种症状相继出现;b. 每个先兆症状持续 5～60 分钟;c. 至少 1 个先兆症状是单侧的;d. 先兆伴随头痛或在先兆发生 60 分钟内发生头痛。③无法用其他头痛诊断来解释,且短暂性缺血发作已被排除。④至少有 2 次符合标准①和②的发作。

(二)鉴别诊断

1. 丛集性头痛

发病年龄较偏头痛晚,男性多见,头痛发作无先兆症状,常在晚上发作,表现为一侧眼眶周围发作性剧烈头痛,呈尖锐、爆炸样、非搏动性剧痛,反复密集发作,伴有同侧眼结膜充血、流泪、瞳孔缩小、眼睑下垂,以及头面部出汗,较少伴有恶心、呕吐。

2. 紧张性头痛

为双侧枕部或全头部紧缩性或压迫性头痛,通常呈持续性钝痛,青中年女性多见,情绪或心理因素可加重头痛。

3. 过量使用药物性头痛

患者规律地过度使用曲普坦类、阿片类、麦角胺类制剂每月≥10 天或单纯镇痛药≥15 天,导致每月头痛发作 15 天以上,持续至少 3 个月,头痛会随着药物的戒断逐渐缓解或重归以前模式。

六、治疗

偏头痛的治疗目的是减轻或终止头痛发作,缓解伴随症状,预防头痛复发,提高患者的生活质量,目前多采用中西医结合治疗的方案治疗,治疗原则如下:积极开展患者教育,帮助患者确立正确的、科学的防治观念和目标,做好患者心理建设;保持健康的生活方式,避免偏头痛的各种诱发因素;充分利用各种非药物治疗方式,减少患者对药物的依赖;急性发作时使用西药以迅速地减轻或终止疼痛,预防性治疗时使用中药以减少或治愈头痛。

(一)中医治疗

1. 辨证用药

首先要分析病性,辨外感还是内伤。外感头痛因为感受外邪而病发,属于实证,一般起病比较急,疼痛比较剧烈,痛无休止;内伤头痛,以内伤为病因,一般起病比较缓,病势轻重不一。另内伤头痛要辨虚实,如因气血亏虚、肾精不足所致者,疼痛较轻,表现为隐痛、空痛,遇劳加重,时作时止,多属虚证;如因肝阳、痰浊、瘀血所致者,疼痛较前者剧烈,表现为头昏胀痛,重痛,或刺痛、钝痛,多属实证。

其次要辨别相关经络脏腑,根据头痛的部位,参照经络的循行路线,可以辨别疾病所在的脏腑。后头痛连及颈项,为太阳头痛;前额连眉棱骨痛,为阳明头痛;两侧头痛,连及于耳,为少阳头痛;巅顶头痛,为厥阴头痛。

(1)外感头痛

①风寒头痛

临床表现:头痛连及项背,常有拘急感,或伴恶风寒,遇风、冷则加剧,口不渴,苔薄白,脉浮紧。

治疗法则:疏风解表,通络止痛。

方药运用:川芎茶调散加减(川芎、荆芥、防风、细辛、白芷、薄荷、羌活、甘草)。若恶寒严重者,可加麻黄、桂枝、熟附片或加用桂枝汤等以增强温经散寒的作用;若为久病头痛,已入络化瘀,外感风寒而致发作者,应当祛风散寒,活血通络,加用全蝎、蜈蚣等增强息风镇痉,通络止痛之功;若为阳虚而外感风寒所引起之头痛,证见头痛、足寒,脉沉细者,当以麻黄附子细辛汤加减以助阳解表,散寒止痛;若风寒之邪客于厥阴之脉,而见巅顶头痛、干呕、吐涎沫者,当以《伤寒论》之吴茱萸汤加减以暖肝温胃,降逆止呕。

②风热头痛

临床表现:头涨痛,发热较著,微恶风,面红目赤,口渴喜冷饮,舌尖红,苔薄黄,脉浮数。

治疗法则:疏风清热,和络止痛。

方药运用:芎芷石膏汤加减(川芎、白芷、石膏、菊花、藁本、羌活)。恶风症状较著者,当加桑叶、薄荷、蔓荆子等以疏散风热,清利头目;若身热较著,而恶风不显,为气分热盛者,重用石膏,加用知母、桑白皮、鸭跖草等以清泻气分之热;若风热入里,而又感受风寒,热为寒遏,恶寒、烦热,少汗者,当加用石膏配麻黄内清热邪,外散表寒;若风热化燥伤津,口、咽、唇、鼻干燥,舌红少津,苔薄或干者,可加用沙参、天花粉等以生津润燥;若大便秘结,腑气不通者,可加用黄连上清丸以通腑泄热。

③风湿头痛

临床表现:头痛如裹,肢体酸重或疼痛,胸闷脘痞,腹胀,大便溏,苔白腻,脉濡。

治疗法则:祛风除湿止痛。

方药运用:羌活胜湿汤(羌活、独活、川芎、蔓荆子、甘草、防风、藁本)。若湿困卫表,肢体酸重疼痛较重者,加以藿香、佩兰等解表化湿;若湿邪困阻中焦,胸闷脘痞、腹胀、便溏者,加用陈皮、半夏、苍术等以健脾化湿,理气和中;若恶心、呕吐者,加用半夏、生姜;若湿邪郁而化热,口渴不欲饮、苔黄腻者,加用秦艽、薏苡仁等以清热祛湿止痛;若纳呆食少者,可加用麦芽、神曲、鸡内金等以消食和胃。

外感头痛的临证指要:患者体质不同,所处的地域环境不同,四时的气候不同,感受相同的外邪所致的症状就不会相同,而在治疗过程中如若出现治疗延误、辨证失误或药量不足等因素,均可导致疾病有不同的转归,表证祛除不彻底,则会出现变证,疾病进一步加重,六淫之邪虽为常见的致病因素,但兼挟之邪种类繁多,辨证比较复杂,要抓住主证。

(2)内伤头痛

①肝阳头痛

临床表现:头涨痛,急躁易怒,每遇情绪激动时加重,失眠多梦,颜面潮红,或胸胁胀痛,口苦,舌红苔黄,脉弦数。

治疗法则:平肝潜阳,息风止痉。

方药运用:天麻钩藤饮加减(天麻、钩藤、石决明、栀子、杜仲、桑寄生、牛膝、黄芩、夜交藤、茯神、益母草)。若肝气郁滞,胸胁胀痛较甚者,加用柴胡、郁金等以疏肝解郁;若肝郁化火,面红,口苦而干者,当加用龙胆草、夏枯草、牡丹皮等以清泻肝火;肝火过盛而大便秘结者,加用大黄、芒硝等或加用当归龙荟丸以泻火通便;阳亢风动,肢体麻木或颤动,口角抽搐者,当加用羚羊角、生龙牡、全蝎以镇肝息风、清热止痉;若热盛伤阴,肝肾阴虚者,加用枸杞子、何首乌、沙参、生地黄等以养阴清热、滋养肝肾。

临证指要:由于现在社会的生活节奏加快,工作压力大,经常接受不良的情志刺激或操劳思虑过度,影响了机体气机运行,故肝阳头痛是目前临床上非常常见的一种类型。在运用平肝潜阳之药时,要注意配合使用一些滋养肝肾之阴之剂,因阳亢易伤阴,且阳亢易生热.热更容易耗伤肝肾之阴。同时要重视心理疗法,在情志上加以疏导,以从根本上解除气机不畅之因。

②痰浊头痛

临床表现:头痛昏蒙,胸闷脘痞,纳呆,恶心呕吐,舌苔白腻,脉滑或弦滑。

治疗法则:燥湿化痰,健脾和中。

方药运用:半夏白术天麻汤加减(半夏、白术、天麻、橘红、茯苓、甘草、生姜、大枣)。若呕吐严重者,加用旋覆花、代赭石以增强降逆止呕之功效;若胸闷脘痞严重者,加用砂仁、厚朴、炒莱菔子等以加强化湿行气、宽中除胀之功;若痰湿郁久化火,可见口黏腻,渴不欲饮,舌红苔黄腻,脉滑数或弦滑数,可加用枳实、竹茹、天竺黄等或换用黄连温胆汤加减。

临证指要:痰浊头痛在临床上也是比较多见的一个证型。痰浊头痛的病机大体是脾失健运,但因导致脾失健运的原因众多,且痰浊致病广泛,变化多端,故痰浊头痛在临床上的兼症很多,而且很复杂,并常常互为因果,导致病情缠绵难愈。所以,在治疗时应当分清主症和兼症,才会取得比较好的治疗效果。

③瘀血头痛

临床表现:头痛日久,或有外伤史,痛处固定不移,针刺样疼痛,舌质紫暗,或有瘀斑,苔薄白,脉细涩。

治疗法则:活血化瘀,通窍止痛。

方药运用:通窍活血汤(赤芍、川芎、桃仁、红花、麝香、老葱、鲜姜、大枣、黄酒)。若瘀血日久,头痛剧烈者,可以加用全蝎、蜈蚣等以搜风通络止痛;若因气虚而致血瘀,兼见神疲乏力,气短懒言者,当加用黄芪、人参等以补气活血通络;若因寒而致瘀,兼见畏寒肢冷,遇寒则加剧者,当加用制附子、桂枝、干姜等以温经活血通络;若因痰而致瘀,兼见胸闷脘痞,纳呆,舌苔白腻或黄腻者,当加用陈皮、厚朴、姜半夏或竹茹、胆南星等以化痰行瘀。

临证指要:对于血瘀证的治疗,不能单纯地使用活血化瘀之品,对于各种原因导致的血瘀证,必须随因而施治,治疗上以活血化瘀治其标,祛除致病之因为治其本,瘀血为有形之阴邪,而头为诸阳之会,故血瘀证大多为阳虚而浊阴之邪阻塞脑络,气血壅滞所致,故治疗时应当酌加辛温之品,以驱除阴邪。在瘀血渐消,头痛症状缓解后,应当注意使用滋养肝肾之品,以防久病及肾,肝肾亏虚。

④血虚头痛

临床表现:头部隐痛,心悸失眠,面色少华,动则加剧,劳则即发,舌淡苔薄白,脉细弱。

治疗法则:养血益气,和络止痛。

方药运用:加味四物汤加减(白芍、当归、生地黄、川芎、蔓荆子、菊花、黄芩、甘草)。血为气之母,故血虚者常有气虚,形成气虚血弱之证,兼见神疲乏力,气短懒言,自汗者,当加用黄芪、党参、炒白术等以补益元气。若气虚症状较甚者可以合用补中益气汤;若血虚较甚,表现为面色㿠白,唇舌色淡者,可加用阿胶、紫河车等以补血养阴;若心悸失眠较甚者,可加用炒酸枣仁、夜交藤、合欢皮等以养血安神。

临证指要:血虚证不可以单纯使用补血之剂,因其导致血虚的原因有多种,如气不生血,瘀血不去,新血不生,大量失血等,故在临证时若为大量失血所致之血虚证应当补血为要,若为其他原因所致的血虚证则应当补血为治其标,去除他因为治其本。血属阴,血虚则易生火化燥,故临证时应当注意养阴润燥之品的使用。

⑤肾虚头痛

临床表现:头部空痛,精神萎靡,腰膝酸软,眩晕耳鸣,少寐多梦,遗精滑泄,带下量多,舌红少苔,脉细无力;或颧红盗汗,五心烦热,舌红少苔,脉细数,或面色㿠白,形寒肢冷,舌淡嫩,苔白,脉沉细或沉迟无力。

治疗法则:滋阴补肾,填精益髓。

方药运用:大补元煎加减(人参、炒山药、熟地黄、杜仲、枸杞子、当归、山茱萸、炙甘草)。若阴虚火旺较甚,症见颧红、潮热、盗汗、五心烦热、舌红少苔,脉细数者,当滋阴补肾,予知柏地黄丸加减治疗;若阴损及阳,肾阳虚较为明显,症见面色㿠白,形寒肢冷,腰酸冷痛,舌淡嫩,苔白,脉沉细或沉迟无力者,当温补肾阳,予金匮肾气丸或右归丸加减治疗。

临证指要:肾为先天之本,有肾阴、肾阳之分,故临证之时应当清楚辨证,以防误治,加重病情。人之先天之本亏虚,则诸症皆可以产生,如肾虚血瘀、肾虚痰阻等,故临证之时当酌加祛瘀,化痰之品,以防邪实阻滞脉络,使病情加重。

2. 成药制剂

常用的包括天舒胶囊、养血清脑颗粒、正天丸、复方羊角片、清脑复神液、头痛宁胶囊、天麻钩藤颗粒等中成药及丹参注射液、川芎嗪注射液、当归注射液等或中药注射剂,依据不同的证型选用不同的成药及注射剂。

3. 针灸疗法

(1)外感头痛

基本选穴:列缺、百会、太阳、风池。

辨证配穴:依据风邪所挟之邪的不同所用配穴亦不同,风寒头痛者,加风门;风热头痛者,加曲池、大椎;风湿头痛者,加阴陵泉。依据头痛的部位不同所归属的经络不同则配穴亦不同,阳明头痛者,加印堂、攒竹、头维、合谷;少阳头痛者,加悬颅、悬厘、率谷、足临泣;太阳头痛者,加天柱、后溪、风府、昆仑;厥阴头痛者,加四神聪、太冲、内关。

(2)内伤头痛

①实证

治疗法则:疏通经络,清利头窍。

基本选穴:百会、头维、风池。

辨证配穴:证候不同配穴亦不同,肝阳上亢者,加行间、太冲、太溪、复溜、悬钟;痰浊头痛者,加丰隆、阴陵泉;瘀血头痛者,加血海、膈俞、三阴交。按头痛部位配穴同上。

②虚证

治疗法则:补益脑髓,疏通经络。

基本选穴:百会、风池、足三里。

辨证配穴:血虚头痛者,加三阴交、肝俞、脾俞;兼见气虚者,当配以气海;肾虚头痛者,加太溪、肾俞、悬钟。若失眠严重者,加神门、申脉、照海、风府。按头痛部位配穴同上。

4. 其他疗法

此外,尚有电针、推拿、耳穴、眼针等疗法。

(二)西医治疗

偏头痛呈反复发作性,目前治疗的方式分为药物治疗和非药物治疗。药物治疗主要分为发作期治疗和预防性治疗两个方面。

1. 发作期治疗

发作期主要以药物疗法为主,药物治疗又分为非特异性药物和特异性药物两类。

(1)非特异性药物:主要包括非甾体类抗炎药和阿片类药物。非甾体类抗炎药主要应用的药物有对乙酰氨基酸、阿司匹林、布洛芬等,其中儿童应当首选对乙酰氨基酚。若头痛严重且其他药物无效或禁用时,可应用哌替啶等阿片类药物。

(2)特异性药物:主要包括麦角生物碱类药物和曲普坦类药物。麦角生物碱类药物中双氢麦角碱和酒石酸麦角胺较麦角胺安全。曲坦类药物是 5-羟色胺受体激动药,现在国内外使用的主要有舒马曲普坦、佐米曲普坦、利扎曲普坦、那拉曲普坦等。如果患者服用曲普坦类药物发生反跳性头痛,应停用。

(3)其他药物:多用于偏头痛的辅助性治疗。①止吐药:恶心、呕吐是偏头痛最常见的伴随症状,也是常见的药物不良反应。常用的如多潘立酮、西沙必利和莫沙必利等。②降钙素基因相关肽拮抗药:该类药通过抑制降钙素基因相关肽的增长,从而抑制脑血管的扩张,以终止偏头痛的发作。BIBN4096BS 是最早用于临床研究的药物。③辣椒素异构体:该药镇痛的机制目前尚不明确,且不良反应发生率较高,故需改善。此外,苯二氮䓬类、吩噻嗪类、巴比妥类也可以辅助性治疗偏头痛。

2. 预防性治疗

美国头痛协会的偏头痛预防治疗指征为:每月发作 2 次或 2 次以上,导致每月 3 天或 3 天以上失去活动能力;发作期治疗有禁忌证或治疗失败;每周 2 次以上治疗无效;特殊类型的偏头痛:偏瘫性偏头痛、先兆时间延长的偏头痛、偏头痛性脑梗死。

(1)β受体阻滞药:是偏头痛预防性治疗的首选药物,其中普萘洛尔与美托洛尔是偏头痛预防性药物的第一线药物,但严重抑郁状态的患者应避免使用普萘洛尔。

(2)钙离子拮抗药:氟桂利嗪、尼莫地平和维拉帕米可以缓解先兆症状。

(3)抗癫痫药:双丙戊酸钠和托吡酯是临床和研究中最常使用的药物,而双丙戊酸钠的临床应用安全性更好。

(4)抗抑郁药:偏头痛患者常合并抑郁、焦虑等情绪障碍问题,故临床适当应用抗抑郁焦虑药,最常用的是阿米替林。

(5)5-HT 受体拮抗药:如赛庚啶和苯噻啶,最常见不良反应为开始服药的 1～2 周出现嗜睡,继续服药可减轻或消失。

3. 非药物治疗

非药物治疗主要包括心理治疗、手术治疗、神经阻断疗法及高压氧疗等。

七、预防、预后及调护

1. 预防

对于偏头痛的预防,应当积极规避诱发因素,并选择适当的药物预防发作。对于是否应采取预防性的治疗措施,取决于发作的频率、时间、严重性及终止每次发作的难易程度。

2. 预后

偏头痛一般预后良好,只有少数患者因精神紧张、睡眠不佳,经常诱发。西医治疗的效果近期比较满意,远期疗效不能令人满意。中医治疗可以延长头痛的发作周期并且可以巩固疗效。

3. 调护

由于情绪不稳、精神紧张等情志因素是最常见的诱发偏头痛的因素,尤其是在女性患者中,因此要保持心情的舒畅,避免诱导发作。

八、中医防治进展

偏头痛是困扰人们的一大顽疾,严重地影响着患者的工作、生活和学习,因此找到行之有效的治疗方法是现在医学界的一项重大的任务。西医对于本病急性期的治疗颇有成效,但在药物停止后的复发率极高,而且药物的不良反应降低了患者的依从性。因此,人们对于经济实惠、操作简单、无不良反应、疗效显著的治疗方式的追求使得中医药学在偏头痛的预防和治疗上成为重要的力量,且在中西医结合治疗的大趋势下,中医界的医务工作也采用了现代医学对于偏头痛的分期进行治疗。

(一)发作期治疗

在发作期因疾病病因及病机的不同故而呈现出了不同的治则与治法。

1. 平肝息风法

肝为风木之脏,肝气郁结、肝火上炎、肝阳上亢、肝风上扰皆可以阻遏清阳而导致头痛,因此平肝息风是治疗本病的重要方法。由于头痛反复发作,必然导致阴血损耗,不能上荣脑髓经络。故除了清肝平肝外,还应当辅以养血柔肝。陈卡玲等自拟清肝养血方剂:生地黄、山茱萸、蔓荆子、牡丹皮、当归、黄芩、柴胡、川芎、白芍、酸枣仁、栀子、川牛膝、陈皮、炙甘草,治疗偏头痛总有效率82.9%;对照组给予盐酸氟桂利嗪,总有效率65.7%,治疗组疗效明显优于对照组。

2. 化痰通络法

因现代人过食生冷、肥甘之物,湿邪困脾,脾运失司,痰湿内生,郁久化热,加之平素生活作息的不规律,阴血耗伤,风痰上犯清空。因此,现代许多学者治疗偏头痛时采用化痰通络法。偏于痰热者当清热化痰。白方会等通过对307例原发性头痛患者与中医有关头痛的相关性进行研究,分析发现偏头痛与痰浊型头痛有较大的相关性。

3. 活血化瘀法

偏头痛多反复发作,缠绵难愈,"久病入络",因此活血化瘀法治疗本病受到广泛重视。有学者对治疗偏头痛方药进行统计,发现活血化瘀药列在前20位,其中尤以川芎应用最为广泛。刘剑钢等给予对照组53例偏头痛患者盐酸氟桂利嗪胶囊;观察组53例在对照组基础上服用血府逐瘀汤加减治疗,1个月后观察组疗效明显优于对照组。

4. 温经散寒法

温经散寒法治疗头痛始于仲景,《金匮要略·呕吐下利病脉证治第十七》"干呕,吐涎沫,头痛者,吴茱萸汤主之"。目前医家认为阳虚头痛者,偏头痛多因寒袭经络而诱发。故治疗应当温通阳气,散寒通滞。黄玉龙等给予对照组口服盐酸氟桂利嗪胶囊,疼痛缓解率为66.67%;治疗组在对照组的基础上,联合麻黄附子细辛汤口服治疗,缓解率为83.33%,治疗效果显著。

5. 滋补肝肾法

偏头痛具有久病久痛特点,久则头部气血运行不畅,瘀血阻络,加之肝风内动,风邪上犯,头痛日久影响作息,劳伤肝阴肾阴,治疗则应当以滋补肝肾为要。周子靖对针灸组采用滋补肝肾针刺法,西药组盐酸氟桂利嗪胶囊,针灸组对肝肾阴虚型慢性偏头痛患者具有明显临床疗效,且远期疗效作用明显。

(二)缓解期治疗

在偏头痛的缓解期尤其是没有症状的时期是无证可辨的,现提出以下的辨证思路:参考患者偏头痛发作时的症状进行辨证。因偏头痛为一种反复发作的疾病,现代医家大部分将其归为"伏邪"致病。路玉良等认为,患者偏头痛为伏邪作祟,宿疾为病之根,偏头痛是反复发作的疼痛疾患,属宿疾,为伏邪作祟,其发病是由于脑的气血逆乱,脉络失和所致,病因多为外感寒邪;同时中医体质学说为"治未病"的思想提供了防治的依据,在其缓解期无头痛这一主要症状,这为以中医症状为基础的中医辨证论治带来了困难,运用体质理论干预偏头痛无疑是对偏头痛辨证论治不足的一种补充,通过调整体质,特别是对阴虚质、气郁质和瘀血质患者的体质干预,是预防偏头痛发作的一条新的路径,但对于平和质而出现痰浊头痛证的偏头痛患者则以燥湿化痰、通络止痛为主。

偏头痛是困扰人们的一大难症,而现今由于尚未确认其发病的原因及机制,故现代医学依然无法根治。中医药学有着与现代医学不同的理论体系,在预防和治疗上取得了巨大的成功,同时中医药的治疗方式的多样性可以满足患者的不同需求,故应当在临床上大力推广中医药,以期能够获得更多的治疗经验,不断地提升中医药对于本病治疗的效果,直至彻底地根治本病。

九、典型病例

病例 1

刘某,女,48 岁。主诉与现病史:患者 1 年前与家人争吵后,经常闷闷不乐,心烦气躁,偶有左侧头部胀痛,因持续时间短,未予任何治疗。7 日前,自觉左侧头部呈发作性疼痛,痛如刀割,夜间尤剧,于多家医院就诊,均未发现器质性病变,治疗无明显改善,遂来我院就诊。初诊:头痛如刀割,痛苦难忍,伴失眠多梦,心烦胸闷,健忘、耳鸣、面色黧黑,皮肤干燥不润,舌质紫暗、边有瘀斑,脉弦涩。辨证:中医诊断为头痛,初属肝气郁结,气机不利,后久病入络,气滞血瘀,壅塞脑络。治法:活血行气,通络止痛。方用通窍活血汤加味。处方:桃仁、红花、赤芍各 15g,川芎、郁金、石菖蒲、柴胡、白芷、羌活、蔓荆子各 10g,葛根 30g,全蝎 9g,地龙 15g,生姜 3片,老葱头 2 根,绍兴黄酒 1 碗。连服 7 剂。2 诊:头痛大减,精神转佳。仍有头晕、健忘、失眠、多梦等。上方去全蝎、羌活,加何首乌、酸枣仁各 15g,熟地黄 30g,天麻 10g,陈皮 10g,连服 7 剂而愈。

病例 2

患者孙某,女,46 岁。主诉与现病史:发作性双颞侧头痛 10 余年。患者 10 余年前无明显诱因的出现发作性双颞侧头痛,于外院就诊,行"头颅 MRI"检查,未见明显异常,诊断为"偏头痛",长期服用药物治疗(具体不详),效果欠佳,遂来我院就诊。初诊:发作性双颞侧头痛,呈搏动性,头痛剧烈时伴恶心、呕吐,平素纳差,反酸,眠差,二便可,舌质淡,舌体胖大,苔白腻,脉弦滑。辨证:中医诊断为头痛,痰浊阻滞中焦,清阳不升,浊邪不降,壅塞脑络,痰浊久滞中焦,易使脾气失于健运而致脾虚,治法:理气健脾,燥湿化痰。方用半夏白术天麻汤加减。处方:法半夏 12g,白术 15g,天麻 15g,茯神 30g,陈皮 10g,生薏苡仁 30g,蔓荆子 15g,佛手 15g,香附 15g,党参 15g,川芎 30g,延胡索 30g,夜交藤 30g,炒酸枣仁 15g,煅瓦楞子 30g,黄连 10g,吴茱萸 12g,甘草 9g。7 剂,水煎服。2 诊:舌脉同前,予上方加桃仁、红花各 10g,继服 7 剂。3 诊:继服上方 7 剂后,诸症悉除。

参 考 文 献

[1] 魏玉凤,连新福,苏巧珍.偏头痛中西医病机研究进展[J].辽宁中医药大学学报,2012,14 (8):254-255.

[2] 任巧,王志红,耿左军.偏头痛发病机制的神经影像学研巧进展[J].脑与神经疾病杂志,2015,(1):78-80.

[3] Headache Classification Committee of the International Headache Society(IHS). The International Classification of Headache Disorders, 3rd edition(beta version)[J]. Cephalalgia, 2013,33:629-808.

［4］ 陈卡玲,骆磊.清肝养血法治疗肝阳上亢型无先兆偏头痛35例观察［J］.浙江中医杂志,
      2017,52(6):410.

［5］ 白方会,陈宝田,郭跃.原发性头痛舌象、脉象的最优尺度分析［J］.辽宁中医杂志,2011(5):
      897-898.

［6］ 高鹏,张娥,李燕梅.基于数据挖掘的现代中医药治疗慢性偏头痛用药规律分析［J］.中医
      研究,2015,28(9):61-64.

［7］ 刘剑钢,王蕊.通窍活血汤加减治疗偏头痛53例观察［J］.光明中医,2015,30(9):
      1912-1913.

［8］ 黄玉龙,丁培杰,马福云,等,麻黄附子细辛汤联合盐酸氟桂利嗪胶囊治疗偏头痛疗效观察
      ［J］.中国中医急症,2016,25(9):1816-1818.

［9］ 周子靖.滋补肝肾针刺法治疗慢性偏头痛临床研究［J］.四川中医,2017(7):204-206.

［10］ 路玉良,丁元庆.偏头痛的中医症候、病机及治疗现状分析［J］.河南中医,2010(30):103.

［11］ 李柱,倪文璐,赵艳敏.300例偏头痛患者中医体质分布及与中医证候关系［J］.辽宁中医药
      大学学报,2015,10(17):13-14.

［12］ 李爱民.通窍活血汤加减治疗瘀血头痛3则［J］.新中医,2000,32(80):55.

［13］ 李鹏辉,羊田,孟毅.半夏白术天麻汤临床应用举隅［J］.中国民族民间医药,2017,26(8):
      66-67.

第二节　紧张型头痛

一、概述

紧张型头痛(tension-type headache,TTH),原称为肌收缩性头痛,是慢性头痛中最常见的一种,占慢性头痛的40%。流行病学调查显示,在中国18—65岁人口中,原发性头痛发病率为23.8%,其中紧张型头痛为10.77%,约占原发性头痛的45%。紧张型头痛患病率男女比例约为4:5,发病年龄高峰在25—30岁。紧张型头痛是一个多病理机制共同参与的多因素紊乱的疾病,目前认为可能与颅周肌肉障碍、神经递质代谢紊乱、中枢调节机制异常及心理因素有关。

二、病因病机

传统中医学中没有"紧张型头痛"这一病名,多将其归属于"头痛"和"头风"的范畴。目前,中医学多认为本病的病位在头,发病与脾、肝、肾等脏腑相关,其中与肝关系尤为密切。本病主要的致病因素有风、火、痰、湿、瘀、虚等,近年生活压力逐渐加剧,精神情志易受影响。因此,情志因素已经成为紧张型头痛的主要病因。关于紧张型头痛的病因病机具体归纳为以下几点。

1. 风邪上扰,气机失和

风者,百病之始也。风邪为百病之长,寒、暑、湿、燥、火邪多依附于风邪侵袭人

体,循经上扰清窍则经脉痹阻,气血失畅,不通则痛。

2. 湿邪困阻,清阳不展

湿邪是本病发病的主要原因之一。或因饮食失宜,或因劳逸失度使脾的运化功能失调,水湿不运,清阳不升,浊阴不降。湿邪闭阻清窍,脑失充养,从而引发头痛。

3. 肝郁化火,肝火上扰

肝主疏泄,肝气条达则气血疏畅。若肝郁化火,火热上扰清窍,易致头面部经脉壅滞不畅,气血运行失调,从而引起头痛发病;肝火旺盛耗劫真阴,阴不敛阳易致肝火上炎,肾阴亏虚,上盛下虚亦可发为头痛。

4. 痰浊内生,壅阻脑络

《丹溪心法·头痛》:"头痛多主于痰"。痰浊内阻是本病发病的重要原因,多由脾失健运,痰浊内生,以致脏腑气机失调。

5. 气滞血瘀,经脉不畅

焦虑、抑郁等情志因素可导致肝失疏泄,肝郁气滞,血行不畅,则经脉痹阻,不通则痛。此外,若病程迁延,久治不愈亦可导致瘀血产生,所谓久病必瘀。此类头痛多表现为痛处不移,舌质紫黯或有瘀斑,脉细涩。

6. 劳损伤正,脑失所养

"脑为髓海",依赖于精血濡养及水谷精微充盈。若劳损耗伤,脑失所养可导致头痛发生。

三、病机转归

头痛的病因不外外感和内伤,外感以风寒湿为主,内伤与肝、脾、肾有关,尤其与肝关系密切。肝主疏泄,调理气机,肝疏泄条达,则气机舒畅。若因情志失调,或精神抑郁,或焦虑紧张等均可影响肝的疏泄功能,而使肝气郁滞,气结则血凝,而导致血瘀。肝为风木之脏,体阴而用阳,肝木失和,风阳内动,上扰清窍,致脉络失和,气血运行不畅,久病入络则为瘀,因此本病的发病与风、瘀、肝三者关系最为密切。

四、临床表现

(一)一般特征

紧张型头痛多在 20 岁左右发病,女性患者多于男性患者,多发于双侧枕、颈部、额颞部或头顶,其表现主要为头部钝痛,头部有压迫感或紧束感,更典型的为束带感,许多患者可伴有头昏、失眠、焦虑、抑郁或颈背部肌肉常有僵硬感等症状,有的患者可出现恶心、畏声或畏光等特征。该病一般呈发作性或持续性,病情从数日到数年不等。

(二)临床分型

国际头痛协会的《国际头痛疾病分类》将紧张型头痛共分为四型:偶发性紧张

型头痛、频发性紧张型头痛、慢性紧张型头痛及可能紧张型头痛。

1. 偶发性紧张型头痛

(1)有符合标准(2)—(4)的至少 10 次发作;平均每月发作<1 天;每年发作<12 天。

(2)头痛持续 30 分钟至 7 天。

(3)至少符合下列四项中的两项:①双侧头痛;②压迫或紧缩(非搏动)性;③轻中度;④不会因日常活动加重。

(4)至少符合下列两项中的一项:①无恶心和呕吐;②无畏光和畏声。

(5)无法用其他头痛诊断来解释。

2. 频发性紧张型头痛

(1)符合特征(2)—(4)的至少 10 次发作;至少 3 个月以上,平均每月发作≥1 天而<15 天。

(2)头痛持续 30 分钟至 7 天。

(3)至少符合下列四项头痛特征中的两项:①双侧性;②压迫或紧缩(非搏动)性;③轻中度;④不会因走路、爬楼等日常体力活动加重。

(4)至少符合下列两项中的一项:①无恶心和呕吐;②无畏光和畏声。

(5)无法用其他头痛诊断来解释。

3. 慢性紧张型头痛

(1)符合特征(2)—(4);至少 3 个月,每月发作≥15 天。

(2)持续数小时、数天或持续不断。

(3)至少符合下列四项头痛特征中的两项:①双侧性;②压迫或紧缩(非搏动)性;③轻中度;④不会因走路、爬楼等日常体力活动加重。

(4)至少符合下列两项中的一项:①无畏光、畏声及轻度恶心症状;②无中重度恶心、呕吐。

(5)无法用其他头痛诊断来解释。

五、辅助检查

脑电图、肌电图检查、X 线检查、磁共振成像(MRI)检查、电子计算机断层扫描(CT)检查等辅助检查均未发现有任何器质性改变。

六、诊断与鉴别诊断

(一)诊断要点

(1)年轻女性多见,主要表现为双侧顶枕部的非搏动性持续性的钝痛,可持续数周或数月。

(2)头部有束带感、沉重感、压迫感,头部周围肌肉常有压痛或触痛。

（3）常伴有头昏、失眠、焦虑或抑郁，不伴有恶心、呕吐或视觉先兆。

（4）少数患者有因长期头痛而存在滥用镇痛药物的病史；有部分患者有阳性家族史。

（5）体检时可有疼痛部位肌肉触痛或压痛点，颈肩部肌肉有僵硬感；神经系统检查多无阳性体征。

（6）相关辅助检查均未提示有器质性疾病的证据。

（二）鉴别诊断

1. 颅内感染性头痛

颅内感染性头痛包括各种病原微生物所致的脑炎、脑膜炎、脑蛛网膜炎。头痛为主要和首发症状，常以全头痛或枕部疼痛为多见，头部活动时加重。本病大多起病比较急，多呈头涨痛、跳痛或撕裂样疼痛，伴发热、喷射性呕吐等。

2. 颅内占位性疾病引起的头痛

颅内占位性疾病引起的头痛此类疾病包括颅内肿瘤，颅内转移癌，脑脓肿及脑寄生虫病等。此类头痛系由于颅内压增高所致，随病程进展常伴有喷射性呕吐和眼底水肿，但早期可被误诊为紧张型头痛的患者，除注意眼底改变外，神经系统检查极为重要。如发现病理反射等体征出现，应及时采用脑 CT 或 MRI 等检查以助鉴别。

3. 丛集性头痛

发病年龄较偏头痛晚，以男性为多见，头痛突然发作无先兆症状，常在晚上发作，表现为一侧眼眶周围发作性剧烈头痛，持续 15 分钟至 3 小时，频率从隔日 1 次到每日 8 次，呈尖锐、爆炸样、非搏动性剧痛，具有反复密集发作的特点，伴有同侧眼结膜充血、流泪、瞳孔缩小、眼睑下垂，以及头面部出汗，较少伴有恶心、呕吐。

七、治疗

紧张型头痛治疗以辨证论治为原则，立法处方在祛风散寒、燥湿化痰、疏肝解郁、活血通络、补虚益气和缓急止痛等基础上，临床随证加减。另外，合理运用针灸、推拿及配合心理干预等方法，往往可以提高疗效并减少头痛复发。

（一）中医治疗

1. 辨证用药

参照前文"偏头痛"进行辨证治疗。

2. 针灸疗法

（1）取穴：太阳、头维、风池、颈夹脊、太冲、足三里、三阴交。

（2）治法：疏肝健脾、通络止痛。以颈夹脊、足厥阴、足太阴、足少阳经穴为主。

（3）操作：足三里、三阴交采用补法，其余的穴位均采用泻法。同时可在项背部加拔罐。

3. 耳穴疗法

（1）主穴：神门、皮质下、耳尖、枕。

（2）配穴：阳明头痛者，加额；少阳头痛者，加颞；太阳头痛者，加膀胱；厥阴头痛者，加肝；痰浊头痛者，加脾、胃；肾虚头痛者，加肾；肝阳上亢头痛者，加肝；气血亏虚者，加心、脾。

4. 推拿疗法

（1）常用穴位及部位：印堂、太阳、百会、鱼腰、迎香、风池、风府、肩井、曲池等及头额、颞部和太阳经穴。

（2）常用手法：揉法、按法、拿法、抹法、推法、扫散法。

（3）配穴及部位：阳明头痛者，加合谷、攒竹、内庭；少阳头痛者，加外关、足临泣；太阳头痛者，加后溪、申脉；厥阴头痛者，加四神冲、太冲、内关；风寒头痛者，加风门；风热头痛者，加曲池、大椎；风湿头痛者，加阴陵泉；肝阳上亢者，加太冲、太虚；痰浊头痛者，加太阳、丰隆、阴陵泉；瘀血头痛者，加阿是穴、血海、膈俞、内关；血虚头痛者，加三阴交、肝俞、脾俞；肾虚头痛者，加太溪、肾俞。

（二）西医治疗

目前现代医学对紧张型头痛的治疗大体分为药物及非药物治疗。

1. 药物治疗

（1）非甾体类镇痛药：如布洛芬、阿司匹林等。镇痛药其本身也可引起药物性头痛，在下列情况时应考虑到药物过量的可能性：①治疗后头痛症状缓解，此后头痛持续性加重；②停药后头痛减轻；③阿司匹林剂量每周超过 45g。

（2）麻醉镇痛药：如可卡因、吗啡、哌替啶等，吗啡制剂用量每周超过 2 次应考虑药物过量的可能。

（3）肌肉松弛药：患者多伴有头颈部与枕部肌肉紧张、收缩，触诊时多有压痛。临床上常应用乙哌立松。

（4）抗抑郁药：三环类抗抑郁药通常是首选药物，最常用的就是阿米替林。

2. 非药物治疗

（1）心理治疗：紧张型头痛患者情绪因素占很大影响，因此可针对性地进行心理辅导和心理护理。

（2）物理疗法：紧张型头痛最直观表现就是肌肉的紧张和损坏，错误的坐姿会导致颈部肌肉长期处于紧张状态，诱导头痛发生，故可从纠正坐姿入手。

（3）行为治疗：放松训练、肌电生物反馈训练、认知疗法是现行应用较多的行为干预措施。

（4）神经阻断：目前常用的神经阻滞方法包括星状神经节阻滞、直线偏振光近红外线照射、压痛点阻滞、颈段硬膜外阻滞等。

3. 特殊类型紧张型头痛的治疗

（1）妊娠期紧张型头痛：尽量避免使用镇痛药，确实需要服用时，应当在最短的时间应用最小有效剂量。在妊娠的后三个月,应该避免使用所有 NSAIDs 药物。

（2）儿童青少年紧张型头痛:镇痛药应当首选布洛芬,16 岁以下儿童及青少年应当避免使用阿司匹林。对于频繁发作的紧张型头痛和慢性紧张型头痛,应当首先采用非药物疗法;若无效者,才可选用药物进行治疗。

八、预防、预后和调护

1. 预防

注意早晚的保暖;饮食上要注意多食用酸甘养阴之物,忌食辛辣、油腻的食物;畅情志,适度锻炼,多饮水;增加休息睡眠的时间,充足的休息可以缓解精神上的紧张和抑郁。

2. 预后

频发紧张型头痛和慢性紧张型头痛的预后良好,其他类型预后不佳。繁重的学习和工作压力可能造成了紧张型头痛的多发与频发。长期服用抗焦虑、抗抑郁及镇痛等药物会加重对药物的依赖性,且对身体功能有不良影响。

3. 调护

患者应注意劳逸结合,保证充足的休息和睡眠时间;戒烟酒,并避免应用致敏的药物及食物,多食富含维生素 B_1 的食物;家人应为患者创造温馨的家庭环境,使患者保持心情愉快,正确接受和认识疾病,并多给予心理安慰,避免不良情绪刺激。

九、中医防治进展

紧张型头痛属于中医学"头风"的范畴。在临床实践中,我们发现中医药在头痛的治疗中具有不良反应少、临床症状改善明显等优势,同时可以明显提高患者的生活质量,是西医所不可比拟的。

(一)中药

中药治疗有辨证论治、单方施治、中成药等不同方式。

1. 辨证论治

李艳梅将本病分为五型:肝气郁结证,治宜疏肝解郁、调畅气机,方用柴胡疏肝散加减;火热蕴结证,治宜清解里火、宣透外热,方用清空汤或芎芷石膏汤加减;瘀血阻络证,治宜补气行瘀,或行气散瘀,或散寒祛瘀,或清热开瘀,方用通窍活血汤加减;痰浊蒙窍证,治宜化痰散浊,兼顾行气血、升清阳、清痰热,方用温胆汤加减;气血亏虚证,治宜补养气血,方用八珍汤加减。崔雪玉等将临床常见紧张型头痛辨证分为六型。肝气郁结型:治宜疏肝解郁止痛,方药为柴胡、枳壳、白芍、葛根、川芎、郁金、石决明、牡蛎、丹参、龙骨、白芷、石菖蒲、天麻、甘草;肝郁脾虚型:治宜疏肝理脾、益气升阳止痛,方药为柴胡、当归、白芍、茯苓、白术、川芎、葛根、党参、郁金、甘草;肝阳上亢型:宜疏肝解郁、息风止痛,方药为天麻、钩藤、石决明、黄芩、栀子、柴胡、茯神、牡蛎、龙骨、白芷、甘草；血虚肝郁型：治宜养血健脾、疏肝止痛，方药为柴胡、当归、香附子、白芷、川芎、熟地黄、甘草；心脾两虚型：治宜健脾养心、益气补血，党参、白术、黄芪、当归、茯神、木香、郁金、川芎、酸枣仁、甘草；肾阴亏虚证：治宜滋阴补肾止痛，方药为熟地黄、山茱萸、山药、泽泻、牡丹皮、枸杞子、菊花、茯神、当归、党参、龙骨、牡蛎、川芎、白芷、天麻、甘草。

2. 单方施治

曾庆田以调整气血之不足，柔筋养气疏通脉络为治疗原则，自拟头痛舒窍汤治疗紧张型头痛的总有效率为 95.24%，以尼莫地平缓释胶囊为对照组的总有效率为 83.33%，治疗组头痛程度改善情况好于对照组。段金莲等认为紧张型头痛的病机为胆郁痰扰，以理气化痰、利胆和胃为治疗原则，在古方温胆汤的基础上加入柴胡、黄芩组成柴芩温胆汤进行化裁，治疗紧张型头痛的有效率为 96.8%，以双氯芬酸钠缓释片为对照组的有效率为 71.0%，两组差异明显。王雷芳等自拟化瘀通络汤治疗慢性紧张型头痛的总有效率为 93.33%，效果明显。

3. 中成药

季一飞等用丹珍头痛胶囊治疗慢性紧张型头痛总有效率分别为 90.67%，有良好的治疗效果。杨雪山等自拟头痛合剂治疗紧张型头痛总的有效率为 95%，对照组服用阿米替林的总有效率为 77.50%，治疗组疗效优于对照组。

(二)针灸推拿

陈新昌等采用针灸治疗紧张型头痛，治疗组采用针刺风池、完骨、天柱、印堂、上星、百会、四神聪穴治疗，治疗的总有效率为 95.71%；对照组采用常规西药治疗，总有效率为 77.14%，治疗组头痛程度得到显著改善。李文龙在针刺治疗紧张性头痛时取百会、风池、印堂、神门、内关穴，总有效率为 98.3%；对照组的总有效率为 76.7%，两组疗效有显著性差异。叶文雄采用拔伸理筋配合项部丛刺治疗发作性紧张型头痛疗效较佳。邢潇等采用"燕赵高氏调督通络针法"治疗紧张型头痛，其作用效应持续时间优普通针刺。

(三)针刀

针刀可对枕大、小神经穿过易引起卡压的肌筋膜的部位进行彻底的松解剥离，使粘连松解，紧张的肌筋膜放松，达到迅速解除卡压、消除症状的目的，松解头颈部肌肉韧带，改善血液循环，缓解动脉痉挛，解除损伤组织对局部痛觉感受器的压迫、牵拉作用，从根本上治疗头痛。庞然对紧张型头痛患者进行针刀综合疗法，疗效较好。

综合分析上述研究可知，虽然近年中医对紧张型头痛的研究有了进一步的发展，且治疗效果有所进步，并可针对不同病因病机辨证论治，但由于个体的差异，疗效的稳定性还有待探索，又因为汤剂服用不方便，患者依从性差。因此，要借助现代科学研究方法，建立客观化、规范化、标准化的研究体系，进行大样本的临床观察验证和深入研究,以期对本病的中医发病机制进行更深入的认识,为治疗紧张型头痛开拓更好的前景。

十、典型病例

病例 1

患者钟某,女,35 岁。病史与主诉:因发作性头痛 20 余天来诊。患者 20 余天前无明显原因及诱因出现头涨痛,呈板滞感为主,右侧耳后为著,呈持续性,阵发性加重,严重时可伴有恶心畏光,影响日常生活。在家自服戴芬、布洛芬等非甾体类抗炎药,效果不佳,针灸理疗亦未见明显疗效。平素纳可,精神差,入睡困难,手足易冷,肩背板滞,小便频,大便不成形,情绪易激动,着急时上述症状加重,舌体胖,有齿痕,色淡红,苔薄黄,脉弦。诊断:紧张型头痛。辨证为肝郁脾虚,血水互结,给予当归芍药散治疗。处方:当归 20g,白芍 30g,云苓 24g,白术 15g,泽泻 15g,川芎 12g,甘草 6g,菊花 15g。2 诊:患者诉未再头痛,嘱守方 5 剂以巩固疗效,半月后随访未再疼痛。

病例 2

患某,女性,42 岁。病史与主诉:头双侧枕部钝痛,反复发作 1 年。曾服芬必得等镇痛药效果不佳,医院做头颅 CT 等检查显示无器质性病变。自诉平时情绪急躁易怒,胸闷不舒,常因发怒而引起头痛,痛时有紧迫感,口苦纳差,易疲乏力,舌红苔薄黄,脉弦浮。诊断:紧张型头痛。中医辨证为肝郁乘脾、化火扰窍、窍络失和。治法:疏肝健脾,祛风通络止痛,给予柴葛解肌汤加减。处方:柴胡 15g,葛根 15g,羌活 12g,甘草 6g,黄芩 12g,白芷 9g,白芍 10g,赤芍 10g,川芎 10g,神曲 10g,苍术 10g,栀子 10g。服 7 剂。2 诊:自诉头痛症状减轻,心情畅达,食欲转佳。前方去栀子,继续服用,2 周后电话访问患者头痛完全消失。随访至今未再复发。

参 考 文 献

[1] 林冠呈.黎凯教授从风论治头痛经验[J].辽宁中医药大学,2011,25(3):21-22.

[2] 头痛宁胶囊联合黛力新、乙哌立松治疗紧张性头痛 90 例观察[J].浙江中医杂志,2015,50(1):69-70.

[3] 吴同恩.胡志强教授治疗风火痰瘀型紧张型头痛经验[J].四川中医,2015(7):5-6.

[4] The International Classification of Headache Disorders,3rd edition(beta version). Headache Classification Committee of the International Headache Society(IHS). Cephalalgia. 2013,33:629-808.

[5] 张艳平,李艳梅.李艳梅治疗紧张型头痛经验总结[J].中国民族民间医药,2017,26(13):68-69.

[6] 崔雪玉,金贤国,崔英兰.紧张型头痛的中医治疗疗效[J].中国医药指南,2013(30):

532-533.

[7] 曾庆田.头痛舒窍汤治疗紧张型头痛疗效观察[J].山西中医,2018,34(2):15-16.

[8] 段金莲,王飞峰.柴芩温胆汤治疗频发性紧张型头痛31例[J].中医研究,2017,30(6):34-35.

[9] 王雷芳,朱萌.化瘀通络汤治疗慢性紧张型头痛的临床观察[J].中医临床研究,2017,9(14):6-9.

[10] 季一飞,龙继发.丹珍头痛胶囊治疗慢性紧张型头痛疗效观察[J].中国临床保健杂志,2017,20(3):251-252.

[11] 杨雪山,付东升.头痛合剂治疗紧张型头痛随机平行对照研究[J].实用中医内科杂志,2017,31(2):24-26.

[12] 陈新昌,冯均信.针刺治疗发作性紧张型头痛临床疗效观察[J].陕西中医药大学学报,2017,40(6):86-88.

[13] 李文龙.针刺治疗发作性紧张型头痛临床疗效观察[J].中国民间疗法,2016,24(5):16.

[14] 叶文雄.拔伸理筋法配合项部丛刺治疗发作性紧张型头痛37例[J].中国中医药科技,2016,23(6):749-750.

[15] 邢潇,张莉芳.燕赵高氏调督通络针法治疗紧张型头痛疗效研究[J].河北中医药学报,2017,32(2):51-53.

[16] 庞然.针刀疗法为主综合治疗紧张型头痛临床观察[J].临床合理用药杂志,2014(25):7-8.

[17] 耿全星,赵曼丽.当归芍药散治疗紧张型头痛的个案报道[J].黑龙江中医药,2017,46(1):25.

[18] 谢平金,温俊茂.柴葛解肌汤治疗紧张型头痛应用心得[J].中国中医急症,2014,23(8):1576-1577.

第三节　低颅压性头痛

一、概述

低颅压性头痛是指脑脊液压力低于60mmH$_2$O所致的一类头痛,可伴有恶心、呕吐、眩晕、耳鸣、颈僵和视物模糊等,且与体位关系密切。低颅压性头痛包括自发性(特发性)和继发性两种。自发性低颅压性头痛可发生在任何年龄,最常见于40—50岁,男女比例1:2。流行病学调查显示,本病的发病率为5/10万。原发性低颅压头痛病因不明,最可能的原因是自发性脑脊液漏出,而产生这种漏出原因可能是硬脊膜脆弱加上劳累过度、脱水、精神刺激等因素诱发。其机制可能是上述因素作用于丘脑-垂体-肾上腺皮质激素系统及大脑-交感神经-儿茶酚胺系统,通过神经免疫、神经内分泌使脑室脉络丛血管痉挛而致;继发性多与脑脊液代谢异常有关。

二、病因病机

低颅压性头痛属于中医学"头痛""头风"的范畴,病因病机同"紧张型头痛"。根据其临床表现,现代医家认为内因对于低颅压性头痛的影响更大。一般多从清阳不升之虚证立论,《医贯》云:"今人饮食劳倦脾胃之气一虚,不能上升而下流肾肝,故阳气者闭塞,地气者冒明,邪害空窍,令人耳目不明,此阳虚耳聋。"周仲瑛教授进一步指出,脾气不健,清气不升虽然是低颅压性头痛的主要病机,但患者头痛呈发作性,头部有重压感,用虚证是无法诠释的。周教授认为,其病机仍存在痰浊上蒙清窍或风阳挟痰上扰的因素。

李士瑾认为,低颅压性头痛当从心脾论治。气血是神的物质基础,而神的活动正常,神气旺盛,气血才能正常生成与转化,因此脑髓离不开气血的温煦、濡润和滋养。脑脊液生成不足与漏出过多等均能导致气血不足,脉络失养,引起头痛。脾胃为气血化生之源,心乃藏神之处,故认为主要病机为心脾两虚。

郑绍周教授认为,低颅压性头痛在中医学中虽无专门记载,但属内伤头痛无疑,脑脊液属中医学"脑髓"范畴,兼有"阴液"的功能,肾藏精,主骨,生髓连于脑。脑脊液不足可认为是肾精不足,或阴液耗伤;头痛隐隐、头晕目眩、立位加重,乃脾虚无力升举清阳之象。故本病的中医病机以脾肾两虚为本,痰浊为标。

三、临床表现

1. 头痛

头痛是本病最突出的症状,以双侧枕部或颞部多见,也可为全头痛,很少为单侧头痛,呈轻至中度钝痛或搏动样疼痛。头痛立位时出现或加重,卧位时减轻或消失,头痛多在体位变换后 15~30 分钟出现。

2. 眩晕

眩晕比头痛轻,有不平衡感,卧床及大量饮水后可缓解。

3. 颈部疼痛或僵硬

常见,但颈部抵抗较真性脑膜刺激征出现的轻。

4. 其他伴随症状

可伴有恶心、呕吐、畏光或畏声、耳鸣、眩晕等;脑组织下坠压迫脑神经也可引起视物模糊或视野缺损、面部麻木或疼痛、面瘫或面肌痉挛。部分病例可并发硬膜下出血,极少数病例可出现意识障碍、帕金森样症状、痴呆等。

四、辅助检查

1. 脑脊液检查

腰椎穿刺脑脊液压力<60mmH$_2$O 有助于低颅压性头痛的诊断。但脑脊液压

力正常或在低颅压性头痛患者也很常见,故腰椎穿刺不能用于排除低颅压性头痛。部分患者呈"干性穿刺",少数病例脑脊液细胞数轻度增加。

2. 颅脑 CT 检查

头颅 CT 诊断低颅压的敏感性较低,多数患者无异常,仅少数患者有脑脊液漏的表现:双侧硬膜下积液或出血、蛛网膜下腔出血、脑室塌陷、横窦充盈、桥前池闭塞等。

3. MRI 检查

目前头颅 MRI 是公认的诊断自发性低颅压性头痛的首选、无创的检查方法。头颅 MRI 成像的典型表现为硬膜下积液、硬脑膜强化、静脉结构充盈、垂体充血以及脑组织下沉。

4. 脊髓造影

脊髓造影主要包括计算机断层脊髓造影、磁共振脊髓造影和数字减影脊髓造影。磁共振脊髓造影具有非侵入性、高分辨率及无辐射的优势而成为许多临床医师的首选。

五、诊断与鉴别诊断

(一)诊断要点

(1)有或无明确的造成低颅压的病因。

(2)诊断应符合国际头痛分类(第 3 版)提出的自发性低颅压头痛的诊断标准:①符合标准的任何头痛;②脑脊液压力降低($<60mmH_2O$) 和(或)影像学提示脑脊液漏;③头痛与脑脊液压力降低或脑脊液漏相关;④无法用头痛分类中的其他诊断解释。

(3)颈项有不同程度的抵抗。

(4)临床排除枕骨大孔疝和椎管阻塞。

(二)鉴别诊断

1. 蛛网膜下腔出血

低颅压性头痛主要表现为头痛、恶心、呕吐,甚至会出现脑膜刺激征阳性,与蛛网膜下腔出血相似;但蛛网膜下腔出血起病突然,可伴有意识障碍,头痛剧烈,卧位时不减轻,脑膜刺激征特别明显,并可有动眼神经麻痹、视网膜前出血和玻璃体积血,脑脊液压力增高,并呈血性。

2. 颈椎性头痛

本病多见于中老年人,常为颈枕部发作性头痛,头颈转运或前屈后仰时易诱发,可伴眩晕、肩臂麻木或疼痛,体格检查发现颈部活动受限,颈椎旁压痛,X 线片可见骨质增生、颈椎间孔狭窄等。颈椎磁共振检查可发现颈椎间盘突出。

3. 高颅压性头痛

高颅压性头痛患者平卧位后头痛症状明显增强,且一般有视盘水肿。腰椎穿刺有鉴别诊断价值,低颅压者腰穿压力<60mmH$_2$O,高颅压者腰穿压力>200mmH$_2$O。

六、治疗

(一)中医治疗

参照前文"偏头痛"进行治疗。由于现代医家多从内因论治,故其辨证论治更偏于内伤头痛的辨证。内伤头痛的常见证型为肝阳头痛、肾虚头痛、血虚头痛、痰浊头痛和瘀血头痛,临床中单纯证型的头痛较少见,常虚实夹杂、寒热互见。

(二)西医治疗

低颅压性头痛的治疗是在查清病因的前提下,给予相应的治疗,可以收到迅速而显著的效果。

1. 病因治疗

病因明确的应当针对病因进行治疗。

2. 对症治疗

卧床休息,头低足高位,以后可逐渐去枕平卧位以恢复颅压,充分补液,穿紧身裤和束腹带。

3. 药物治疗

目前临床上首选镇痛药、镇静药、咖啡因、茶碱及皮质类固醇药物等治疗。

4. 硬膜外血贴疗法

对药物治疗效果不理想,尤其是存在脑脊液漏的患者,硬膜外血贴疗法是最有效的治疗方法。

5. 经皮纤维胶置入

该方法已被有效地用于脑脊液漏位置已明确,但硬膜外血贴疗法治疗失败的患者。

6. 手术治疗

对药物和介入治疗无效,且已明确脑脊液漏确切位置的患者,应考虑手术治疗。

7. 5%二氧化碳吸入

通常使用5%二氧化碳与95%氧气相混合,每小时吸5~10分钟,用于治疗术后和外伤后颅内低压效果较好。

8. 其他疗法

包括垂体后叶素、麻黄碱、毛果芸香碱、新斯的明等药物,可促进脑脊液的产生。

七、预防、预后及调护

1. 预防

患者平时应保持情绪稳定,保证充足的睡眠,尽量避免剧烈活动。饮食清淡,多饮水,保持大便通畅,必要时可使用通便药物,避免服用可能诱发头痛的食品。

2. 预后

原发性低颅压头痛预后良好,通常数日至 3 周恢复,不留后遗症状。继发性低颅压头痛因其原发病的不同,预后差异比较大,颅脑手术后及颅脑外伤所致的低颅压性头痛,症状出现越早者预后较差。

3. 调护

由于疼痛的折磨,患者心情急躁、性格改变,对任何事情都没兴趣,极易产生恐惧、抑郁等负性情绪,这些消极、有害的心理因素可直接影响患者的生理与病理过程,降低治疗效果。医师要主动、积极地与患者沟通,给予心理支持;对于失眠患者,可适当给予安眠药协助睡眠。

八、中医防治进展

在临床实践中,我们发现对于低颅压性头痛,西药仅以镇痛补液对症治疗,容易反复发作,中医药在头痛的治疗中具有不良反应少、临床症状改善明显等优势,同时可以明显提高患者的生活质量。

1. 辨证分型

李俊等认为,气血不足、肾精亏虚乃发病的内因。髓海空虚、脑失濡养为其基本的病理基础。将低颅压性头痛分为二型:①气血两虚证:治宜益气养血,清利头目,以加味四物汤加减,②肾精亏虚证:治宜补肾填精,以大补元煎加减。临床上亦可有上述二证兼见,治宜益气升清,补肾养血,可用补中益气汤合左归丸加减。

2. 单方施治

主要使用补中益气汤及益气聪明汤来治疗,李国庆和杨柳以补中益气汤加减治疗低颅压性头痛疗效显著。蔡凤信和卢爱丽等以益气聪明汤治疗腰穿后低颅压头痛患者的头痛得到很好的改善。

3. 中药注射剂

田伟等治疗原发性低颅压头痛患者 36 例,对照组予氯化钠注射液;治疗组在对照组基础上予参麦注射液。治疗组总有效率 84.21%,对照组总有效率 41.18%,治疗组疗效明显优于对照组。

综合可知,虽然近年中医对低颅压性头痛的研究有了进一步的发展,且治疗效果有所进步,中药整体调整效果好,并可针对不同病因病机辨证论治,但多数资料样本例数少,仅单纯停留在临床观察水平,缺乏严密的科研设计和前瞻性研究,同时大多数资料未设定期随访,不能全面准确地把握资料。故今后要进行大量病例的观察,科学评价,使中医药治疗偏头痛的研究上一个新的层次。

九、典型病例

病例1

朱某,女,40岁。病史:患者1周前无明显诱因下突感头部疼痛,隐痛为主,坐立时明显,卧床时减轻,疼痛呈持续性,遂来我院就诊。腰椎穿刺提示低颅压。现见头部隐痛,坐立时明显,卧床时减轻,疼痛呈持续性,遇劳加重,伴纳食减少,神疲乏力,气短懒言,舌质淡、苔薄白,脉沉细。中医诊断:头痛,气虚证。处方:生晒参6g,白术、牡蛎、炒杜仲各15g,升麻、附子、炙甘草、白芍各10g,黄芪、龙骨各30g,茯苓20g。5剂,水煎分服。2诊:头痛头晕等明显减轻,精神转佳,纳谷增,续服上方5剂。3诊:头痛完全停止,活动后轻度乏力,久坐颈项酸痛。原方加熟地黄、麦冬、五味子各10g。5剂。药尽后诸症除,随访1年无复发。

病例2

王某,女,30岁,护士。病史:患者5个月前无明显诱因突发剧烈头痛,伴头昏、烦躁欲呕,经检查确诊为原发性低颅压综合征。予补液治疗可缓解,但仍反复发作,发作时无减轻。现症见:头痛较剧,后头部尤甚,睡后缓解,立起加剧,头部有重压感,头昏,耳鸣,口干苦黏,颈僵,怕冷,出冷汗,纳差,大便不成形,舌苔黄腻,脉细滑。中医诊断:头痛,气虚痰阻证。处方:党参12g,生黄芪15g,炒苍白术各10g,炙甘草3g,石菖蒲10g,半夏10g,葛根15g,陈皮10g,当归10g,炒山药10g,酒黄精10g,苦丁茶10g,砂仁(后入)3g,炮姜3g。水煎服7剂。2诊:服1剂后,觉背部有火辣感,烦躁、恶心加重,时欲呕,头胀不痛,有紧张感,手足出汗,上方加黄连3g,继服。3诊:头痛明显缓解,晨起头昏不清、眼花,烦躁减轻,食纳改善,左耳听力不佳,有搏动感,眠差,苔薄黄腻,脉细滑。仍当益气升清,原方加白蒺藜10g,夜交藤15g,服14剂。四诊:近半月发病次数明显减少,前日起床时发病,从颈部至腰脊火辣不适,头部昏胀不清,有晕感但不痛,易汗,稍烦躁,口干苦,舌质红,苔薄黄腻,脉细。证属气虚清阳不升,内风挟痰上扰,治以半夏白术天麻汤加味。方药:天麻10g,焦白术15g,半夏10g,茯苓10g,陈皮6g,黄连4g,葛根15g,苦丁茶10g,当归10g,酒黄精12g,石菖蒲10g,夜交藤20g,白蒺藜12g,服14剂。五诊:头昏基本缓解,巅顶有重胀感,背后火辣,口苦减轻,心慌不显,舌质暗红,苔淡黄腻,脉细滑。于上方中加炒山药15g,姜黄10g,枸杞子10g,服14剂后,患者诸症基本消失。

参考文献

[1] Limaye K,Samant R,Lee RW. Spontaneous intracranial hypotension:diagnosis to management. Acta Neurol Belg,2016,16(2):119-125.

[2] Ferrante E,Olgiati E,Sangalli V,et al. Early pain relief from orthostatic headache and hearing changes in spontaneous intracranial hypotension after epidural blood patch. Acta Neurol

Belg,2016,116(4):503-508.

[3] Tanaka Y,Tosaka M,Fujimaki H,et al. Sex-and Age-Related Differences in the Clinical and Neuroimaging Characteristics of Patients With Spontaneous Intracranial Hypotension: A Records Review . Headache,2016,56(8):1310-1316.

[4] Schievink W. I. Spontaneous spinal cerebrospinal fluid leaks and intracranial hypotension. JAMA,2006,295:2286-2296.

[5] 陈四清.从虚实两端论治原发性低颅压综合征[J].江苏中医药,2007,39(10):52-53.

[6] 李士瑾.低颅压性头痛从心脾论治[J].新中医,2009(6):118-119.

[7] 殷军辉,王丹.郑绍周教授从脾肾论治低颅压性头痛经验[J].中医研究,2014,27(6):47-48.

[8] Davidson B,Nassiri F,Mansouri AA,et al. Spontaneous Intracranial Hypotension:A Review and Introduction of an Algorithm For Management. World Neurosurg,2017,101:343-349.

[9] Collange O,Wolff V,Cebula H,et al. Spontaneous Intracranial Hypotension:An Etiology for Consciousness Disorder and Coma . A A Case Rep,2016,7(10):207-211.

[10] 李俊,蒋庚太.低颅压头痛的中医辨证论治[J].新中医,1993(6):9-10.

[11] 李国庆.23 例原发性低颅压头痛治疗体会[J].中国中医急症,2004,13(7):469.

[12] 蔡凤信.益气聪明汤治疗腰穿后低颅压头痛临床疗效观察[J].河北医学,2016,22(5):840-842.

[13] 卢爱丽,康妮妮.益气聪明汤治疗难治性腰穿后低颅压头痛的疗效观察[J].世界中医药2014,9(8):1029-1031.

[14] 杨柳.补中益气汤加减治疗原发性低颅压头痛 30 例疗效观察[J].新中医,2015,47(6):13-14.

[15] 田伟,史国军.参麦注射液治疗原发性低颅压综合征疗效观察[J].浙江中西医结合杂志,2013,23(8):627-628.

[16] 胡万海.低颅压性头痛治验[J].浙江中医杂志,2017,52(4):298.

[17] 王敬卿.周仲瑛教授治疗低颅压综合征经验[J].中国中医药信息杂志,2001,8(7):75.

第四节　高颅压性头痛

一、概述

高颅压性头痛是颅内压增高综合征的主要症状之一,正常颅内压上限为:侧卧位时成人为 15mmHg,儿童为 7.5mmHg,超过正常上限即为颅内压增高。颅内容物的体积增加是导致颅内压增高的常见病因,以脑水肿最为常见。

二、病因病机

高颅压性头痛虽可归属于中医学的"头痛""头风"之范畴,病因病机与偏头痛相同,但亦有现代医家认为此病应当归属于"真头痛"的范畴。

真头痛多由真火炎上、热毒闭塞所致。清《方症会要·卷三·劳病·论真火动不可治症》曰："世有真头痛者,火炎水灭;有真腹痛者,阳亢阴亡,皆真火动也。"指出真火动的病机。清《验方新编·卷二十二·痧症·头痛痧》谓："毒中脏腑之气,闭塞不通,上攻三阳巅顶,故痛入脑髓,发晕沉重,不省人事,名真头痛,旦夕死。急刺巅顶泄毒,药惟破毒清脏为主。毒中脏腑之血,壅瘀不流,上冲三阳头面肌肉,故肌肉肿胀,目闭耳塞,心胸烦闷,急刺巅顶及其余青筋,药宜清血分,破壅阻为要。"指出热毒闭塞脏腑之气血、上攻脑髓的病机。

真头痛亦有寒邪直中脑髓,或元阳衰败,神明散乱者,即所谓的"寒厥"。《难经·六十难》云:"手三阳之脉,受风寒,伏留而不去者,则名厥头痛;入连在脑者,名真头痛。"指出手三阳脉受风寒直中脑髓的病机。张景岳《景岳全书》认为,"盖头为诸阳之会,四肢为诸阳之本,若头痛甚而遍尽于脑,手足寒至节者,以元阳败竭,阴邪直中髓海,故最为凶兆"。指出元阳败竭,阴邪直中髓海的病机。《太平圣惠方·卷四十·治头痛诸方》谓:"夫诸阳之脉,皆上行于头面,若人气血俱虚,风邪伤于阳经,入于脑中,则令头痛也……真头痛,由风寒之气循风府而入于脑……不可疗也。"指出气血俱虚,风寒入脑的病机。

三、临床表现

1. 头痛

头痛常由阵发性逐渐加重变为持续性加重,以前额为重,头痛常出现于早晨或夜间,晨起时较重,咳嗽、用力、弯腰、头部突然活动等均可使头痛加剧。急性颅内压增高者,头痛极为剧烈。

2. 呕吐

典型的喷射性呕吐则并不多见,常在清晨空腹时发生或与剧烈头痛时伴发,与饮食无关,常不伴有恶心。

3. 视盘水肿

多为双侧性,但程度可不等。视盘水肿是颅内压增高最可靠的客观体征。并不是所有颅内压增高的病人都具有这一体征,特别是在早期。

4. 其他

急性颅内压增高可引起 Cushing 反应。严重颅内压增高者可有抽搐,去大脑强直伴阵发性意识丧失,最终导致脑疝。儿童颅内压增高者有头围增大、颅缝裂开、头皮静脉怒张等。

四、辅助检查

1. 腰椎穿刺

可以直接测量颅内压力,同时取脑脊液做检查。但颅内压增高明显时,有促进枕骨大孔疝的危险,应避免进行。占位性病变亦不宜放脑脊液,以防诱发脑疝。

2. CT 和 MRI 检查

CT 和 MRI 检查能显示病变部位,有助于诊断病因和确定病变的部位。

3. 头颅 X 线

颅内压增高持续存在达一个月以上可见到颅缝裂开,脑回压迹加深,蛛网膜颗粒压迹增大,蝶鞍扩大,鞍背及前后床突吸收破坏,颅骨局部增生或破坏,松果体钙化,内听道扩大等。

4. 眼底检查

眼底检查如能见到视盘水肿则诊断亦可明确,没有视盘水肿并不能排除颅内压的增高。眼底检查应反复多次地观察,并宜固定专人进行。

五、诊断及鉴别诊断

1. 诊断要点

(1)首先多方检查发现引起颅内压增高的原发疾病,同时要评估有无引起颅内压增高的可能性。

(2)头痛经常发生于清晨睡醒的时候,其部位多在额部及两颞部,可牵涉后枕部及颈后,颈稍呈强直,屈颈活动时可加重头痛;头痛呈搏动性,体位改变、蹲下、用力均可加重;疼痛程度逐渐加剧,并有注意力不能集中,智能减退,意识迷糊,甚至去脑强直状发作。

(3)为进一步明确诊断可以试用脱水药物静脉滴注,如果头痛明显缓解,则颅内压增高基本可以确定。

(4)辅助检查可以明确诊断。

2. 鉴别诊断

(1)视神经炎:可有头痛、视盘充血、水肿等类似颅内压增高症,但早期有显著视力下降,腰穿压力不高。

(2)偏头痛:头痛呈周期性,常为钝痛性质,剧烈时可出现呕吐,吐后头痛缓解,但病程长,不发作时无头痛,查眼底无水肿,腰穿压力正常可鉴别。

六、治疗

(一)中医治疗

可参照"偏头痛"进行辨证治疗。若症见起病急暴,头痛剧烈,连脑户尽痛,手足逆冷至肘膝关节,或有火热烦躁,面目红赤,头痛如破如裂,项强,常伴有剧烈呕吐,甚则抽搐,谵语发狂,病情危重的真头痛,则应当按照"真头痛"进行治疗。若气血虚极,真气不聚者,急用大剂参附汤,服黑锡丹,急灸百会穴;若风寒外袭者,宜用救脑汤;因暑湿外袭者,宜用桂苓甘露散以清暑利湿或用清瘟败毒饮以清暑解毒。"真头痛"的针灸、推拿疗法见"偏头痛"。

(二)西医治疗

1. 一般处理

密切观察神志、瞳孔、血压、呼吸、脉搏及体温的变化。不能进食的患者应补液,给予氧气吸入,有助于降低颅内压,对意识不清及咳痰困难者要考虑做气管切开。

2. 病因治疗

对于颅内占位性病变引起的,应及时手术切除病变;对脑积水患者可做脑室心房分流,或紧急时做脑室引流。及时处理广泛性凹陷性骨折,纠正颅底凹陷症等。

3. 对症治疗

(1)脱水治疗:可用高渗脱水药以减少脑水肿,但不可长期使用;亦可服用呋塞米、氢氯噻嗪等利尿药。乙酰唑胺等一类药物以减少脑脊液的分泌;浓缩人血白蛋白或血浆常有辅助的脱水作用。

(2)糖皮质激素:糖皮质激素对消除脑水肿亦有良效,特别当用于早期更佳。

(3)人工冬眠亚低温疗法:降温有利于减少脑的氧耗量,使之能更好耐受缺氧程度,有利于防止及消退脑水肿。

(4)腰穿:弥漫性的慢性颅内压增高可以做反复腰穿,以达到减压的目的。

(5)控制性过度通气:必要时做辅助过度换气,以增加血液内氧饱和度,使脑血管收缩,减少脑血容量。

(6)保持呼吸道通畅:改善呼吸道通畅性,从而加速脑血液回流,减少脑静脉窦压力。

(7)抗生素:使用能通过血脑屏障的药物,如氯霉素、青霉素、磺胺类药等。

(8)巴比妥类药物治疗:大剂量异戊巴比妥或硫喷妥钠可降低脑的代谢。

4. 其他

除以上治疗外,应积极防止各种肺部感染等并发症,充足营养,提高患者自身的抗病能力,以利早日康复。

七、预防、预后及调护

1. 预防

应注意生活规律,加强体育锻炼,饮食有节,避免过度紧张,戒烟戒酒。

2. 预后

脑疝是颅内压增高的最终病理表现,预后极差,因此在脑疝发生之前,采取有效措施控制颅内压增高,预防脑疝形成。当脑疝发生后,应进行积极合理的药物或手术治疗。

3. 调护

避免剧烈咳嗽和用力排便,已发生便秘者切勿用力屏气排便,可用缓泻药或低压小量灌肠通便,避免高压大量灌肠。脑血管疾病的病人应保持情绪稳定,维持血压平稳。

八、中医研究进展

高颅压性头痛是颅内压升高早期即出现的主要症状,并随着病情的发展而加重,中医急证对于颅内压增高所引起的头痛的治疗方法是有限的,并且尚处于探索阶段。

1. 中成药

虽然没有明确指出安宫牛黄丸治疗"真头痛",但结合现代医学致颅内压增高的相关病种的临床研究,广大临床工作者早已不自觉地将安宫牛黄丸用于"真头痛"的治疗中。张炜婷等在常规治疗基础上加用安宫牛黄丸治疗小儿病毒性脑炎,通过与对照组对比,发现治疗组总有效率高于对照组,治疗组患儿在发热、头痛、呕吐、抽搐、嗜睡等症状持续时间均较对照组缩短 3～5 天。重型颅脑损伤有剧烈头痛表现者也属"真头痛"范畴。李海华等报道,在随机对照观察 100 例重型颅脑损伤合并中枢性高热患者的临床试验中发现,治疗组通过在对照组西医基础治疗上加用安宫牛黄丸,结果显示治疗组患者的退热时间明显缩短,预后明显改善。因此,安宫牛黄丸用于治疗"真头痛"有着较为坚实的临床基础,为我们的理论提供了较好的实践依据。

2. 中药注射剂

采用现代科学技术与方法制成的中药注射液,在本病的治疗中取得显著的临床疗效。醒脑静注射液是经安宫牛黄丸组方制成的注射剂,王华民等将患者分为乌司他丁组、醒脑静组和联合组,结果显示乌司他丁注射液联合醒脑静注射液可显著降低重度颅脑损伤患者血清炎症因子水平,减轻颅脑损伤,保护脑组织,改善患者近期预后,且安全性较高。

3. 刺络放血疗法

戴晓玉等在西医的常规疗法的基础上用足窍阴放血治疗高颅压头痛,对照组采用常规疗法,结果显示治疗组中患者的头痛时间缩短,3 日之内头痛缓解 95%,对照组 15%,故足窍阴放血可有效缓解高颅压引起的头痛。且现代研究表明,针刺使体内内啡肽升高,从而达到镇痛的目的。

治疗颅高压性头痛实质就是治疗颅高压症,颅内高压症是许多脑部疾病经常发生的一种严重病理状态,若能采取有效的治疗方法,将会使一些危重的脑部疾病预后大为改观,这也是中医急诊对中风等脑病急需解决的一个重要问题。

九、典型病例

病例1

王某某,男,50 岁。病史及主诉:因发热持续不退,头痛逐渐加剧,而于南京市某医院诊为"颅内高压症原因待查"治疗效不佳,遂来就诊中医。初诊:头后枕连及项背剧痛,不能俯首转头,痛势入暮尤甚。伴恶寒、无汗,面色晦滞,视物昏糊,双眼复视,小便清长,舌紫,苔白厚腻,脉弦稍数左细。诊断:头痛,太阳风寒湿邪挟瘀,处方予葛根汤合通窍活血汤。2 诊:进药 3 剂,头痛无明显减轻,依然彻夜不宁,且左颈侧连及缺盆抽掣疼痛。为厥阴肝寒上逆。处方:吴茱萸 10g,红参 10g,大枣 7g,生姜 3g,制草乌 12g。3 诊:3 剂后头痛即减。原方加炙甘草 10g,芥子 10g。4 诊:进药 7 剂后。后枕部疼痛大减,左耳后及右缺盆隐痛时作时止。五诊:继服原方 5 剂,病情基本控制。

病例2

患者,女,36 岁。病史及主诉:于 1 个月前无明显诱因而头痛,不能站立,坐下方可忍受。次日外出,被雨淋后头痛剧烈,不敢走路。随后觉左耳沙沙作响,右耳耳鸣,恶心呕吐,吐后减轻。近来头痛加剧,食后即吐,眼球胀痛,视物模糊,于当地医院治疗无效,遂转中医诊治。初诊:头痛头晕,呕恶欲吐,颜面暗赤,身体肥硕,痛苦呻吟,欲吐不出。脉沉弦而数,舌质绛,两侧有白厚腻苔。诊断:头痛,肝阳偏亢挟痰湿证。处方:半夏 15g,陈皮 15g,竹茹 15g,茯苓 15g,菊花 15g,青葙子 20g,茺蔚子 20g,桑枝 25g,郁金 15g,白芍 15g,香附 15g,牡丹皮 15g。2 诊:服上方 12 剂,头痛减轻,走路较稳,左耳中沙沙作响,右耳仍鸣,睡眠欠佳。脉沉弦稍数,舌质红,苔薄白。上方加蝉蜕 15g,夜交藤 20g,石菖蒲 15g。3 诊:诸症递减,惟左耳沙沙作响如故。头部略感沉闷,坐汽车已不呕恶。脉沉弦略数,舌红苔薄白。肝胆之火渐降,痰湿之邪欲化。上方去香附,加黄芩 15g,草决明 25g。4 诊:头略发闷,耳鸣如故,睡眠欠佳。脉舌如前。肝胆之火,尚未尽降。宜清泻肝胆,佐以安神。处方:柴胡 15g,黄芩 15g,菊花 15g,草决明 25g,青葙子 25g,茺蔚子 35g,生牡蛎 20g,郁金 15g,蝉蜕 15g,茜草 15g,生赭石 30g,合欢 15g,夜交藤 20g。以上方加减又服四十余剂,病愈。

参 考 文 献

[1] 张炜婷,贾天华,朱秀丽.小儿病毒性脑炎 97 例临床疗效观察体会[J].中国医学工程,2012,20(2):58.

[2] 李海华,包新月.安宫牛黄丸辅助治疗中枢性发热 50 例[J].江西中医药,2012,43(2):22-23.

[3] 王华民,齐平建,于东,等.乌司他丁联合醒脑静注射液治疗重度颅脑损伤的临床研究[J].

中国药房,2017,28(29):4119-4122.

[4] 戴晓玉,杜元灏.足窍阴放血治疗高颅压头痛 40 例临床观察[J].中国针灸,2002,22(4):227-228.

[5] 娄艾琳,郑超强.针刺治疗各部位痛症时微小血管的变化[J].针刺研究,1980,5(3):206-211.

[6] 张英远,孙继先.孙允中医案[J].辽宁医学杂志,1978,6:46-47.

[7] 张贤媛.吴茱萸汤加味治疗颅内压增高性头痛 2 例[J].中医杂志,1986,25(5):56.

第9章

癫　痫

一、概述

癫痫(epilepsy)即俗称的"羊角风"或"羊癫风"。癫痫是慢性反复发作性短暂脑功能失调综合征,是一种脑部疾患,以脑神经元异常放电引起反复痫性发作为特征,特点是持续存在能产生癫痫发作的脑部持久性改变,并出现相应的神经生物学、认知、心理学及社会等方面的后果。据癫痫病因不同分成特发性癫痫和继发性(症状性)癫痫两大类,根据发作的临床表现及脑电图改变,分为部分性/局灶性发作和全面性两种。癫痫在任何年龄、地区和种族人群中都有发病,但以儿童和青少年发病率较高。癫痫是神经系统常见疾病之一,患病率仅次于脑卒中,我国癫痫死亡危险性为一般人群的2～3倍。属中医学"痫证"范畴。

癫痫病因多与遗传因素、脑损害与脑损伤、颅脑其他疾病脑肿瘤脑血管病颅内感染和环境因素等有关。其发病机制复杂,至今尚未完全清楚。它涉及遗传、解剖、生理生化、病理生理、免疫范围,一般多由遗传因素、脑内癫痫性病理改变和促发因素三者相互结合导致癫痫发生;其次,脑神经元的膜电位不稳定,惊厥阈值下降,并出现异常放电是癫痫发作的实质。痫灶细胞群高频重复放电,使其轴突所直接联系的神经元产生较大的突触后电位,从而产生连续传播,直至抑制作用使发作终止,并由于传播途径及范围不同而引起各种形式发作。每次的癫痫发作都包含起动、发作性放电的维持与扩展,以及发作性放电的抑制3个不同连续的病理生理过程。在这个过程中,脑内钠、钾、钙、氯等离子的传导,兴奋性神经递质(如谷氨酸、天冬氨酸)及抑制性神经递质(如γ-氨基丁酸)均起重要作用。癫痫发作可分为全面强直-阵挛发作(大发作)、单纯部分发作、复杂部分发作、失神发作(小发作)和癫痫持续状态,以运动性发作多见,具有发作性、慢性、重复性3大特征。新诊断的癫痫患者如果接受规范、合理的抗癫痫药物治疗,70%～80%患者可以得到控制,其中60%～70%经过2～5年治疗可以停药。

二、病因病机

癫痫的形成大多由于先天因素和后天因素造成脏腑失调,痰浊阻滞,气机逆乱,风阳内动所致,尤以痰浊最为重要。其先天因素有孕妇调养不当,胎气受损(如胎儿在母体中时,母亲受惊吓;过分劳累体虚而致小儿禀赋不足)或父母有病,影响胎儿(父母患有痫证或父母素体虚弱或父母久病失养而致)。后天因素主要有七情失调(主要责之于惊恐)、饮食不当(过食辛辣刺激或生冷滋腻)、脑部外伤(由于生产时使新生儿颅脑受伤或由于跌仆撞击,损伤脑部)、六淫疫毒、脑内虫症(包括脑囊虫病、脑血吸虫病、脑型疟疾、脑肺吸虫病等)等病因。

癫痫病位在脑,其病因病机与风、火、痰、瘀、虚和心、肝、脾、肾有关,既有风、火、痰、瘀之实证,又有先天不足、肝肾本虚、心脾亏损的虚证存在。临床辨证多有标实本虚、虚中夹实、先实后虚的表现。

(一)病因

癫痫病因与多种因素有关,分为先天和后天两方面,且强调"七情"为患。先天因素包括先天遗传或妊娠失调、胎儿禀赋不足,后天因素六淫邪毒、七情失调、饮食所伤、脑部外伤、脑内虫证等。先天胎气受损、父母禀赋虚弱,或患癫痫导致精气不足及后天七情失调、外感六淫、跌仆损伤、瘀血等致使脏腑受伤,痰、火、瘀为内风所触动,致气血逆乱,蒙蔽清窍而成痫。《活幼心书·痫证》曰:"胎痫者,因未产前,或母食酸咸过多,或为七情所伤,致伤胎气",即指出情志及胎产失常是先天致病的主要因素,风、火、痰、瘀、惊为主要病因。

1. 妊娠失调、胎儿禀赋不足

胎儿在母腹期间,母亲受惊吓,惊则气乱,胎气便随之而逆乱,致小儿脏气不能平衡协调,脾肾虚而生痰,肝气旺而生风。若母亲怀孕受恐,恐则精却而肾亏,母体肾亏则小儿出生后易患痫证。若父母患痫证则因其脏气不平,影响小儿先天禀赋而易患痫证。

2. 七情失调

饮食失调,脾气素虚则痰浊内聚,适逢七情失调,尤以骤然大惊、大恐、大怒为甚。惊则气乱,肝失条达而横逆,或痰随气升,上冲于元神之府或蒙蔽心窍均可使神明丧失。恐则气下,精血不能随气上承,心神及元神之府失养而导致神明不用,神机失灵,水不涵木则导致肝风内动。大怒伤肝,怒则气上,肝气不舒,五志过极化火,若兼脾虚生痰,则痰火互结,火扰心,痰闭窍,痰火随气上冲于脑而抽搐神昏。

3. 六淫邪毒

外感六淫之邪干扰脏腑之气的平衡,轻者邪退而脏气渐平,重者素来脏腑之气偏颇者,则邪虽退而气机不能和顺。肝失条达,脾失健运,痰浊遂生,肝郁则化火、生风,风火痰相结侵犯心脑而成本病。

4. 跌仆损伤

跌仆,产伤及脑部,最易形成瘀血,气血不畅则神明遂失;血瘀不行,筋脉失养,则致血虚生风而抽搐。

综上所述,先天遗传与后天所伤为两大致病因素,多由痰、火、瘀为内风触动,致气血逆乱,蒙蔽清窍而发病。以心脑神机受损为本,脏腑功能失调为标,其脏气不平,阴阳偏胜,心脑所主之神明失用,神机失灵,元神失控是病机的关键所在。

(二)病机

中医学称癫痫为痫证,病因病机既有痰、风、火、瘀的实证,又有先天不足、肝肾本虚、心脾亏损的虚证存在,其与心、肝、脾、肾有关。母胎惊恐而伤肾,遗传下代,幼岁即发为痫;或大脑损伤,血瘀心窍而发痫;或因七情不遂、气机不畅而致肝郁、肝郁克脾,脾虚生痰,痰迷清窍而神昏为痫。风性动摇而抽搐、颤动,痰聚气逆,风动而作,随痰散、气平、风息而止,因痰浊聚散无常,以致痫发无定时。痫证反复发作,日久不愈,导致心血不足、肾气亏虚,临床辨证多有标实本虚、虚中夹实、先实后虚。风、火、痰、瘀、虚致肝、脾、肾、心损伤,风火痰瘀闭阻窍络,风由气生,火由气积,血由风气内迫,痰浊由败血、津液外渗而成,故治疗以化痰通络开窍息风为要务。

1. 内风是气血逆乱犯脑致病的动因

引起癫痫的风是指内风,风从内生,形成多与气、血、痰、火密切相关,包括肝阳化风、热极生风、血虚风动,风胜则动,"诸暴强直,皆属于风……诸风掉眩,皆属于肝",内风是发痫的动因。

2. 脾胃斡旋失职是为病机关键

脾藏神,脾胃中焦,通上联下,是升降的枢纽,《灵枢·本神》将其概括为"脾藏营,营舍意"。脾胃功能失调,既可影响营养物质的化生,又可使气机升降失常,代谢障碍,产生水饮痰浊,痰湿胶着,凝结不化,阻在脑窍经脉,脑络气血运行不畅,痰瘀互结于脑髓脉络而致痫。

3. 实邪阻窍是动风的内在因素

肝火偏旺,火动生风,煎熬津液,结而为痰,风动痰升,阻塞心窍则昏仆、抽搐、吐涎。痰可化热,热盛化火,火极生风,痰瘀闭窍扰神动风。《丹溪心法·痫》云"痫证有五……无非痰涎壅塞,迷蒙孔窍",明·龚信纂《古今医鉴·五痫》言痫病"皆是痰迷心窍"。楼英《医学纲目·癫痫》认为"痰在膈间则眩晕不仆,痰溢膈上则眩晕仆倒于地而不知"。颅脑外伤,脑髓气血失调、窍络被阻、痰浊内生引发为痫。病久痰留气滞,容易致瘀,《婴童百问》云:"血滞心窍,邪气在心,积惊成痫。"古有"瘀痫"。

4. 脏气不平、气机逆乱

肝主风,被引动则生抽搐,肝经郁热致痫。"大凡风痫病发,项强直视,不省人事,此乃肝经有热也";肝脾独虚,肝虚则生风,脾虚则生痰,蓄极而通,其发也暴,故令风痰上壅而痫作也;肾为痫病之根源,肝肾亏虚,相火妄动。"诸痫,肾经病也……诸痫之源,虽根于肾,而诸痫之发,实应五脏";或肾阴阳不调,肾气不能潜藏而上逆，或肾水不足而致肝气上逆而致痫；脑主神，匿闭而错仆，气机上逆犯脑，迷闭心窍，必生眩晕或跌仆，气易聚也易散，散则诸症缓解，逆气不散，可致癫痫持续状态。

5. 病机转化

癫痫病理因素由风、火、痰、瘀等邪气引起，其中尤以痰邪为主，闭塞清窍导致气机逆乱，元神失控所致，早期以实为主，表现为痰火阻窍、风痰闭阻、痰瘀互结，至后期病情迁延，正气损伤则多表现为虚实夹杂，既有风、火、痰、瘀等实证表现，也有脾虚不运、心脾两虚、心肾两虚、肝肾阴虚等的表现。

三、临床表现

(一)一般特点

癫痫特定的临床表现为神志异常和肢体抽搐。如感觉、动作、自主神经、意识、情感、记忆、认知及行为等障碍。发病特点可表现为患者突然意识丧失，继之先强直后阵挛性痉挛，常伴尖叫、面色青紫、舌咬伤、口吐白沫或血沫、瞳孔散大，持续数十秒或数分钟后痉挛。

(二)临床类型

癫痫的临床发作形式繁多，常见的有如下类型。

1. 全面性发作

发作最初的临床症状表明，在发作开始时即有双侧半球受累，往往伴有意识障碍。运动性症状是双侧性的。发作期 EEG 最初为双侧半球广泛性放电。

(1)强直-阵挛性发作：意识丧失、双侧强直后紧跟有阵挛的系列活动是全身强直-阵挛性发作的主要临床特征。可由部分性发作演变而来，也可一起病即表现为全身强直-阵挛发作。早期出现意识丧失，跌倒。随后的发作分为三期：①强直期：表现为全身骨骼肌持续性收缩；眼肌收缩出现眼睑上牵、眼球上翻或凝视；咀嚼肌收缩出现口强张，随后猛烈闭合，可咬伤舌尖；喉肌和呼吸肌强直性收缩致患者尖叫一声；颈部和躯干肌肉的强直性收缩使颈和躯干先屈曲，后反张；上肢由上举后旋转为内收前旋，下肢先屈曲后猛烈伸直，持续 10～20 秒进入阵挛期。②阵挛期：患者从强直转成阵挛，每次阵挛后都有一短暂间歇，阵挛频率逐渐变慢，间歇期延长，在一次剧烈阵挛后，发作停止，进入发作后期。以上两期均伴有呼吸停止、血压升高、瞳孔扩大、唾液和其他分泌物增多。③发作后期：此期尚有短暂阵挛，可引起牙关紧闭和大小便失禁；呼吸首先恢复，随后瞳孔、血压、心率渐至正常。肌张力松弛，意识逐渐恢复。从发作到意识恢复为 5～15 分钟。醒后患者常感头痛、全身酸痛、嗜睡，部分患者有意识模糊，此时强行约束患者可能发生伤人和自伤。

(2)失神发作：分为典型失神和不典型失神。典型失神表现为动作中止，凝视，叫之不应，伴或不伴轻微的运动症状，发作开始和结束均突然。通常持续 5～20

秒,罕见超过 1 分钟者。发作时 EEG 呈规律性双侧同步 3Hz 的棘慢波综合爆发。主要见于儿童失神癫痫和青少年失神癫痫。不典型失神表现为意识障碍发生与结束均较缓慢,可伴有轻度的运动症状,发作时脑电图可以表现为慢的棘慢波综合节律。主要见于 Lennox-Gastaut 综合征,也可见于其他多种儿童癫痫综合征。

(3)强直发作:表现为发作性全身或者双侧肌肉的强烈持续的收缩,肌肉僵直,躯体伸展背屈或者前屈。常持续数秒至数十秒,但是一般不超过 1 分钟。发作时脑电图显示双侧的低波幅快活动或高波幅棘波节律爆发。强直发作主要见于 Lennox-Gastaut 综合征。

(4)阵挛发作:主动肌间歇性收缩称为阵挛,导致肢体有节律性的抽动。发作期 EEG 为快波活动或者棘慢/多棘慢波综合节律。

(5)肌阵挛发作:表现为快速、短暂、触电样肌肉收缩,可遍及全身,也可限于某个肌群,常成簇发生。发作期典型的脑电图表现为爆发性出现的全面性多棘慢波综合。肌阵挛包括生理性肌阵挛和病理性肌阵挛。肌阵挛发作既可见于一些预后较好的特发性癫痫患者(如婴儿良性肌阵挛性癫痫、青少年肌阵挛性癫痫),也可见于一些预后较差的、有弥漫性脑损害的癫痫综合征(如早期肌阵挛性脑病、婴儿严重肌阵挛性癫痫、Lennox-Gastaut 综合征等)。

(6)痉挛:表现为突然、短暂的躯干肌和双侧肢体的强直性屈性或者伸展性收缩,多表现为发作性点头,偶有发作性后仰。其肌肉收缩的整个过程为 1~3 秒,常成簇发生。常见于婴儿痉挛,其他婴儿综合征有时也可见到。

(7)失张力发作:是由于双侧部分或者全身肌肉张力突然丧失,导致不能维持原有的姿势,出现跌倒、肢体下坠等表现,发作时间相对短,持续数秒至 10 余秒多见,发作持续时间短者多不伴有明显的意识障碍,EEG 表现为全面性爆发出现的多棘慢波节律、低波幅电活动或者电抑制。可见于 Lennox-Gastaut 综合征、Doose 综合征等癫痫性脑病。

2. 部分性发作

发作的临床和脑电图改变提示异常电活动起源于一侧大脑半球的局部区域。根据发作时有无意识的改变而分为简单部分性发作(无意识障碍)和复杂部分性发作(有意识障碍),二者都可以继发全面性发作。

(1)简单部分性发作:又称为单纯部分性发作,发作时无意识障碍。脑电图可以在相应皮质代表区记录到局灶性异常放电,但头皮电极不一定能记录到。根据放电起源和累及的部位不同,简单部分性发作可表现为运动性、感觉性、自主神经性和精神性发作四类,后两者较少单独出现,常发展为复杂部分性发作。

运动性发作:一般累及身体的某一部位,相对局限或伴有不同程度的扩展。其性质可为阳性症状,如强直性或阵挛性;也可为阴性症状,如最常见的语言中断。主要发作类型如下:①仅为局灶性运动发作:指局限于身体某一部位的发作,性质多为阵挛性，即常见的局灶性抽搐。身体任何部位都可出现局灶性抽搐，但较常见于面部或手，因其在皮质相应的投射区面积较大。肢体的局灶性抽搐常提示放电起源于对侧大脑半球相应的运动皮质区，但眼睑或其周围肌肉的阵挛性抽搐可由枕叶放电所致；口周或舌、喉的阵挛性抽搐可有外侧裂附近的放电引起。②杰克逊发作：开始为身体某一部位抽搐，随后按一定顺序逐渐向周围部位扩展，其扩展的顺序与大脑皮质运动区所支配的部位有关。如异常放电在运动区皮质由上至下传播，临床上可见到抽搐先出现在拇指，然后传至同侧口角（手-口扩展）。在扩展的过程中，给予受累部位强烈的刺激可能使其终止，如拇指抽搐时用力背屈拇指可能终止发作。③偏转性发作：眼、头甚至躯干向一侧偏转，有时身体可旋转一圈或伴有一侧上肢屈曲和另一侧上肢伸直；其发作起源一般为额叶、颞叶、枕叶或顶叶，额叶起源最常见。④姿势性发作：偏转性发作有时也可发展为某种特殊姿势，如击剑样姿势，表现为一侧上肢外展、半屈、握拳，另一侧上肢伸直，眼、头向一侧偏视，注视抬起的拳头，并可伴有肢体节律性的抽搐和重复语言；其发作多数起源于额叶内侧辅助运动区。⑤发音性发作：可表现为重复语言、发出声音或言语中断。其发作起源一般在额叶内侧辅助运动区。⑥抑制性运动发作：发作时动作停止，语言中断，意识不丧失，肌张力不丧失，面色无改变。其发作起源多为优势半球的 Broca 区，偶尔为任何一侧的辅助运动区。⑦失语性发作：常表现为运动性失语，可为完全性失语，也可表现为说话不完整，重复语言或用词不当等部分性失语，发作时意识不丧失。有时须在 EEG 监测下才能被发现。其发作起源均在优势半球语言中枢有关区域。部分性发作后，可能有受累中枢部位支配的局灶性瘫痪，称为 Todd 瘫痪，可持续数分钟至数小时。

感觉性发作：其异常放电的部位为相应的感觉皮质，可为躯体感觉性发作，也可为特殊感觉性发作。①躯体感觉性发作：其性质为体表感觉异常，如麻木感、针刺感、电流感、电击感、烧灼感等。发作部位可局限于身体某一部位，也可以逐渐向周围部位扩展（感觉性杰克逊发作）。放电起源于对侧中央后回皮质。②视觉性发作：可表现为暗点、黑蒙、闪光、无结构性视幻觉。放电起源于枕叶皮质。③听觉性发作：幻听多为一些噪声或单调的声音，如发动机的隆隆声、蝉鸣或喷气的咝咝声等。年龄小的患儿可表现为突然双手捂住耳朵哭叫。放电起源于颞上回。④嗅觉性发作：常表现为难闻、不愉快的嗅幻觉，如烧橡胶的气味、粪便臭味等。放电起源于钩回的前上部。⑤味觉性发作：以苦味或金属味较常见。单纯的味觉性发作很少见。放电起源于岛叶或其周边。⑥眩晕性发作：常表现为坠入空间的感觉或在空间漂浮的感觉。放电起源于颞叶皮质。因眩晕的原因很多，诊断其是否为癫痫发作有时较为困难。

自主神经性发作：症状复杂多样，常表现为口角流涎、上腹部不适感或压迫感、"气往上冲"的感觉、肠鸣、呕吐、尿失禁、面色或口唇苍白或潮红、出汗、竖毛（起"鸡皮疙瘩")等。临床上单纯表现为自主神经症状的癫痫发作极为少见,常常是继发或作为复杂部分性发作一部分。其放电起源于岛叶、间脑及其周围(边缘系统等),放电很容易扩散而影响意识,继发复杂部分性发作。精神性发作主要表现为高级大脑功能障碍,极少单独出现,常常是继发或作为复杂部分性发作一部分。①情感性发作:可表现为极度愉快或不愉快的感觉,如愉快感、欣快感、恐惧感、愤怒感、忧郁伴自卑感等,恐惧感是最常见的症状,常突然发生,无任何原因,患者突然表情惊恐,甚至因恐惧而突然逃跑,小儿可表现为突然扑到大人怀中,紧紧抱住大人。发作时常伴有自主神经症状,如瞳孔散大,面色苍白或潮红,竖毛(起"鸡皮疙瘩")等。持续数分钟缓解。放电多起源于颞叶的前下部。发作性情感障碍须与精神科常见的情感障碍相鉴别,癫痫发作一般无相应的背景经历,且持续时间很短(数分钟),发作时常伴有自主神经症状以资鉴别。②记忆障碍性发作:是一种记忆失真,主要表现为似曾相识感(对生疏的人或环境觉得曾经见过或经历过),陌生感(对曾经经历过的事情感觉从来没有经历过),记忆性幻觉(对过去的事件出现非常精细的回忆和重现)等,放电起源于颞叶、海马、杏仁核附近。③认知障碍性发作:常表现为梦样状态、时间失真感、非真实感等,有的患者描述"发作时我觉得我不是我自己"。④发作性错觉:是指因知觉歪曲而使客观事物变形,如视物变大或变小、变远或变近,物体形状改变;声音变大或变小,变远或变近;身体某部变大或变小等。放电多起源于颞叶,或颞顶、颞枕交界处。⑤结构幻觉性发作:表现为一定程度整合的知觉经历。幻觉可以是躯体感觉性、视觉性、听觉性、嗅觉性或味觉性,和单纯感觉性发作相比,其发作内容更复杂些,如风景、人物、音乐等。

(2)复杂部分性发作:发作时伴有不同程度的意识障碍(但不是意识丧失),同时有多种简单部分性发作的内容,往往有自主神经症状和精神症状发作。EEG可记录到单侧或双侧不同步的异常放电,通常位于颞或额区。发作间歇期可见单侧或双侧颞区或额颞区癫痫样放电。复杂部分性发作大多起源于颞叶内侧或者边缘系统,但也可以起源于其他部位如额叶。根据放电起源不同、扩散途径和速度不同,复杂部分性发作主要表现为以下一些类型。

仅表现为意识障碍:表现为突然动作停止,两眼发直,叫之不应,不跌倒,面色无改变,发作后可继续原来的活动。其临床表现酷似失神发作,成人的"失神"发作几乎均是复杂部分性发作,但在小儿临床应与失神发作相鉴别,EEG检查可以鉴别。其放电常起源于颞叶其放电起源于颞叶,也可起源于额叶、枕叶等其他部位。

表现为意识障碍和自动症:是指在上述意识障碍的基础上,合并自动症。常见的自动症包括:①口咽自动症:最常见,表现为不自主的舔唇、咂嘴、咀嚼、吞咽或者进食样动作,有时伴有流涎、清喉等动作。复杂部分性发作的口咽自动症多见于颞叶癫痫。②姿势自动症:表现为躯体和四肢的大幅度扭动,常伴有恐惧面容和喊叫,容易出现于睡眠中。多见于额叶癫痫。③手部自动症:简单重复的手部动作,如摸索、擦脸、拍手、绞手、解衣扣、翻口袋、开关抽屉或水龙头等。④行走自动症：无目的地走动、奔跑、坐车，不辨方向，有时还可避开障碍物。⑤言语自动症：表现为自言自语，多为重复简单词语或不完整句子，内容有时难以理解，如可能说"我在哪里""我害怕"等。病灶多位于非优势半球。

简单部分性发作演变为复杂部分性发作：发作开始时为上述简单部分性发作的任何形式，然后出现意识障碍，或伴有各种自动症。临床上常见的几种不同起源的复杂部分性发作如下：①海马-杏仁核（颞叶内侧）起源的：海马起源的发作常常以一种奇怪的、难以描述的异常感觉开始，然后出现意识障碍，动作停止，两眼发直，叫之不应，自动症。杏仁核起源的发作开始常为胃气上升感或恶心，可伴较明显的自主神经症状，意识丧失是逐渐的，并伴自动症。海马起源的癫痫占颞叶癫痫的 $70\%\sim80\%$ ，常累及杏仁核，使二者的区分较为困难。发作持续时间数分钟（通常 $2\sim5$ 分钟），发作的开始和结束均较缓慢，常有发作后意识蒙眬。②额叶起源的：其起始感觉为非特异性的，突出的表现为姿势自动症，发作的运动形式可能多样，但同一患者的发作形式却是固定的。发作持续时间短（常短于 1 分钟），发作开始和结束均较快，发作后意识很快恢复。③颞叶外侧皮质起源的：发作起始症状为幻听、错觉、梦样状态等，继之出现意识障碍。其他脑皮质起源的发作继发演变为复杂部分性发作，常首先有与相应皮质功能有关的临床症状，再出现意识障碍和自动症等。

(3)继发全面性发作：简单或复杂部分性发作均可继发全面性发作，最常见继发全面性强直-阵挛发作。发作时的脑电图可见局灶性异常放电迅速泛化为两侧半球全面性放电。发作间期 EEG 为局灶性异常。部分性发作继发全面性发作仍属于部分性发作的范畴，其与全面性发作在病因、治疗方法及预后等方面明显不同，故两者的鉴别在临床上尤为重要。临床上应注意以下几个方面以帮助鉴别：①有无"先兆"："先兆"是发作起始的信号，本身有较重要的定位诊断价值。有"先兆"者，为部分性发作。②"抽搐"的表现：复杂部分性发作也可有运动症状，表现为强直性、阵挛性或强直阵挛性，类似全面性发作。但部分性发作的运动症状一般较局限、不对称或不典型（如表现为颤抖样等）。③"失神"：复杂部分性发作可仅表现为意识丧失，易误诊为失神发作。脑电图检查对鉴别二者具有重要意义。④自动症：自动症不仅见于复杂部分性发作，也可在失神发作或发作后意识障碍的情况下出现。因此临床问诊时须注意自动症的表现及出现在发作过程中哪个阶段。⑤脑电图：对于区分部分性发作和全面性发作最为重要，各种诱发试验如过度换气、睡眠等可提高 EEG 诊断的准确率。

(4)难以分类的发作：包括因资料不全而不能分类的发作以及所描述的类型迄今尚无法归类者，如某些新生儿发作（节律性眼动、咀嚼动作及游泳样动作等）。随着临床资料和检查手段的进一步完善，难以分类的发作将越来越少。

(5)反射性发作:反射性发作指癫痫发作具有特殊的触发因素,每次发作均为某种特定感觉刺激所诱发,诱发因素包括视觉、思考、音乐、进食、操作等非病理性因素,可以是单纯的感觉刺激,也可以是复杂的智能活动刺激,而某些病理性情况(如发热、酒精戒断)所诱发的发作则不属于反射性发作。反射性发作符合癫痫发作的电生理和临床特征,临床上可有各种发作类型,既可以表现为部分性发作,也可以为全面性发作。

四、辅助检查

(一)体格检查

重点放在神经系统,包括:意识状况、精神状态、局灶体征(偏瘫/偏盲等)、各种反射及病理征等。注意观察头颅形态和大小、外貌、身体畸形及排查某些神经皮肤综合征。体格检查对癫痫的病因诊断有初步提示作用。有些体征则可能提示抗癫痫药物的不良反应。

(二)特殊检查

主要包括脑电图、神经影像学脑脊液检查、CT、血清氨基酸代谢、神经电生理、神经生化等检查。

1. 脑电图(EEG)

癫痫发作最本质的是脑神经元特异放电,而 EEG 是能够反映脑电活动最直观、便捷的检查方法,是诊断癫痫发作、确定发作和癫痫类型最重要的辅助手段,为癫痫患者的常规检查。

2. 脑磁图(MEG)

脑磁图是新发展起来的一种无创性的脑功能检测技术,原理是检测皮质神经元容积传导电流产生的磁场变化,与脑电图可以互补,有条件单位可应用于癫痫源的定位及功能区定位,并不是常规检查。

3. 电子计算机 X 线体层扫描(CT)

CT 能够发现较为粗大的结构异常,但难以发现细微的结构异常。多在急性的癫痫发作时,或发现大脑有可疑的钙化和无法进行磁共振成像(MRI)检查的情况下应用。

4. 磁共振成像(MRI)

MRI 在临床中的应用,大大地改进了对癫痫患者的诊断和治疗。MRI 具有很高的空间分辨率,能够发现一些细微的结构异常,对于病因诊断有很高的提示价值,特别是对于难治性癫痫的评估。特定的成像技术对于发现特定的结构异常有效,例如海马硬化的发现。如果有条件,建议进行头颅 MRI 检查。

5. 单光子发射计算机断层扫描(SPECT)

SPECT 通过向体内注射能够发射 γ 射线的放射性示踪药物后,检测体内 γ 射线的发射,来进行成像的技术,反映脑灌注的情况。可作为难治性癫痫的术前定位中的辅助方法。癫痫源在发作间歇期 SPECT 为低灌注,发作期为高灌注。

6. 正电子发射断层扫描(PET)

正电子参与了大脑内大量的生理动态,通过标记示踪剂反映其在大脑中的分布。可以定量分析特定的生物化学过程,如可以测定脑葡萄糖的代谢及不同神经递质受体的分布。在癫痫源的定位中,目前临床常用示踪剂为[18]F 标记 2-脱氧葡萄糖(FDG),观测局部脑代谢变化。理论上讲,发作间歇期癫痫源呈现低代谢,发作期呈现高代谢。

7. 磁共振波谱(MRS)

癫痫源部位的组织具有生化物质的改变,利用存在于不同生化物质中的相同的原子核在磁场下其共振频率也有差别的原理,以光谱的形式区分不同的生化物质并加以分析,能够提供癫痫的脑生化代谢状态的信息,并有助于定位癫痫源。其中[1]H 存在于一些具有临床意义的化合物中,脑内有足够浓度的质子可以被探测到,因此临床应用最多的是磁共振质子波谱(^{1}HMRS)。

8. 功能磁共振(fMRI)

近年发展起来的新技术,能够在不应用示踪剂或者增强剂情况下无创性地描述大脑内神经元激活的区域,是血氧水平依赖技术。主要应用于脑功能区的定位。目前应用于癫痫领域的影像学检查越来越多,很多检查仅仅针对特殊目的,如病因学诊断、术前评估等,而并非常规检查,如 SPECT、PET、MRS、fMRI 等。

在临床实践中,应该熟悉每一种技术的特点,根据不同的临床要求和现实条件选择相应检查。

(三)其他实验室检查

1. 血液学检查

包括血液常规、血糖、电解质、血钙等方面的检查,能够帮助寻找病因。血液学检查还用于对药物不良反应的检测,常用的监测指标包括血常规和肝肾功能等。

2. 尿液检查

包括尿常规及遗传代谢病的筛查,如怀疑苯丙酮尿症,应进行尿三氯化铁试验。

3. 脑脊液检查

主要为排除颅内感染等疾病。除常规、生化、细菌培养涂片外,还应做支原体、弓形体、巨细胞病毒、单纯疱疹病毒、囊虫病等病因检查及注意异常白细胞的细胞学检查。

4. 遗传学检查

尽管目前发现一部分癫痫与遗传相关,特别是某些特殊癫痫类型,但是目前医学发展的阶段还不能利用遗传学的手段常规诊断癫痫。通过遗传学检测预测癫痫的发生风险和通过遗传学的发现指导治疗的研究也在进一步的探索之中。

5. **基因检测**

目前已经成为重要的辅助诊断手段之一。既往利用一代测序技术,可以逐一检测已知的癫痫致病基因,仅适用于临床高度怀疑的某一种癫痫综合征,如果 Dravet 综合征等,随着高通量二代测序技术及微阵列比较基因组杂交技术的发展及应用于癫痫研究,越来越多的癫痫致病基因被发现。也发展出了基于二代测序技术的疾病靶向序列测序技术,此方法能够一次性检测所有已知癫痫相关致病基因,是一种快速、高效、相对成本低廉的临床遗传学诊断技术,很方便为我们提供癫痫患者的基本遗传信息目前已经成功应用于癫痫性脑病的病因学诊断。基因组杂交技术能高效地检测出癫痫患者相关的致病性拷贝数改变。目前,基因检测不作为常规病因筛查手段,通常是在临床已高度怀疑某种疾病时进行。

6. **其他检查**

针对临床可疑的病因,可以根据临床需要或者现实条件进行相对应的其他特异性检查,如对于怀疑有中毒导致癫痫发作的病例,可以进行毒物筛查,怀疑存在代谢障碍的病例,进行相关的检查等。腰穿脑脊液检查及遗传学检查并非癫痫的常规检查,疑诊癫痫或新诊断的癫痫患者,多主张常规进行心电图检查。

五、诊断与鉴别诊断

(一)诊断

癫痫不是单一的疾病实体,而是一种有着不同病因基础,临床表现各异但以反复癫痫发作为共同特征的慢性脑部疾病状态。对癫痫病因的寻找是癫痫诊断中的重要步骤,其对于选择治疗、判断预后有帮助。传统上临床连续出现两次(间隔至少 24 小时)非诱发性癫痫发作时即可就可确诊为癫痫,这是目前普遍采用的,具有临床可操作性的诊断方法。

(二)鉴别诊断

癫痫诊断包括癫痫发作和非癫痫发作,非癫痫发作比较癫痫发作更为常见,在各年龄段都可以出现,其发病机制与癫痫发作完全不同,并非大脑的过度同步放电所致,脑电图不伴有大脑的异常放电。但非癫痫性发作与癫痫发作都有发作性的特点。在临床上,发作的表现与癫痫发作有时也非常类似,并非常容易混淆。因此,鉴别癫痫发作和非癫痫发作是癫痫诊断的重要内容。

1. **痫性发作需要与各种发作性疾病鉴别**

(1)癔性发作:患者的描述通常比较模糊,缺乏明确的特征,每次发作也有不同。

(2)晕厥:通常由精神紧张、精神受刺激、长时间过度疲劳、突然体位改变、闷热或者环境和疼痛刺激因素诱发,亦可见于其他情况,包括排尿、直立性低血压和心律异常。表现为持续数分钟的意识丧失,发作前后通常伴有出冷汗、面色苍白、恶心、头重脚轻和乏力等症状。

(3)偏头痛:表现为全头或头的一部分剧烈性疼痛,发作前可以有先兆,如暗点或变形的暗点、失语、逐渐扩展的麻木和偏瘫。

(4)短暂性脑缺血发作:表现为神经功能的缺失症状(运动和感觉功能缺失),症状开始就达到高峰,然后逐渐缓解。

(5)睡眠障碍:包括发作性睡病、睡眠呼吸暂停、夜惊、梦游、梦魇、快速眼动期行为障碍,多发生在睡眠期间或者在睡眠清醒转换期间,发作时意识多不清醒,发作内容包括运动、行为等内容。

(6)器质性疾病引起的发作症状:先天性心脏病引起的青紫发作,破伤风引起的痉挛性发作,需要与强直阵挛性发作相鉴别。

(7)生理性发作症状:多为正常发育过程中出现的某些生理现象或者行为表现,以及发作性精神症状等鉴别。

2. 症状性癫痫及癫痫综合征的病因鉴别

(1)引起癫痫的全身性疾病:低血糖症,低钙血症,氨基酸尿症等。

(2)引起癫痫的脑部疾病:有无产伤史、高热惊厥史、脑外伤史、卒中史等。体检中若发现如颅内肿瘤的定位体征和视盘水肿,脑动静脉畸形的头部杂音,脑猪囊尾蚴病(囊虫病)的皮下结节等,脑血管造影、核素脑扫描、CT、MRI 等检查有助于鉴别。

六、治疗

癫痫的治疗可分为控制发作、病因治疗、外科治疗、一般卫生及预防五个方面。抗癫痫药物治疗是目前最重要和最基本的治疗,控制发作的药物安定可迅速控制抽搐,发作间歇期选择有效、安全、价廉和来源有保证的抗癫痫药物,如苯巴比妥、苯妥英钠、扑米酮(扑痫酮)、丙戊酸钠、卡马西平(酰胺咪嗪)、地西泮(安定)、硝西泮(硝基安定)、氯硝西泮(氯硝基安定)、乙琥胺等长期用药。目前抗癫痫药物强调单药治疗,并认为至少进行 2 种或 2 种以上的单药治疗失败后再考虑合理的多药治疗。

凡确诊为癫痫后,经系统药物治疗,并在血浆浓度监测下治疗 2 年仍不能控制,每月发作在 4 次以上,病程在 3 年以上者,一旦病因明确,应对因治疗,如脑瘤、脑血管畸形、脑组织瘢痕、颅内异物等可行手术治疗,对于病因未明或病因已明而暂不能治疗者一般均需行药物治疗。中医痫症治疗急则开窍醒神豁痰以治其标,控制其发作,缓则祛邪补虚以治其本是谓本病之大法,临证时前者多以豁痰息风、开窍定痫法,后者宜健脾化痰、补益肝肾、养心安神法治之,调养精神、注意饮食、劳逸适度实属重要。

(一)中医治疗

1. 辨证要点

(1)辨病情轻重:判断本病之轻重决定于两个方面。一是病发持续时间之长短,一般持续时间长则病重,短则病轻;二是发作间隔时间之久暂,即间隔时间久则病轻,短暂则病重。

(2)辨证候虚实:痫病之风痰闭阻、痰火扰神属实,而心脾两虚、肝肾阴虚属虚。发作期多实或实中挟虚,休止期多虚或虚中挟实。阳痫发作多实,阴痫发作多虚。

2. 治疗原则

病发即急,以开窍醒神豁痰治其标;平时病缓则去邪补虚以治其本,是谓本病之大法。临证时前者多以豁痰息风、开窍定痫法,后者宜健脾化痰,补益肝肾、养心安神法治之,而调养精神、注意饮食、劳逸适度实属重要。

3. 辨证用药

(1)发作期

①阳痫

临床表现:病发前多有眩晕,头痛而涨,胸闷乏力,喜伸欠等先兆症状,或无明显症状,旋即仆倒,不省人事,面色潮红、紫红,继之转为青紫或苍白,口唇青紫,牙关紧闭,两目上视,项背强直,四肢抽搐,口吐涎沫,或喉中痰鸣,或发怪叫,甚则二便自遗。发作后除感到疲乏、头痛外,一如常人,舌质红,苔白腻或黄腻,脉弦数或弦滑。

治法治则:急以开窍醒神,继以泻热涤痰息风。

方药运用:黄连解毒汤送服定痫丸。急以针刺人中、十宣、合谷等穴以醒神开窍。灌服黄连解毒汤,方以黄芩、黄连、黄柏、栀子清上中下三焦之火,并以此汤送服定痫丸,有豁痰开窍,息风止痉之功效。

本型可配合清开灵注射液静脉滴注,清热化痰开窍。

②阴痫

临床表现:发痫则面色晦暗青灰而黄,手足清冷,双眼半开半合,昏聩,偃卧,拘急,或抽搐时作,口吐涎沫,一般口不啼叫,或声音微小。醒后周身疲乏,或如常人,舌质淡,苔白腻,脉多沉细或沉迟。

治法治则:急以开窍醒神,继以温化痰涎。

方药运用:五生饮。急以针刺人中、十宣穴开窍醒神。灌服五生饮,方以生南星、生半夏、生白附子辛温祛痰,半夏又能降逆散结,川乌大辛大热,散寒除积滞,黑豆补肾利湿。可合二陈汤健脾除痰,以截生痰之源。

本型可配合参附注射液静脉滴注。

(2)休止期

①痰火扰神证

临床表现：急躁易怒,心烦失眠,咯痰不爽,口苦咽干,便秘溲黄。病发后,症情加重,甚则彻夜难眠,目赤,舌红,苔黄腻,脉多沉弦滑而数。

治法治则：清肝泻火,化痰开窍。

方药运用：龙胆泻肝汤合涤痰汤。二方合用,清火豁痰之力甚强。方中龙胆草、黄芩、栀子、柴胡清肝泻火;泽泻、木通、车前子清利湿热,导火下行;当归、生地黄凉血养血;半夏、胆南星、陈皮豁痰开窍;竹茹降气而有助于化痰;石菖蒲、茯神醒神定志。

②风痰闭阻证

临床表现：发病前多有眩晕,胸闷,乏力,痰多,心情不悦,舌质淡,苔白腻,脉多弦滑有力。

治法治则：涤痰息风镇痫。

方药运用：定痫丸。方中竹沥善能清热滑痰,镇惊利窍,配姜汁用其温以助化痰利窍;胆南星清火化痰,镇惊定痫;半夏、陈皮、贝母、茯苓、麦冬祛痰降逆,兼防伤阴;丹参、石菖蒲开瘀利窍;全蝎、僵蚕息风止痉;天麻化痰息风;朱砂、琥珀、远志、灯心草、茯神镇惊宁神;甘草调和诸药。

③气虚血瘀证

临床表现：头部刺痛,精神恍惚,心中烦急,头晕气短,唇舌紫暗或舌有瘀点、瘀斑,脉弦而涩。

治法治则：补气化瘀,定风止痫。

方药运用：黄芪赤风汤送服龙马自来丹。黄芪赤风汤方中以黄芪补气;赤芍活血化瘀;防风配黄芪补而不滞,配赤芍搜肝泄风活血,三者合用补气化瘀定痫。龙马自来丹方中马钱子通经络止疼痛,散结消肿;地龙通络息风。两方合用补气化瘀,定风止痫。但要注意马钱子有剧毒,其炮制必须如法,并严格控制剂量。

④心脾两虚证

临床表现：反复发作不愈,神疲乏力,面色苍白,体瘦,纳呆,大便溏薄,舌质淡,苔白腻,脉沉弱。

治法治则：补益心脾为主,辅以理气化痰。

方药运用：归脾汤合温胆汤。方以归脾汤补养心脾;温胆汤理气化痰,清胆和胃。归脾汤方中以人参、黄芪、白术、甘草、生姜、大枣甘温补脾益气;当归甘辛温养肝而生心血;茯神、酸枣仁、龙眼肉养心安神;远志定志宁神;木香行气令补而不滞。温胆汤中二陈汤燥湿化痰,再加枳实行气、竹茹清热。两方合用既治疗心脾两虚之本,又兼治气虚生痰,痰浊为患之标。

⑤肝肾阴虚证

临床表现：痫病频作,神思恍惚,面色晦暗,头晕目眩,两目干涩,耳轮焦枯不泽,健忘失眠,腰膝酸软,大便干燥,舌红苔薄黄,脉沉细而数。

治法治则:滋养肝肾。

方药运用:大补元煎。方以熟地黄、枸杞子、山茱萸、杜仲补益肝肾;人参、炙甘草、山药、当归补益气血。可加鹿角胶、龟甲胶养阴益髓,牡蛎、鳖甲滋阴潜阳。

上述各证的处方中,加入适量全蝎、蜈蚣等虫类药物,以息风解毒、活络解痉,可提高疗效。一般研粉,每服1~1.5g,每日2次为宜,小儿量酌减。再者本病的发生与气血瘀滞有关,尤其久病和外伤者,应适当加活血化瘀之品,如川芎、丹参、郁金等。

4. 口服药

(1)清心滚痰丸:适用于痰热壅盛的痫证。

(2)医痫丸:适用于各类癫痫反复发作。

(3)紫雪丹:适用于癫痫发作期。

(4)安宫牛黄:适用于阳痫发作期。

(5)牛黄清心丸:适用于阳痫痰火扰神之痰痫壅盛。

(6)柏子养心丸:适用于心脾两虚之癫痫恢复期。

(7)六味地黄丸:适用于肝肾阴虚之癫痫恢复期。

5. 静脉药物

(1)清开灵注射液:适用于阳痫和脱证。

(2)醒脑静注射液:适用于阳痫和脱证。

6. 其他疗法

(1)针灸疗法:发作时,可取百会、人中、后溪、涌泉穴,用泻法,强刺激。豁痰开窍,平肝息风。

(2)穴位埋线:双侧丰隆、内关穴皮下埋植羊肠线,3个月埋1次,共埋3次。可化痰清心定痫。

(3)体疗法:适当的体育锻炼有助于加强体质,减少发病,如太极拳、健身操等。

(4)取嚏法:以棉花或鹅毛或消毒导尿管等,徐徐插入患者鼻腔,令其取嚏复苏。

(二)西医治疗

目前国内外对于癫痫的治疗主要以药物治疗为主。癫痫患者经过正规的抗癫痫药物治疗,约80%患者其发作是可以得到控制,其中50%~60%的患者经过2~5年治疗是可以痊愈,患者可以和正常人一样地工作和生活。因此,合理、正规的抗癫痫药物治疗是关键。

1. 全面性惊厥性癫痫持续状态治疗

(1)一般措施:保持呼吸道通畅;给氧;监护生命体征:呼吸、心脏功能、血压、血氧等;建立大静脉输液通路;对症治疗,维持生命体征和内环境的稳定;根据具体情况进行实验室检查,如全血细胞计数、尿常规、肝功能、血糖、血钙、凝血象、血气分析、AEDs血药浓度监测等。

(2)30分钟内终止发作的治疗:①地西泮为首选药物,优点是作用快,1～3分钟即可生效。缺点是作用持续时间较短。其主要不良反应是呼吸抑制。如在巴比妥类、水合氯醛、副醛等药物应用之后,再用地西泮,不良反应会更加明显。②劳拉西泮静脉注射。苯妥英钠静脉注射。③磷苯妥英是苯妥英钠的前体药,药理特性与苯妥英钠相同,应用剂量相等,水溶性,局部刺激小。④苯巴比妥静脉注射。⑤丙戊酸钠静脉推注。⑥10%水合氯醛20～30ml加等量植物油保留灌肠。⑦利多卡因主要用于地西泮静脉注射无效者。

(3)超过30分钟终止发作的治疗:①请专科医师会诊、治疗,如有条件进入癫痫加强单元或ICU治疗。②可酌情选用下列药物:如咪达唑仑、丙泊酚、硫喷妥钠、戊巴比妥等,必要时请麻醉科协助治疗。③有条件者进行EEG监测。

(4)维持治疗:在应用上述方法控制发作后,应立即应用长效抗癫痫药苯巴比妥巩固和维持疗效。同时,根据发作类型选用口服抗癫痫药,必要时可鼻饲给药,达有效血药浓度后逐渐停止肌内注射苯巴比妥。

(5)病因治疗:确定病因和进行病因治疗。

(6)治疗中的评价:①多数病例需脑电图检查,在等待EEG结果时,不应延迟治疗。②如患者临床发作活动停止,意识恢复,不需EEG监测。③如抽搐已停止,而意识状态未迅速恢复,应做脑电图,以明确脑电的发作活动是否停止。

2. 癫痫的药物治疗

(1)开始治疗的指征:①抗癫痫药应该在癫痫的诊断明确之后开始使用,如果发作的性质难以确定,应该进行一段时期的观察,再做决定。②根据国际抗癫痫联盟的最新定义,至少有一次无固定诱因的癫痫发作是癫痫诊断的基本条件,单次或者单簇的癫痫发作如难以证实和确定在脑部存在慢性的功能障碍时,诊断必须谨慎,针对以下一些特殊情况可以在首次发作后考虑开始抗癫痫药治疗:a. 并非真正的首次发作,在一次全面性强直-阵挛发作之前,患者有过被忽视的失神或肌阵挛等发作形式,此类患者再次发作的可能性很大,应该开始抗癫痫药治疗。b. 部分性发作、有明确的病因、影像学有局灶性的异常、睡眠中发作、脑电图有肯定的癫痫样放电及有神经系统异常体征等。这些因素预示再次发作的风险增加,可以在首次发作后征得患者及家属同意后开始抗癫痫药治疗。c. 虽然为首次发作,但其典型的临床表现及脑电图特征符合癫痫综合征的诊断,如Lennox-Gastaut综合征、婴儿痉挛等,可以在首次发作后开始抗癫痫药治疗;d. 患者本人及监护人认为再次发作难以接受,可向其交代治疗的风险及益处,与其协商后开始抗癫痫药治疗。③有部分患者虽然有两次以上的发作,但发作的间隔期在1年以上,甚至更长,此类患者是否需要药物治疗值得商榷。由于发作间歇期太长,对于疗效的判断和适宜剂量的选择都比较困难,而且可能导致患者的依从性不好,所以在向患者及监护人说明情况后,可以暂时推迟药物治疗。④有明确促发因素的发作,如停服某种药物、酒精戒断、代谢紊乱、睡眠剥夺或者有特定促发因素的反射性癫痫等,可能随潜在的代谢性疾病的纠正或去除诱因而使发作消失,并不需要立刻开始抗癫痫药治疗。

(2)抗癫痫药物的选择:70%~80%新诊断的癫痫患者可以通过服用单一抗癫痫药使发作得以控制,所以初始治疗的药物选择非常重要,选药正确可以增加治疗的成功率。根据发作类型和综合征分类选择药物是癫痫治疗的基本原则。同时还需要考虑以下因素:禁忌证、可能的不良反应、达到治疗剂量的时间、服药次数及恰当的剂型、特殊治疗人群(如育龄妇女、儿童、老人等)的需要、药物之间的相互作用及药物来源和费用等。①根据发作类型和综合征的选药原则:a.卡马西平、丙戊酸钠、拉莫三嗪、托吡酯、苯巴比妥、左乙拉西坦、唑尼沙胺、加巴喷丁、奥卡西平可用于部分性发作的单药治疗。b.丙戊酸钠、托吡酯、拉莫三嗪、左乙拉西坦可用于各种类型的全面性发作的单药治疗,卡马西平、苯巴比妥、苯妥英钠、奥卡西平可用于全面性强直阵挛发作的单药治疗。c.丙戊酸钠、拉莫三嗪、托吡酯、左乙拉西坦是广谱的抗癫痫药,对部分性发作和全面性发作均有效,可作为发作分类不确定时的选择。d.所有的新型抗癫痫药物都可以作为部分性癫痫的添加治疗。②有一些抗癫痫药可能使某些发作类型加重,在某些情况应避免使用。③苯巴比妥是最早用于临床的抗癫痫药,属于作用谱较广的抗癫痫药、疗效确切、价格低廉、使用方便,WHO推荐在发展中国家,特别是经济欠发达的农村地区用苯巴比妥治疗癫痫(主要用于强直阵挛型发作的控制)。④氯硝西泮目前仍较多的用于肌阵挛发作和一部分难治性癫痫的治疗,但其镇静作用比较明显,并且有耐受性和成瘾性,增减剂量均应缓慢进行。

(3)单药治疗的原则:目前对于癫痫的治疗强调单药治疗的原则,70%~80%的癫痫患者可以通过单药治疗控制发作,其优点在于:方案简单,依从性好;药物不良反应相对较少;致畸性较联合用药小;方便对于疗效和不良反应的判断;无药物之间的相互作用;减轻经济负担。如果一种一线药物已达最大可耐受剂量仍然不能控制发作,可加用另一种一线或二线药物,至发作控制或最大可耐受剂量后逐渐减掉原有的药物,转换为单药。如果两次单药治疗无效,再选第三种单药治疗获益的可能性很小,预示属于难治性癫痫的可能性较大,可以考虑合理的多药治疗。

(4)合理的多药治疗:尽管单药治疗有着明显的优势,但是约有20%的患者在两次单药治疗后仍然不能很好地控制发作,此时应该考虑合理的多药联合治疗。从理论上讲,多药治疗有可能使部分单药治疗无效的癫痫发作得以缓解,但也有可能被不良反应的增加所抵消。合用的药物种类越多,相互作用越复杂,对于不良反应的判断越困难。因此建议最多不要超过三种抗癫痫药联合使用。多药联合治疗选药建议:①选择不同作用机制的药物:如γ氨基丁酸能样作用的药物与钠通道阻滞药合用,可能有更好的临床效果。②避免有相同的不良反应、复杂的相互作用和肝酶诱导的药物合用。③丙戊酸钠与拉莫三嗪合用可能产生对疗效有益处的相互作用。④如果联合治疗仍不能获得更好的疗效,建议转换为患者最能耐受的治疗,即选择疗效和不良反应之间的最佳平衡点。

(5)抗癫痫药物的调整:①抗癫痫药对中枢神经系统的不良影响在治疗开始的最初几周明显,以后逐渐消退。②治疗过程中患者如果出现剂量相关的不良反应(如头晕、嗜睡、疲劳、共济失调等)可暂时停止增加剂量或酌情减少当前用量,待不良反应消退后再继续增加量至目标剂量。③合理安排服药次数,既要方便治疗,提高依从性,又要保证疗效。

3. 手术治疗

癫痫外科手术方式可分为切除性手术和功能性手术。

(1)切除性手术:是开展最多也是最成熟的癫痫外科手术。实施切除性手术的前提是明确定位致痫区和功能区,且致痫区比较局限、位于非重要功能区之外。手术目的是达到临床发作的完全缓解。

颞叶癫痫:①颞叶切除术是一种治疗颞叶癫痫的经典、常用方式,适用于致痫区在一侧颞叶,或合并有明确的颞叶皮质内结构性异常病变,或合并有明确的颞叶内侧结构异常。②选择性杏仁核-海马切除术适用于单纯内侧型颞叶癫痫,手术入路可以经侧脑室、经颞极、经外侧裂、经颞底等部位。

新皮质类型癫痫:①新皮质切除术是治疗局限性癫痫最古老、也是目前最主要的方法之一,它适合局灶性、非先天性病变导致的部分性癫痫,如占位性病变、外伤等。②多脑叶切除术多适用于有明显脑结构异常且致痫区弥漫累及多个脑叶的患者。③如果致痫区弥散于一侧半球,并且对侧半球功能健全,在证实病变侧半球功能丧失的情况下,可以选择大脑半球切除手术。

切除性手术的并发症:切除性手术本身造成的并发症少见,5％左右的病例可出现手术后神经功能缺陷,包括颅神经麻痹、不易被患者觉察的视野缺损等情况,但绝大多数症状是暂时的。另外,手术后也可能出现偏瘫、颅内感染及颅内血肿等较严重的并发症,但比较少见。

(2)功能性手术:也称姑息性手术。实施功能性手术的前提是全面性癫痫发作、致痫区位于脑重要功能区或致痫区呈弥漫性或者多灶性。手术目的在于减少或者减轻发作,但并不能完全缓解发作。①阻断神经纤维联系的离断性手术:胼胝体切开术;多处软膜下横行纤维离断术是一种治疗功能区癫痫的外科方法;低功率电凝热灼术的基本原理、手术适应证、手术后效果等与 MST 无明显差异;②调节大脑兴奋、抑制功能的电刺激术:迷走神经刺激术主要适用于不能开颅或不接受开颅、左侧迷走神经发育健全、临床表现为全面性或部分性发作的难治性癫痫患者;其他电刺激术包括慢性小脑刺激术、慢性丘脑电刺激术等。

（3）其他手术方式：①立体定向放射外科技术包括γ射线、X射线等立体定向放射治疗；②当致痫区位于脑深部或脑重要结构周围时，不宜行开颅手术，立体定向毁损术可能是较好的选择；③神经调控治疗包括重复经颅磁刺激术；中枢神经系统电刺激（脑深部电刺激术、癫痫灶皮质刺激术等）；周围神经刺激术（迷走神经刺激术）。

七、预防、预后及调护

大多数癫痫患者都有过多次病情反复发作的经历，因此癫痫的预防和调护十分重要。

1. 预防

（1）加强孕妇保健，避免胎气受损：孕妇妊娠期要避免精神刺激，心情开朗；运动适当，劳逸结合；饮食适宜，勿偏食，勿过食辛辣、酸咸、油腻厚味，慎防各种细菌、病毒等感染性疾病对胎儿的影响；防治慢性疾病，增强体质。

（2）预防新生儿产伤：孕妇注意分娩意外，避免产伤，要定期进行产前检查，实行医院分娩，及时处理难产和生产时其他异常，以减少新生儿产伤，颅脑外伤是致病的主要原因，防止颅脑外伤即可减少因外伤所致癫痫。

（3）控制癫痫病的诱发因素：积极治疗各种惊厥、脑炎和脑膜炎及其他颅内感染性疾病，脑血管疾病、营养代谢性疾病等，防止有害物质（CO中毒等）对身体的侵害，慎用中枢性镇静类药物等。对于已经发生过癫痫病的患者，要加强休止期的治疗，积极参加文体活动，增强患者体质，防止癫痫反复。

（4）饮食预防：适当控制蛋白质的摄入量，但须保证有足够的热能，酸性食物能抑制癫痫的发作，保持维生素 B_6 的摄入有利于神经递质的合成，不宜食用公鸡、羊、狗肉、鲤鱼等发散之物，切忌烟、酒、咖啡等辛辣食品，以防诱发；最新研究表明：癫痫患者血糖浓度过低时易于发作，这就要求癫痫病患者要适时适量进食。

2. 预后

癫痫的转归与预后取决于患者的体质强弱、正气盛衰与感邪轻重。本病证有反复发作的特点，病程一般较长，少则一两年，多数患者终身难愈。体质强、正气尚足的患者，如治疗恰当，复发后再予以调理，可控制发作，但难以根治；体质较弱，正气不足，痰浊沉痼者，往往迁延日久，缠绵难愈，预后较差。若反复频繁发作，少数年幼患者智力发育受到影响，出现智力减退，甚至成为痴呆。或因发作期痰涎壅盛、痰阻气道，易造成痰阻窒息等危证，必须及时进行抢救。

3. 调护

加强护理，预防意外及再发，注意调补。

（1）保持良好的心态：癫痫虽然治疗起来有很大的困难，但是癫痫患者不能思虑过多，尤其是对自己的疾病不要做过多的遐想，乐观的心态对癫痫预后效果有很大的帮助。

（2）饮食调护：癫痫患者的饮食要清淡，如新鲜的蔬菜和水果和适当的粗粮，禁食辛辣刺激食物，辛辣食物有可能刺激癫痫患者，促使癫痫发作。

（3）活动适中：癫痫患者要做力所能及的事情，不要做一些让自己感到害怕恐惧的事情，像走夜路、登高、蹦极等，玩心跳和练胆量的事情，只要是自己承受不了的事情就不要勉强去做，以免事情没有做好，还引发了癫痫发作。

（4）适当锻炼：癫痫患者不适宜进行过于剧烈的运动，适当的体育锻炼，如晚餐后散步或清晨的太极拳等。

八、中医防治进展

癫痫病因复杂，病程长，常反复发作。流行病学调查显示，目前全球发病率平均为 0.5％～1.0％，我国癫痫患病率也高达为 7.0‰。癫痫是一个发作性疾病，频繁发作可以造成严重的神经功能障碍，持续状态可以造成死亡。

癫痫的防治一直是神经内外科的一大难题，尽管现代医学对癫痫认识和治疗取得一些进展，但其总体治疗效果仍未取得明显突破。抗癫痫药物规范、合理、正确使用可使近 60％的癫痫患者发作得到有效的控制，对部分患者的不敏感性、致畸形性和易产生耐药性，有明显的不良反应，对患者行为、认知功能等有负面影响。因此，越来越多的癫痫患者开始寻求中医药防治策略。张青等对癫痫病的发病体质进行调查发现癫痫患者体质情况复杂，＜18 岁患者平和体质较多，40 岁体质偏颇比率较大，而中医药治疗癫痫彰显其独特优势与疗效。

中医对癫痫的最早论述见于《黄帝内经》，明确指出先天因素在发病中的作用。《丹溪心法》认为，痫证"无非痰涎壅塞，迷闷孔窍"而成。近年来，对癫痫病因病机研究较多，总体可归为风、火、痰、瘀、虚五大方面，病机以风阳痰瘀蒙闭清窍、壅塞经络，神明失守为主，但各有侧重。现代专家和学者在继承前人古方和验方的基础上，结合自己的行医经验，提出了一些新的治法治则及处方中药。如梅广源等在姜良铎"毒""管道"等理论基础上总结提出了"毒-管道-脏腑"理论，认为"痰""瘀"毒邪引动是癫痫发病重要诱因，管道不通、脏腑功能失调是癫痫发病的关键所在，为正邪剧烈交争之场所，脏腑为机体功用的内在基础，毒、管道、脏腑三者间互为影响，一者受累，往往同时波及其余二者，故治疗上当同时兼顾，不得有偏。王净净认为，癫痫病理因素多以痰、瘀为主，而痰瘀既为病理产物又可为发病因素，痰瘀胶结不解，蕴郁为毒，损伤脑神经，致使痫病抽搐，反复迁延难愈，提出"毒邪致痫"学说，提出治疗内生之毒以控制癫痫发作。张建夫认为，癫痫发病根本原因是由于气血阴阳失调，机体抵抗力降低，感受外邪侵袭所致，调节气血阴阳，补偏救弊，恢复气血阴阳的相对平衡是治癫痫基本原则。

目前动物学研究和临床观察发现，单味中药及其提取成分因为不良反应低，疗效显著,在临床愈发受到重视,如陈阳美等研究发现青阳参能够降低 c-fos/c-jun 基因的表达,阻断 LRG 基因,避免癫痫灶产生。王霞实验证明,石菖蒲提取的芳香精油可提高小鼠脑内 GABA 发挥抗惊厥作用,可预防癫痫发作,崔广智等研究发现,胡椒碱是一种广谱抗惊厥药,可通过增加动物脑内 5-HT 和降低 Glu 及 Asp 含量和阻断 KA-受体发挥作用。杨业勋研究发现,胡椒碱能抑制癫痫大鼠 NMDA 并促进 GABAARα1 的表达保护癫痫发作。

中医药干预癫痫可能具有药物特异性疗效的前景,中西结合还可能在减低单一 AED 用药的不良反应上获益,同时针药并用、中药配合针刺、埋线、推拿、点穴、割治、灯火、火罐、蜂针、熏洗、艾灸、贴敷等内外合用防治癫痫疗效显著等。

九、典型病例

病例 1

魏某,女,8 岁。病史及主诉:2014 年 6 月 14 日初诊,患癫痫病 7 年。1 岁左右首发。入院查体:双上肢抽搐,不省人事,喉中痰鸣,口吐涎沫,双目凝视,持续 1～2 分钟,自行缓解。辅助检查:EEG 示异常小儿脑电图。清醒期及睡眠期中,后颞区(左侧为著)尖波,尖-慢波大量左右不同步发放,可波及额区或呈节律性发放。曾服用丙戊酸钠、卡马西平等西药后仍有临床发作,现每周发作 2～4 次,甚至 1 天发作数次,常在睡眠中发作。舌淡红,苔薄黄,脉弦滑。西医诊断:癫痫。中医诊断:痫证。辨证:痰瘀毒交挟,损及脑络证。治法:化痰祛瘀,解毒止痉,开窍定痫。愈痫灵方加减:石菖蒲 6g,黄芩 3g,刺五加 10g,川芎 6g,红花 2g,僵蚕 5g,全蝎 2g,蜈蚣 1 条,蝉蜕 5g,胆南星 5g,天竺黄 5g,地龙 5g,牡丹皮 5g,丹参 10g,茯苓 5g,金银花 10g,冰片(另包,冲服)0.1 g。服上方 7 剂。2 诊:上方随症加减调治 2 个月,抗癫痫西药逐渐减量,缓慢停药,病情基本控制,无临床发作。后只服用中药抗癫痫治疗,服药期间复查肝肾功能,未见异常。现患儿父亲每周六前来复诊调方,已有近两年无临床发作。

病例 2

张某某,女,60 岁。病史及主诉:自 2011 年始至今突发晕厥 8 次,每年发作 1～2 次,间隔时间逐渐缩短,近 10 天就发作了 2 次,每次都是在与他人玩扑克牌时发作,发作时口吐痰沫,牙关紧闭,不省人事。入院查体:初诊(2014 年 12 月 3 日)下午发作伴肢麻抽搐,腹中拘急,小便自遗,舌淡,苔白,脉沉细弦。辅助检查:血常规、尿常规、血糖、血脂、肝肾功能及电解质均基本正常。心电图示:窦性心律;脑电图示:六个频段中 a、Q 频段功率增高,分布在大脑顶、枕区,左右两侧大致对称,结论:异常脑地形图,头颅 MRI:皮质下动脉硬化性脑病。中医诊断:痫病;辨证:厥阴病,温阳泄热,降逆化痰,息风缓急。乌梅丸加味:乌梅 30g,细辛 6g,桂枝 6g,黄连 6g,黄柏 10g,当归 10g,人参 10g,川椒 6g,白芍 6g,附片 6g,干姜 6g,甘草 3g,大枣 10g,生姜 3g,吴茱萸 3g。7 剂,水煎服,每日 1 剂。2 诊:患者服上方药 1 周,痫病未发作,食欲、精神正常,二便调,舌淡,苔白,脉和缓。继守前方再进 14 剂,服法同前。3 诊:患者痫病未再发作,一如常人,舌淡,苔白,脉和缓有力。继守前方制成丸剂,每丸 9g,每次 1 丸,每日服 4 次,按子、午、卯、酉四时各服 1 丸,缓图治本。随访至今,未再复发。

病例 3

患者,女,20 岁。病史及主诉:幼时高热出现惊厥发作,未予重视,12 岁时出现癫痫发作,为强直阵挛发作,持续 2～3 分钟,长期服用拉莫三嗪片等西药抗癫痫药,仍时有发作。入院查体:形体偏胖、㿠白、舌质淡,苔白厚腻,喉间可闻及少许痰鸣,患者自觉平素痰多,脉滑。西医诊断:癫痫。中医诊断:痫病。辨证:痰湿内蕴,蒙蔽清窍。治法:化痰开窍,息风止痫。白郁追风汤:枯矾 5g,郁金 15g,蜈蚣 3 条,炒僵蚕 15g,蝉蜕 10g,钩藤 15g,厚朴 15g,茯苓 15g,陈皮 15g,甘草 6g。7 剂,2 日服用 1 剂,每剂以水煎熬至 1000ml,每日 3 餐后温服,在煎熬方剂前,将蜈蚣头、足除去。继续服用西药,饮食上忌肥甘厚腻。2 诊:患者发作频数减少,发作频率减少,喉间痰鸣减少,苔腻偏薄黄,脉滑,考虑时处长夏季节,原方加用藿香、薏苡仁、焦栀子以清热除湿。7 剂,每 2 日 1 剂,每剂煎取 1000ml,分 6 餐后温服。继续服用西药,忌肥甘厚腻。3 诊:发作基本停止,喉间痰鸣消失,苔薄白腻,热象已清,前方去栀子,余同前方。4 诊:发作停止,喉间痰鸣消失,苔薄白,前方去藿香、薏苡仁,其余同前方。后随访半年,未再发作,各种情况良好。

病例 4

患者,女,9 岁。病史及主诉:2015 年 8 月 7 日初诊,癫痫病史 1 年。患儿于 2014 年冬季因感冒发热,突然出现双上肢抽搐,昏仆,呼之不应,两眼上翻,颈项强直,牙关紧闭症状,无口吐白沫,无大小便失禁,症状持续约 1 分钟后自行缓解。脑电图检查提示痫样放电,监测期间多次癫痫事件,结合临床考虑额叶癫痫。头颅 MRI 未见明显异常。予口服奥卡西平和优多丸抗癫痫药物治疗。入院查体:患儿精神正常,形瘦,寐安,纳可,小便调,大便硬。舌质红,苔白厚,脉数。平素脾气急躁,偏食零食,主食纳少。西医诊断:癫痫。中医诊断:痫病。辨证:风痫证。治法:清热解痉,镇肝息风。银翘散加减。连翘、金银花、炒僵蚕、炒牛蒡子、薄荷、钩藤、煅龙骨、炒鸡内金、桔梗、枳实、煅牡蛎、炒莱菔子、白芍、佛手、清半夏、炙甘草等。2 诊:患儿服药后饮食增加,睡眠安,小便调,大便干,舌质红,苔薄白,脉数。守上方,加瓜蒌子,去薄荷。守方加减连续治疗半年后逐减西药,患儿病情稳定,症状未再次发作。

参 考 文 献

[1]　Moshe SL,Perucca E,Ryvlin P,et al. Epilepsy:New advances[J]. Lancet,2015,385(9971):

884-898.

［2］肖花明,王毅.癫痫的药物治疗研究进展［J］.世界临床药物,2012,33(1):22-24.

［3］田茸,陈丽,杨延婷,等.中药复方抗癫痫效应的规律分析及其 Logistic 回归模型［J］.时珍国医国药,2010,21(10):2554-2556.

［4］张青,丁成赟,刘金民,等.322 例癫痫患者中医体质分布特点研究［J］.中华中医药,2017,32(8),3801-3803.

［5］黄琴,隋立森,谢海涛,等.论"毒-管道-脏腑"理论对癫痫诊治的指导意义［J］.中国中医急症,2017,26(9),1572-1575.

［6］全淑林,吴彬才,张林,等.王净净教授从"痰、瘀、毒"论治小儿癫痫经验［J］.山西中医学院学报,2017,18(4),22-24.

［7］吴彬才,王净净,李智雄,等."毒邪致痫"之我见［J］.湖南中医药大学学报,2017,37(4):453-456.

［8］张梅奎,胡龙涛,康晓妮,等.张建夫教授治疗癫痫经验［J］.中国民族民间医药,2014:126.

［9］陈阳美,曾可斌,谢运兰,等.青阳参对点燃癫痫大鼠脑内 c-fos、c-jun 基因表达的影响［J］.中药药理与临床,2003,5:26-27.

［10］王霞.石菖蒲精油芳香吸入剂对中枢神经系统的抑制作用［J］.国外医学(中医中药分册),2004(5):302-303.

［11］崔广智,裴印权.胡椒碱抗实验性癫痫作用及其作用机制分析［J］.中国药理学通报,2002(6):675-680.

［12］杨业勋.胡椒碱对癫痫模型鼠海马氨基酸受体的影响［J］.中国热带医学,2014(6):743-745.

第 10 章

脊髓疾病

脊髓疾病是指脊髓及其神经的损伤和病害。由此引起由其支配的有关组织器官呈现感觉和运动异常，如肌肉萎缩、跛行、疼痛和麻痹等。

脊髓疾病最主要的三大临床表现：运动障碍，感觉障碍，自主神经功能障碍。自主神经功能障碍是否出现、出现的早晚与病损的部位、严重程度密切相关。

总之，上述运动障碍、感觉障碍和自主神经功能障碍构成的症状和体征是认识脊髓疾病的基础。

第一节　急性脊髓炎

一、概述

急性脊髓炎多为感染后诱发，少数在疫苗接种后发病，高发期为冬春和秋冬相交时，在出现脊髓症状前 1～4 周可出现发热、腹泻、上呼吸道感染等病毒感染症状。急性脊髓炎起病急，在数小时内会出现多种临床症状，以自主神经障碍、运动障碍及感觉缺失为主要临床表现，对患者生活活动能力及肌力均产生不良影响。在发病前可表现为上呼吸道感染，后因劳累过度、外伤、受凉等原因而诱发。根据其临床表现，属中医学"痿证"范畴。

二、病因病机

（一）病因

中医学对本病有较深刻的认识。在《内经》《类经》《素问·痿论》《景岳全书》等著名医书内，众名医家一直论证主要病因是由于外来损伤或者患者禀受父母之肾气不足，导致患者精气不足、肝肾亏损、后天失养、脾气虚弱而致病。《黄帝内经》设专篇，对痿证的病因病机较为系统详细的描述，提出了"肺热叶焦"为主要病机的观点。由于肺居高位，为五脏六腑之华盖，故以"肺热叶焦"为致痿的主因。五脏病变的发生，是由于脏气之热，或由情志所伤，或由年老肾衰，或由湿热浸淫。而病理的关键,在于筋骨、肌肉等失去气血津液的濡养。后世医家在此基础上,通过实践,进一步认识到阴阳、气血、津液之虚,湿痰、瘀血、食积之患,皆能使人成痿。临床常见的痿证,以肺胃津伤,肝肾亏损,湿热浸淫三个类型为多。

(二)病机

1. 肺热津伤,津液不布

《素问·痿论篇》中指出:"五脏因肺热叶焦,发为痿躄。"张景岳亦提出:"五脏之证又总于肺热叶焦,以致金燥水亏,乃成痿证。"感受温热邪毒,高热不退,或病后余热翻灼,伤津耗气,皆"肺热叶焦",不能布送津液润养五脏,致使四肢筋脉失养,痿软不用。其病位在肺,不及时调治,易加重累及其他脏器。

2. 湿热浸淫,气血不运

外感湿热之邪,或久居湿地,冒受雨露,感受寒湿之邪郁遏化热,或饮食不节,生冷肥甘太过,损伤脾胃,脾不能运化水湿而内生湿热,若湿热未及清除,濡滞肌肉,浸淫经脉,气血不运,肌肉筋脉失养而发为痿病。此即《素问·生气通天论》所谓"湿热不攘,大筋软弱,小筋弛长,软短为拘,弛长为痿"之义。

3. 脾胃受损,精血不足

脾胃为后天之本,气血生化之源,五脏六腑,四肢百骸赖以温煦滋养。若素体虚弱,久病成虚,或饮食不节,脾胃受损,脾胃既不能运化水谷以化生气血而精血不足,也不能转输精微,五脏失其润养,筋脉失其滋煦,故发为痿病。正如《医宗必读·痿》所云:"阳明者胃也,主纳水谷,化精微以滋养表里,故为五脏六腑之海,而下润宗筋……主束骨而利机关;阳明虚则血气少,不能润养宗筋,故弛纵,宗筋纵则带脉不能收引,故足痿不用。"

4. 肝肾亏损,髓枯筋痿

素体肝肾亏虚,或因房色太过,乘醉入房,精损难复,或因劳役太过而致肝肾亏损,或五志失调,火起于内,耗灼精血,均可致肝肾亏损。肝血不足,肾精亏虚,肝不主筋,肾不主骨,髓枯筋痿,肌肉也随之不用,发为痿病。另外,也有因实致虚者,如湿热留滞不化,下注于肝肾,久则亦能损伤,导致筋骨失养。《脾胃论·脾胃虚弱随时为病随病制方》:"夫痿者,湿热乘肾肝也,当急去之,不然则下焦元气竭尽而成软瘫",指这种情况。

由上可知,痿病的病因有外感、内伤。病位虽在肌肉筋脉,但关乎五脏,尤以肝、肾、肺、胃最为密切,因肝藏血主筋,肾藏精生髓,津生于胃,肺通调布散津液,故《临证指南医案·痿》强调本病为"肝肾肺胃四经之病"。其病机则为热伤肺津,津液不布;湿热浸淫经络,气血不运;脾胃受损,气血精微生化不足;肝肾亏损,髓枯筋痿。而且这些病机常可互相传变,如肺热叶焦,津失敷布,则五脏失濡,内热互起;肾水不亏,水不制火,则火灼肺金,导致肺热津伤;脾虚与湿热更是互为因果,湿热亦能下注于肝肾,伤及肝肾之阴。归根结底,痿病是由五脏内伤,精血受损,肌肉筋脉失于滋养所致。故其病理性质有虚有实,一般是热证、虚证居多,虚实夹杂者亦不少见。热证以虚热为多,湿热为患则属实;虚证为精血亏虚,亦有气虚者;因虚不运,痰湿、瘀血、湿热、湿邪、积滞等,都可兼挟发生。故《证治汇补·痿躄》说:"内热成痿,此论病之本也,若有感发,必因所挟而致。"

三、临床表现

以青壮年多见。病前数天或1~4周可有发热、全身不适或上呼吸道感染等病史。起病急,常先有背痛或胸腰部束带感,随后出现麻木、无力等症状,多于数小时至数天内症状发展至高峰,出现脊髓横贯性损害症状。

1. 运动障碍

以胸髓受损害后引起的截瘫最常见,如颈髓受损则出现四肢瘫,并可伴有呼吸肌麻痹。

2. 感觉障碍

损害平面以下肢体和躯干的各类感觉均有障碍,重者完全消失、系双脊髓丘脑束和后索受损所致。在感觉缺失区上缘可有一感觉过敏带。

3. 自主神经障碍

脊髓休克期,由于骶髓排尿中枢及其反射的功能受到抑制,排尿功能丧失,尿潴留,且因膀胱对尿液充盈无任何感觉。如病变继续好转,可逐步恢复随意排尿能力。此外,脊髓休克期尚有大便秘结、损害平面以下躯体无汗或少汗、皮肤干燥、苍白、发凉、立毛肌不能收缩;休克期过后,皮肤出汗及皮肤温度均可改善,立毛反射也可增强。如是颈髓病变影响了睫状内脏髓中枢则可出现 Horner 征。

四、辅助检查

1. 实验室检查

急性期周围血白细胞总数可稍增高。脑脊髓液压力正常,除脊髓严重肿胀外,一般无椎管梗阻现象。脑脊液细胞总数,特别是淋巴细胞和蛋白含量可有不同程度的增高,但也可正常。脑脊液免疫球蛋白含量也可有异常。

2. 磁共振检查

(1)信号:T1 加权像中,可见患者在病变区内出现不规则的低信号影像。T2加权像中,可见患者的病变区内,信号出现升高,经过 T2WI 显示后,异常高的信号上界、下界与正常脊髓间呈现较为清楚,一般呈现条状或者不规则形状。

(2)脊髓肿胀:患者的病变区域内,呈现不同程度的脊髓肿胀情况,脊髓均匀增粗,外缘边界较为光整,也可患者的脊髓呈现轻度的增粗。

(3)增强表现:部分患者出现轻度的斑片状强化。

(4)部位及范围:部位可见颈髓部位、下颈及上胸髓部位、胸髓等。对矢状位加权像高信号的范围进行分析,病变区域长度可达到 4 个椎体及以上。

五、诊断及鉴别诊断

(一)诊断标准

目前主要采用 2002 年急性脊髓炎国际协作组提出的诊断标准:①因脊髓损害而引起的运动、感觉的缺失及自主神经功能障碍;②出现双侧体征和(或)症状(可以是非对称性);③存在明显的感觉平面;④通过神经影像学排除脊髓压迫性损害;⑤脑脊液细胞学、免疫球蛋白 G 指数升高或脊髓增强扫描提示脊髓有炎症性改变;⑥临床症状在 4 小时到 21 天达到高峰。

(二)鉴别诊断

根据急性起病,病前的感染史,横贯性脊髓损害症状及脑脊液所见,不难诊断,但需与下列疾病鉴别。

1. 急性感染性多发性神经炎

肢体呈弛缓性瘫痪,可有或不伴有肢体远端套式感觉障碍,颅神经常受损,一般无大小便障碍,起病十天后脑脊液常有蛋白-细胞分离现象。

2. 脊髓压迫症

脊髓肿瘤一般发病慢,逐渐发展成横贯性脊髓损害症状,常有神经根性疼痛史,椎管有梗阻。硬脊膜外脓肿起病急,但常有局部化脓性感染灶、全身中毒症状较明显,脓肿所在部位有疼痛和叩压痛,瘫痪平面常迅速上升,椎管有梗阻。必要时可做脊髓造影、磁共振成像等检查加以确诊,一般不难鉴别。

3. 急性脊髓血管病

脊髓前动脉血栓形成呈急性发病,剧烈根性疼痛,损害平面以下肢体瘫痪和痛温觉消失,但深感觉正常。脊髓血管畸形可无任何症状,也可表现为缓慢进展的脊髓症状,有的也可表现为反复发作的肢体瘫痪及根性疼痛,且症状常有波动,有的在相应节段的皮肤上可见到血管瘤或在血管畸形部位所在脊柱处听到血管杂音,须通过脊髓造影和选择性脊髓血管造影才能确诊。

4. 视神经脊髓炎

急性或亚急性起病,兼有脊髓炎和视神经炎症状,如两者同时或先后相隔不久出现,易于诊断。本病常有复发缓解,胸脊液白细胞数、蛋白量有轻度增高。

六、治疗

目前大多数学者认为,脊髓炎是由病毒感染、中毒、过敏等所引起的自身免疫性反应。临床上对于急性脊髓炎的治疗多采用大剂量的激素冲击疗法、单唾液酸四己糖神经节苷脂、神经生长因子、丙种球蛋白等的单独及联合应用,都取得了良好的治疗效果,但激素冲击疗法并发症较多。中医学认为,脊髓炎多由外感湿热邪毒所致,根据其临床表现,辨证论治,治疗当以清热固本、扶正祛邪为主,治疗本病,并可改善因激素导致的异常血液流变状态、凝血及纤溶功能,改善高凝状态等。

(一)中医治疗

1. 辨证用药

(1)肺热伤津证

临床表现:病起发热,或热退后突然出现肢体软弱无力,心烦口渴,咳呛咽干,舌质红苔黄,脉细数。

治疗法则:养肺生津,濡养筋脉。

方药运用:清燥救肺汤加减(太子参、麦冬、枇杷叶、桑白皮、北杏仁、石膏、玉竹、火麻仁、甘草)。

(2)湿热浸淫证

临床表现:肢体困重,痿软无力,或麻木,微肿,尤以下肢多见,或足胫热气上腾,或有发热,胸痞脘闷,小便短赤涩痛,苔黄腻,脉细数。

治疗法则:清热利湿,通利筋脉。

方药运用:四妙丸加味(苍术、黄柏、牛膝、薏苡仁、草薢、防己、木瓜、秦艽、忍冬藤、桑枝、甘草)。

(3)脾胃虚弱证

临床表现:肢体痿软无力,逐渐加重,食少,便溏,腹胀,面色不华,气短,神疲乏力,苔薄白,脉细。

治疗法则:补脾益气,健运升清。

方药运用:补中益气汤加减(黄芪、党参、白术、升麻、柴胡、当归、陈皮、山药、杜仲、续断、炙甘草)。

(4)肝肾亏损证

临床表现:起病缓慢,下肢瘫软无力,腰脊酸软,不能久立,目眩耳鸣,舌红少苔,脉细数。

治疗法则:补益肝肾,滋阴清热。

方药运用:虎潜丸加减(熟地黄、杜仲、枸杞子、黄精、龟甲、锁阳、当归、白芍、牛膝、黄柏、知母)。若气血虚者,可加党参、黄芪、何首乌、鸡血藤;久病阴损及阳者,可酌加巴戟天、补骨脂、肉桂、熟附子、鹿角胶。

2. 针灸

袁淑芬等采用针灸治疗急性脊髓炎恢复期患者 38 例(病变节段上下两侧夹脊、八髎、足三里、三阴交穴。用 0.25mm×40mm 规格的毫针向脊柱方向斜刺 1寸,得气后施提插捻转强刺激。每侧随意选两穴接电针,采用疏密波,强度以患者耐受为主,留针 30 分钟。八髎穴施平补平泻法。足三里穴与三阴交穴使用温针灸,每次 3 壮,每日 1 次,每周 5 次,10 次 1 疗程),经治疗 3~5 个疗程后,总有效率为94.8%。

夹脊穴内夹脊里督脉,外临膀胱经。督脉其经脉有与足太阳经同行者及相通者,其络脉深入在脊柱的两旁,与足太阳膀胱经的循行相互贯通,且夹脊穴与诸脏腑背腧相邻,五脏六腑之气均由此输转。针刺夹脊穴时能起到挟督脉之阳,助膀胱之气,调理脏腑,疏通经脉的作用。八髎穴属膀胱经穴,主诸阳之气。《针灸大成》曰:"中髎,下髎皆主大小便不利。"针之可恢复膀胱之气化功能,水道疏通,小便自利。足三里为足阳明胃经腧穴,具有健脾和胃,行气止痛,利水消肿,疏通经络,调和气血,强壮健身之功;三阴交为足太阴脾经腧穴,又是足三阴之交会穴,有补脾胃助运化,利水湿,理肝肾,通经络,调血室等功效。足三里以升阳益脾为主,三阴交以滋阴健脾为要。二穴伍用,一脾一胃,一表一里,一纳一运,阴阳相配,相互制约,相互促进,健脾和胃,益气生血。诸穴合用既可治疗下肢痿痹不用,又可使小便得利。

3. 刺血拔罐

余永成等通过对39例急性脊髓炎患者随机分为治疗组和对照组。治疗组在使用西药治疗的基础上加用刺血拔罐法治疗(用7号或9号一次性注射用无菌针头在痛区脊柱两侧和双侧委中穴,快速点刺数针,进针深度约3mm,待针孔出血后加拔4号或5号玻璃罐吸出更多血液,留罐5～10分钟,取罐后清洁消毒创面,每3日治疗1次,每周2次,治疗3周)。对照组单用西药治疗,治疗3周后,治疗组肌力改变程度优于对照组,刺血拔罐加用西药对恢复急性脊髓炎患者肌力有较好疗效。

刺血拔罐疗法在病变脊髓阶段的背部痛区施术,改善病变脊髓的血液供应,加速病变脊髓的炎症代谢,减轻脊髓的水肿,充血起到活血化瘀、止痛泄热、化湿解毒的作用。在双下肢委中穴施术,一是直接作用于下肢起到活血化瘀、通经泄热、改善患肢肌力的作用,二是取"腰背委中求"之法,调人身之巨阳足太阳膀胱经经气,减轻脊背疼痛,改善患肢运动功能,泄热调营卫,从整体上起到扶正气、祛邪毒、改善全身症状的作用。

(二)西医治疗

(1)抗炎:早期静脉滴注氢化可的松或地塞米松。

(2)脱水:脊髓炎早期脊髓水肿肿胀,可适量应用脱水药。

(3)改善血液循环:低分子右旋糖酐。

(4)改善神经营养代谢功能:B族维生素、维生素C、ATP、辅酶A、胞磷胆碱、辅酶Q_{10}等。

七、预防、预后与调护

1. 各种并发症预防与护理

(1)维护呼吸功能:保持呼吸道通畅,防治肺部感染,应按时翻身、变换体位、协助排痰，必要时做气管切开，如呼吸功能不全、可酌情做辅助呼吸。

（2）压疮的防治：①避免局部受压，每 2 小时翻身一次，同时按摩受压部位。对骨骼突起处及易受压部位可加以保护。②保持皮肤清洁干燥。③保持床面平坦、整洁、柔软。

（3）尿潴留及泌尿道感染的防治：尿潴留阶段，留置导尿管。泌尿道发生感染时，应选用抗生素。

（4）便秘防治：鼓励患者多吃含粗纤维的食物，并可服缓泻药，必要时灌肠。

（5）预防肢体挛缩畸形，促进功能恢复：应及时地变换体位和努力避免发生屈曲性瘫痪。

2. 重视生活调摄

①起居有常，要劳逸结合。②避风寒、防感冒，防止各种感染。③饮食要有节，同时各种营养要调配恰当，不能偏食，同时应该注意食物的易消化性。④注意适量运动，锻炼身体增强体质，但不能运动过量，要根据自己的情况选择一些有助于恢复健康的运动。⑤在治疗上患者应有良好的心态与康复的信心。

八、中医防治进展

1. 夹脊穴电针治疗急性脊髓炎

急性脊髓炎在中医学可归于"痿证"的范畴，其病因病机是督脉受损。督脉病证是因各种原因导致督脉功能失调，以督脉所循行部位不适（症状）为主要特征的病证。电针刺激夹脊穴，能调整肌张力，缓解血管痉挛，疏通督脉及膀胱经的经脉，改善病变局部的营养状况，并能直接刺激脊神经后支，调节其神经功能。督脉电针可以改善脊髓神经功能恢复和促进脊髓神经再生。

魏来等通过观察夹脊穴电针治疗急性脊髓炎恢复期患者的治疗作用，结果表明夹脊穴电针为主治疗急性脊髓炎恢复期疗效较好。此外，现代医学已研究证明，电针仪的疏波容易通过皮肤进入深层组织，具有兴奋神经和肌肉的作用，可以改善血循环，促进代谢，改善组织营养，促进神经再生。而对于脊髓炎的治疗，特别是恢复期治疗，主要是针对患者肢体的瘫痪，促进瘫痪肢体的尽快康复，防止肢体挛缩和畸形的形成，运用针灸治疗显得尤其重要。

2. 马钱子治疗急性脊髓炎

马钱子对急性脊髓炎的作用机制：①成熟种子含生物碱 $1.5\% \sim 5\%$，其中主要是番木鳖碱，占总碱的 $35\% \sim 50\%$；其次为马钱子碱，含量与番木鳖碱大致相等，并有少量 p-可鲁勃林碱。马钱子中番木鳖碱的含量为 $1.03\% \sim 1.07\%$。②对中枢神经系统的作用，种子中的生物碱士的宁（番木鳖碱），口服后很快吸收而起作用，首先兴奋脊髓的反射功能，其次兴奋延髓中的呼吸中枢及血管运动中枢，并提高大脑皮质感觉中枢（皮质分析器）的功能。③味苦，性寒，有毒。④散血热，消肿，止痛,治咽喉痹痛,痈疽肿毒,风痹疼痛,骨折,并治面神经麻痹,重症肌无力。治疗手足麻痹、半身不遂、小便失禁或自遗。

方小华等通过观察马钱子对急性脊髓炎患者的治疗作用,发现马钱子在治疗急性脊髓炎中是有效的、安全的。

九、典型病例

病例 1

患者张某,女,74 岁。主诉:行走不能,自主排尿困难 1 月余。现病史:2015 年12 月 2 日在无明显诱因下出现小便障碍,同时出现双下肢无力且渐加重至不能独立行走,伴下肢麻木,胸背胀痛。外院诊断为脊髓病、高血压病。查血常规示白细胞 $12.67×10^9/L$,中性粒细胞比率 0.755,血红蛋白 $130g/L$,血小板 $187×10^9/L$;C 反应蛋白 $15.5mg/L$;脑脊液常规示无色透明,潘氏试验弱阳性,红细胞计数 $8/\mu l$,淋巴细胞百分比 99%,白细胞计数 $42/\mu l$,嗜酸性粒细胞百分比 1%;脑脊液生化示葡萄糖 $2.9mmol/L$,氯化物 $115mmol/L$,蛋白定量 $565mg/L$;胸椎 MRI 示 T_{3-6} 水平髓内异常信号影,脊髓炎可能,T_{8-11} 水平脊髓腹侧线样异常信号影,脊髓梗死不除外;肺 CT 示双肺下叶散在炎症灶,冠脉少许钙化,腋下淋巴结肿大。予激素及营养神经等治疗。2016 年 1 月 12 日求诊于裘昌林医师。诊查:患者行走不能,自主排尿困难,大便正常。左下肢肌力Ⅲ+级,右下肢肌力Ⅲ级,T_7 水平以下痛触觉减退,双下肢腱反射叩不出,双侧病理征阴性。舌红偏紫、苔黄腻,脉细。西医诊断:急性脊髓炎,中医诊断:痿证。辨证:证属湿热浸淫。治法:治以清热利湿、活血通络。处方:苍术、黄柏、乌梢蛇、川石斛(先煎)、知母、炒谷芽各 12g,川牛膝 30g,薏苡仁、虎杖根、鸡血藤、海风藤、豨莶草各 15g,桃仁、地龙各 9g,红花、全蝎各 6g。每日 1 剂,水煎分服。并予服马钱子胶囊,剂量自 1 片,每日 3 次开始逐渐加量。另嘱续服自带美卓乐片 4mg,每日 1 次;氯化钾缓释片 1g,每日 3 次;钙尔奇 D 片 600mg,每日 1 次。2 诊,3 诊症药变化不大。2016 年 2 月 22 日 4 诊:患者已能下轮椅,从门口进入诊室,小便已能自解,排尿前下肢有抖动感,大便偏干,已能自行从一楼走至二楼,双膝以下麻木,腹部已有触觉,口干燥。舌质偏红、苔薄,脉细。查体:双下肢肌力Ⅲ～Ⅳ级,双膝反射阳性。证属肝肾阴亏,予滋阴活血通络:生地黄、知母、海风藤、枳实、厚朴各 15g,麦冬、川石斛、山茱萸、女贞子、墨旱莲、乌梢蛇、麦芽各 12g,川牛膝、郁李仁各 30g,桃仁、地龙各 9g,红花、全蝎各 6g。每日 1 剂,水煎分服。马钱子胶囊增至每日 2 片。余药同前。其后继续随证调治。

病例 2

患者杨某,男,54 岁,1998 年 3 月初诊。主诉:肢体麻木,痿软不用,站立不稳 1 周,现病史:卒发胸背疼痛伴肢体软弱,站立不稳,麻木而屈伸不利,呼吸困难,急送某院诊治,做颅脑 CT 未见异常。脊髓穿刺:白细胞(+++)、蛋白(+)、红细胞少许,无椎管梗阻现象。血常规:白细胞 22.4×10^9/L,红细胞 4.25×10^{12}/L,血红蛋白 48g/L,血小板 125×10^9/L,中性 0.95,淋巴 0.05;尿常规:尿蛋白(±),尿潜血(＋);C3 1620mg/L,C4 350mg/L;心电图示窦性心动过缓。西医诊断:急性脊髓炎。予西药抗生素对症治疗 7 天后,症状缓解不著,请中医会诊。诊查:肢体麻木,痿软不用,站立不稳,呼吸不畅,语言难出,口渴发热,腹胀纳少;大便艰涩,小便短少,舌暗淡,舌苔薄黄,脉弦细数。中医诊断:痿证。辨证:邪毒蕴结,气虚血瘀。治法:益气活血,清热解毒为治。处方:加味补阳还五汤(忍冬藤 30g,玄参 15g,生黄芪 60g,当归 15g,地龙 15g,桃仁 15g,红花 15g,川芎 10g,赤芍 30g,牛膝 15g)。10 剂后便通尿增,发热口渴减,肢体麻木减轻,呼吸不畅缓解。后以上方为主,随症加减,共服药 90 余剂,患者已能持单杖独立行走,肢体麻木已除,发音较准确,基本治愈,随访至今病情稳定。

参 考 文 献

[1] 陈启明,肖林,王娴默.早期康复治疗对急性脑血管病肢体功能的影响[J].昆明医科大学学报,2015,36(9):43.

[2] 冷函.甲泼尼龙冲击疗法辅治急性脊髓炎的临床效果分析[J].中国医药指南,2014,31:223-224.

[3] 张大为,薛明.核磁在急性脊髓炎检查与诊断中的应用价值[J].世界最新医学信息文摘,2015,15(8):154-155.

[4] 张伟娟,陈朝进.甲泼尼龙冲击疗法辅治急性脊髓炎的疗效分析[J].临床合理用药杂志,2013,6(7):65.

[5] 王天才.大剂量甲泼尼龙在急性脊髓炎患者中的应用效果分析[J].中国实用医药,2012,7(31):156-157.

[6] 李渝,熊小平,王荣耀,等.甲泼尼龙联合神经节苷脂治疗急性脊髓炎的临床观察[J].中国实用神经疾病杂志,2013,16(5):77-79.

[7] 黄美凤,于春玲,李静,等.鼠神经生长因子治疗急性脊髓炎恢复期的临床疗效研究[J].中国现代药物应用,2012,6(17):10-11.

[8] 杜朝品,宋建华,朱峰.甲泼尼龙联合丙种球蛋白在急性脊髓炎中的临床应用[J].齐齐哈尔医学院学报,2012,33(15):2031-2032.

[9] 张亚,饶耀剑,贾春霞,等.补阳还五汤加减辅助治疗急性脊髓炎 20 例临床观察[J].中医药导报,2014,20(5):57-59.

[10] 袁淑芬,梅麟凤,叶菁.针刺配合温针治疗急性脊髓炎恢复期 38 例.浙江中医杂志,2010,45(11):826.

[11] 余永成,李红波.刺血拔罐对急性脊髓炎患者肌力恢复的疗效观察.山东中医药大学学报,2011,35(4):331-332.

[12] 魏来,孙忠人,徐先伟.夹脊穴电针为主治疗脊髓炎的临床观察[J].针灸临床杂志,2010,26(4):40-41.

[13] 方小华,李小珍.浅谈马钱子在治疗急性脊髓炎中的疗效[J].当代医学,2008,14(24):165-166.

[14] 张清奇,曹利民.裘昌林治疗急性脊髓炎一则[J].浙江中医杂志,2017,52(1):62-63.

[15] 王庆琛.加味补阳还五汤治疗急性脊髓炎 1 例[J].中国中医急症,2001,4(2):101.

第二节 脊髓空洞症

一、概述

脊髓空洞症是一种缓慢进展的退行性病变,病理特征是脊髓灰质内的空洞形成及胶质增生。临床表现为受损节段内的浅感觉分离、下运动神经元瘫痪和自主神经功能障碍,以及受损节段平面以下的长束体征。病理上,脊髓空洞症最多见于颈髓,可向下延伸至胸髓,向上可累及延髓而命名为延髓空洞症。延髓空洞症大多由颈髓扩展而来,通常位于延髓后外侧部分的三叉神经脊束核和疑核部位,以后才影响周围的长束,使之继发变性。

根据其临床表现,属中医学"痿证"范畴。

二、病因病机

(一)病因

在中医学理论中,脊髓空洞因其行动不利,肌肉萎缩,感觉障碍等症状,属中医学"痿证"范畴。因脊髓受伤,损及督脉,血瘀气滞,经脉不通,气血不达四末,筋脉肌肉失于气血濡养而致肌肉痿废不用,本病与外邪侵袭,饮食不节,久病体虚等因素有关。

(二)病机

脊髓空洞症本病之证候与肝、脾、肾三脏关系密切。肝肾不足,则筋骨失养,肢体活动不利而渐至废用;脾胃虚弱,则四肢百骸无以为养而肌肉萎缩。可见肝肾不足,髓海空虚,筋骨失养,脾胃虚弱,生化无源,后天失养属病之本。肝肾亏损是脊髓空洞症基本病机。

三、临床表现

多在 20—30 岁发病,偶可起病于童年。起病隐潜,病程进行缓慢常以手部小肌肉萎缩无力或感觉迟钝而引起注意。临床症状因空洞的部位和范围不同而异。

1. 感觉障碍

本病可见两种类型的感觉障碍,即由空洞部位脊髓支配的节段性浅感觉分离性感觉障碍和病变以下的束性感觉障碍。节段性浅感觉分离性感觉障碍,为本病最突出的临床体征。因空洞常始发于下颈、上胸段脊髓,故多以手部不知冷热,被刀切割时不知疼痛而引起注意,并常伴有手、臂的自发性疼痛、麻木、蚁走等感觉异常。束性感觉障碍,当空洞扩展损害一侧或双侧脊髓丘脑束时,产生损害下面以下对侧或双侧躯体的束性浅感觉障碍。脊髓后索常最后受损,此时则出现损害平面以下的同侧或双侧躯体的深感觉障碍。

因空洞的形状和分布常不规则,节段性和束性感觉障碍多混合存在,故需仔细检查,方能确定其范围和性质。

2. 运动障碍

下运动神经元性瘫痪。当脊髓颈、胸段空洞波及前角时,出现手部鱼际肌、骨间肌及前臂诸肌无力、萎缩和肌束震颤。可逐渐波及上臂、肩带及部分肋间肌,引起瘫痪。腰骶部的空洞则表现为下肢和足部的肌肉萎缩。

上运动神经元性瘫痪。当病变压迫锥体束时,可出现损害平面以下一侧或双侧的上运动神经元性瘫痪体征。

3. 自主神经功能障碍

自主神经功能障碍常较明显,由于病变波及侧角所致,常见上肢营养障碍,皮肤增厚,烧伤瘢痕或顽固性溃疡,发绀发凉,多汗或少汗。下颈髓侧角损害可见霍纳征。约 20% 的患者骨关节损害。

4. 延髓空洞症

其空洞常从脊髓延伸而来,也可为疾病的首发部位。因常侵及延髓疑核、舌下神经核和三叉神经脊束核而出现吞咽困难,发音不清,舌肌萎缩及震颤甚至伸舌不能,面部痛温觉减退但触觉存在。如空洞波及前庭小脑通路时可引起眼球震颤、眩晕、步态不稳。当损害脑桥面神经核时可出现周围性面瘫。

5. 其他症状

常合并脊柱侧弯、后弯、脊柱裂、弓形足、扁平颅底、脑积水及先天性延髓下疝等畸形。

四、辅助检查

磁共振(MRI)检查:空洞显示为低信号,矢状位出现于脊髓纵轴,横切面可清楚显示所在平面空洞的大小及形态。MRI 对本病诊断价值较高。

五、诊断及鉴别诊断

(一)诊断标准

脊髓空洞症可根据慢性发病和临床表现的特点,有节段性分离性感觉障碍,上肢发生下运动神经元性运动障碍,下肢发生上运动神经元性运动障碍等,多能做出明确诊断。结合影像学的表现,可进一步明确诊断。

1. 病史及症状

多见于 20—30 岁青年,男女之比为 3:2。因体表浅感觉分离,患者常发生指端灼、割、刺伤无痛感而就诊,随病情发展渐出现手部肌肉萎缩,下肢出现上运动神经元性瘫痪。

2. 体检发现

(1)感觉障碍:空洞部位脊髓支配区域浅感觉分离,痛温觉丧失,触觉存在。病变平面以下束性感觉障碍。

(2)运动障碍:因脊髓前角细胞受累,手部小肌肉骨间肌、鱼际肌及前臂尺侧肌萎缩和束颤,严重萎缩时呈爪样手。随病变发展可出现上肢其他肌肉及肩胛带肌、肋间肌萎缩。病变平面以下表现为上运动神经元瘫,肌张力增高,腱反射亢进,病理征阳性。

(3)自主神经功能障碍:因脊髓侧角受损,致皮肤营养障碍,如皮肤增厚、指端发紫、肿胀、顽固性溃疡、多汗或无汗。下颈段侧角受累,可出现 Horner 征。

(4)关节损坏:约 20% 的脊髓空洞症患者发生关节损害,由于关节痛觉缺失,常因磨损破坏引起脱钙,活动异常而无痛感称 Charcot 关节。病变波及延髓可出现球麻痹。部分患者常合并脊柱侧弯、弓形足、颅底凹陷、脑积水等。

(二)鉴别诊断

本病需与下列疾病鉴别。

1. 脊髓内肿瘤和脑干肿瘤

前者临床表现与脊髓空洞症相似,但脊髓内肿瘤一般病变节段较短,早期出现括约肌症状,椎管梗阻现象常较明显;后者好发于儿童和少年,多有明显的交叉性麻痹,病程短,发展快,晚期可有颅压增高现象。

2. 颈椎病

虽可有上肢的肌萎缩及节段性感觉障碍,但无浅感觉分离,根性疼痛多见,肌萎缩常较轻,一般无营养障碍,颈椎 X 线片可见骨质半生及椎间孔变窄等征象。

3. 麻风

可引起手及前臂的痛触觉分离、肌萎缩及皮肤溃疡。但感觉障碍范围不符合节段性分布,体表皮肤可有散在脱屑和色素斑,并有麻风接触史,皮肤、黏膜及神经活检可查见麻风杆菌。

六、治疗

脊髓空洞症的治疗一般治疗采用神经营养药物,鉴于脊髓空洞症为缓慢进展性,以及常合并环枕部畸形及小脑扁桃体下疝畸形,而且这些又被认为与病因有关,因此在明确诊断后应采取手术治疗。但目前尚缺乏公认的统一的手术方式。

(一)中医治疗

1. 辨证用药

(1)脾虚肉痿

临床表现：肢体痿软无力，逐渐加重，食少，便溏，腹胀，面浮，面色不华，气短，神疲乏力。苔薄白，脉细。

治疗法则：健脾益髓，养血通络。

方药运用：补中益气汤加减（黄芪、党参、白术、升麻、柴胡、当归、陈皮、山药、杜仲、续断、炙甘草）。

（2）肾虚髓空

临床表现：患肢麻木不仁，不知痛温，表面皮肤干燥，触之有感，肌肉萎缩，运动无力，脊柱弯曲或侧弯，形寒肢冷，反应迟钝，舌质淡胖，苔薄色暗，舌边齿痕，脉沉细涩。

治疗法则：益肾填髓，补气活血。

方药运用：八味丸加减（干地黄、山药、山茱萸、泽泻、茯苓、牡丹皮、桂枝、炮附子）。

（3）肝肾不足

临床表现：起病缓慢，下肢瘫软无力，腰脊酸软，不能久立，目眩耳鸣。舌红少苔，脉细数。

治疗法则：补益肝肾，滋阴清热。

方药运用：虎潜丸加减（熟地黄、杜仲、枸杞子、黄精、龟甲、锁阳、当归、白芍、牛膝、黄柏、知母）。若气血虚者，可加党参、黄芪、何首乌、鸡血藤。

2. 针灸

（1）体针：王梅康等采用针刺配合三才封髓丹治疗脊髓空洞症 40 例（取大椎、灵台、筋缩、脊中、命门、腰阳关、腰俞、夹脊穴等。上肢瘫痪者，加曲池、外关、合谷穴；下肢瘫痪者，加环跳、委中、伏兔、足三里、解溪等穴。每日针刺 1 次，30 日为 1 个疗程，疗程之间间隔 1 周，3 个疗程统计疗效）。经治疗 3 个疗程后，总有效率为 75%。

（2）电针配合梅花针：吴秀红等电针配合梅花针叩刺治疗脊髓空洞症术后温痛觉障碍 20 例（取肩髃、曲池、手三里、合谷、病变相应节段夹脊穴。每日 1 次，10 次为 1 个疗程）。连续治疗 2 个疗程，临床痊愈 2 例，显效 10 例，有效 5 例，无效 3 例，总有效率达 85%。

（二）西医治疗

脊髓空洞的治疗仍存在较多争议。手术是治疗脊髓空洞症的主要手段和研究重点。其他对症和康复治疗也是综合治疗的重要组成部分。

1. 手术治疗

现行手术主要目的是消除引起脊髓空洞的原因及引流空洞内异常灌流的液体。具体手术方式也存在较多争议，主要依据空洞的类型、临床表现，结合磁共振检查进行选择。

2. 非手术治疗

肌肉松弛药、镇痛药等常用于对症治疗，神经营养药、改善微循环药物及间断配合高压氧治疗等对神经系统功能恢复可能有一定作用。

七、预防、预后与调护

(一)预防

主要是注意女性孕期、围生期保健防病及不能随意用药,防止先天性畸形儿的出生。

(二)预后

主要取决于产生脊髓空洞的潜在原因及治疗方式。未经治疗的少数脊髓空洞症患者多病情稳定、空洞无扩展、可长期存活,占35%~50%。手术治疗远期疗效尚不肯定,远期疗效不论手术方式及空洞类型(蛛网膜囊肿及肿瘤引起者除外)可能均会随时间的推移而下降。

(三)调护

1. 减轻抑郁,严防自杀

由于该病缠绵难愈,生活不能自理,患者情绪低落,极度焦虑、悲观,甚至绝望。应加强对患者的关怀,并给患者安排有规律的生活,使其精神振奋,心情愉快,减轻心理压力。

2. 饮食和生活护理

为患者制订有规律的生活作息表,尽量满足其生活需求,因其肢体活动不便,可协助患者进餐,因其温痛觉减弱,在生活中避免烫伤,饮食以营养丰富,易消化,冷热适宜,富含纤维素的食品,忌肥甘厚味,以防便秘。

3. 自我功能锻炼

患者循序渐进地进行肢体功能锻炼。一方面改善患肢功能,一方面进行生活部分自理,可对患者早日康复起一定作用。另外,强化患者功能协调训练和日常生活能力,多给予鼓励,可充分调动其主观能动性,使其主动参加锻炼,积极配合。

八、中医防治进展

督脉十三针治疗脊髓空洞症:脊髓空洞症在中医学属于"痿证"范畴,病位在脊髓,病机在于精气亏损,督脉空虚,髓海不足。督脉为阳脉之海,主一身之阳,由于阳主动,所以人体的一切功能活动,皆为阳气所主。如果阳气不能上升下达,则阴血郁闭,气血运行不畅,筋脉失荣,肢体痿弱不用。故治疗时以填精益髓,益肾通督为主要的治疗原则。选"督脉十三针"作为基本处方,从百会、风府穴开始,自大椎、陶道穴以下,隔一椎取一穴。百会穴位于巅顶最高峰,为督脉之极,为诸阳之会,能培补真阳;风府穴为督脉入络于脑之处,功能醒脑开窍。背部的穴位有大椎,位于第1胸椎之上缘,为督脉元气之会,功能宣通诸阳;陶道位于第1胸椎之下缘,与大椎隔椎相望,功能补阳强脊,身柱位于第3胸椎的下缘,功能强腰止痛,镇惊安神;神道穴位于第5胸椎下缘,功能健脑通脉;至阳穴位于第7胸椎下缘,功能通气兴阳;筋缩穴位于第 9 胸椎之下缘,功能强腰柔筋;脊中位于第 11 胸椎之下缘,功能强健腰脊,镇静安神;悬枢穴位于第 1 腰椎之下缘,功能强腰脊,健脾胃;命门穴位于第 2 腰椎之下缘,为元气之根,命门之火,功能补阳益肾;腰阳关穴位于第 4 腰椎下缘,为元气之关口,功能转侧摆动、强健腰脊、补阳益肾;长强穴位于尾骨尖下 3 分,为督脉起始第一穴,被比作"大梁之底座",实为督脉之根基。

九、典型病例

龚某,男,19 岁,1997 年 8 月 23 日初诊。主诉:四肢无力 4 月余。现病史:患者父亲代诉:乃母素体孱弱多病,妊娠八月早产,以米浆、牛乳喂养,襁褓时常发热、吐乳、便泻。2 周岁始能着地站立,又越半载才能移步缓慢行走,但易倾倒。1997 年初夏,始则肢体疼痛,渐至四肢无力、震颤、步履蹒跚,常在吃粥或倒开水时因泼出碗外而烫伤。经安徽省人民医院、南京军区总医院磁共振、脊柱 X 线摄片检查后,均诊断为先天性脊髓空洞症,治疗后一度好转,但 4 个月后,病情加重,来院求治。诊查:形体瘦小,面色痿黄,毛发稀疏,肢体痿软麻木,脊柱侧弯,两手鱼际瘪陷,十指屈曲畸形,腰酸膝软,四肢肌肉瘦削,足不任身,搀扶时仅能略行二三步,言语謇涩,胃呆少纳,口燥咽干,渴不多饮,大便干,小溲失禁,脉细数少力,舌体瘦小,仅及常人舌体 2/3,且㖞斜于左,舌红、舌畔紫黯、尖绛、苔净。西医诊断:脊髓空洞症。中医诊断:痿证。辨证:肝肾不足。治法:补益肝肾,滋阴清热。处方:虎潜丸合左归饮加减。处方:知母、炒黄柏各 6g,炙龟甲 12g,大熟地黄、怀山药、云茯苓各 15g,枸杞子、山茱萸、赤芍、白芍、怀牛膝各 10g,潞党参 20g,牛胫骨 30g。另用猪脊髓 30g,煎汤代水。共 15 剂。2 诊症药变化不大。10 月 11 日 3 诊时面色转红润,扶持能行走十数步,并能独自站立,胃纳亦增,惟十指仍弯曲畸形,四肢肌肉依然瘦削,语言不清。查肢体麻木未减,方中去活血力弱的赤芍,加功专搜逐血积的地鳖虫 3g,以及通经络的炙地龙 10g,续服 30 剂。4 诊症药变化不大。5 诊加白芥子 10g,服 30 剂后,能弃杖缓步行走,两手拇指、示指基本能伸直,右手中指亦渐能动弹,并能自理生活。此后患者因已服汤药 100 余剂,病情已不再进展,遂自动停药。

参 考 文 献

[1] 王梅康,郝晋东,王运平.针刺配合三才封髓丹治疗脊髓空洞症 40 例[J].武警医学,2008,19(5):476-477.

[2] 吴秀红,闫晓瑞,任少华.电针配合梅花针叩刺治疗脊髓空洞症术后温痛觉障碍 20 例[J].中国民间疗法,2012,20(3):11.

[3] 何俐,陈小燕.脊髓空洞症的诊断和治疗进展[J].中国全科医学,2007,10(12):960-961.

[4] 张瑞,李永峰.李永峰教授督脉十三针治疗脊髓空洞症个案报道[J].现代养生,2017,8(125):141.

第三节 脊髓蛛网膜炎

一、概述

脊髓蛛网膜炎亦称粘连性脊蛛网膜炎。脊髓蛛网膜炎是蛛网膜的一种慢性炎症过程。病因诸多,如感染、脊髓外伤、邻近组织病变或异物刺激及非特异性感染或原因不明,致使蛛网膜增厚与脊髓、脊神经根粘连或形成囊肿,阻塞髓腔所产生的脊髓功能障碍。脊髓蛛网膜炎多为亚急性或慢性起病,病程可由数月至数年,症状时轻时重,也常有缓解期。根据其临床表现,属中医学"痿证"范畴。

二、病因病机

(一)病因

因肺胃热盛损耗津液,筋肉失养而致。五脏病变的发生,是由于脏气之热,或由情志所伤,或由年老肾衰,或由湿热浸淫。而病理的关键,在于筋骨、肌肉等失去气血津液的濡养。后世医家在此基础上,通过实践,进一步认识到阴阳、气血、津液之虚,湿痰、瘀血、食积之患,皆能使人成痿。临床常见的痿证,以肺胃津伤,肝肾亏损,湿热浸淫三个类型为多。

(二)病机

感受温热邪毒,高热不退,或病后余热翻灼,伤津耗气,皆"肺热叶焦",不能布送津液润养五脏,致使四肢筋脉失养,痿软不用。其病位在肺,不及时调治,易加重累及其他脏器。

外感湿热之邪,或久居湿地,冒受雨露,感受寒湿之邪郁而化热,或饮食不节,生冷肥甘太过,损伤脾胃,脾不能运化水湿而内生湿热,若湿热未及清除,濡滞肌肉,浸淫经脉,气血不运,肌肉筋脉失养而发为痿病。

脾胃为后天之本,气血生化之源,五脏六腑,四肢百骸赖以温煦滋养。若素体虚弱,久病成虚,或饮食不节,脾胃受损,脾胃既不能运化水谷以化生气血而精血不足,也不能转输精微,五脏失其润养,筋脉失其滋煦,故发为痿病。

素体肝肾亏虚;或因房色太过,乘醉入房,精损难复;或因劳役太过而致肝肾亏损;或五志失调,火起于内,耗灼精血,均可致肝肾亏损。肝血不足,肾精亏虚,肝不主筋,肾不主骨,髓枯筋痿,肌肉也随之不用,发为痿病。

由上可知,痿病的病因有外感、内伤。一般是热证、虚证居多,虚实夹杂者亦不少见。热证以虚热为多,湿热为患则属实;虚证为精血亏虚,亦有气虚者;因虚不运,痰湿、瘀血、湿热、积滞等,都可兼挟发生。

三、临床表现

多为亚急性或慢性起病,病程可由数月至数年,症状时轻时重,也常有缓解期。可有感冒、发热或外伤史。有些无明显原因即出现脊髓的刺激或麻痹症状,时常在发热、受伤、劳累后症状加重,而在休息、理疗或应用抗感染治疗后症状得到缓解。

以胸髓、颈髓病变较多见,早期常为后根刺激症状,产生神经根受累区域内的根性疼痛,轻重不一,休息后可减轻,常持续数月数年后出现不同程度的脊髓压迫症状。也有一开始即以脊髓贯性损害出现者,但不多见。除少数局限性者外,最具有特征性的症状是由一个主要病灶引起的症状外,往往呈现多发性的症状。病变主要位于马尾者,则有坐骨神经痛、下肢下运动神经元性瘫痪及尿便障碍等症状。病程较长,常有明显复发缓解,但总的趋势是慢性进行的。也有一旦出现脊髓横贯症状以后,症状即急剧恶化者。

四、辅助检查

1. 实验室检查

腰椎穿刺时脑脊液压力多低于正常或正常,奎肯试验有部分梗阻者占 1/2,完全梗阻者占 1/4,脑脊液的颜色呈无色透明或黄色,蛋白含量均有不同程度增高,少数病例可见白细胞数增高,以淋巴细胞为主。有时临床症状重而梗阻程度轻,此点与肿瘤有所不同。有少数病例在腰穿放液后症状可加重。同一患者反复腰穿时,时而梗阻,时而通畅是本病的特征。

2. 其他辅助检查

(1)脊髓碘油造影:碘油分散或呈斑点状,或呈不规则条状,类似"烛泪"分布于椎管内较长的区域内碘油流动缓慢,当反复进行观察时,碘剂柱的形成可不一致。脊髓碘油造影诊断价值较高,但一般不做此项检查,因为可使病情加重。

(2)CT 与 MRI 检查:CT 平扫诊断价值有限。脊髓造影后 CT 扫描(CTM)可显示粘连的改变。早期在硬脊膜囊末端,显示脊髓蛛网膜下腔的不规则狭窄,神经根相互粘连失去正常表现,与周围硬脊膜囊粘连则表现为"空硬脊膜囊"征,硬脊膜囊内无神经根,仅有造影剂充盈,而囊壁与神经根粘连显示增厚。粘连严重,则粘连在一起的神经根成管状块影。局部与硬脊膜囊粘连可显示神经根与硬脊膜囊不规则。因粘连而形成的囊肿与脊髓蛛网膜下腔相通,延迟 CTM 可见造影剂进入囊肿内。MRI 主要表现为矢状位与轴位上可见髓腔内粘连肥厚的软组织影,呈长 T1 与长 T2 信号,形态不规则,可时断时续;局部囊肿型呈更长的 T1 与长 T2 信号,有占位效应,可压迫脊髓与神经根。注射 Gd-DTPA 后一般不强化。

五、诊断及鉴别诊断

(一)诊断标准

(1)起病可急可缓,病前常有感染、发热、椎管内药物注射等病史,或有脊柱疾患如外伤、增生、椎间盘突出、椎管狭窄,或脊髓病变如肿瘤、多发性硬化、脊髓空洞症等。

(2)病程缓慢进展,症状常有自发缓解或复发加重。后者多与感冒受凉或劳累有关。

(3)主要病变常仅累及脊髓某一部分,以胸段、颈段多见。早期常有后根刺激症状,如上肢及胸背部呈放射性疼痛或有束带感,休息后症状减轻,其后出现不同程度的脊髓受损症状。少数患者病初即可出现脊髓横贯症状。

(4)病变弥散者,除主要病变部位的神经体征外,常有多发性脊髓或神经根损害症状,如横贯水平以下感觉减退区内尚有根性分布的感觉障碍;痉挛性瘫痪部位内有局限性的肌肉萎缩或肌纤维震颤等。

(5)脑脊液正常或有不同程度的蛛网膜下隙梗阻现象,细胞数和蛋白可增高。脊髓碘油造影可呈现典型的"烛泪样"表现。

(二)鉴别诊断

1. 椎管内肿瘤

发病缓慢,无明显原因,症状进行性加重,有清楚的脊髓受累平面,脑脊液细胞数不增多,而蛋白含量增高。X线片可有椎弓根内缘吸收和椎间孔扩大的变化。脊髓碘油造影显示轮廓清晰的梗阻平面。MRI显示椎管内局限性实体或伴囊变的占位性病灶。髓内肿瘤可见脊髓局限性增粗,T1WI为略低信号,T2WI为略高信号或明显高信号。信号强度常不均匀。各方位观察,病灶周围蛛网膜下隙变窄或闭塞。常见继发性脊髓空洞。硬膜下肿瘤常见脊髓受压变形,并向对侧移位。肿瘤侧蛛网膜下隙增宽,而肿瘤对侧蛛网膜下隙变窄。硬膜外肿瘤瘤体与脊髓之间可见线状低信号硬膜影,硬脊膜外脂肪消失。邻近蛛网膜下隙变窄,脊髓受压向对侧移位。

2. 椎间盘突出

多有外伤史,突然发病,在腰骶部多为神经根受累,在颈、胸段或腰段中央型者,可引起脊髓或马尾神经受累。脊髓造影对比剂在椎间隙平面有充盈缺损或梗阻。CT检查可见椎间盘后缘局限性突出。MRI矢状位上可见椎间盘变扁后突硬膜囊受压。

3. 其他疾病

脊髓血管畸形、后侧索联合变性及枕颈区畸形等,也需要加以考虑和排除,利用 CT 和 MRI 排除以上疾病并不困难。

六、治疗

首先要考虑使用非手术治疗法,对早期轻症病例,经过治疗症状可以消失或减轻,一般采用综合治疗。

(一)中医治疗

1. 辨证用药

(1)肺热伤津证

临床表现:病起发热,或热退后突然出现肢体软弱无力,心烦口渴,咳呛咽干,舌质红苔黄,脉细数。

治疗法则:清热润燥,养肺生津。

方药运用:清燥救肺汤加减(太子参、麦冬、枇杷叶、桑白皮、北杏仁、石膏、玉竹、火麻仁、甘草)。

(2)湿热浸淫证

临床表现:肢体困重,痿软无力,或麻木,微肿,尤以下肢多见,或足胫热气上腾,或有发热,胸痞脘闷,小便短赤涩痛,苔黄腻,脉细数。

治疗法则:清热利湿,通利筋脉。

方药运用:四妙丸加味(苍术、黄柏、牛膝、薏苡仁、萆薢、防己、木瓜、秦艽、忍冬藤、桑枝、甘草)。

(3)脾胃虚弱证

临床表现:肢体痿软无力,逐渐加重,食少,便溏,腹胀,面浮,面色不华,气短,神疲乏力。苔薄白,脉细。

治疗法则:补脾益气,健运升清。

方药运用:补中益气汤加减(黄芪、党参、白术、升麻、柴胡、当归、陈皮、山药、杜仲、续断、炙甘草)。

(4)肝肾亏损证

临床表现:起病缓慢,下肢瘫软无力,腰脊酸软,不能久立,目眩耳鸣,舌红少苔,脉细数。

治疗法则:补益肝肾,滋阴清热。

方药运用:虎潜丸加减(熟地黄、杜仲、枸杞子、黄精、龟甲、锁阳、当归、白芍、牛膝、黄柏、知母)。若气血虚者,可加党参、黄芪、何首乌、鸡血藤。久病阴损及阳者,可酌加巴戟天、补骨脂、肉桂、熟附子、鹿角胶。

2. 针灸

石峰等采用针刺治疗脊髓蛛网膜炎后遗症 20 例(针刺督脉穴,从脊髓感觉平面向下排刺,可同时取相应夹脊穴,所取穴位可与节段性感觉障碍相对应;针刺神经干上的穴位,上肢取极泉、尺泽、曲泽、少海;下肢取冲门、殷门、环跳、委中、阳陵泉;大小便障碍加八髎;配脏腑俞募穴,心俞、肝俞、脾俞、胃俞、膻中、中脘、天枢、期门、中极、关元。用一般手法平补平泻,可配合电针,痉挛性瘫用疏密波,弛缓性瘫用断续波。1个月为1个疗程,一般需1～3个疗程)。其中治愈4例,占20%;显效12例,占60%;有效2例,占10%;无效2例,占10%,总有效率,90%。

(二)西医治疗

1. 内科治疗

有急性感染症状如发热引起症状加重时,可使用青霉素、链霉素或其他抗生素。蛛网膜下隙注气,对早期病例分离粘连或预防术后粘连有一定效果。

2. 手术治疗

手术治疗的适应证仅限于局限性粘连及有囊肿形成的病例。

七、预防、预后与调护

1. 预防护理

(1)及时治疗和预防各种原发疾病;预防脊髓邻近组织感染累及脊髓蛛网膜;严格执行诊疗操作常规,预防由神经外科手术及诊疗操作所致的医源性感染。

(2)加强肢体功能锻炼,开始以按摩和被动活动为主,并使肢体保持功能位置,待肌力达到Ⅱ级以上就应加强主动锻炼。

2. 预后

对于蛛网膜下隙无明显梗阻且肢体仅为轻瘫者,一般预后尚好,大多数经药物等治疗可有不同程度的恢复。

3. 生活调摄

①起居有常,劳逸结合。②避风寒、防感冒,防止各种感染。③饮食要有节,营养搭配。同时应该注意食物的易消化性。④注意适量运动,锻炼身体增强体质。⑤在治疗上患者应有良好的心态与康复的信心。

八、中医防治进展

临床治疗本病多采用中西医结合疗法。有报道,采用链霉素、利福平、青霉素、氯霉素抗炎,结合激素、维生素等治疗结核性脊髓蛛网膜炎,治疗1周效果欠佳,结合中医治疗,予清热生津、舒筋行气通络为主,取足阳明经穴为主,辅以足太阴、足太阳经穴,取髀关、伏兔、梁丘、足三里、解溪为主穴,三阴交、膀胱俞、中极、尺泽、肺俞、中脘、内庭为辅穴,每日针灸1次,主穴必须配辅穴3～4穴,以泻法为主,结合电针疏波及原治疗药物。经治疗一周后效果显著,生活基本自理。该症在中医属痿证,其病机系因肺胃热盛损耗津液,筋肉失养而致。据治痿独取阳明的治疗原则,故取阳明经穴为主,针用泻法,结合肺俞、尺泽穴以清肺热生津,中脘、内庭穴以清胃热生津,膀胱俞、中极、三阴交穴以清理达利小便促进膀胱功能之恢复,结合电针疏波以恢复下肢肌力,最终取得清热生津、舒筋行气通络之功效,故疗效满意。

九、典型病例

王某,男,55 岁,教师,1990 年 6 月就诊。主诉:肢体无力 1 年。现病史:患者于 1989 年下半年无明显诱因,始感左腿疼痛。至 1990 年 1 月又出现腰痛,并掣及右腿疼痛,双下肢无力,双足心发热。至 1990 年 2 月又感双手拇、示指麻木,并时有持物脱落现象。患者于 20 余年前,全身曾被棍棒击伤,肿痛 3 个月余,经治疗缓解。但此后逢阴天、劳累即感身痛。首诊:患者自觉周身无力,双下肢尤著,行走时有踩棉花样感,双足发凉,但皮温不减,双手麻木、无力,感觉迟钝,以拇、示指为甚,偶有持物脱落。腰痛,活动时加重,腰部背伸时有灼热感自腰部放射至足,并伴有牵拉样疼痛,自汗,大便干,小便调,舌质暗淡,舌边有瘀斑,苔白,脉细弦数。患者由他人搀扶,步行来院,步履蹒跚,如鸭行状,生活不能自理。查诊:四肢肌张力增高,双手握力差,双下肢肌力Ⅳ级。四肢远端痛温觉减弱,触觉迟钝,手足尤为显著,深感觉迟钝;T$_{4-10}$ 平面感觉障碍,双上肢肌腱反射对称存在,左上肢肱桡肌有轻度萎缩,双前臂、腕旋前、旋后、屈曲均受限,手掌略平坦,双侧 Hoffman 征可疑。双下肢腱反射减弱,踝阵挛阳性,余病理征未引出。第 4-5 腰椎压痛。理化检查:脊髓蛛网膜下隙宽窄不一,部分不规则,部分蛛网膜下隙前后窄,并且后部密度较低,且后韧带骨化可见。肌电图示:颈、腰多节段脊髓神经根损害。脑脊液检查:白细胞 10 个/mm^3、糖 85mg%、蛋白质 60mg%、氯化物 780mg%。潘氏试验阳性。西医诊断:脊髓蛛网膜炎。中医诊断:痿证。辨证:瘀血阻络,脉络失养,气血、肝肾俱虚。治法:益气养血,活血通络,佐补肝肾。处方:投桃红四物汤加味。药用生熟地黄各 20g,当归 15g,赤白芍各 10g,川芎 10g,黄芪 30g,党参 15g,知母 10g,黄柏 10g,牛膝 15g,桃仁 10g,红花 10g,豨莶草 30g,鸡血藤 20g,茯苓 10g,龟甲 20g,杜仲 15g。水煎服,每日 1 剂,30 日为 1 个疗程,每个疗程间隔 10 日。3 个疗程时,患者诸症均有减轻,仍感手足冷,双膝无力,舌质淡暗,边有瘀斑,苔薄,脉沉细略弦。体格检查:双手握力较首诊时增强,T$_{4-10}$ 平面及四肢末端感觉较前敏感,余病理征同前。治法为温补肝肾,荣养经络,活血通络。方投河车大造丸加减。药用杜仲 15g,补骨脂 20g,狗脊 15g,龟甲 20g,桑寄生 15g,桑枝 20g,豨莶草 30g,穿山甲 15g,牛膝 15g,杭白芍 20g,鸡血藤 20g,当归 15g,黄芪 20g,地龙 15g,制乳没各 6g,制附子 10g。水煎服,每日 1 剂。继服 3 个疗程后,手麻仅局限于拇指,腰部疼痛减轻,无放射痛,平地走路稳健,上坡或上楼时仍感欠力,下楼时有轻度撞击感,舌质暗淡,苔薄,脉沉细。体格检查:T$_{4-10}$ 平面感觉基本正常,四肢仅手拇指及双足踇趾痛温觉减弱,但较前明显改善,双手握力及双下肢肌力正常,踝阵挛消失。治宜培补肝肾,益气活血。药用杜仲 15g,补骨脂 20g,狗脊 15g,枸杞子 15g,龟甲胶(烊化)20g,赤白芍各 10g,鸡血藤 20g,当归 15g,黄芪 30g,豨莶草 30g,穿山甲 15g,牛膝 15g,续断 15g,全蝎 10g,地龙 20g,桑枝 30g。水煎服。上药继服 2 个疗程,共治疗 10 个月,诸症状及病理体征全部消失,感觉正常,步履稳健,活动自如,生活自理,恢复正常工作。

参 考 文 献

[1] 石峰,李希元.针药并用治疗脊髓蛛网膜炎后遗症 20 例[J].针灸临床杂志,2003,19(1):27.

[2] 黎鼎如.中西医结合治愈脊髓蛛网膜炎 1 例[J].广东微量元素科学,2004,11(2):63-64.

[3] 李雪梅,侯晋生.辨证治疗脊髓蛛网膜炎 1 例[J].甘肃中医,1998,1(4):14-15.

第四节 脊髓压迫症

一、概述

脊髓压迫症是神经系统常见疾患。它是一组具有占位性特征的椎管内病变,有明显的进展性的脊髓受压临床表现,随着病因的发展和扩大,脊髓、脊神经根及其供应血管遭受压迫并日趋严重,造成脊髓水肿、变性、坏死等病理变化,最终将导致脊髓功能的丧失,出现受压平面以下的肢体运动、反射、感觉、括约肌功能及皮肤营养障碍,严重影响患者的生活和劳动能力。根据其临床表现,属中医学"痿证"范畴。

二、病因病机

(一)病因

主要病因是由于外来损伤,导致患者精气不足、肝肾亏损、后天失养、脾气虚弱而致病。而病理的关键,在于筋骨、肌肉等失去气血津液的濡养。后世医家在此基础上,通过实践,进一步认识到阴阳、气血、津液之虚,湿痰、瘀血、食积之患,皆能使人成痿。

(二)病机

1. 脾胃受损,精血不足

脾胃为后天之本,气血生化之源,五脏六腑,四肢百骸赖以温煦滋养。由于外来损伤,久病成虚,或饮食不节,脾胃受损,脾胃既不能运化水谷以化生气血而精血不足,也不能转输精微,五脏失其润养,筋脉失其滋煦,故发为痿病。

2. 肝肾亏损,髓枯筋痿

肝肾亏损,髓枯筋痿是由于外来损伤而致肝肾亏损,肝血不足,肾精亏虚,肝不主筋,肾不主骨,髓枯筋痿,肌肉也随之不用,发为痿病。另外,也有因实致虚者,如湿热留滞不化，下注于肝肾，久则亦能损伤，导致筋骨失养。

由上可知，痿病的病因有外伤。病位虽在肌肉筋脉，但关乎五脏，尤以肝、肾、肺、胃最为密切。其病机则为是外来损伤，脾胃受损，气血精微生化不足；肝肾亏损，髓枯筋痿。归根结底，痿病是由五脏内伤，精血受损，肌肉筋脉失于滋养所致。故其病理性质有虚有实，一般虚证居多，虚实夹杂者亦不少见。

三、临床表现

根据病程的发展，脊髓压迫症可分为三类，临床表现也不同：①急性脊髓压迫症：数小时至数日出现脊髓横贯性损害，表现为病变平面以下迟缓性截瘫或四肢瘫。②亚急性脊髓压迫症：介于急性与慢性之间，出现持续性神经根痛，侧索受压出现锥体束征、感觉障碍及括约肌功能障碍。③慢性脊髓压迫症：缓慢进展，临床上髓外与髓内病变表现不同。髓外压迫病变通常表现根痛期、脊髓部分受压期及脊髓完全受压期，三期出现的症状体征常相互叠加。髓内压迫病变神经根刺激不明显，可早期出现尿便障碍和受损节段以下分离性感觉障碍。

1. 神经根症状

神经根性疼痛或局限性运动障碍，具有定位价值。早期病变刺激引起的根性痛，沿受损的后根分布的自发性疼痛，有时可表现相应节段"束带感"。随病变可由一侧、间歇性进展为双侧、持续性；前根受压可出现支配肌群束颤、肌无力和萎缩。

2. 感觉障碍

（1）传导束性感觉障碍，脊髓丘脑束受损出现受损平面以下对侧躯体痛温觉减退或消失；后索受压出现受损平面以下同侧深感觉缺失；横贯性损害上述两束均受损，表现为受损节段平面以下一切感觉均丧失。

（2）感觉传导纤维在脊髓内存在一定的排列顺序，使髓内与髓外病变感觉障碍水平及循序不同。髓外压迫的感觉障碍是由下肢向上发展；而髓内压迫的感觉障碍是自病变节段向下发展，鞍区感觉保留至最后才受累，称为马鞍回避。

（3）脊膜刺激症状表现为与病灶对应的椎体叩痛、压痛和活动受限，多由硬脊膜外病变引起。因此，感觉障碍对判断髓内外病变及脊髓压迫平面有重要参考价值。

3. 运动障碍

急性脊髓损害早期表现为脊髓休克，2～4周后表现为痉挛性瘫痪。慢性脊髓损伤，当单侧锥体束受压时，引起病变以下同侧肢体痉挛性瘫痪；双侧锥体束受压，则引起双侧肢体痉挛性瘫痪。初期为伸直性痉挛瘫，后期为屈曲性痉挛瘫。

4. 反射异常

脊髓休克时各种反射均不能引出。受压节段因后根、前根或前角受损出现相应节段的腱反射减弱或消失，锥体束受损则损害水平以下同侧腱反射亢进、病理反射阳性、腹壁反射及提睾反射消失。

5. 括约肌功能障碍

髓内病变早期出现括约肌功能障碍,圆锥以上病变双侧锥体束受累,早期出现尿潴留和便秘,晚期为反射性膀胱,而马尾及圆锥病变则出现尿、便失禁。

6. 自主神经症状

自主神经低级中枢位于脊髓侧角,病变节段以出现泌汗障碍、皮肤划痕试验异常、皮肤营养障碍、直立性低血压等表现为特征,若病变波及脊髓 C_8 至 T_1 节段则出现 Horner 征。

四、辅助检查

1. 脑脊液检查

腰椎穿刺测定脑脊液动力变化,常规及生化检查是诊断脊髓压迫症的重要方法。

(1)脑脊液动力学改变:压颈试验可证明椎管是否有梗阻,但压颈试验正常并不能排除椎管梗阻。

(2)脑脊液常规及生化改变:细胞计数一般均在正常范围,炎性病变多有白细胞升高;有出血坏死的肿瘤者的红细胞和白细胞均升高;椎管完全梗阻时脑脊液蛋白明显增高,蛋白-细胞分离,甚至可超过 $10g/L$,流出后自动凝结,称为 Froin 征。

2. 影像学检查

(1)脊柱 X 线:摄片正位、侧位,必要时加摄斜位。对于脊柱损伤,重点观察有无骨折错位、脱位和椎间隙狭窄等。椎旁脓肿和良性肿瘤常有阳性发现,如椎弓根间距增宽、椎弓根变形、椎间孔扩大、椎体后缘凹陷或骨质疏松。

(2)磁共振成像(MRI):为非侵袭性检查,能清晰地显示脊髓受压部位及范围、病变大小、形状及与椎管内结构关系,必要时可增强扫描推测病变性质。

(3)CT:有助于显示肿瘤与骨质之间的关系及骨质破坏情况。

(4)脊髓造影:可显示脊髓的形态位置及脊髓腔状态,核素扫描可判断椎管梗阻部位,随着 CT、MRI 应用,这种检查方法很少应用。

五、诊断及鉴别诊断

(一)诊断标准

诊断脊髓压迫症的基本步骤如下:首先必须明确脊髓损害是压迫性的或是非压迫性的,其次确定脊髓压迫的部位或节段,进而分析压迫是在脊髓内、髓外硬膜内或硬膜外病变,以及压迫的程度,最后确定病变性质。

1. 明确是否存在脊髓压迫

根据病史中是否有脊柱外伤;慢性脊髓压迫症的典型表现分为根痛期、脊髓部分压迫期及脊髓完全受压期,脑脊液检查奎肯试验阳性及 MRI 能提供最有价值的信息。

2. 脊髓压迫的纵向定位

早期的节段性症状对病变的节段定位有重大价值,如根痛、感觉障碍的平面、腱反射改变、肌肉萎缩、棘突压痛及叩痛等,脊髓造影和脊髓 MRI 也可以帮助定位。如出现呼吸困难、发音低沉,表明病变位于高颈髓(C_{1-4});脐孔症阳性可见于 T_{10} 病变;圆锥病变(S_{3-5})可出现性功能障碍、大小便失禁或潴留等。

3. 脊髓压迫的横向定位

定位脊髓压迫的病变位于髓内、髓外硬膜下或是硬膜外。患者的症状、体征及发展顺序对于横向定位很有帮助:若感觉运动障碍自压迫水平向远端发展,同时存在感觉分离现象,较早出现括约肌功能障碍等,表明压迫位于髓内可能性大;若早期有根痛,且出现脊髓半切综合征,则压迫位于髓外硬膜下可能大;若是急性压迫,根痛明显且有棘突叩痛,压迫常位于硬膜外;但尚需行脊髓 CT 或 MRI 进一步确定病变部位。

4. 脊髓压迫的方位

确定病变偏左或偏右对于确定手术显露范围有较大帮助,病变通常位于先出现运动障碍的那侧或运动障碍较重的那侧。侧方压迫常表现脊髓半切综合征,病灶侧出现根痛或束带感;前方压迫出现脊髓前部受压综合征;后方压迫则出现病损水平以下深感觉障碍、感觉性共济失调等。

5. 脊髓压迫病变性质

脊髓压迫定性诊断根据病变部位及发展速度。一般髓内或髓外硬膜下压迫以肿瘤为最常见;硬膜外压迫,多见于椎间盘突出,常有外伤史;炎性病变一般发病快,伴有发热与其他炎症特征;血肿压迫,常有外伤史,症状、体征进展迅速;转移性肿瘤,起病较快、根痛明显、脊柱骨质常有明显破坏。

(二)鉴别诊断

脊髓压迫症早期常有根痛症状,需与能引起疼痛症状的某些内脏疾病相鉴别,如心绞痛、胸膜炎、胆囊炎、胃溃疡、十二指肠溃疡及肾结石等。当出现脊髓受压体征之后则需进一步与非压迫性脊髓病变相鉴别。

1. 急性脊髓炎

急性起病,病前常有感冒或腹泻等全身的炎症症状,脊髓损害症状骤然出现,数小时至数天内发展达高峰,受累平面较清楚、易检出,肢体多呈松弛性瘫痪,常合并有感觉和括约肌功能障碍,脑脊液白细胞数增多,以单核及淋巴细胞为主,蛋白质含量亦有轻度增高。若细菌性所致者以中性白细胞增多为主,脑脊液的蛋白质含量亦明显增高,MRI 可见病变脊髓水肿,髓内异常信号,可有增强。

2. 脊髓蛛网膜炎

本病起病缓慢,病程长,症状时起时伏,亦可有根痛,但范围常较广泛,缓解期内症状可明显减轻,甚至完全消失,脊柱 X 线片多正常,脑脊液动力试验多呈现部分阻塞,伴有囊肿形成者,可完全阻塞脑脊液,脑脊液的白细胞增多、蛋白质可明显增高,脊髓造影可见造影剂在蛛网膜下隙分散成不规则点滴状、串珠状,或分叉成数道而互不关联。

3. 脊髓空洞症

起病隐袭,早期症状常为阶段性的局部分离性感觉障碍、手部小肌肉的萎缩及无力,病变多见于下颈段及上胸段,亦有伸展至延髓者,脑脊液检查一般正常,MRI 可见髓内长 T1 长 T2 信号。

4. 肌萎缩侧索硬化症

为一种神经元变性疾病,主要累及脊髓前角细胞、延髓运动神经核及锥体束,无感觉障碍,多以手部起病,伴肌肉萎缩和束颤,查体可有腱反射亢进、病理征阳性,电生理显示广泛神经源性损害,脑脊液检查一般无异常,MRI 检查无明显异常。

六、治疗

应及早明确诊断,尽快去除脊髓受压的病因,同时应积极防治并发症,早期康复和加强护理。

(一)中医治疗

1. 辨证用药

(1)脾胃虚弱证

临床表现:肢体痿软无力,逐渐加重,食少,便溏,腹胀,面浮,面色不华,气短,神疲乏力,苔薄白,脉细。

治疗法则:补脾益气,健运升清。

方药运用:补中益气汤加减(黄芪、党参、白术、升麻、柴胡、当归、陈皮、山药、杜仲、续断、甘草)。

(2)肝肾亏损证

临床表现:起病缓慢,下肢瘫软无力,腰脊酸软,不能久立,目眩耳鸣,舌红少苔,脉细数。

治疗法则:补益肝肾,滋阴清热。

方药运用:虎潜丸加减(熟地黄、杜仲、枸杞子、黄精、龟甲、锁阳、当归、白芍、牛膝、黄柏、知母)。若气血虚者,可加党参、黄芪、何首乌、鸡血藤。久病阴损及阳者,可酌加巴戟天、补骨脂、肉桂、熟附子、鹿角胶。

2. 针灸

杨阿根采用针刺治疗脊髓压迫症,通过针刺足太阳膀胱经上的部位或穴位,能够治疗该经所包括的病症。

(二)西医治疗

1. 病因治疗

根据病变部位和病变性质决定手术方法。

2. 药物治疗

(1)激素：脊髓急性损伤早期应用大剂量甲泼尼龙静脉注射可改善损伤后脊髓血流和微血管灌注，使脊髓功能得到改善。伤后 8 小时内给药，脊髓功能恢复最明显，伤后 24 小时内给药仍有治疗意义。

(2)胃肠动力药物：西沙必利能改善脊髓损伤患者的结肠和肛门直肠功能障碍，促进排便。

3. 康复治疗

(1)心理康复治疗：因为患病，患者可能出现抑郁，也可能出现烦躁易激惹，医护人员应告知患者脊髓功能恢复的过程，树立信心，积极配合治疗，必要时加用抗焦虑抑郁药物。

(2)脊髓功能的康复治疗：康复治疗的目的，是通过对患者功能的重新训练及重建，促进中枢神经系统的代偿功能，从而使患者恢复步行、恢复小大便功能，以及恢复生活自理，重返工作岗位。

4. 防治并发症及对症支持治疗

(1)预防感染：主要是预防呼吸道感染、泌尿系统感染及深静脉血栓。

(2)预防压疮：长期卧床患者要避免软组织长期受压，每 2 小时翻身一次，压迫处皮肤搽 30％～50％乙醇并局部按摩。

(3)预防关节挛缩：注意纠正卧位姿势，不得压迫患侧肢体，肢体关节应保持功能位置，给患肢各关节做简单的被动运动。

七、预防、预后与调护

1. 预防

主要是预防原发病的发生，外伤患者在搬动之前做好脊柱防护。

2. 预后

脊髓压迫症的预后取决于以下几种因素：①病变性质；②脊髓受损程度；③治疗时机；④病变进展速度；⑤脊髓受压平面；⑥出现屈曲性截瘫提示预后差，脊髓休克时间越长预后越差，合并尿路感染和压疮等并发症预后不佳。

3. 护理

应向患者及家属讲解功能锻炼的重要性，指导和协助患者及家属进行主动和被动运动，增加其生活自理能力，做好各项生活护理；保持床单清洁、干燥，注意保暖，防止烫伤；应给予高营养且易消化的食物，减轻便秘及肠气；大剂量使用激素时，注意有无消化道出血的倾向；如出现排尿困难，可给予导尿并留置尿管；加强肢体锻炼,锻炼时要注意保护,以防跌伤等意外的发生;稳定患者及家属的情绪,应多鼓励患者,消除其恐惧、紧张的心理,使其保持心情开朗,树立信心。

八、中医防治进展

现代中医在治疗颈脊髓压迫症上有自己迥异于西医的特点和优势,尤其在恢复颈部动静力平衡上效果明显,但对于伴有严重颈脊髓损伤的病例建议患者尽早手术治疗,这是科学严谨的医学态度。

传统中医方法对 90%以上的脊柱相关疾病有肯定的临床疗效,但对严重椎管狭窄的脊柱相关疾病疗效不佳。中西医结合的基础和临床研究显示采用手术联合中药,"椎管减压,疏通督脉"从督论治综合治疗严重椎管狭窄压迫脊髓,取得了优于单纯中医和单纯手术的临床疗效,为中西医结合治疗严重椎管狭窄的脊柱相关疾病开辟了新的途径。

九、典型病例

吴××,男,15 岁,学生,1982 年 1 月 8 日初诊。主诉:颈背疼痛,四肢运动障碍半月余。现病史:患者于 1981 年 12 月下旬开始发热,一周后全身觉麻,颈项并脊背牵强疼痛,继发四肢运动功能障碍,大小便秘结不通,被急送入镇江市××医院住院治疗。经 X 线胸、颈椎摄片检查提示:颈椎生理曲度消失,第 2 胸椎见毛糙现象。脑脊液检查:潘氏试验弱阳性,细胞数 136 个/mm^3。血小板 $18×10^9$/L。出血时间 30 分钟。又经会诊,以庆大霉素、泼尼松、维生素 B 等西药治疗半月后,因无明显疗效。诊查:见发热(体温 38.4℃),独额头汗出淋漓,颈项及背部强痛不能自转侧,第 2,4 胸椎棘突处压痛明显,右肘部有一掌心大小之血肿,四肢呈弛缓性瘫痪,脐以下痛觉消失。大小便仍不能自解,依然终日保留导尿,并以开塞露作通便剂。整日呻吟不休。舌质鲜红而干,呈镜面状,脉象细数。询知患者以往有慢性血友病史。西医诊断:脊髓压迫症。中医诊断:痿证。辨证:热灼津伤,筋脉失养。治法:清润滋养,舒筋缓急。处方:粉葛根、天花粉各 30g;生地黄、枸杞子、牡丹皮、丹参、大白芍、炙甘草、淡竹叶各 10g。5 剂,水煎服。1 月 13 日 2 诊:发热已减(体温 37.6℃)。项背强痛亦缓,额汗淋漓渐止,右肘部血肿明显缩小,惟四肢运动功能仍未恢复,大小便仍不能自解。舌质红略润,已生薄苔,脉细带数。原方加玄参 12g,女贞子 10g,续服 7 剂。1 月 19 日 3 诊:小便已通,大便自调;颈项强痛大减,头部已能转动俯仰;上肢麻木消失,两下肢痛觉恢复,并能下地扶床移步,右肘血肿亦吸收,舌红转润、苔薄黄、脉仍细数。诸恙缓解之期可望,守方续服 15 剂、药后诸症消失,一切恢复如同常人,随访至今未发,已能从事体力劳动。

参 考 文 献

[1]　杨阿根.针刺治疗脊髓压迫症体会[J].天津中医药,2003,20(1):34-35.

[2]　万宏波,姚若愚,尹萌辰,等.颈脊髓压迫中医证候群结合影像学表现对选择手术治疗的指导意义[J].中国中医骨伤科杂志,2015,23(11):36-44.

[3]　谭明生."病证结合,从督论治"颈脊髓损伤的思考[J].中国中医骨伤科杂志,2018,26(2):1-2.

[4]　袁沛生.脊髓压迫症一例治验[J].江苏中医杂志,1984,3(2):44-45.

第五节　急性多发性神经根炎

一、概述

急性感染性多发性神经根神经炎,又称急性炎症性脱髓鞘性多发性神经根神经病、吉兰-巴雷综合征,是由病毒感染或感染后以及其他原因导致的一种自身免疫性疾病。可见于任何年龄,以青壮年男性多见,老年也可罹患。四季均有发病,夏、秋季节多见。呈急性、亚急性发病,少数起病缓慢。近50%患者先有病毒性感染的前驱症状。常因呼吸肌麻痹、延髓麻痹或肺部并发症而死亡,病死率为5.7%～23.2%。少数病例可复发。本病以筋脉弛缓,肢体瘫痪为特点,属中医学"痿证"范畴。

二、病因病机

中医学对本病有较深刻的认识,主要病因是由于外来损伤或者患者禀受父母之肾气不足,导致患者精气不足、肝肾亏损、后天失养、脾气虚弱而致病。

1. 肺热津伤

感受温热邪毒,高热不退,或病后余热燔灼,伤津耗气,皆"肺热叶焦",不能布送津液润养五脏,致使四肢筋脉失养,痿软不用。

2. 湿热浸淫

外感湿热之邪,或久居湿地,冒受雨露,感受寒湿之邪郁遏化热,或饮食不节,生冷肥甘太过,损伤脾胃,脾不能运化水湿而内生湿热,若湿热未及清除,濡滞肌肉,浸淫经脉,气血不运,肌肉筋脉失养而发为痿证。

3. 脾胃虚弱

素体虚弱,久病成虚,或饮食不节,脾胃受损,脾胃既不能运化水谷以化生气血而精血不足,也不能转输精微,五脏失其润养,筋脉失其滋煦,故发为痿证。

4. 肝肾亏虚

素体肝肾亏虚;或因房色太过,乘醉入房,精损难复;或因劳役太过而致肝肾亏损;或五志失调,火起于内,耗灼精血,均可致肝肾亏损。肝血不足,肾精亏虚,肝不主筋,肾不主骨,髓枯筋痿,肌肉也随之不用,发为痿证。另外,也有因实致虚者,如湿热留滞不化,下注于肝肾,久则亦能损伤,导致筋骨失养。

归根结底,痿证是由五脏内伤,精血受损,肌肉筋脉失于滋养所致。故其病理性质有虚有实,一般是热证、虚证居多,虚实夹杂者亦不少见。

三、临床表现

1. 先兆症状

急性感染性多发性神经根神经炎发病前常先有上呼吸道或消化道感染前驱症状如发热、腹泻等。

2. 运动障碍

(1)肢体瘫痪:四肢呈对称性下运动神经元性瘫痪,且常自下肢开始,逐渐波及双上肢,也可从一侧到另一侧。极少数病人首先仅限于双下肢。通常在1~2周病情发展到最高峰,以后趋于稳定。

(2)躯干肌瘫痪:颈肌瘫痪者不能抬头。肋间肌、膈肌瘫痪者可出现呼吸肌麻痹(20%~30%),表现为胸闷、气短、语音低沉(似猫叫声)、咳嗽无力、不能平卧、胸式或腹式呼吸运动度减低(一般肋间肌麻痹早于膈肌)及呼吸音减弱,严重者可因缺氧或呼吸道并发症而导致昏迷、死亡。

(3)脑神经麻痹:约半数病人可有脑神经损害,以舌咽、迷走和一侧或两侧面神经的周围性瘫痪为多见,其次是动眼、滑车、展神经。

3. 感觉障碍

常为首发症状,以主观感觉障碍为主,多从四肢末端的麻木、针刺感开始。检查时牵拉神经根常可使疼痛加剧,肌肉可有明显压痛。客观检查可有手套、袜套样和(或)三叉神经支配区的感觉减退,也可无感觉障碍。感觉障碍远较运动障碍为轻,是本病特点之一。

4. 自主神经功能障碍

初期或恢复期常有多汗,臭味较浓,可能系交感神经受刺激的结果。少数病人初期可有短期尿潴留,可能因支配膀胱的自主神经功能暂时失调或支配外括约肌的脊神经受损所致。部分病人可出现血压不稳、心动过速和心电图异常等心血管功能障碍。

四、辅助检查

1. 实验室检查

(1)脑脊液:多有蛋白增高而细胞数正常或接近正常的蛋白-细胞分离现象,为本病的另一特征。

（2）血象及血沉：白细胞总数增多和血沉增快，多提示病情严重或有肺部并发症。

2. 电生理检查

肌电图检查其改变与病情严重程度及病程有关。

五、诊断及鉴别诊断

（一）诊断

1. 以临床诊断为主

（1）根据病前1～4周呼吸道或胃肠道感染史或疫苗接种史。

（2）急性或亚急性起病。

（3）两侧对称性运动和感觉性多发性周围神经病的症状：四肢弛缓性瘫痪，严重病例可累及肋间肌和呼吸肌导致呼吸麻痹。有肢体远端感觉异常和手套、袜套样感觉障碍。可有脑神经损害，以双侧面神经麻痹最常见，其次为舌咽和迷走神经麻痹。

（4）脑脊液蛋白细胞分离现象：蛋白含量升高而白细胞数正常或稍高。

（5）神经电生理异常表现：神经传导速度减慢或阻滞，通常低于正常的60%，远端潜伏期延长可达正常的3倍，F波或H反射延迟或消失等。

2. 诊断标准

中华神经精神科杂志编委会1993年，已参照国际资料制定出我国的急性感染性多发性神经根神经炎诊断标准。一般根据病前有上呼吸道或胃肠道感染前驱症状、1～2周后迅速发展为四肢下运动神经元瘫痪，严重者出现延髓麻痹和呼吸肌瘫痪即应考虑本病。

若脑脊液呈蛋白细胞分离，瘫肢电生理检测提示周围神经干近端或远端受损更有助确诊。

（二）鉴别诊断

急性感染性多发性神经根神经炎需要与脊髓灰质炎、急性脊髓炎、低血钾性周期性麻痹、重症肌无力等相鉴别。

1. 脊髓灰质炎

脊髓灰质炎起病时多有发热，肌肉瘫痪多呈节段性，且不对称，无感觉障碍，脑脊液白细胞计数常增多。

2. 急性脊髓炎

急性脊髓炎虽然急性期也呈弛缓性瘫痪，但常有锥体束征及横贯性感觉障碍，且括约肌功能障碍较明显。脑脊液蛋白和细胞均有轻度增高或正常。

3. 周期性麻痹（周期性瘫痪）

周期性瘫痪发病急，可呈四肢对称性弛缓性瘫痪，少数病例也可有呼吸肌麻痹,但常有血清钾含量降低及低钾心电图改变,病程短,补钾后可迅速恢复,多在数小时至 3～4 日自愈。

4. 其他

尚应注意和铅、砷所致的急性中毒性多发性周围神经病及癌性多发周围神经病相鉴别。

六、治疗

目前大多数学者认为,急性感染性多发性神经根神经炎的治疗是首选静脉注射免疫球蛋白疗法,应在出现呼吸肌麻痹前尽早实施,对病情严重或有呼吸肌麻痹、肺部并发症者,可早期选用血液疗法。

(一)中医治疗

1. 辨证用药

(1)肺热伤津证

临床表现:病起发热,或热退后突然出现肢体软弱无力,心烦口渴,咳呛咽干,舌质红苔黄,脉细数。

治疗法则:清热润燥,养肺生津。

方药运用:清燥救肺汤加减(太子参、麦冬、枇杷叶、桑白皮、北杏仁、石膏、玉竹、火麻仁、甘草)。

(2)湿热浸淫证

临床表现:肢体困重,痿软无力,或麻木,微肿,尤以下肢多见,或足胫热气上腾,或有发热,胸痞脘闷,小便短赤涩痛,苔黄腻,脉细数。

治疗法则:清热利湿,通利筋脉。

方药运用:四妙丸加味(苍术、黄柏、牛膝、薏苡仁、草薢、防己、木瓜、秦艽、忍冬藤、桑枝、甘草)。

(3)脾胃虚弱证

临床表现:肢体痿软无力,逐渐加重,食少,便溏,腹胀,面浮,面色不华,气短,神疲乏力,苔薄白,脉细。

治疗法则:补脾益气,健运升清。

方药运用:补中益气汤加减(黄芪、党参、白术、升麻、柴胡、当归、陈皮、山药、杜仲、续断、炙甘草)。

(4)肝肾亏损证

临床表现:起病缓慢,下肢瘫软无力,腰脊酸软,不能久立,目眩耳鸣,舌红少苔,脉细数。

治疗法则:补益肝肾,滋阴清热。

方药运用:虎潜丸加减(熟地黄、杜仲、枸杞子、黄精、龟甲、锁阳、当归、白芍、牛膝、黄柏、知母）。若气血虚者,可加党参、黄芪、何首乌、鸡血藤。久病阴损及阳者,可酌加巴戟天、补骨脂、肉桂、熟附子、鹿角胶。

2. 针灸疗法

单杰等采用针灸配合西医治疗该病患者 18 例（胸$_{1-3}$ 夹脊；腰$_{1-5}$ 夹脊；上肢肩髃、曲池、手三里、外关、合谷；下肢承扶、梁丘、阳陵泉、委中、足三里、昆仑、三阴交。双侧交替,每日 1 次,平补平泻,留针 30 分,每 15 分钟行针一次,以 10 次为 1 个疗程,中间休息 3～5 日）。痊愈 14 例,显效 3 例,无效 1 例。

(二)西医治疗

1. 急性期

首选静脉注射免疫球蛋白疗法,应在出现呼吸肌麻痹前尽早实施。

(1)脱水及改善微循环:①20%甘露醇或 10%甘油葡萄糖液（糖尿病患者除外）;②羟乙基淀粉;③激素治疗:对重症者可大剂量短程使用甲泼尼龙冲击治疗。

(2)神经营养代谢药:如大剂量 B 族维生素,胞磷胆碱 0.25～0.5g 肌内注射或静脉滴注。急性期给予足量 B 族维生素、维生素 C、辅酶 Q_{10} 和高热量易消化饮食。

(3)血液疗法:对病情严重或有呼吸肌麻痹、肺部并发症者,可早期选用下述治疗:①大剂量人体免疫球蛋白;②血浆交换疗法;③紫外线辐射充氧自血回输疗法。

(4)免疫抑制药:急性感染性多发性神经根神经炎急性期在其他药物效果不佳或有用药禁忌的情况下或慢性急性感染性多发性神经根神经炎可用硫唑嘌呤,应注意其细胞毒性。

(5)支持和对症治疗:支持和对症治疗包括维持水、电解质与酸碱平衡;预防长时间卧床的并发症;如预防坠积性或吸入性肺炎;预防下肢深静脉血栓形成和由此引发的肺栓塞。①加强呼吸功能的维护,保持呼吸道通畅:对可能发展为呼吸肌瘫痪者,如患者已出现呼吸表浅、频率增快或咳嗽无力、排痰不畅时,宜早行气管切开和机械通气。②定期翻身、拍背,定期充分吸痰,并注意无菌操作,预防肺部感染,早期选用适量抗生素。③防止电解质紊乱,在有条件的医院,应对重症患者进行心、肺功能监护。④保证足够的营养、水分和休息。

2. 恢复期

恢复期可继续使用 B 族维生素及促进神经功能恢复的药物,并酌情选用理疗、体疗、针灸和按摩等康复措施。

3. 注意事项

(1)呼吸肌麻痹是本病最主要的危险,及早机械通气。

(2)如果患者合并第Ⅸ、Ⅹ对脑神经麻痹,应更早考虑行气管插管或气管切开术。

(3)重视康复治疗,早期进行肢体被动活动防止挛缩。

七、预防、预后与调护

1. 预防

自身免疫性疾病尚无较好的预防办法。对临床治愈患者预防复发注意以下几点。

(1)加强营养,增强体质,防止感冒。

(2)练习正确的咳嗽、咳痰方法,防止肺部继发感染。

(3)疫苗接种、妊娠、手术可诱发本病。

(4)重症患者,突然丧失活动能力,易产生焦虑、紧张等情绪,应进行适当心理疏导。

2. 预后

多数急性感染性多发性神经根神经炎患者经积极治疗后预后良好,轻者多在1～3个月好转,数月至1年内完全恢复,部分患者可有不同程度的后遗症。重症患者的肢体瘫痪很难恢复,常因呼吸肌麻痹、延髓麻痹或肺部并发症死亡。少数病例可复发。

3. 调护

(1)饮食调护:本病患者因为有咽喉肌麻痹,出现声音嘶哑、吞咽困难、饮水呛咳。呛咳导致误吸,易并发肺部感染。另外,患者入量不够、营养摄入不足,因此应尽早给予鼻饲饮食。宜用高蛋白高纤维素、高热量且易消化的食物,保证机体足够的营养,维持正氮平衡。防治误吸、呛咳发生,预防肺部感染。

(2)重视生活调摄:①起居有常,劳逸结合。②避风寒、防感冒,防止各种感染。③饮食要有节,同时应该注意食物的易消化性。④注意适量运动。⑤在治疗上患者应有良好的心态与康复的信心。

八、中医防治进展

中医药针灸的临床应用为治疗本病开辟了一个新领域,尤其是针刺疗法在治疗本病的研究中显示出良好的前景,已引起国内外医学界的重视。

治疗本病的处方选穴以循经远取与局部近取相互配合为原则。前者遵《素问·痿论》之古训"治痿独取阳明"。人之四肢百骸,赖气之温煦,借血之滋养。本病或虚或实,总由气血不足或运行失常,无以濡养筋脉所致,故治当调补气血为其要。阳明为多气多血之经,内系脾胃,乃气血化生之源,主润宗筋,宗筋主束骨而利机关也;阳明经与冲脉会于气街,冲脉为"十二经之海",有涵蓄十二经气血的作用。因此,治疗本病以手足阳明经为主,循经选取合谷、手三里、曲池、肩髃、髀关、足三里、解溪、内庭等要穴,以调节阳明经气,虚则可补,实则可通,补气调气,生血活血,使气血恢复常态,则肌肉筋骨得以濡养,疾证自愈。局部近取华佗夹脊穴,上肢瘫以胸夹脊为主,下肢瘫以腰夹脊为主,均刺向督脉。根据本病病理特点,病位主要在周围神经及脊髓,特别是神经根发生明显水肿,呈节段性髓鞘坏变。而夹脊穴邻近脊髓,其部位正位于每个节段的神经根处,故取之可直达病所,对病灶处的气血有直接调整作用,能有效改善局部血循环,消除水肿。上述二者远近相伍,其效相得益彰。

九、典型病例

病例 1

患者,男,51 岁。主诉:进行性四肢无力 1 月余。现病史:患者 1 个月前出现进行性四肢无力,就诊于"毕节市人民医院",予脑脊液检查提示蛋白-细胞分离,考虑为"急性感染性多发性神经根炎",予丙种球蛋白、甲泼尼龙等药物治疗后病情好转,但仍遗留四肢无力,不能抬离床面,伴四肢肌肉疼痛、萎缩,声音嘶哑等症。为求进一步系统治疗,遂于我院针灸科住院。诊查:神志清楚,语言流利,对答切题。四肢肌张力正常,双侧上肢近端及双侧下肢肌力均Ⅱ级,双侧上肢远端肌力Ⅰ级,腱反射减弱,余神经系统检查无明显异常。舌质淡,苔薄白,脉细弱。西医诊断:急性感染性多发性神经根炎。中医诊断:痿证。辨证:脾气亏虚证。治法:益气健脾。针灸治疗,方法如下:①双侧手、足阳明经排刺及王乐亭老师所设计的"老十针"采用平补平泻手法;②第 1 胸椎至第 5 腰椎华佗夹脊穴均刺向督脉,进针深度 0.5～1.0 寸,并且联合督脉十二针:风府、百会、陶道、大椎、神道、身柱、至阳、筋缩、悬枢、脊中、命门、腰阳关,进针 0.5～1.0 寸;以上 2 种方法每日针刺 1 次,留针 30 分钟,每日 1 次,12 日为 1 个疗程,间隔 1 日。治疗过程:连续治疗 14 个疗程后患者要求出院,查体示双上肢近端肌力Ⅳ级,双上肢远端肌力Ⅲ级,双下肢肌力Ⅳ级,患者在陪伴人员搀扶下可行走 35 米,四肢肌肉疼痛减轻,睡眠质量显著提高,呼吸平稳,声音嘶哑好转。患者回家静养,遂停止治疗,建议适当康复训练。

病例 2

患者,女,29 岁,于 2010 年 3 月 4 日就诊。主诉:双下肢无力 2 个月,加重 2 周。现病史:2 个月前无明显诱因出现双下肢无力,急性起病,无前驱感染史,无腹泻史,外院诊为"急性感染性多发性神经根炎""腰骶神经根丛病",予以泼尼松等治疗,病情未见明显好转,后双下肢无力症状加重,不能独立行走,于我院针灸科门诊求治。诊查:肌电图检查提示腰骶神经丛受损可能性大。体感诱发电位(SEP)-下肢示皮质(P40)波形分化尚可,潜伏期长。提示双下肢外周深感觉传导通路障碍。双下肢肌力Ⅲ～Ⅳ级,肌肉萎缩,T_8 以下浅感觉减退,腱反射减弱,巴宾斯基征(－)。西医诊断:为急性感染性多发性神经根炎。中医诊断:痿证。针刺取穴分两组:①中脘、天枢、气海、足三里、上巨虚、下巨虚、阳陵泉、丰隆、梁丘、解溪、悬钟、丘墟、足临泣、太冲;后期改悬钟为三阴交,梁丘为血海。②肾俞、腰阳关、秩边、次髎。

气海、足三里针用补法,丰隆、秩边针用泻法,其他穴位均用平补平泻法。其中足三里、解溪加用电针仪,选疏密波(2/100 Hz,韩氏穴位神经刺激仪,型号 HANS-200),留针 30 分钟。肾俞、腰阳关、秩边、次髎穴快速针刺,不留针,其中秩边深刺3～4 寸,使针感沿足太阳膀胱经向下传至下肢后侧。针刺结束后,采用注射用腺苷钴胺 1.5 mg,溶于灭菌注射用水 2ml 进行穴位注射,两组穴位交替使用(①足三里、悬钟;②阳陵泉、丰隆)。每周针刺 2～3 次。治疗 9 次后患者能在家属搀扶下室内行走。经 2 个月治疗,患者能独立行走。3 个月后患者活动自如,临床痊愈。

参 考 文 献

[1] 国家基本药物临床应用指南和处方集编委会主编.国家基本药物临床应用指南:2012 年版[M].北京:人民卫生出版社,2013:180-181.

[2] 单杰,王晓莉.中西医结合治疗格林-巴利综合征 38 例临床观察[J].青岛医药卫生,1998,30(12):26.

[3] 龙丹慧.中西医结合护理 1 例格林-巴利综合征患者[J].当代护士,2011,10:123-124.

[4] 董勤,王苹,仲远明.格林-巴利综合征的针灸辨治思路[J].中华中医药杂志,2001,16(3):51-52.

[5] 王维鹏,薛红,王林江,等.针刺治疗吉兰-巴雷综合征 1 例的临床体会[J].临床医药文献杂志,2018,5(21):165-166.

[6] 刘存志,石广霞.针刺治疗急性感染性多发性神经根炎 1 例[J].上海针灸杂志,2011,30(6):413.

第 11 章

周围神经疾病

周围神经疾病是指原发于周围神经系统的结构或功能损害导致的疾病。周围神经结构的基本组成单位是神经纤维,神经纤维又分为有髓鞘和无髓鞘两种。在周围神经系统中,颅神经和脊神经的运动和深感觉纤维多属有髓神经纤维,痛温觉和自主神经多为无髓神经纤维。

周围神经从功能上分为感觉传入和运动传出两部分。无论是周围神经结构或功能任何一个环节出现损害,都会导致周围神经病变的发生。

周围神经疾病病因复杂,可能与营养代谢、药物或中毒、肿瘤、遗传、外伤、感染、免疫、缺血等因素相关。轴索运输系统在其发病机制中起到关键作用,当其病变时可使正向运输或(和)逆向运输受累,导致轴索远端细胞膜成分及神经递质代谢障碍或引起轴索再生障碍。周围神经病变临床表现:①感觉障碍包括疼痛,感觉过敏,感觉减退或消失,感觉分离;②运动障碍包括肌束震颤,肌痉挛,痛性痉挛或肌力下降,肌张力下降,肌肉萎缩;③自主神经受损表现为多汗,高血压,心动过速或无汗,体位性低血压,组织代谢障碍。同时常伴有腱反射减弱或消失。此外,还可出现肢端畸形,甲床、皮肤营养障碍,溃疡,关节变形等。神经电生理、神经影像学及神经病理检查是诊断周围神经病变的主要辅助检查手段。根据临床症状、体征及辅助检查可进行定位诊断,病因诊断相对复杂,需要结合病史、病程进展、症状体征及检查结果综合判断。治疗上首先是病因治疗,其次是对症支持治疗。对于恢复期或后遗症期中医治疗包括中药、针灸、推拿按摩、理疗发挥其独特优势,在预防肌肉挛缩和关节变形起到关键作用。

第一节　面神经炎

一、概述

面神经炎又称特发性面神经麻痹或 Bell 麻痹,为面神经管中面神经非特异性炎症引起的周围性面肌瘫痪,属于周围性面瘫。任何年龄均可发病,通常急性起病,主要表现为患侧面肌瘫痪,如患侧额纹消失,鼻唇沟变浅,眼睑闭合无力等,部分患者起病前1~2日有患侧耳后部持续性疼痛或乳突部压痛。病因尚不明确,多认为是面神经缺血、水肿,在骨性的面神经管内受压所致,主要病理改变是神经水肿和不同程度的脱髓鞘,病毒感染是最有可能的致病因素,寒冷或凉风刺激为本病最常见的诱因。流行病学调查显示:本病在国内的发病率为26/10万人口,长江以北比长江以南高发,发病季节以四五月及七八月多见。约80%的患者可在1~3周或1~2个月恢复,部分患者可遗留后遗症,预后与年龄及身体状况有关。中医学属"口僻""面瘫病""口眼㖞斜"范畴。

二、病因病机

中医学认为,本病多由于人体正气不足,卫阳不固,络脉空虚,风邪乘虚侵袭阳明、少阳脉络,致经气阻滞,面部气血运行失调,经筋失养,筋肉纵缓不收,则发为本病。病因主要为内、外两种因素。《诸病源候论·偏风口㖞证》指出:"偏风口㖞是体虚受风,风入于夹口之筋边,是阳明之筋,上夹于口,其筋偏虚,而风因乘之,使其经筋急而不调,令口㖞僻也。"《灵枢·经筋》曰:"颊筋有寒,则急引颊移口;有热则筋弛纵缓不胜收,故僻。"风邪为六淫之首,百病之长,风邪入中经络,易与寒、热邪为患,且久病致瘀,瘀血阻滞,病程迁延。《类证治裁》曰:"口眼㖞斜,血液衰涸,不能荣润筋脉。"喻嘉言《医门法律》中亦曰:"口眼㖞斜,面部之气不顺也。"此外,鉴于外风与内风之间常可相互影响,外风可引动内风,内风亦可兼挟外风,故内外合邪为患,亦是本病发生和转归又一病因病机特点。有学者结合现代医学中面瘫分型和《灵枢》中的相关论述,将面瘫分颅外型和颅内型;认为颅外型如以面部肌肉板滞、麻木、瘫痪为主者,病变主要在足阳明经筋;有耳后乳突部或耳部症状者,则病变在阳明、少阳两经。如果出现了味觉减退、听觉过敏、泪腺分泌障碍等表现,则是病变部位较深,属于颅内型。颅内型病变脏腑涉及胃、肝、胆。

三、临床表现

1. 典型症状

本病通常为急性起病,神经麻痹在数小时或数天达到高峰。主要表现为一侧面部表情肌瘫痪,额纹消失,不能皱额蹙眉,患者不自主流口水,进食时食物残渣常滞留于患侧的齿颊间隙内。部分患者在起病前几天有患侧耳后、耳内、乳突区的持续性疼痛,数日即消失。

2. 体征

闭目时,则因眼球转向外上方,露出角膜下缘的巩膜,称为贝尔征;眼裂增宽,鼻唇沟变浅,口角下垂,示齿时口角㖞向健侧;鼓腮和吹口哨时,因患侧口轮匝肌瘫痪,口唇不能闭合而漏气;患侧的眼轮匝肌反射减弱或消失,眼睑震颤明显减弱。

3. 其他

此外,还可因在面神经管中的被侵部位不同而出现一些其他临床表现。如面神经受损在茎乳突孔以上而影响鼓索神经时,则有患侧舌前 2/3 味觉障碍;如在发出镫骨肌分支以上处遭受损害,则尚有味觉损害和听觉过敏。膝状神经节被累及时,除有面神经麻痹、听觉过敏和舌前 2/3 的味觉障碍外,还可出现患侧乳突部疼痛,以及耳郭部和外耳道感觉迟钝,外耳道或鼓膜出现疱疹,称为亨特综合征。此外,还有患侧的泪液分泌减少,病侧面部出汗障碍。

四、辅助检查

实验室一般项目检查多无异常改变,部分因风湿性面神经炎、茎乳突孔内的骨膜炎而致的面神经麻痹,可能血象升高、血沉加快等。

周围性面瘫的定位检查,可根据有无泪腺分泌障碍、听觉过敏及舌前 2/3 的味觉减退等来推断;若无泪腺分泌障碍,则损害在膝状神经节以下;无听觉过敏,则损害在面神经管的远端;无舌前 2/3 味觉的减退,则病变在茎乳突孔内或其远端。

五、诊断与鉴别诊断

1. 诊断要点

(1)急性起病,数小时至数天内瘫痪症状达到高峰。

(2)临床表现主要为一侧面部表情肌瘫痪、患侧额纹消失、眼裂扩大、鼻唇沟变浅、口角下垂、露齿时口角㖞向健侧。

(3)排除中枢性病变引起的表情肌瘫痪。

2. 鉴别诊断

(1)急性炎性脱髓鞘多发性神经根炎:一般有前驱感染病史,可出现周围性面神经麻痹,但常为双侧性,对称性的四肢迟缓性瘫和感觉障碍,严重者可出现呼吸肌麻痹,脑脊液检查有蛋白-细胞分离现象。

(2)神经莱姆病:表现为单侧或双侧面神经麻痹,常伴有发热,皮肤游走性红斑,常可累及其他脑神经。

(3)耳源性面神经麻痹:中耳炎、迷路炎、乳突炎、腮腺炎、肿瘤和化脓性下颌淋巴结炎等均可累及面神经而引起病侧周围性面瘫,常有明确的原发病和特殊体征故不难鉴别。如中耳炎并发症,因侵及面神经管产生面神经麻痹,除面肌瘫痪外,往往伴有病侧舌前 2/3 的味觉丧失,并有中耳炎史及耳部的阳性体征。

(4)大脑半球病变:如肿瘤、脑血管意外等出现的中枢性面瘫,仅仅限于病变对侧下面部表情肌的运动障碍,而上面部表情肌运动如闭眼、皱额则仍正常,且常伴有躯体偏瘫,结合影像学检查不难鉴别。

六、治疗

(一)中医治疗

1. 辨证用药

(1)风寒袭络证

临床表现:突发口眼㖞斜,眼睑闭合不全,伴有恶风寒,发热,肢体拘紧,肌肉关节酸痛,舌质淡红,苔薄白,脉浮紧。

治疗法则:祛风散寒,通络和营。

方药运用:麻黄附子细辛汤加减(炙麻黄、熟附子、细辛、桂枝、防风、白芷、白芍、川芎、秦艽、甘草)。表虚自汗者,去炙麻黄加黄芪、白术以益气固表;兼头痛者,加羌活、葛根以疏风解痉、清利头目;兼痰浊阻络者,加胆南星、白芥子以化痰通络。

(2)风热袭络证

临床表现:突然口眼㖞斜,眼睑闭合不全,伴有口苦,咽干微渴,肢体肌肉酸楚,舌边尖微红,舌苔薄黄,脉浮数或弦数。

治疗法则:祛风清热,活血通络。

方药运用:大秦艽汤加减(秦艽、川芎、当归、赤芍、石膏、羌活、防风、细辛、黄芩、生地黄、僵蚕、全蝎、甘草)。若风热表证明显者,可去细辛、羌活,加桑叶、蝉蜕以加强疏散风热之力;兼风痰阻络者,加白附子、胆南星祛风化痰;兼头晕目赤者,加夏枯草、栀子以清肝泻热。

(3)风痰阻络证

临床表现:突然口眼㖞斜,眼睑闭合不全,或面部抽搐,颜面麻胀不适,伴头重如裹,头晕,胸闷或呕吐痰涎,舌体胖大,苔白浊或腻,脉弦滑。

治疗法则:祛风化痰,通络止痉。

方药运用:牵正散加减(白附子、白僵蚕、全蝎、白芥子、胆南星、防风、白芷、天麻、陈皮)。若面肌抽搐频发者,加地龙、蜈蚣以息风通络止痉;若见瘀血之象者,可加桃仁、鸡血藤、川芎以活血化瘀。

(4)气虚血瘀证

临床表现:口眼㖞斜,眼睑闭合不全日久不愈,面肌时有抽搐,舌质淡黯,苔薄白,脉细涩或细弱。

治疗法则:益气活血,通络止痉。

方药运用:补阳还五汤加减(黄芪、党参、鸡血藤、归尾、川芎、桃仁、红花、白芍、地龙、全蝎、僵蚕)。偏寒者,加桂枝、细辛以加强辛温解表散寒之力;兼痰浊者,加白芥子、半夏、胆南星以助化痰之功。

2. 针灸疗法

基本治法:祛风通络,疏调经筋。以手足阳明和手足太阳经穴为主。

主穴：攒竹、地仓、颊车、四白、阳白、合谷、颧髎。

配穴：风寒袭络者，加风池穴；风热袭络者，加曲池穴；恢复期加足三里穴；若兼恶寒发热、头痛、关节痛楚等表证者，加大椎穴；目合困难，露睛流泪者，加攒竹、鱼腰、申脉或昆仑穴；耳后病者，加翳风；味觉减退者，加廉泉穴；鼻唇沟变浅者，加迎香穴；人中沟㖞斜者，加水沟穴。

本证发病初起（一周内），面神经炎症尚处于发展阶段，近端取穴宜少，刺激宜轻，以温刺为主；远取诸穴，如合谷、外关、大椎等则可用泻法，强刺激。待急性炎症消退后，面部诸穴刺激可加强，除针灸并用外再加拔火罐。电针宜于发病2周以后应用，急性炎症期不宜施用。

皮肤针疗法：取麻痹侧阳白、攒竹、鱼腰、丝竹空、四白、地仓、颊车、牵正。用梅花针扣刺至局部皮肤潮红为度，每日或隔日一次。适用于恢复期。

3. 耳针疗法

取面颊区、肝、眼、皮质下、肾上腺。用毫针强刺激，留针30～60分钟，隔日1次或用揿针埋针1～2日，取出后休息3日，再如法埋针。

4. 刺络拔罐法

用三棱针点刺阳白、颧髎、地仓、颊车穴后，在相应部位拔罐。用于恢复期。

5. 推拿疗法

取穴：印堂、阳白、睛明、四白、迎香、颧髎、下关、颊车、地仓、风池、合谷、足三里。

操作：医者用拇指指端、螺纹面或偏峰着力于施治部位，在经络腧穴上产生一种轻重交替、持续不断的作用力。每日1次，10次为1个疗程。

6. 其他疗法

取麻痹侧的阳白、四白、颊车、地仓、太阳、牵正、下关、翳风等腧穴进行穴位注射；用马钱子粉或蓖麻子仁捣烂，取绿豆粒大一团，敷于患侧颊车、地仓、颧髎、下关、阳白穴位上，隔2～3日更换1次。

(二)西医治疗

1. 治疗原则

及早采取措施改善局部血液循环，促使局部水肿、炎症消退，促进面神经功能的恢复。

2. 理疗

急性期在茎乳突孔附近部位给予热敷，或红外线照射、短波透热，促进局部血液循环，消除水肿，并能缓解局部疼痛症状；恢复期可给予碘离子透入治疗。

3. 药物治疗

(1)皮质类固醇类：急性期尽早使用，如地塞米松每日10～20mg，连用7～10日逐渐减量；泼尼松每次10mg，每日3次，于起病早期短期应用1～2周，后渐停用。

（2）抗病毒治疗：利巴韦林、阿昔洛韦等。

（3）改善微循环，减轻水肿：活血药如川芎嗪注射液、低分子右旋糖酐。

（4）神经营养代谢药物：维生素 B_1、维生素 B_{12}，辅酶 Q_{10}，甲钴胺，神经节苷酯等。

（5）血管扩张药及颈交感神经节阻滞：可选用妥拉苏林 25mg 或烟酸 100mg，口服，每日 3 次；或患侧颈星状神经节阻滞，每日 1 次，连续 7～10 日。

（6）其他：恢复期除上述治疗外，可口服地巴唑 10～20mg，每日 3 次。或加兰他敏 2.5～5.0mg，肌内注射，每日 1 次，以促进神经功能恢复。

七、预防、预后与调护

（一）预防

保持精神愉快，保证适当的睡眠，养成良好的作息规律；避免受冷风、寒气侵袭，尤其是夜间，阳气收敛，寒邪更易乘虚而入；增强体质，寒冷季节注意颜面及耳后部位保暖、避免头朝风口、窗隙久坐或睡眠，以防发病或复发。

（二）预后

本病一般预后良好，通常于起病 1～2 周后开始恢复，2～3 月痊愈。约 85% 患者可完全恢复，不留后遗症。但 6 个月以上未见恢复者则预后较差，有的可遗有面肌痉挛或面肌抽搐。少数患者患侧还可出现"鳄泪征"，即进食时病侧眼流泪，可能为面神经修复过程中神经纤维再生时误入邻近功能不同的神经鞘通路中所致。肌电图检查及面神经传导功能测定对判断面神经受损的程度及其可能恢复的程度，有相当价值，可在起病两周后进行检查。

（三）调护

1. 眼部调护

由于患者眼睑闭合不全或不能闭合，瞬目动作及角膜反射减弱，角膜长期外露，易致眼内感染，损害角膜，因此眼睛的保护非常重要。应嘱患者减少用眼，不宜吹风和持续用眼，减少户外活动，外出时或睡眠时以眼罩掩盖患侧眼睛。同时可滴一些润滑、消炎作用的滴眼液、眼膏等方法保护眼睛。

2. 面部调护

以生姜敷于患面瘫侧，并用艾条灸面部穴位，每日 30 分钟，以达到祛风除湿、温经散寒的作用；患者自己对镜用手按摩瘫痪的面肌，每日数次，每次 5～10 分钟，可促进局部血液循环，并可减轻瘫痪肌受健侧的过度牵引，是简便而有效的方法。当神经功能开始恢复时，患者可对镜练习瘫痪侧各面肌的随意运动，加速瘫痪肌的早日恢复。面肌的功能训练应尽早开始，对缩短疗程有重要意义。

3. 饮食调护

患者因咀嚼不便，进食量减少，易造成潜在的营养失调，故应加强饮食调护。

指导患者进食时把食物放在健侧舌后方,细嚼慢咽,少食多餐。根据病情给予半流质或普食,以清淡、易消化饮食为主,避免辛辣、酸、干、硬、粗糙食物。多食新鲜蔬菜、水果、粗粮、豆类、鱼类,适当增加 B 组维生素的摄入。需要注意的是,在进食前后要做好口腔护理,防止口腔溃疡的发生。

4. 心理调护

本病多为急性突然起病,患者易产生焦虑、恐惧、紧张、忧郁等情绪,患者家属及医护人员应向患者耐心解释并安慰关心,缓解其紧张的心理状态,使患者保持情绪稳定,树立战胜疾病的信心,密切配合,提高疗效。研究发现,以言语为手段的心理治疗对改变人的认知有较好效果,但对改变情绪效果不明显,音乐能有效改善情绪。在进行健康宣教和心理疏导的同时可采取音乐治疗,运用音乐特有的生理和心理效应,使患者达到消除心理障碍、恢复或促进心理健康的目的,以便达到更好的治疗效果。

八、中医防治进展

目前治疗面神经炎的方法很多,西医在治疗面神经炎方面虽取得一定成效,但药物的不良反应较多;而中医药在面神经炎的临床治疗中具有一定的优势,具有简、便、灵、验的特点。随着中药针剂的不断应用,临床上越来越多的中药针剂(如血栓通、丹参、川芎嗪、银杏叶提取物等)被用来治疗面神经炎,疗效肯定。对于面神经炎恢复期及后遗症期,中医疗法较西医发挥着不可取代的作用,尤其是针刺治疗,同时配合电针、艾灸、火针、刺络、拔罐、推拿、穴位埋线、耳穴贴压等治疗手段有助于面瘫后期恢复。在传统针刺基础上,结合临床经验及传承,各家争鸣,治疗方法丰富多样,手法多样,临床上均取得了很好的疗效。

名老中医陈全新教授在针刺治疗面神经炎的思路上推崇华佗的"针不过数处"针灸思想,形成自己独创的"陈氏针法",穴不过数处,每每取用 4～5 穴,分级补泻,疗效却与常规针刺疗法相当。名老中医彭静山治疗面瘫经验手法——挂钩法,针刺之后在面瘫所取之穴位上手持针柄单方向小幅捻转,当感觉到有滞针感时,将针柄轻轻向外拉,将穴位部位的肌肉向原来正常的方向牵拉。通过针刺相关穴位祛风活血,以达到改善面部血液循环,促进面部肌肉功能恢复的目的。《灵枢·经筋》云:"弛纵,缓不胜收。"认为面瘫是由面部表情肌为主的肌肉弛缓不收所致,竖刺法(顺肌肉束纤维的走向针刺)起恢复和调节肌肉收缩功能的作用,横刺法(截断肌肉束纤维的走向针刺)起恢复和调节肌肉放松功能的作用。刘美荣等用横竖针刺法治疗风寒型面瘫,疗效高于普通针刺法,且痊愈率高,可缩短病程,减少后遗症发生。针灸学家贺普仁教授经过多年的临床实践,创立了"贺氏三通法",他认为"病多气滞,法用三通"。所谓的"三通法"即以毫针刺法为主的"微通法"、火针疗法为主的"温通法"及三棱针放血为主的"强通法"。在治疗顽固性面瘫方面起到重要作用,是常规针刺不能企及的,值得临床推广,在应用过程中,要结合患者病程病情,同时注意针刺力度等。巨刺法为古代九刺之一,是"左病取右,右病取左"的针刺方法。急性周围性面瘫在经络气血阻滞不通,左右经络平衡被打破,却不宜在患侧局部刺激的情况下,巨刺法十分适宜。

目前针对面神经炎急性期针灸治疗意见并不一致。有的学者认为,急性期不适合加用针灸治疗,以免加重水肿,加重神经受压和营养血管缺血;然而有的学者通过大量临床观察发现,急性期针灸介入治疗面神经炎可明显提高疗效,且不会导致面肌痉挛发生,仍有待进一步研究。

周熙等运用管灸联合常规针刺治疗急性面神经临床研究结果发现,观察组治疗后 H-B 分级、耳后疼痛持续时间、面部及耳周健患侧温差的改善程度均优于对照组,观察组总有效率为 91.67%,对照组为 75.51%。说明管灸能够有效改善急性面神经炎的急性期症状、提高临床疗效。百笑灸是赵百孝教授研发的现代化灸具之一,具有安全性高、标准化、微烟、易操作等优点,较之传统直接灸和隔物灸对患者造成的痛苦较小,比悬灸明显降低医师工作强度及时间,易于被患者及医师接受。

九、典型病例

病例 1

患者李某,男,34 岁。主诉及现病史:因左侧面瘫 4 个月于 2014 年 3 月 11 日初诊。患者于 4 个月前因吹风、食蟹后出现当晚头痛,2 天后出现左侧面瘫,在当地医院经用西药、中药及针灸治疗,效果不理想。刻下症:左侧面瘫,左侧额纹消失,左眼睑闭合不全,左鼻唇沟变浅,口角右㖞,左面部局部热敷后有酸胀感,伴有左侧耳鸣,纳食可,二便正常,眠差,舌质淡暗,苔薄腻,脉细弦,双寸弦。肌电图示左面神经部分受累。西医诊断:面神经炎。中医诊断:面瘫。辨证分型:正虚邪恋证。治法:以益气养血,化痰通络。处方:方用自拟荣筋牵正汤加减。药用黄芪30g,当归 10g,鸡血藤 30g,千年健 30g,白芍 15g,法半夏 10g,陈皮 10g,制白附子6g(另包先煎),僵蚕 10g,炙远志 10g,全蝎 1 包,白芷 15g,胆南星 10g,蜈蚣 2 条,红花 10g,炙麻黄 1g。服药 7 剂后复诊又复开 7 剂,左侧面瘫明显减轻,左侧额纹出现,左侧眼睑闭合及鼻唇沟基本正常,口角右㖞仅在笑时出现,平时不出现,纳食可,脉细。效不更方,在原方基础上去胆南星、蜈蚣、麻黄,加党参 10g,葛根 30g,续服 10 剂以巩固疗效,后痊愈。

病例 2

董某,女性,73 岁。主诉及现病史:主因口眼㖞斜 2 月余于 2015 年 4 月 27 日初诊。患者晨起后发现右侧额纹消失,右眼不能闭合,右侧口角下垂,伴流涎,无言语及肢体活动不利,遂至北京某医院就诊,查头颅 CT 未见异常,诊为"面神经炎",

予激素、营养神经、抗病毒药物口服，同时进行理疗、电针针刺治疗。治疗两月余，症状未见明显好转，右侧面部有麻木感，伴感觉减退，于 2015 年 7 月 8 日来我院针灸门诊就诊。刻下症：右眼不能闭合，右侧口角下垂，流涎，右侧面部麻木感伴感觉减退。查体：神清，语利，右侧额纹、鼻唇沟消失，右眼闭合不能，右侧口角下垂明显，鼓腮漏气，右侧面部针刺感觉较左侧减弱，伸舌居中，舌淡暗，苔白，脉弦。西医诊断：面神经炎。中医诊断：面瘫。治疗：①火针治法：右侧面部局部用 75% 乙醇消毒，然后将乙醇棉球点燃，细火针烧红针尖及针体，迅速准确地点刺右侧阳白、攒竹、丝竹空、四白、迎香、颧髎、地仓、颊车等穴，然后用无菌干棉球按压针孔片刻；②毫针刺法：选择右侧阳白、攒竹、丝竹空、四白、迎香、颧髎、地仓、颊车、下关、翳风及双侧合谷、太冲穴，面部穴位采用斜刺，四肢穴位采用直刺，平补平泻，留针 25 分钟。以上治疗每周 5 次。2015 年 7 月 21 日，患者诉右侧面部麻木感减轻，查体右侧可见部分清浅的额纹，鼻唇沟出现，右眼可微闭合，右侧口角下垂较前略好转，鼓腮仍有漏气。2015 年 7 月 29 日，对治疗略作调整。火针治法在此前治疗的基础上，增加点刺右侧上下眼睑及口角周围，毫针治疗改为透刺，选用阳白透鱼腰、攒竹透丝竹空、迎香透睛明、四白透承泣、下关透颧髎、地仓透颊车，另针刺右侧翳风，双侧合谷、太冲及足三里穴。2015 年 8 月 12 日，患者右侧面部麻木感消失，无流涎，查体右侧额纹较前清晰，较左侧略浅，右眼闭合露睛，两侧鼻唇沟基本对称，右侧口角略下垂，右眼双侧面部针刺感觉对称。依此法继续治疗，至 2015 年 9 月 4 日，患者双侧额纹、鼻唇沟基本对称，右眼可完全闭合，露齿时口角居中，鼓腮不漏气。继续巩固治疗十次，患者恢复良好，停止针刺治疗。后随诊至 2015 年 12 月，未复发。

病例 3

张某，男，53 岁，2016 年 3 月就诊。主诉及现病史：口眼㖞斜半月余，症见口眼㖞斜，右颞部胀痛，纳差，眠可，二便正常，苔黄腻，脉弦。有高血压病史。西医诊断：面神经炎。中医诊断：口僻。证型：属痰热阻络。治法：清热化痰，祛风通络。处方：黄连温胆汤加减。组方：黄连 6g，清半夏 9g，茯苓 30g，陈皮 10g，竹茹 10g，僵蚕 10g，蜈蚣 10g，荷叶 20g，赤芍 20g，莪术 10g，川牛膝 12g，鸡内金 20g，7 剂，针灸配合治疗。2 诊：口眼㖞斜明显好转，眼已不露白，眉可上抬，鼓腮已不漏气，头已不痛，项痛，乏力甚，纳可，眠差，大小便正常。苔腻，脉弦。原方基础上加炒白术 20g，全蝎 3g。7 剂，针灸配合治疗。3 诊：口眼㖞斜渐好，纳眠可，大小便正常。舌苔腻，脉弦。原方加蜈蚣 6g，加佩兰 10g。7 剂，针灸配合治疗。4 诊：口眼㖞斜已基本好转，但头项时痛，口苦，喜热饮，时生气，纳可，眠可，大小便正常。苔薄白，脉弦。证属气虚痰瘀阻滞，投方补阳还五汤加减。生黄芪 120g，赤芍 25g，当归 20g，地龙 10g，全蝎 3g，天麻 10g，蜈蚣 6g，莪术 10g，葛根 30g，蔓荆子 10g，枳实 20g，炒莱菔子 20g。5 剂，针灸配合治疗。后随访，患者口眼已恢复正常。

病例 4

患者,男,81 岁,于 2014 年 5 月 7 日初诊。主诉及现病史:左侧面瘫 7 天。1 周前在某市级医院诊断为周围性面瘫,给予西药(具体药物不详)治疗。刻下症:左侧面部活动不利,左侧额纹消失、左眼睑闭合不全,眼裂 0.4cm,口角㖞向右侧、左鼻唇沟平坦,鼓腮漏气,纳可寐安,大小便调;舌暗淡、苔薄微黄,脉沉细滑。面神经功能分级Ⅳ级,症状体征量化表评分 18 分。西医诊断:面神经炎。中医诊断:面瘫病。辨证分型:脾胃不和、湿热内蕴证。治法:和胃运脾、疏调阳明为治疗大法,予针刺治疗。每日 1 次,每周治疗 6 次,2 周为 1 个疗程。针刺取穴:健侧承泣、四白、地仓、颧髎、颊车、迎香、牵正、合谷,双侧解溪、足三里、天枢及中脘。操作方法:患者仰卧位,75% 乙醇常规消毒后,面部采用 0.35mm×25mm 毫针针刺,手法轻柔徐缓,得气为度;四肢及躯干腧穴以 0.35mm×40mm 毫针针刺,每穴均匀提插捻转 0.5min,频率每分钟 60 次,总以轻柔浅刺为主,留针 15 分钟。2 诊(2014 年 5 月 21 日):患者左侧额纹浅显,左眼仍闭合不全,眼裂 0.2cm,面神经功能分级Ⅲ级,症状体征量化表评分 9 分。针灸取穴同前,针刺手法:面部用 0.35mm×25mm 毫针针刺,每穴均匀提插捻转 0.5 分钟;四肢及躯干腧穴操作同前,留针 15 分钟。3 诊(2014 年 6 月 4 日):患者左侧额纹恢复,眼睑闭合有力,双侧基本对称,仅留左唇收缩无力。继续原方治疗,针刺手法:面部同前,四肢及躯干腧穴行均匀提插捻转 0.5 分钟,其中解溪穴及足三里穴行针 1 分钟,留针 15 分钟。经过 6 周治疗,面瘫各种症状消失,患者痊愈。

参 考 文 献

[1]　李永红,苏凤哲.分刺挂钩法治疗面瘫疗效观察[J].中医临床研究,2018,10(8):69-70.

[2]　刘美荣,李梦丝.竖横针刺法治疗风寒型面瘫临床疗效观察[J].四川中医,2018,36(4):188-190.

[3]　陈婷婷.贺氏三通法配合透刺治疗顽固性面瘫的临床经验总结[J].中国老年保健医学,2018,16(3):70-72.

[4]　吴碧雯,姚问,张江松,等.巨刺法治疗急性期周围性面瘫临床疗效的 Meta 分析[J].上海针灸杂志,2018,37(3):338-347.

[5]　姜蕊,林腊梅,何华.面神经炎治疗的研究进展[J].湖北中医杂志,2015,37(12):81-83.

[6]　周熙,田丰玮,毛翔,等.管灸联合常规针刺治疗急性面神经炎临床研究[J].中国中医药信息杂志,2018,25(3):38-41.

[7]　香淑媚,貌杨萍,刘磊,等.百笑灸治疗急性期风寒型面瘫乳突疼痛 50 例临床观察[J].中国民间疗法,2016,24(12):19-20.

[8]　王艳君,崔林华,袁军,等.高玉瑃治疗面瘫经验撷要[J].中国针灸,2015,35(5):479-482.

第二节　三叉神经痛

一、概述

　　三叉神经痛又称为"痛性痉挛"，以一侧面部三叉神经分布区内反复发作的阵发性剧烈痛为主要表现。三叉神经痛多发生于中老年人，女性略多于男性，右侧多于左侧。发病特点为在头面部三叉神经分布区域内，疼痛性质为闪电样、刀割样、烧灼样、顽固性、难以忍受的剧烈性疼痛，骤发骤停，间歇期完全正常。患者口角、鼻翼、颊部或舌部为敏感区，轻触可诱发。随着病程延长，发作次数逐渐增多，发作时间延长，间歇期变短，很少自愈。神经查体一般无阳性体征。病因及发病机制至今尚无明确的定论，目前为大家所支持的是三叉神经微血管压迫导致神经脱髓鞘学说及癫痫样神经痛学说。根据病因分为原发性和继发性三叉神经痛，根据临床表现分为典型性和非典型性三叉神经痛。中医学属"面瘫""偏头风"的范畴。

二、病因病机

　　三叉神经痛属中医学"面瘫""头风"等范畴。《医宗必读》中记载："因风痛者，抽掣恶风。"《素问·太阴阳明论》中记载："伤于风者，上先受之。"正所谓："高颠之上，唯风可到"。根据先人经验总结出，本病主要是由于风邪入络所致。本病发病病因无外乎内因和外因两种。外因多因起居不慎，坐卧当风，挟寒、湿、热等外邪，侵袭经络，上犯头面部而发病。内因多为肝、脾、肾三脏功能失调，而使气郁、火郁、湿阻、痰壅、风动之变而生，致邪阻经络或上犯清窍，则遏为痛；亦可因肝肾阴虚或脾虚血亏、脉络失荣、不荣则痛。本病病机主要是风、火、痰、瘀，部分兼有气血亏虚。或因外邪，或因内伤，或二者兼有，病初多属实证，病久而致虚实夹杂。

三、临床表现

1. 临床症状

　　疼痛右侧多于左侧，疼痛由面部、口腔或下颌的某一点开始扩散到三叉神经某一支或多支，以第 2 支、第 3 支发病最为常见，呈刀割样、针刺样、撕裂样、烧灼或电击样剧烈难忍的疼痛，持续数秒或 1～2 分钟，突发突止。初期起病时发作次数较少，间歇期亦长，随病情发展，发作逐渐频繁，间歇期逐渐缩短，疼痛亦逐渐加重而剧烈。间歇期无任何不适。说话、吃饭、洗脸、剃须、刷牙及风吹等均可诱发疼痛。

2. 体征

　　查体一般无阳性体征，少数有面部感觉减退。轻触或刺激扳机点可激发疼痛发作，发作时突然停止说话、进食等活动，疼痛侧面部可呈现痉挛。表情痛苦，精神紧张,呈焦虑状态。

四、辅助检查

原发性三叉神经痛应用各种检查未发现与发病有关的器质性病变。

继发性三叉神经痛除有临床症状,同时临床及影像学检查可发现器质性疾病如肿瘤、炎症、血管畸形等。脑部 CT、MRI、鼻咽部活组织检查等有助诊断。

五、诊断与鉴别诊断

1. 诊断

(1)疼痛多由一侧面部开始,突发突止,呈阵发性、闪电样、刀割样疼痛,疼痛剧烈,表情痛苦,极为难忍。

(2)每次发作时间,最短数秒钟或数分钟,最长可达 30 分钟之久。

(3)疼痛常自发产生,也可由某些日常活动如说话、洗脸、刷牙、进食等动作触发。

(4)一般无神经系统缺损。

2. 鉴别诊断

(1)牙痛:三叉神经痛常误诊为牙痛,治疗无效后方引起注意。牙病引起的疼痛为持续性疼痛,多局限于齿龈部,局部有龋齿或其他病变,X 线及牙科检查可以确诊。

(2)偏头痛:疼痛部位超出三叉神经范围,发作前多有视觉先兆,如视物模糊、暗点等,可伴呕吐。疼痛为持续性,时间长,往往半日至 1~2 日。

(3)舌咽神经痛:易与三叉神经第Ⅲ支痛相混,舌咽神经痛的部位不同,为软腭、扁桃体、咽舌壁、舌根及外耳道等处。疼痛由吞咽动作诱发。用 1% 可卡因等喷咽区后疼痛可消失。

(4)继发性三叉神经痛:疼痛为持续性,患侧伴有面部感觉减退,角膜反射迟钝等,常合并其他脑神经损害症状。常见疾病有多发性硬化、延髓空洞症、原发或转移性颅底肿瘤等。

六、治疗

(一)中医治疗

1. 辨证用药

(1)风寒凝滞证

临床表现:多有感受风寒史,畏寒怕冷,多遇寒病情骤发,面颊剧痛难忍,得热则减,面颊常怕风,伴有鼻塞流涕,苔薄白,脉浮紧。

治疗法则:疏风散寒,缓急止痛。

方药运用：川芎茶调散加减（川芎、荆芥、白芷、防风、细辛、甘草、薄荷）。寒甚者，加制附子、麻黄、生姜；面部肌肉抽搐者，加全蝎、蜈蚣。

（2）风热侵袭证

临床表现：常遇风得热引发，面部痛如火灼，遇热加重，得凉稍减，口干喜冷，大便干，小便黄，舌边尖红，苔薄黄，脉浮数。

治疗法则：疏风清热，和络止痛。

方药运用：芎芷石膏汤加减（川芎、白芷、石膏、菊花、细辛、黄芩）。热甚者，加栀子、黄芩；便秘者，加大黄；口渴者，加天花粉、芦根、生地黄。

（3）阳明火旺证

临床表现：患者素有蕴热，胃热熏蒸，风火上升而致，症状为面颊部阵发性灼热样剧痛，面红目赤，牙龈肿痛，口臭便秘，舌红苔黄，脉滑数或洪数。

治疗法则：清胃泻火，散热止痛。

方药运用：芎芷石膏汤合清胃散加减（细辛、石膏、白芷、菊花、黄连、生地黄、羌活、升麻、薄荷）。便秘者，加大黄；口渴者，加天花粉、芦根、麦冬。

（4）瘀血阻滞证

临床表现：久病入络或有外伤史者，头面部刺痛或如刀割样，部位固定不移，夜间痛甚，舌边或舌尖多有瘀斑或瘀点，苔薄白，脉沉涩。

治疗法则：活血化瘀，祛瘀止痛。

方药运用：通窍活血汤加减（川芎、细辛、赤芍、桃仁、红花、全蝎、延胡索、老葱）。瘀血明显者，加土鳖虫、水蛭；便秘者，加酒大黄。

2. 针灸治疗

治法：根据经络辨证，三叉神经痛取穴时以手足阳明、手足太阳穴为主。

取穴：以面颊局部和手足阳明、手足太阳经腧穴为主穴。第Ⅰ支（眼支）：太阳、攒竹、阳白、鱼腰、外关；第Ⅱ支（上颌支）：四白、颧髎、下关、迎香、合谷；第Ⅲ支（下颌支）：颊车、承浆、大迎、翳风、内庭。

配穴：风寒外袭者，加风池、外关；风热上犯者，加风池、曲池；胃热上攻者，加内庭；气血瘀滞者，加膈俞、内关。局部者可加刺阿是穴。

操作：急性发作时面部腧穴行浅刺激，远道腧穴行强刺激，可配合电针或经皮穴位电刺激。发作缓解期，毫针针刺可选择透刺法。针刺治疗时间30分钟，隔日1次或每周2次，10次为1个疗程。

3. 其他疗法

耳穴选取额、神门、枕、上颌、下颌、面颊、肝、胃、肾、皮质下，以患侧耳穴为主，也可两耳同时贴压。按三叉神经分支选取2~3个腧穴，根据病情选用相应的注射液（维生素 B_{12}、当归或香丹注射液）进行穴位注射。此外，还有埋线疗法、火针疗法、隔姜灸等。

(二)西医治疗

三叉神经痛患者首先建议口服药物治疗。无效或失效时可选用其他疗法。

1. 药物治疗

药物主要分为抗癫痫类药物和非抗癫痫类药两种抗癫痫类药物。抗癫痫类药物机制主要是抑制神经的兴奋性冲动从而缓解疼痛。目前常用抗癫痫类药物主要有卡马西平、奥卡西平、加巴喷丁、普瑞巴林等。首选药物是卡马西平,大约70%的患者初期能获得100%疼痛缓解。非抗癫痫类药物包括γ-氨基丁酸受体激动药、局麻药、激素等。对于三叉神经第Ⅱ支疼痛的患者,可以采用利多卡因鼻腔喷射缓解疼痛。

2. 非药物治疗

目前临床常用的有神经损毁或调控术与微血管减压术。前者包括周围神经撕脱术、冷冻治疗、经皮微球囊压迫术、立体定向放射治疗、射频治疗及化学药物注射治疗等。微血管减压术是利用外科方法分离压迫三叉神经的血管及其与神经根之间的粘连,起到减压的目的。

七、预防、预后与调护

(1)避免感受风寒侵袭,注意头面部保暖,避免局部受冻受潮,不用太冷、太热的水洗脸。起居规律,室内环境应安静,整洁,空气新鲜。

(2)平时应保持情绪稳定,不宜激动,不宜疲劳熬夜,常听柔和音乐,保持精神愉快,心态平和,避免精神刺激,保持充足睡眠。

(3)适当参加体育运动,锻炼身体,增强体质。

(4)饮食要有规律,宜选择质软、易嚼食物。切不可吃油炸物,不宜食用刺激性、过酸过甜食物及寒性食物等。饮食要营养丰富,平时应多吃些含维生素丰富及有清火解毒作用的食品;多食新鲜水果,蔬菜及豆制类,少食肥肉,多食瘦肉,食品以清淡为宜,不吃刺激性的食物(如洋葱、大蒜、辣椒等)。

(5)吃饭、漱口、说话、刷牙、洗脸动作宜轻柔,以免诱发"扳机点"而引起三叉神经痛。

八、中医防治进展

三叉神经痛在中医学中属于"面痹""偏头风"的范畴,因其反复发作,疼痛剧烈,有"天下第一痛"之称。中医药是治疗该疾病常用的手段,较西医治疗而言,简单方便,不良反应小,创伤小,容易被患者接受。尤其是针灸治疗,具有良好的止痛效果,且复发率低。世界卫生组织早已将三叉神经痛列为针灸治疗疾病的推荐病谱。众多医家通过临床实践积累了丰富的经验。

有专家学者运用数据挖掘技术,分析针灸治疗三叉神经痛的用穴特点和规律,结果发现腧穴以合谷、下关、风池、扳机点使用频次较高,所选腧穴以手足阳明经穴为主,腧穴配伍关联频率支持度最高的是合谷配下关穴,在特定穴关联分析中使用频率最高的为交会穴,应用最多的前5位交会穴均位于面部。通过数据分析,发现治疗本病重视局部穴位,并结合神经分布规律选穴,配合远端腧穴,注重特定穴的运用。方剑乔教授提出分期治疗三叉神经痛。即在疾病持续发作期时,先取远道穴并结合电针高频行短时持续重刺激手法,后局部选穴轻刺而久留针,并结合经皮穴位电刺激疗法治疗;在疾病发作间歇期时,采用局部浅针丛刺,针刺避开"扳机点",结合电针长时间持续刺激。这一方法经过临床多年实践,取得了良好的疗效,值得推广。

王国华老中医采用真空抽吸法治疗原发性三叉神经第Ⅱ、Ⅲ支疼痛,经过多年临床验证疗效颇佳。真空抽吸法取穴为阿是穴,其中寻找阿是穴是关键。本疗法于口腔内黏膜处选取,包括颊内侧、上腭、牙龈等部位。观察有无异常的阳性反应点(如白色斑点、溃疡点、滤泡、结节等),此处即是阿是穴所在。推测阿是穴可能为神经深部病变的反射区,通过此点可反射性地刺激深部的神经,兴奋中枢神经,激活内源性痛觉调控系统有关的结构及中枢神经递质系统,阻断三叉神经的疼痛传导。林海针刺董氏奇穴为主治疗三叉神经痛84例,选穴以董氏奇穴侧三里,侧下三里为治疗三叉神经痛特效穴,针刺强刺激,并取远端双侧天枢,局部患侧翳风,经治疗临床有效率达97.6%,充分验证了"病之所过,主治所及"的古代腧穴理论思想。王民集等以太阳透下关为主,运用3寸毫针从太阳经颧骨内孔直达下关穴,配合三叉神经痛三支走行分别对三支取穴以阳白、颧髎、颊车、承浆穴为主,其临床疗效明显优于对照组,且操作简单,安全有效,值得推广。经研究发现,穴位深部神经经刺激后上传至中枢神经,激活内源性痛觉调节机制,使痛觉神经递质受到抑制,阻断其传导,且针刺对神经具有双向调节作用,同时又改善微循环,促进神经功能恢复,起到抑制疼痛又修复损伤神经的功效。

金泽等采用电针配合刺血治疗三叉神经痛,经治疗临床有效率为87.1%,明显优于西药卡马西平组。研究证实,针刺配合局部穴位疏密波电针治疗,能够降低神经应激功能,缓解肌肉和血管痉挛,促进神经系统中5-羟色胺、脑啡肽等化学物质的分泌和释放,从而起到镇静止痛的功效。周腾等对30例三叉神经痛患者采用针刺配合穴位注射治疗,选取太阳、四白、下关、颊车、风池等穴。药物选用维生素$B_1$1ml,维生素B_{12}1ml、2%利多卡因注射液2ml进行穴位注射,结果治愈21例,好转6例,无效3例,总有效率为90%。用穴位注射使针灸和西药药物制剂相结合,提高了穴位的刺激强度,营养周围神经,改善周围组织循环,使药物直接作用病灶局部,延长了针刺得气针感的作用时间,提高了神经的疼痛阈值及针刺局部穴位的效果,较单纯针刺手法疗效明显。

九、典型病例

病例1

患者,女,53岁,教师,于2014年6月24日初诊。主诉及现病史:右侧三叉神经痛2年余,加重3天。两年前吃饭时出现右侧眼部不适,继而突发眼眶周围针刺样剧烈疼痛,严重时呈放电样放射至颧骨,不能触碰,不能洗脸、刷牙,大声说话、冷热刺激等可诱发疼痛,每次发作约1分钟。休息或天气变暖时可缓解。无神经系统异常体征。曾口服卡马西平片治疗,有效但持续时间不长。近1周因天气变化及劳累再次发作,疼痛部位主要在眼眶周围。舌淡、苔薄白,脉弦细。西医诊断:原发性三叉神经痛(眼支)。中医诊断:面痛。治法:疏通经络、祛风止痛。取四白、下关、攒竹、瞳子髎、丝竹空、阳白等局部穴,合谷、外关、三阴交、太冲等远处穴。操作时,先在双侧合谷、外关穴处施以泻法大幅捻转提插后,接电针,密波100Hz,留针15分钟;然后在局部穴位轻刺浅刺,瞳子髎和下关、合谷和外关穴接经皮穴位电刺激治疗仪,疏密波,30～60分钟,隔日1次。治疗3次后疼痛明显改善,10次后基本恢复正常。半年随访,未见复发。

病例2

患者,女,53岁,主诉现病史:主诉"间断牙痛6个月"。2009年1月患者出现牙痛,经治疗无效,后诊断为原发性三叉神经痛,服用卡马西平、苯妥英钠一月余,效佳。2009年7月份又出现左侧第二磨牙处牵拉痛,吃饭、刷牙等刺激均加重疼痛,服用卡马西平,每日2片,仍效差,眠差,多梦,食纳可,大便2～3日或3～4日一行,便质头干后正常,小便可,舌淡红,苔白腻,脉滑右尺脉弱。西医诊断:原发性三叉神经痛。中医诊断:面痹。治法:调和肝脾,柔筋止痛。处方:芍药甘草汤加减。生白芍40g,甘草20g,三七粉(冲服)4g,丹参30g,生牡蛎30g,夏枯草15g,桑白皮15g,香附10g,玄参12g,生地黄10g,怀牛膝30g,炒栀子10g,白芷10g。7剂,每日1剂,水煎早晚服。2诊:患者服用中药同时服用卡马西平,现牙痛消失,睡眠好转,大便每日1次,头干后正常,小便可,舌淡红苔白稍厚,脉细弱。上方去桑白皮、怀牛膝、炒栀子,加柴胡6g,龙胆草6g,木通10g。7剂,每日1剂,水煎早晚服。3诊:服用中药期间,卡马西平减至每日1片,牙痛未出现,眠可,多梦消失,二便可,舌淡红,苔薄白,脉弦细。上方去龙胆草,木通,加黄芩10g,升麻6g,生石膏20g。7剂,每日1剂,水煎早晚服。4诊:服用上方同时停服卡马西平,牙痛未见,睡眠可,二便可,舌淡红,苔薄白,脉弦细。生白芍40g,生牡蛎30g,三七粉(冲服)4g,夏枯草15g,丹参15g,甘草20g。7剂,每日1剂,水煎早晚服。5诊:服用上方效佳,无不适。上方继服14剂。随诊六个月未见复发。

病例3

杜某,男,66岁,2012年3月1日初诊。主诉现病史:左侧面部反复疼痛10余年,加重半年。曾诊断三叉神经痛,服用卡马西平有效,但因过敏停服,之后仍时有发作。近半年症状加重。刻下症:左侧面部阵发性疼痛,呈刀割、闪电样,疼痛难忍,张口、说话、进食等动作可诱发。口腔检查可见左侧颊黏膜处白色结节样改变,碰触此点可诱发疼痛加重。西医诊断:三叉神经痛。中医诊断:面痹。治法:真空抽吸法。取此点作为阿是穴,采用上述真空抽吸法治疗,隔日1次。治疗3次后,患者左侧面部疼痛好转(程度减轻,频率减少),但说话、进食仍易发作。继续治疗5次,症状大减。再经5次治疗疼痛基本缓解,半年内未复发。

病例 4

李某,女,67岁,主诉现病史:主因"右侧面部疼痛2个月"初诊。患者自诉2个月前因受风寒出现右侧颜面部阵发性、刀割样疼痛,每日3～5次,每次发作约1分钟,无脑梗死、糖尿病史。曾在院外中西医治疗,疼痛未见好转,需口服卡马西平、双氯芬酸钠等止痛,病情反复发作,遂前来求治。诊查:头颅CT检查未见明显异常,检查见局部压痛,三叉神经第2支区域内触之疼痛,右侧面部阵发性抽搐,舌质暗红有瘀斑,苔腻,脉弦滑。西医诊断:三叉神经痛。中医诊断:面痛。辨证:风痰阻络型。治法:祛风活血,化痰通络。处方:自拟祛风化痰止痛汤。天麻12g,蝉蜕12g,全蝎10g,蜈蚣2条,川芎30g,蔓荆子12g,僵蚕12g,葛根30g,白芷12g,白附子8g,制乳香10g,制没药10g,生石膏30g,甘草6g。10剂,每日1剂,水煎服,服药10日后疼痛减轻,发作次数减少,舌淡红,苔薄白,脉弦细,上方去生石膏,减乳香、没药为5g,加鸡血藤30g养血活血,加减治疗2月余,经年顽疾,终告痊愈。

参 考 文 献

[1] 陶圣余,徐雯,高照,等.针灸治疗三叉神经痛的用穴规律分析[J].中国针灸,2016,36(2):207-211.

[2] 孙晶,方剑乔,邵晓梅,等.方剑乔教授分期治疗三叉神经痛[J].中国针灸,2016,36(2):191-193.

[3] 符健,张丽,郑宏立,等.王国华老中医治疗三叉神经痛的临床经验[J].针灸临床杂志,2014,30(3):59-60.

[4] 林海.针刺董氏奇穴为主治疗三叉神经痛84例[J].湖南中医杂志,2012,28(2):52,54.

[5] 王民集,李明玉,张勇."太阳透下关"治疗三叉神经痛的临床观察[J].辽宁中医杂志,2011,38(1):147-148.

[6] 金泽,冯雪,王玉琳.电针配合刺血治疗三叉神经痛疗效观察[J].上海针灸杂志,2012,31(10):719-720.

[7] 周腾,杨孟孟,田华,等.针刺配合穴位注射治疗三叉神经痛30例[J].湖南中医杂志,2014,30(3):72-73.

[8] 陈玲.近5年针灸治疗三叉神经痛的研究进展与探讨[J].光明中医,2017,32(3):455-458.

[9] 黄艳.王国斌教授治疗原发性三叉神经痛经验[J].世界中西医结合杂志,2011,6(3): 191-192.

[10] 范红玲.王立忠治疗三叉神经痛经验[J].河南中医,2011,31(7):728-729.

第三节 肋间神经痛

一、概述

肋间神经痛是指胸神经根或肋间神经受到某种损害而引起的一支或数支肋间神经支配的胸部或胁部发作性疼痛为主要表现的周围神经疾病。其临床表现特点为沿肋间神经分布区持续性或阵发性带状疼痛,性质多为刺痛或灼痛,呈阵发性加剧。发病率低,多见于成年人。临床上一般分为原发性和继发性两类,前者少见,后者多继发于邻近组织或器官的外伤、感染、肿瘤及带状疱疹等。本病属于中医学"胁痛"范畴。

二、病因病机

《医方考·胁痛门》曰:"胁者,肝胆之区也。"足厥阴肝经布胁肋,足少阳胆经络肝循胁里,故胁痛病位在肝胆。肝属木,主疏泄,肝为刚脏,性喜条达,恶抑郁,肝藏血,体阴而用阳。此病多由情志不遂、饮食不节、外感湿热等,累及肝,气滞、血瘀、湿热蕴结,导致肝胆疏泄失职,或久病耗损、劳欲过度等损伤肝阴,致肝阴不足,肝络失养。其具体病因病机分述如下。

(一)病因

1. 情志不遂

若因情志所伤,悲思抑郁,或暴怒气逆等情志不舒均可导致肝气郁结,肝失疏泄,气机阻滞,不通则痛,发为胁痛。亦可因气滞而引起血脉瘀滞,阻于胁络而引发胁痛。

2. 饮食不节

若素体脾胃虚弱,或过食生冷、辛辣、肥甘厚味等,损伤脾胃,脾气失于健运,酿湿生痰,久则郁而化热,湿热熏蒸肝胆,肝胆疏泄失职,导致胁痛。

3. 劳欲久病

若素体元气亏虚,久病耗损,或劳欲过度,导致精血亏虚,水不涵木,肝阴不足,胁络失于濡养,不荣则痛。

4. 外感湿热

若外感湿热之邪,扰及肝胆,或郁结少阳,枢机不利,导致肝胆失于疏泄,不通则痛。

(二)病机

1. 肝气郁结

情志不舒,或悲哀郁结,或大怒,均可导致肝脉失于畅通,肝气郁滞,不通则痛,引发胁痛。

2. 瘀血阻络

劳力负重，或跌仆闪挫，瘀血不去，新血不生，使得瘀血阻滞于胁络，或气机郁滞，气滞则血瘀，不通则痛。

3. 肝经湿热

外感湿热之邪或久居湿地，湿邪郁而化热，搏结肝胆经络，或素体脾胃亏虚，嗜食辛辣肥甘酒味，脾胃受损，健运失职，湿热内生，与外感湿热内外合邪，侵袭肝胆，引发胁痛。

4. 肝阴不足

素体肾亏，劳欲过度，精血亏虚，肝阴不足，或肝郁日久化火。火灼肝之阴血，使得肝脉失养，引发胁痛。

总之，胁痛的基本病机为胁络失和。其病机变化可概括为"不通则痛"和"不荣则痛"两端，肝气郁结、瘀血阻络、肝经湿热者为"不通则痛"，属实；肝阴不足者为"不荣则痛"，属虚。胁痛的病变脏腑主要在肝、胆，与脾、胃、肾密切相关。病理性质有虚实之分，或属虚，或属实，或虚实夹杂。病理因素之间可以相互转化。气为血之帅，气滞日久，血行不畅，病机由气滞转变为血瘀，或气滞血瘀并见。肝气郁结，失于疏泄，导致脾胃功能失职，湿热内生，导致气滞湿热并存。虚实之间亦可相互转化。肝气郁滞，日久化火伤阴，或湿热之邪日久耗伤津液而致肝阴不足。肝阴不足，血停瘀滞，久病入络，可致虚实夹杂。

三、临床表现

1. 疼痛部位

局限于受损的肋间神经支配区域内，从胸椎沿相应的肋间至胸胁部，由后向前，呈半环形，多为单支，亦可数支同病。

2. 疼痛特点

疼痛性质多为刺痛或灼痛，也可为抽痛、酸痛，持续性或阵发性加剧，多为发作性放射状或束带状剧烈疼痛，常在深呼吸、呵欠、咳嗽、喷嚏或脊柱活动等诱因下引起疼痛发作或疼痛加重。在相应的肋间神经支配区可有皮肤感觉过敏，相应的肋骨下缘可有压痛。

四、辅助检查

1. 胸椎 X 线片

可见椎体边缘有唇样变和骨刺、韧带钙化、椎间隙变窄、椎间盘膨出或脱出，椎体骨质疏松或破坏等，有助于胸椎、胸髓病变引起的继发性肋间神经痛的病因诊断。

2. CT 或 MRI 检查及椎管造影

可见椎管狭窄及椎管内病变,有助于胸髓压迫症引起的肋间神经痛的诊断。

3. 腰椎穿刺及脑脊液检查

可见椎管阻塞,脑脊液呈 Froin 征,有助于病因诊断。

4. 血清学检查

有助于水痘-带状疱疹病毒感染性肋间神经痛的诊断。水痘-带状疱疹病毒感染者抗体效价提高,单份>1:80,双份增加 4 倍以上。血清补体结合试验阳性。

五、诊断及鉴别诊断

(一)诊断

1. 病史

可有胸椎或肋骨的外伤或骨折、带状疱疹病毒等感染、邻近组织或器官发生病变(如胸椎段脊髓肿瘤、胸椎段脊柱畸形等)病史。

2. 症状

胁肋疼痛性质多为刺痛或灼痛。

3. 体征

在相应的肋间神经支配区可有皮肤感觉过敏,相应的肋骨下缘可有压痛。带状疱疹引起的肋间神经痛可在相应肋间皮肤上出现带状分布的疱疹。有 3 处明显的压痛点:①椎旁点:在脊柱旁患侧的神经出口点。②外侧点:在腋中线上,与外侧穿支至表面的地点相当。③肋缘点:在胸骨与肋软骨的联合线上,与前穿支走出表面的地点相当。还应注意胸廓及背部有无肿胀、胸脊柱有无畸形,及胸、背部活动有无受限,棘突有无压痛、叩击痛等。

4. 辅助检查

胸椎 X 线片、胸部 CT 或胸椎 MRI、腰椎穿刺及血清学检查等辅助检查有助于继发性肋间神经痛的病因诊断。

(二)鉴别诊断

1. 胸膜炎

二者的主要症状均为胸痛,但胸膜炎之胸痛以胸侧腋下最为明显,剧烈针刺样疼痛,常在深呼吸及咳嗽时加重,因此要注意两者相鉴别。胸膜炎起病较急,常有畏寒、发热、干咳等表现,呼吸急促而表浅。当发生胸腔积液时,胸痛可逐渐减弱或消失,而出现胸闷、气短、脉搏增快等心肺压迫症状。

2. 胸肋软骨炎

尚无明确病因,常常与患者睡觉时总是向一侧侧卧的姿势有关。疼痛部位局限,性质多为持续性钝痛,检查时可有肋软骨外的压痛和胸腔的挤压痛,多发生于第 2~4 肋软骨,软骨触诊有突起。

3. 急慢性胰腺炎

疼痛部位常于腹部正中、偏左或偏右，性质多为持续性钝痛或绞痛，且呈阵发加剧。疼痛也可出现带状分布，向腰背部放射，但多在左侧。其全身症状和辅助检查有明确特征，可供鉴别诊断。

六、治疗

(一)中医治疗

1. 辨证用药

(1)肝气郁结证

临床表现：胁肋胀痛，走窜不定，常因情志不畅而加重，胸闷，善太息，得嗳气则舒，脘腹胀满，舌苔薄白，脉弦。

治疗法则：疏肝，理气，止痛。

方药运用：柴胡疏肝散加减(陈皮、柴胡、川芎、香附、枳壳、芍药、甘草)。胁痛重者，可加青皮、郁金、延胡索、川楝子等；气郁化火者，可加牡丹皮、栀子、川楝子、龙胆草等；气郁化火，灼伤肝阴者，可加何首乌、枸杞子、墨旱莲等；肝气犯胃者，可加半夏、竹茹、藿香等；肝气乘脾者，可加白术、茯苓、薏苡仁等。

(2)瘀血阻络证

临床表现：胁肋刺痛，固定不移，痛处拒按，入夜尤甚，日久不愈，或胁下有积块，舌质紫黯，或有瘀斑、瘀点，脉细涩。

治疗法则：活血化瘀，通络止痛。

方药运用：血府逐瘀汤加减(桃仁、红花、当归、生地黄、牛膝、川芎、桔梗、赤芍、枳壳、甘草、柴胡)。跌仆闪挫或瘀血较重者，可用复元活血汤；胁肋下有癥块，而正气未衰者，可加三棱、莪术或用鳖甲煎丸。

(3)湿热蕴结证

临床表现：胁肋灼热疼痛，触痛明显而拒按，或引及肩背，口干口苦，脘闷纳呆，恶心呕吐，腹胀尿少，舌苔黄腻，脉弦滑数。

治疗法则：清热利湿，理气通络。

方药运用：龙胆泻肝汤加减(龙胆草、黄芩、山栀子、泽泻、木通、车前子、当归、生地黄、柴胡、生甘草)。发热、黄疸者，可加茵陈蒿汤清热利湿退黄；砂石阻于胆管者，症见胁痛剧烈，连及肩背，可加金钱草、海金沙等利胆排石；蛔虫钻胆，症见胁痛如绞，呕吐蛔虫者，以乌梅丸安蛔。

(4)肝阴不足证

临床表现：胁肋隐痛，绵绵不已，遇劳加重，口干咽燥，两目干涩，心中烦热，头晕目眩，舌红少苔，脉弦细数。

治疗法则：养阴柔肝，通络止痛。

方药运用:一贯煎加减(沙参、生地黄、枸杞子、当归、金铃子、麦冬)。心中烦热者,可加栀子豉汤;口渴多饮者,可加石斛、玉竹、天花粉养阴生津;阴虚火旺者,可加黄柏、知母、地骨皮滋阴清热。

2. 体针

(1)实证

治法:疏泄肝胆,通络止痛。以足厥阴、足少阳经穴为主。

主穴:期门、太冲、阳陵泉、支沟。

配穴:肝气郁结者,配肝俞、膻中;肝胆湿热者,配行间、阴陵泉;气滞血瘀者,配膈俞、内关。

操作:毫针泻法。

方义:期门为肝之募穴,位居胁肋部,取之既可疏泄肝胆气机,又可直接疏通胁肋部经络而止痛;太冲为肝之原穴,可疏肝理气;阳陵泉为胆经合穴,支沟为三焦经经穴,二穴同名经配穴,同气相求,可疏泄肝胆。

(2)虚证

治法:滋阴养血,和络止痛。以背俞穴、足厥阴经穴为主。

主穴:期门、肝俞、肾俞、三阴交、太冲。

操作:毫针补法。

方义:肝俞、肾俞穴同用,充益肝肾之阴;肝俞与期门穴俞募相配,疏肝理气;三阴交为肝、脾、肾三经交会穴,取之补肝肾,养阴血;太冲为肝之原穴,与肝俞穴相配,可养肝柔筋。

3. 耳针法

选肝、胆、胸、神门。毫针刺,实证用强刺激,虚证用轻刺激;或用压丸法。

4. 皮肤针法

用梅花针轻轻叩刺疼痛部位、胸椎$_{7-10}$夹脊穴,并加拔火罐。适用于气滞血瘀型胁痛。

5. 穴位注射法

取患侧相应节段夹脊穴,药物选用丹参注射液或10%葡萄糖注射液、维生素B_{12}注射液,每穴注射0.5~1ml。

6. 成药制剂

(1)肝气郁结:疏肝理气。柴胡疏肝丸,每次1丸,每日2次,口服。

(2)湿热郁结:清肝胆,利湿热。龙胆泻肝丸,每次3~6g,每日2次,口服。

(3)瘀阻胁络者:活血祛瘀,行气止痛。血府逐瘀丸,每次1~2丸,每日2次,口服。

(二)西医治疗

1. 病因治疗

继发性肋间神经痛要根据病因治疗,同时采取对症治疗。肿瘤者,可考虑手术切除;感染者,应进行抗感染治疗;带状疱疹者,可选用阿昔洛韦等抗病毒药物静脉滴注或干扰素肌内注射。原发性肋间神经痛主要采取对症治疗。

2. 对症治疗

(1)镇痛药:吲哚美辛、卡马西平、布洛芬等。

(2)镇静药:地西泮 2.5～5mg,每日 3 次,口服。

(3)神经营养药:维生素 B_1 片 5～10mg,每日 3 次,口服。

(4)血管扩张药:地巴唑 5～10mg,每日 3 次,口服。

(5)局部理疗:继发于结核、肿瘤的肋间神经痛不宜采用本法。急性期可选用中药离子导入、超短波、高频电、音频等疗法,恢复期可选用超声波、神经阻滞联合红外偏振光照射、碘离子透入及各种热疗。

(6)封闭疗法:对于疼痛剧烈或慢性、顽固性疼痛者,此法是十分有效的治疗措施之一。椎旁脊神经根阻滞最佳,效果确切,且对根性肋间神经痛亦有明显疗效。其次,较为简便的方法是悬着肋间神经阻滞。但需注意以上两种方法均有发生气胸的危险。

七、预防、预后与调护

1. 预后

原发性者经适当治疗预后较好,但容易复发。继发性者预后与病因相关,因原发病的结果而异。

2. 预防及调护

适当运动,增强体质;保持心情愉悦;起居有常;饮食有节,少食辛辣油腻之品,戒烟戒酒;避免与带状疱疹患者密切接触;发现胸椎部位的疾病应及时治疗。

八、中医防治进展

孙冬玮采用电针病变相应节段双侧胸夹脊穴配合病变肋间排刺治疗肋间神经痛 35 例,痊愈 29 例,显效 5 例,无效 1 例,总有效率达 97.41%。冯启廷等自创"冯氏排针法"治疗带状疱疹后遗肋间神经痛,总有效率达 91.2%,具体方法:于患处所属肋间神经节段脊柱旁的夹脊穴 3 寸针灸针直刺,深度为 20～30mm。在患处沿所属肋间神经分布走向,在背部、腋中线对应胸胁部、腋前线对应胸胁部、胸部前正中线和腋前线之间 4 处取阿是穴,每次上、中、下 3 个肋间隙进针,与皮肤呈水平夹角 5°向胸前透刺,进针 30～40mm。贾潮英应用复元活血汤加味治疗肋间神经痛 47 例,总有效率为 95.74%。黄石玺等采用毫火针(取患侧期门、患侧日月、膻中、巨阙、鸠尾及局部阿是穴)加拔罐放血(取阿是穴、患侧期门、患侧日月、病变所属节段的夹脊穴)治疗肋间神经痛 1 例,临床治愈。陈瑜采用四逆散加味治疗肋间神经痛 40 例,总有效率达 97.5%。王淼等采用穴位注射夹脊穴(药物组成:炎琥宁、地塞米松、维生素 B_{12}、2％利多卡因)治疗带状疱疹后遗肋间神经痛 12 例,治愈10 例,好转 1 例,有效 1 例。陈丽等采用血府逐瘀汤加味治疗肋间神经痛 40 例,治愈 30 例,有效 7 例,无效 3 例。陈立江等采用运动针法(针刺与肢体的主动运动相结合)联合龙虎交战法(医者在行针过程中反复左右交替捻转针柄)针刺取穴外关、阳陵泉穴治疗带状疱疹后遗肋间神经痛,总有效率达 96％。张保恒在常规治疗基础上自拟活血通络止痛汤(方药:丹参 10g,桃仁 10g,黄芪 25g,川芎 10g,太子参10g,全蝎 5g,乳香 5g,延胡索 10g,川楝子 5g)治疗带状疱疹后遗肋间神经痛疗效满意。

九、典型病例

病例 1

茅某,男,40 岁,教师。主诉及现病史:发现慢性乙型肝炎 2 年,时有右胁部隐痛不适,间断肝功能异常,经用维生素 B、维生素 C、葡醛内酯、左旋咪唑、肌苷及黄芪注射液等治疗后症状无改善,乃来我院要求服用中药治疗。诊查:肝区隐痛,时有胀痛,疲劳乏力,面浮,两颊有大片黑斑显布,腰酸,下肢怕冷,两足跟痛,左侧为甚,大便偶溏,小便或黄,口中酸黏发腻,舌有麻感,舌苔淡黄薄腻,舌质隐紫,胖大有齿印,脉细。西医诊断:慢性乙型肝炎。中医诊断:胁痛。辨证:湿热瘀结,肝脾两伤,久病及肾。治法:化肝解毒,温养肾气。处方:虎杖、平地木、红藤各 20g,土茯苓 15g,贯众 10g,黑料豆 12g,甘草 3g,太子参 12g,淫羊藿 10g,枸杞子 12g,炙何首乌 12g,炒延胡索 10g,二妙丸(包煎)10g。连服上药 45 剂,诸症均有明显减轻,肝区隐痛、足跟痛、疲劳俱见好转,面部黑斑亦淡,舌麻及口中酸黏消失,舌苔化薄,舌体胖大有改善,复查 HBsAg(血凝法)1:8192,肝功能正常。原方去贯众、延胡索、二妙丸,加补骨脂 10g,楮实子、炙黄精各 12g。再服上药 45 剂后,复查 HBsAg(血凝法)1:2048。自觉右胁时有胀而不适,但隐痛已少发作,面部黑斑消退不净,足跟尚有酸胀感,腰酸不耐劳累,口稍干,饮水不多,上方再去太子参、补骨脂、楮实子,加炙黄芪、大熟地黄各 12g,连续服用 1 个疗程,复查 HBsAg(血凝法)1:1021,肝功能正常。守原方续治 1 个疗程,复查 HBsAg(血凝法)1:16,肝功能正常。

病例 2

张某,男,51 岁。1982 年 11 月初。主诉及现病史:发现急性肝炎半月余。始感肝区痛;乏力,便溏,经某医院化验肝功,诊为急性肝炎,以清热解毒、疏肝理气为法,投以大剂苦寒、香燥之品十数剂,其症不仅不减,反而病情加重,故于 1982 年 11月中旬来我院求诊。诊查:右胁胀痛,腹满便溏,食欲缺乏,倦怠乏力,小溲量少色黄,心情抑郁,烦躁易怒,夜寐不安,噩梦纷纭,望之形体肥胖,两目无神,舌质黯红,苔薄腻微黄,脉濡数。西医诊断:急性肝炎。中医诊断:胁痛。辨证:肝郁脾虚,湿热内蕴。治法:疏肝运脾,化浊祛湿。处方:藿朴夏苓汤化裁。藿香梗 9g,茯苓

15g,苍术 9g,山药 15g,白蔻(后下)9g,薏苡仁 5g,茵陈 12g,车前草 12g,橘叶 15g,郁金 9g,山栀子(炒)6g。水煎服,5 剂。药后肝区胀痛减轻,饮食见增,夜寐稍安,余症见消。后以养肝实脾、化湿和胃为法,拟逍遥散化裁。方药:当归 10g,白芍 12g,柴胡 9g,茯苓 12g,黄芪 12g,醋香附 9g,苍术 10g,枳壳 9g。前后加减共服 21 剂,化验肝功能正常,诸症俱失。

参 考 文 献

[1]　孙怡,杨任民,韩景献.实用中西医结合神经病学[M].北京:人民卫生出版社,2011:189-195.

[2]　孙冬玮.电针夹脊穴配合肋间排刺治疗肋间神经痛[J].天津中医药,2010,27(3):212.

[3]　冯启廷,何彬,陈小丽,等.冯氏排针法治疗带状疱疹后遗肋间神经痛疗效观察[J].实用中医药杂志,2015,31(1):51-52.

[4]　贾潮英.复元活血汤加味治疗肋间神经痛 47 例[J].光明中医,2012,27(4):734-735.

[5]　黄石玺,陈跃辉.毫火针加拔罐放血治疗肋间神经痛 1 例[J].北京中医药大学学报,2011,18(6):28.

[6]　陈瑜.四逆散加味治疗肋间神经痛 40 例疗效观察[J].浙江中医杂志,2015,50(5):368.

[7]　王森,芦梦迪,赵立刚.穴位注射夹脊穴治疗带状疱疹后遗肋间神经痛[J].World Latest Medicine Information,2016,16(80):212.

[8]　陈丽,龙启顺,周树成.血府逐瘀汤加味治疗肋间神经痛的临床效果[J].中国社区医师,2015,31(31):70-71.

[9]　陈立江,王欣,李忠常,等.运动针法联合龙虎交战法针刺治疗带状疱疹后遗肋间神经痛的研究[J].现代中西医结合杂志,2015,24(30):3311-3313.

[10]　张保恒.自拟活血通络止痛汤加减治疗带状疱疹后遗肋间神经痛的临床观察[J].临床和实验医学杂志,2015,14(7):550-553.

第四节　多发性神经病

一、概述

多发性神经病,又称为末梢神经炎或周围神经炎,是由多种原因引起的肢体远端多发性周围神经损害。临床表现主要以四肢远端对称性感觉、运动及自主神经功能障碍为特征,可表现为肢体远端麻木、蚁行感、针刺感等感觉异常,无力,甚至肌肉萎缩,或皮肤菲薄干燥、汗多或无汗等异常。可发生于任何年龄,以青壮年居多,性别无明显差异。多发性神经病的病因和发病机制不完全清楚,引起本病的病因主要包括中毒、营养缺失、代谢和内分泌障碍、感染、自身免疫炎症、遗传等。主要病理改变是轴索变性和周围神经的节段性脱髓鞘。本病属于中医学"痿证""痹证"等疾病范畴。

二、病因病机

(一)病因

中医学认为,本病病因可分为外感和内伤两部分。外感主要以寒湿和湿热居多,内伤多为脾胃虚弱和肝肾不足。

1. 寒湿阻络

久居潮湿阴冷之地,或冒雨涉水或暑湿季节,过度劳累,汗出当风,以致寒湿之邪侵袭肢体经脉,阻滞经络,气血运行受阻,不能濡养肌肉、筋脉。

2. 湿热浸淫

外感湿热之邪或感受湿邪,湿留不去,郁而化热,湿热之邪侵袭经脉,气血运行不利,久之筋脉肌肉失于滋养而弛纵不收。

3. 脾胃虚弱

素体脾胃虚弱,水湿不运,聚湿成痰,痰湿内停,客于经脉,或饮食失节,过食肥甘厚味、辛辣刺激,损伤脾胃,运化失职,湿热内生,扰及经脉,气血运行不畅。脾胃为后天之本,气血生化之源,脾胃伤,则气血生化乏源,肢体肌肉、筋脉失于濡养。

4. 肝肾不足

先天禀赋不足,或房劳太过,或久病体虚,损伤肝肾,精血不足,肾中水亏火旺,筋脉失于濡养。

(二)病机

本病病位在肺、脾、肝、肾。早期以邪实为主,湿浊、燥热为患,后期以正虚为主,或虚中夹实,脾胃虚弱,肝肾亏虚为重点。

三、临床表现

由于病因的不同,起病形式可分为急性、亚急性或隐性,病程长短不一,多数病例经历数周至数月进展,症状及体征由肢体远端向近端进展,病情有轻有重。

1. 感觉障碍

主要表现为肢体远端出现较为对称的感觉异常,可有疼痛、蚁行、灼热、针刺、麻木等感觉,异常感可自发,也可由刺激诱发,病变区可有触痛及肌肉压痛。查体可见肢体远端浅感觉减退或缺失,或感觉过敏,常呈手套-袜套样分布。

2. 运动障碍

肢体远端无力或瘫痪,以无力为主。查体可见肢体远端下运动神经元性瘫痪,以轻瘫为主,远端重于近端;肌张力减低,可伴有肌肉萎缩或肌束震颤。肌肉萎缩的下肢以胫前肌、腓肠肌,上肢以骨间肌、大鱼际肌、小鱼际肌、蚓状肌为明显,可出现手足下垂,行走时呈跨阈步态。

3. 腱反射减弱

早期腱反射以跟腱反射减弱最为明显,后期严重者则为四肢腱反射减弱或消失。

4. 自主神经功能障碍

肢体远端皮肤发凉、苍白或青紫,汗多或无汗。检查可见皮肤营养障碍,指(趾)甲松脆,皮肤菲薄、干燥或脱屑,立毛反射消失,位置性低血压,阳痿,无张力性膀胱、腹泻等。

四、辅助检查

1. 血液检查

(1)血常规和生化检查:血常规、血糖、肌酐、尿素氮、各种肌酶、胆固醇、血药浓度、重金属、血清长链脂肪酸、血清维生素水平、甲状腺功能等测定,有利于病因诊断。

(2)免疫学及生物学检查:感染性疾病可做病原分离、间接免疫荧光抗体测定、寄生虫检查。血沉、类风湿因子、狼疮细胞、抗核抗体、免疫球蛋白、抗 DNA 抗体、抗 SM 抗体、T 淋巴细胞亚群、补体及 M 蛋白测定,有利于风湿免疫相关疾病引发的多发性神经病的病因诊断;癌相关抗原,有助于癌性多发性神经病的诊断。

(3)遗传学:有家族史者应根据临床特征选择性进行辅助检查。

2. 脑脊液检查

极个别患者可有脑脊液中蛋白含量增高,但原因不十分清楚。

3. 电生理检查

(1)心电图:有自主神经功能障碍者可出现窦性心动过速及 T 波改变等。

(2)肌电图:肌电图为神经源性损害,以节段性脱髓鞘为主,轴索变性不明显,神经传导速度(NCV)减慢;轻度轴索变性时 NCV 正常,严重轴索变性伴继发性脱髓鞘,变现为复合肌肉动作电位(CMAP)和(或)感觉神经动作电位(SNAP)波幅降低,NCV 减慢。

4. 影像学及核医学检查

CT、MRI、胸部 X 线和 ECG 骨扫描有助于病因诊断。

5. 组织活检

病理取材主要是进行腓肠神经活检和皮肤神经活检,神经肌肉活检有助于鉴别神经源性和肌源性损害。

五、诊断及鉴别诊断

(一)诊断

根据临床特点,如肢体对称性末梢型感觉障碍,肢体末端肌无力,甚至肌肉萎缩,腱反射减弱或消失,下运动神经元性瘫痪和自主神经障碍等,以及肌电图和神经传导速度检测,诊断不难确定,必要时可进行神经组织活检。需要注意的是,要根据病史、特殊症状及实验室检查进行病因诊断。

(二)鉴别诊断

1. 急性脊髓炎

多见于青壮年,发病急速,病变水平以下全部感觉丧失,尿、便潴留,瘫痪。有传导束性感觉障碍和括约肌障碍,截瘫,锥体束征阳性。

2. 周期性瘫痪

多见于青壮年,以发作性四肢无力或弛缓性瘫痪为特征,发病快,常因过饱、精神紧张、疲劳、受凉而诱发,发作多在夜间,伴有心悸、多汗等,肌张力减低,腱反射减弱或消失,无感觉障碍,血清钾含量降低,心电图有明显变化。治疗后病情可迅速恢复。

3. 脊髓前角灰质炎

多见于小儿,肢体瘫痪呈节段性,无感觉障碍,急性期脑脊液细胞及蛋白均增高。

六、治疗

(一)中医治疗

1. 辨证用药

(1)寒湿阻络证

临床表现:肢端麻木、冷痛,手足无力,甚至痿废不用,身体困重,纳呆,便溏,舌质淡,苔白腻,脉濡或紧。

治疗法则:散寒除湿,祛风通络。

方药运用:薏苡仁汤加减(薏苡仁、当归、芍药、麻黄、官桂、甘草、苍术)。上肢病变重者,加姜黄;腰膝酸软,下肢无力重者,加川牛膝;疼痛重者,加制乳香、没药。

(2)湿热浸淫证

临床表现:肢体远端弛缓无力,身体困重,肌肤麻木不仁,手足肿胀或足胫灼热,腹胀,小便短赤,大便黏腻,舌红,苔黄腻,脉濡数或滑数。

治疗法则:清热利湿,通经活络。

方药运用:二妙散加减(苍术、黄柏)。胸闷脘痞,肢体困重者,加茯苓、泽泻、厚朴;肢体麻木不利,舌质紫暗挟瘀者,加赤芍、丹参、桃仁;疼痛重者,加全蝎、威灵仙。

(3)脾胃虚弱证

临床表现:四肢麻木无力,手足不温,皮肤菲薄无光泽,甚至肌肉萎缩,神疲倦怠,面色不华,气短,食少纳呆,便溏,舌淡,苔薄白,脉细弱无力。

治疗法则：补脾和胃,益气通脉。

方药运用：参苓白术散加减(白扁豆、白术、茯苓、甘草、桔梗、莲子、人参、砂仁、山药、薏苡仁)。食积不化者,加麦芽、山楂、神曲、鸡内金;手足怕冷者,加黄芪、桂枝。

(4)肝肾不足证

临床表现：四肢逐渐痿弱不用,久则肌肉渐脱,手足麻木不仁,腰膝酸软,头晕耳鸣,口燥咽干,舌红,少苔,脉细数。

治疗法则：补益肝肾,滋阴清热。

方药运用：健步虎潜丸加减(熟地黄、龟甲、锁阳、枸杞子、菟丝子、补骨脂、杜仲炭、人参、黄芪、秦艽、防风、当归、白芍、木瓜)。肌肉消瘦明显者,加狗脊、川续断、肉苁蓉、黄芪、党参;久病损及阴阳者,加紫河车粉、补骨脂、肉桂。

2. 针刺疗法

以手足阳明经穴和夹脊穴为主。

主穴：上肢取肩髃、曲池、合谷及颈胸段夹脊穴;下肢取髀关、伏兔、足三里、阳陵泉、三阴交及腰部夹脊穴。

配穴：寒湿阻络证,加肾俞、委中;湿热浸淫证,加阴陵泉、大椎、内庭;脾胃虚弱证,加太白、中脘、关元;肝肾不足证,加太溪、肝俞、肾俞。

(二)西医治疗

1. 病因治疗

(1)中毒性：立即脱离中毒环境,采取积极措施阻止毒物继续进入人体,加速毒物排出,及时使用解毒药。

(2)营养缺乏及代谢障碍性：积极治疗原发病,如糖尿病严格控制血糖,尿毒症进行血液透析或肾移植,黏液性水肿用甲状腺素,肿瘤并发者切除肿瘤,麻风性神经病应用砜类药物。

2. 药物治疗

(1)皮质类固醇：泼尼松 10mg,每日 3 次,口服;甲泼尼龙 0.75mg,每日 3 次,口服,7~14 日后逐渐减量,1 个月为 1 个疗程。重症病例可用甲泼尼龙每日 40~200mg,静脉滴注,连续 2 周后改为口服。

(2)神经营养剂：B 族维生素及其他营养药物,可用于任何原因引起的多发性神经病。重症病例可合用辅酶 A、ATP 及神经生长因子等。

(3)对症治疗：患者出现神经病性疼痛可应用抗癫痫药(如卡马西平、苯妥英钠、奥卡西平、加巴喷丁、普瑞巴林等),三环类抗抑郁药(如阿米替林),选择性 5-羟色胺再摄取抑制药和 5-羟色胺去甲肾上腺素再摄取抑制药等抗抑郁药(如度洛西汀、文拉法辛等)。

3. 一般治疗

急性期应卧床休息,特别是累及心肌者;加强营养,调节饮食;重症患者需加强护理,四肢瘫痪者应定时翻身,有手足下垂者需用夹板或支架;恢复期治疗可用针灸、理疗、按摩及康复训练等。

七、预防、预后与调护

1. 预后

主要取决于病因,感染性、变态反应性者,通过积极治疗,临床可痊愈;血管性和某些继发性多发性神经病,通过治疗可长期缓解;遗传性、肿瘤等伴多发性神经病多预后不良。

2. 预防

(1)少饮酒或戒酒,接触重金属及农药者应加强安全防范。

(2)应用能引起多发性神经病的药物的患者,应同时服用 B 族维生素,并根据病情变化及时调整剂量直至停药。

(3)定期体检,查血糖、血脂、甲状腺功能、肝肾功能及相关影像学检查等,早发现、早诊断、早治疗,尽可能进行病因追查。

八、中医防治进展

张丽雯等应用补阳还五汤加减(黄芪 30g,鸡血藤 30g,当归 20g,赤芍 20g,川芎 18g,桃仁 15g,红花 10g,全蝎 10g,桂枝 9g)辅助治疗糖尿病末梢神经炎,总有效率达 92.3%。提出该方对扩张血管、改善微循环、促进四肢肌肉筋脉血流效果极佳。实验研究证明,该方具有一定抗运动性疲劳作用,对肢体运动功能恢复有一定促进作用,并对糖尿病本身即有治疗作用。

向伟等总结了胡幼平教授采用体针结合皮肤针治疗多发性神经病的经验,主穴取八风、八邪;配穴。风气胜者,配膈俞、血海;湿气胜者,配阴陵泉、足三里;寒气胜者,配肾俞、关元。同时配合所过经络的五输穴、原络穴;若有气机不畅者,可配四关穴。针刺方法:八风、八邪、合谷、太冲用泻法,手三里、足三里、肾俞、关元、阴陵泉用补法,血海、膈俞、外关、解溪、后溪平补平泻,针刺后用梅花针在病变局部行轻中度叩刺。病程后期,去八风、八邪穴,足三里穴采用温针灸。

程谦谦等总结了其导师李妍怡教授应用自拟方佛手通痹方(以古方"佛手散"结合黄芪桂枝五物汤加减)治疗多发性神经病的经验。李教授主张此病除气虚血亏,风邪外袭外,瘀血阻滞是后期不可忽视的病机要点,因此在治疗中重用当归、川芎加大活血化瘀之力,疗效显著。

朱炜楷等总结了陶汉华教授治疗末梢神经炎的经验。陶教授认为本病属中医"血痹"范畴,根本病机是气血不足,脉络瘀阻,治以补益气血,活血通络,祛风除湿。并强调补益气血宜从脾胃入手,兼顾他脏。在临床上以黄芪桂枝五物汤为主方,配合四君子汤加减治疗末梢神经炎,疗效显著。文中提到现代研究证实黄芪桂枝五物汤加减方有促进 DRG 神经元的体外存活和突起生长,增强其活性,具有神经营养作用。

肖瑶等总结了王净净教授治疗多发性神经病的经验。王教授认为,此病属中医学"痿病"范畴,发病有外感湿邪和内伤脾胃、肝肾两个方面的原因。中医学病机主要责之于湿、虚、瘀,急性期以湿邪为主,湿邪困阻,壅塞经脉使筋脉失养,运化失司;恢复期以虚、瘀为主,脾胃虚弱、肝肾不足,虚实夹杂、经络瘀滞,致使气血生化不足,清阳不能实四肢。治疗上采用分期辨治,从"治痿独取阳明"出发,以健脾祛湿为总则,宣通气血为核心,初起当除湿散邪、宣通经脉,恢复期当补虚通络。

九、典型病例

病例 1

骆某某,男,40 岁。主诉及现病史:下肢软弱无力,不能行动 3 个月,患者开始腰膝以下疼痛,麻木,或触电感,逐渐发展行动乏力,不能站立,去某医院检查,诊断为"多发性神经炎",曾用中西药及针灸治疗,均不见效,而且日益增甚,要求中药治疗。诊查:舌赤,苔黄腻,脉沉弦数,下肢酸软无力,皮肤麻木,动其脚则有触电、发麻、发凉感。据述病前 3 个月,曾因下暴雨,住房被积水淹入,水深尺许,天天在水中浸泡,约一周水退后始觉下肢发凉,逐渐发生麻木、疼痛,最后发展为酸软无力,两手亦有麻木感,但较轻。西医诊断:多发性神经炎。中医诊断:痿证。辨证:湿热浸淫证。治法:清热化湿。处方:牛膝 10g,苍术 10g,黄柏 10g,防己 10g,薏苡仁10g,牡丹皮 10g,泽泻 10g,秦艽 10g,茯苓 10g,黄芩 10g,忍冬藤 10g,细辛 3g。3剂,水煎服。2 诊:服药后,病情稳定,原方再进 5 剂。3 诊:时隔一个半月,患者因服药后无不良反应,自按原方再进 30 余剂,觉麻木感大有减轻,能挟杖站立,苔薄黄,舌红,脉细数,出现阴伤现象。治宜育阴清热化湿,仍按原方加减,原方去黄芩、秦艽、细辛,加生地黄 15g,玄参 15g,知母 10g,5 剂。4 诊:3 个月后,先后服药 60余剂,患者已能扶杖行走,下肢麻痛现象基本消失,尚有头昏,口干,少津,皮肤干燥,脉细数,舌赤,苔少,治以滋养肝肾,清热通络。方药:知母 10g,川柏 10g,生地黄 10g,锁阳 10g,牛膝 10g,龟甲 10g,当归 10g,白芍 10g,薏苡仁 30g,杜仲 10g,肉苁蓉 10g,石斛 10g。5 剂,水煎服。5 诊:又两个月后,服上方约 40 剂,诸症基本消失,行走恢复正常。

病例 2

姜某,男,20 岁,1993 年 11 月 3 日初诊。主诉及现病史:四肢肢端感觉异常 5月余。患者于 1993 年 6 月开始,四肢末梢感觉异常,行走两腿无力,某医院诊断为"急性感染性多发性神经根炎",服用泼尼松、维生素等药物无效,病情逐渐加重。8

月下旬做神经活检术,伤口愈合后病情继续恶化,以致完全不能行走。诊查:患者被抬入诊室,神情沮丧,四肢无力,可见上肢及大、小腿肌肉已萎缩,以物刺其手足指(趾)尖,毫无痛觉,腰膝酸软,有时遗尿,头晕,自汗出,舌红苔白,脉大无力。西医诊断:急性感染性多发性神经根炎。中医诊断:痿证。辨证:此阴阳营卫气血俱虚,邪气内侵所致。治法:调和营卫气血,补益肝肾阴阳。处方:为疏两方。一方:黄芪40g,桂枝15g,白芍15g,生姜15g,大枣12枚,地龙10g,桃仁10g,红花10g,当归15g。二方:熟地黄30g,肉桂4g,附子4g,肉苁蓉12g,党参12g,巴戟天12g,远志10g,山茱萸15g,石斛30g,茯苓20g,麦冬18g,炙甘草10g,五味子10g,薄荷2g,菖蒲20g,生姜3片,大枣5枚。以上两方交替服用,服药30剂,患者渐觉双腿有力,乃停服泼尼松。又续服30剂,患者四肢能抬举,已能坐起和站立,末梢皮肤知觉逐渐恢复。

参 考 文 献

[1] 孙怡,杨任民,韩景献.实用中西医结合神经病学[M].北京:人民卫生出版社,2011:209-217.

[2] 张丽雯,张小燕,伍琦.补阳还五汤佐治糖尿病末梢神经炎26例疗效观察[J].国医论坛,2016,31(3):48-49.

[3] 向伟,杨娇,申治富,等.皮肤针结合体针在治疗多发性神经病上的应用[J].四川中医,2018,36(3):52-54.

[4] 程谦谦,郑晓霞,李妍怡.佛手通痹汤治疗多发性神经病临床治验[J].西部中医药,2017,30(12):25-27.

[5] 朱炜楷,沈会,陶汉华,等.陶汉华治疗末梢神经炎经验[J].辽宁中医杂志,2015,42(7):1208-1209.

[6] 肖瑶,刘绪银,李振光,等.王净净教授治疗多发性神经病之经验[J].世界中西医结合杂志,2011,6(6):475-481.

第五节　视神经炎

一、概述

视神经炎是指视神经的急性、亚急性或慢性炎症病变,广义上包括视神经的各种感染性和免疫介导性疾病,以及神经系统的脱髓鞘疾病。根据病损部位的不同可分为球内段的视盘炎和球后段的球后视神经炎。临床上以发病急、视力障碍严重、视野缺损为主要特点。好发于40岁以下的青壮年和儿童,老年人较少见。约60%的患者可累及双眼。若治疗不及时或治疗不当,常演变为视神经萎缩,严重者可导致失明。本病常归属于中医学"暴盲""目系暴盲"范畴；部分起病缓，视力渐降者，则归属于中医学"视瞻昏渺"范畴。

二、病因病机

本病发生多与外感六淫、疠气或五志过极相关，导致机体阴阳失调，气血逆乱；或因体虚久病，阴阳气血亏虚。其病理性质可以火、郁、瘀、虚概括。

1. 风热袭目

外感六淫或疠气，邪热浸淫，循肝经上扰灼伤目系。

2. 肝胆火炽

愤怒暴躁或悲伤过度，情志内伤，肝失调达，气机郁滞，郁而化火，肝火循经直灼目系。

3. 气血亏虚

素体虚弱或久病体虚，或产后血亏，气血两虚，目系失养。

4. 阴虚火旺

热病伤阴或素体阴亏，肝肾不足，目系失养，水不济火，虚火内生，上炎目系。

三、临床表现

(一)症状

单眼或双眼视力急剧下降，可在数小时至一周降至光感，甚至无光感，前额部或眼球深部疼痛，常在眼球转动时加重。急性视盘炎患者发作前可有前额或眼球运动时牵引样疼痛，部分患者觉头痛头晕，但多无恶心呕吐。

(二)体征

1. 瞳孔

单眼发病者双侧瞳孔不等大，患眼直接对光反射迟钝或消失，间接对光反射存在，患眼有相对性瞳孔传入障碍；双眼黑蒙者瞳孔散大，直接和间接对光反射均消失。

2. 眼底检查

视神经乳头炎者可见视盘充血、水肿，生理凹陷消失，边界模糊。水肿程度一般较轻，隆起度多为 2~3 个屈光度，视盘浅表或周围有少量出血斑及硬性渗出物，视网膜静脉扩张，动脉无变化。球后视神经炎者，早期眼底正常，若病变接近视乳头，可见视盘轻度充血，边缘模糊。晚期视神经发生继发性萎缩时，视盘颜色变淡，动脉变窄，视网膜可有色素附着。

四、辅助检查

1. 视野检查

出现各种类型的视野损害，但较为典型的是视野中心暗点或视野向心性缩小。

2. 视觉诱发电位(VEP)

表现为 P100 波潜伏期延长、振幅降低;球后神经炎时,眼底无改变,为了鉴别伪盲,采用客观的 VEP 检查可辅助诊断。

3. 眼底荧光血管造影(FFA)

静脉早期视盘表面荧光渗漏,边界模糊,后期呈强荧光,但黄斑血管结构正常。

4. 光学相干断层扫描(OCT)

表现为视盘不同程度水肿。球后视神经炎者视盘无异常。

5. 磁共振成像(MRI)

头部 MRI 了解脑白质有无脱髓鞘斑,对早期诊断多发性硬化、选择治疗方案以及患者的预后判断有参考意义。

五、诊断及鉴别诊断

1. 诊断

(1)视力数日内明显下降不能矫正。

(2)有额部或眼眶深部钝痛,随眼球活动加剧。

(3)患眼瞳孔直接对光反射消失或有相对性传入瞳孔障碍。

(4)色觉障碍。

(5)视野缺损以中心、旁中心暗点为主。

(6)眼底可正常,或有前述视盘炎,或视神经视网膜炎眼底表现。

(7)视觉诱发电位检查异常。

有上述(1)、(3)、(5)项或(1)、(3)、(7)项即可临床诊断,第(6)项有助于临床分类诊断。

2. 鉴别诊断

(1)视盘水肿:多为双眼受累,中心视力早期正常,瞳孔对光反射灵敏。脑脊液穿刺颅内压增高,影像学检查可显示颅内病变。眼底检查视盘充血、水肿,隆起度可超过 3D,伴随盘周出血、渗出,视网膜静脉纡曲扩张,静脉搏动消失。视野生理盲点扩大或有偏盲或象限性缺损。

(2)缺血性视神经病变:本病多见于老年人,可伴有高血压、糖尿病、动脉硬化等全身血管性疾病。视力骤然丧失,眼球运动时无疼痛,视盘肿胀趋于灰白色,视野缺损以下方最为常见。荧光素血管造影检查可见视盘缺血区充盈明显延缓。

(3)Leber 遗传性视神经病变:属线粒体遗传性疾病,常发生于青壮年男性,女性发病较少。一眼视力急剧丧失,随后另眼视力在数周内也丧失。眼底视盘水肿,视盘旁浅层毛细血管明显扩张,无荧光素渗漏,以后发展为视神经萎缩;线粒体 DNA 点突变检查可帮助鉴别诊断。

六、治疗

(一)中医治疗

1. 辨证用药

(1)风热袭目证

临床表现:视力骤降,常见于外感后,常有目珠胀痛不适或目珠转动时疼痛;眼底见视盘充血、水肿,舌质红,苔薄黄或薄白,脉浮数或浮紧。

治疗法则:散风清热,开窍明目。

方药运用:银翘散加减(连翘、金银花、苦桔梗、薄荷、竹叶、生甘草、荆芥穗、淡豆豉、牛蒡子)。有表寒者,减竹叶,加防风、藁本;眼球转动痛明显者,加牡丹皮、红花、鸡血藤。

(2)肝经实热证

临床表现:视力急降,甚至失明,头目胀痛或目珠转动痛,眼底视盘正常或充血水肿,易怒烦躁,口苦胁痛,失眠少寐,舌红苔黄,脉弦数。

治疗法则:清肝泻热,利湿散瘀。

方药运用:龙胆泻肝汤加减(龙胆草、黄芩、山栀子、泽泻、木通、车前子、当归、生地黄、柴胡、生甘草)。头目胀痛明显者,加夏枯草、菊花;口干舌燥,大便秘结者,加天花粉、玄参、决明子;烦躁失眠者,加黄连、夜交藤;视盘充血肿胀,视网膜有渗出水肿者,加牡丹皮、赤芍、茯苓、橘络。

(3)肝郁气滞证

临床表现:视力明显下降,目珠隐痛或压痛,眼底检查同前,情志抑郁,胸胁满闷胀痛或妇女月经不调,喜太息,舌质偏红,苔薄白,脉弦或弦细。

治疗法则:疏肝解郁,凉血通络。

方药运用:丹栀逍遥散加减。郁热阻络,头目隐痛者,加决明子、丹参;郁闷不解,少言太息者,加郁金、青皮;胁痛胸闷者,加川楝子、瓜蒌。

(4)阴虚火旺证

临床表现:视力明显下降,目珠胀痛或灼痛,头晕耳鸣,五心烦热,颧红口干,腰膝酸软,大便秘结,舌红少苔,脉细数。

治疗法则:滋阴降火,生津明目。

方药运用:知柏地黄汤加减(熟地黄、山茱萸、山药、泽泻、茯苓、牡丹皮、知母、黄柏)。头晕眼胀者,加石决明、钩藤;烦热口渴者,加生石膏、石斛、芦根;大便秘结者,加决明子、火麻仁;体壮便结重者,加酒制大黄。

(5)气血两虚证

临床表现:病程日久或产后哺乳期发病,视物昏蒙,目珠隐痛,少气懒言,面白唇淡,神疲倦怠,舌淡嫩,脉细无力。

治疗法则:补益气血,通络开窍。

方药运用:八珍汤加减(人参、白术、白茯苓、当归、川芎、白芍药、熟地黄、甘草)。气虚偏重者,加黄芪、五爪龙;血虚明显者,加鸡血藤;腹胀食少者,加陈皮、麦芽。

(6)肝肾阴虚证

临床表现:病情反复,迁延日久,或久用激素,症见双目视矇涩痛,咽干舌燥,健忘失眠,烦热盗汗,男子遗精,女子月经量少;舌红少苔,脉细偏数。

治疗法则:滋补肝肾,活络明目。

方药运用:明目地黄汤加味(生地黄、泽泻、茯苓、山药、山茱萸、枸杞子、甘菊、当归、石决明、白蒺藜、牡丹皮)。眼干口燥明显者,加生地黄、石斛、麦冬;兼有阴阳两虚的男子阳痿、女子宫冷少经者,加阳起石、鹿角霜。

2. 针刺治疗

太阳、攒竹、球后、睛明、合谷、足三里、肝俞、肾俞、三阴交等。每次选用眼周穴位与远端穴位各2个。

3. 成药制剂

(1)龙胆泻肝丸:清肝胆,利湿热。主治肝胆湿热所致的视神经炎及伴有头晕目赤、耳鸣耳聋、胁痛口苦、尿赤涩痛、湿热带下等。口服,每次3～6g,每日2次。

(2)逍遥丸:疏肝健脾,养血调经。主治肝郁脾虚所指的视神经炎及伴有郁闷不舒、胸胁胀痛、头晕目眩、食欲减退、月经不调等。口服,每次8丸,每日3次。

(3)黄连羊肝丸:清肝泻火明目。主治肝火旺盛的视神经炎及伴有目赤肿痛、视物模糊、畏光流泪等。口服,每次6g,每日1～2次。

(4)醒脑静注射液:醒神止痉,清热凉血,行气活血,解毒止痛。主治视神经炎伴壮热、大便秘结、烦躁不安、嗜睡等。肌内注射,每次2～4ml,每日1～2次。静脉滴注每次10～20ml,用5%～10%葡萄糖注射液或氯化钠注射液250～500ml稀释后滴注,或遵医嘱。

(二)西医治疗

(1)病因治疗:应尽可能找出病因,针对病因积极治疗。

(2)糖皮质激素的应用:应早期足量应用,病情好转后逐渐减量,至病情稳定,再以维持量巩固疗效。

(3)抗生素的应用:一般视神经炎多考虑合并细菌感染存在,故常规使用抗生素进行治疗,必要时选用二联以上的抗生素,但在使用大量糖皮质激素和广谱抗生素的情况下,注意二重感染的可能。

(4)神经营养类药物:如维生素 B_1 和维生素 B_{12} 肌内注射,每日1次;还可用三磷腺苷肌注,每日1次。

(5)血管扩张药:如球后注射妥拉苏林或口服妥拉苏林、烟酸等。

七、预防、预后与调护

本病是眼科急重症,必须从速积极治疗,及时而正确的治疗可恢复视力或保存一定的有用视力。若失治误治,或护理不当,则加重病情,易致视神经萎缩。

发病与情志有关,应避免悲观和急躁情绪,以免因病而郁影响疗效加重病情,病后宜静心养息,以免阴血耗损。

八、中医防治进展

李秀丽等总结了陈达夫教授治疗视神经炎的经验。陈教授将伤寒六经理论与眼病具体特点结合起来,首创中医眼科"六经辨证"方法。他认为视神经、视网膜、虹膜、睫状体等均属中医学足厥阴肝经,目系通于脑,脑属肾,肝肾同源,故认为视神经炎与少阴厥阴内障病机相关。他认为:凡目疾,无外症而暴盲,为寒邪直中少阴,玄府闭塞所致。当用麻黄附子细辛汤温肾散寒。该方为陈教授治疗视神经炎少阴兼有外感的常用方剂。

张晓等总结了陈宪民教授从肝论治视神经炎的经验。陈教授认为视神经炎的病因病机与肝密切相关,他提出从《内经》等古文中就可得出人的视觉功能与肝密切相关,并以"神经状类经筋"理论论证视神经炎从肝论治的道理。他认为视神经炎可从肝气、肝火、肝血、肝阴四个方面辨证,分别采用疏肝气、泻肝火、补肝血、益肝阴的治法。他还提出为防止视神经萎缩,可早期应用养血和血药和滋阴补肾药。

夏燕婷等临床观察增液地黄汤干预治疗阴虚火旺型视神经炎的疗效,与单用激素相比,加用中药可进一步改善患者的视觉功能,并且可减轻激素的不良反应。并指出激素属"纯阳"之品,长期应用激素可导致阴虚火旺,故应予滋阴降火之品。其导师韦企平教授主张随着激素用量的减少,外源性助阳作用减弱,加之长期应用激素导致的阴虚,使得孤阴不生,独阳不长,而产生阳虚,故在临床治疗中酌情加入温补肾阳之品。

九、典型病例

病例 1

刘某,女,52岁。2010年9月6日初诊。主诉及现病史:视力持续下降20天。20天前患细菌性痢疾高热退后出现两眼视力下降,曾用维生素等球后注射,口服泼尼松治疗,效果不佳。视力持续下降,伴纳差便溏,性情急躁易怒。诊查:右眼眼前指数,左眼光感。瞳孔对光反射迟钝,两眼视盘边缘模糊,黄斑中央凹反射存在。西医诊断:双眼急性球后视神经炎。中医诊断:双眼目系暴盲。辨证:证属脾虚肝旺。治法:健脾平肝。处方:蔓荆子9g,升麻3g,葛根3g,党参9g,炙黄芪12g,黄柏6g,白芍9g,炙甘草3g,陈皮10g,白术15g,防风10g,柴胡8g。以甲泼尼龙1g静脉滴注抗炎冲击治疗 3 天,法莫替丁片保护胃黏膜,氯化钾缓释片补钾,葡萄糖酸钙补钙,甲钴胺片营养视神经等对症治疗。2010 年 9 月 9 日 2 诊:视力明显进步。眼部检查:右眼 0.3,左眼 0.4。治疗:炙黄芪 12g,党参 9g,熟地黄 15g,蔓荆子 9g,葛根 3g,当归 9g,升麻 3g,枸杞子 10g,陈皮 10g,白术 15g,柴胡 8g。激素改为地塞米松 15mg 静脉滴注 1 周,辅助治疗药物不变。2010 年 9 月 16 日 3 诊:视力明显进步。胃纳已佳,脉象转为和缓。眼部检查:右眼 0.7,左眼 0.7。两眼视神经盘颞侧色泽较淡。治疗:上方不变。2010 年 9 月 23 日 4 诊:视力及视盘情况较 3 诊无明显变化。

病例 2

患者,女,59 岁。主诉及现病史:突发右眼视物不清伴疼痛 10 日。患者 10 日前无明显诱因出现右眼视物不清、前方如雾遮挡,伴疼痛。诊查:右眼视力 0.1,左眼视力 0.9 双外眼未见睑内翻、倒睫,双眼角膜透明,前房深度正常,瞳孔圆,居中,对光反射阳性,双眼晶体尚清。右眼视盘边界不清,边缘有出血,左眼底视盘界清,色略淡,黄斑区中心光反射(＋)。眼压:右 16mmHg,左 17mmHg。头颅 CT 未见明显异常。视野检查:视野中心暗点,视觉诱发电位示 P100 波潜伏期延长、振幅降低;舌偏红,苔薄白腻,脉弦。西医诊断:右眼视神经炎。中医诊断:右眼目系暴盲。辨证:肝郁气滞。治法:益气活血,祛瘀通络。处方:以甲泼尼龙 0.5g 静脉滴注抗炎冲击治疗,法莫替丁片保护胃黏膜,氯化钾缓释片补钾,甲钴胺片营养神经。中药方剂:牡丹皮 10g,栀子 10g,当归 10g,白芍 10g,赤芍 10g,玄参 10g,丹参 10g,虎杖 10g,远志 10g,茯苓 10g,猪苓 10g,泽泻 20g,枳壳 10g,紫草 20g,柴胡 6g,甘草 3g。3 剂,水煎服。2 诊:患者诉患眼疼痛减轻,视物较前清楚。中药原方去玄参、赤芍,继续 7 剂。停用甲泼尼龙注射液,予醋酸泼尼松片 30mg,口服。3 诊:患者诉患眼疼痛减轻,视物较前清楚。

参 考 文 献

[1] 李秀丽,乔珊.陈达夫教授以麻黄附子细辛汤治视神经炎思想浅析[J].云南中医中药杂志,2014,35(10):9-10.

[2] 张晓,张晰.视神经炎从肝论治经验琐谈[J].中国中医眼科杂志,2015,25(1):37-40.

[3] 夏燕婷,韦企平.增液地黄汤干预治疗阴虚火旺型视神经炎的疗效观察[J].中国中医眼科杂志,2014,24(4):247-250.

[4] 白宇峰.眼科衷中参西录[M].北京:人民卫生出版社,2014:177-180.

第 12 章

自主神经系统疾病

自主神经系统由交感神经系统和副交感神经系统两部分组成,活动时交感系统起主要作用,休息时副交感神经起主要作用,均接受大脑皮质和丘脑下部的调节,相互拮抗,相互协调,调节器官的生理活动,维持机体功能的平衡性、完整性和协调性,使机体适应内外环境的变化。其活动是在无意识下不随意进行的。主要支配和调节机体各器官、血管、平滑肌和腺体的活动及分泌,并参与调节葡萄糖、脂肪、水和电解质代谢,以及体温、睡眠和血压等。

第一节 雷 诺 病

一、概述

雷诺病,又称为肢端动脉痉挛症,是由于支配周围血管的交感神经功能紊乱引起肢端小动脉阵发性痉挛,导致局部缺血,表现为手指、足趾等部位皮肤出现苍白、发绀和潮红三项改变的疾病。本病临床上并不少见,发病年龄多在 20-30 岁,男女发病比例约为 1:6。雷诺病可分为原发性与继发性两种类型。前者无潜在疾病,肢端血管多无器质性病变;后者继发于某种全身性疾病,肢端血管常有器质性疾病,常称为雷诺综合征或雷诺现象。本病病理及发病机制尚未完全明确,目前认为本病主要与自主神经功能紊乱、血管异常、血流动力学改变有关。此外,自身抗体、基因和激素水平在雷诺病发病中均发挥着一定的作用。本病归属于中医学"四肢逆冷""痹证(血痹、寒痹、脉痹)"等范畴。

二、病因病机

(一)病因

雷诺病患者多素体血虚气弱,复因感受外邪(主要为寒邪)、七情刺激、劳累过度等,致阴阳阻滞,营卫不和,气血运行不畅,四末失于温养,使经脉交接处"阴阳之气不相顺接"而发为本病。

1. **素体亏虚**

脾主四肢,为气血生化之源,肾为后天之本,若脾肾阳虚,则血虚气弱,正气不足,则易感外邪,致气血运行不利,四肢失于温养。

2. **寒邪侵袭**

本病外邪因素中以寒邪为著,寒主收引、凝滞,易阻滞气机,凝涩血脉,寒为阴邪,更伤阳气,致气血运行受阻。

3. **情志刺激**

情志不遂、精神抑郁,肝气郁结,气机不畅,气不行血则瘀血阻滞,致不通则痛。

(二)病机

1. **阳虚寒凝**

四肢乃诸阳之本,脾主肌肉、四肢,若劳倦伤脾或久病损伤脾阳,使脾阳不振,或素体阳气不足,肾阳亏虚不能温煦脾阳,四肢失于温养,复加寒邪外袭,寒主收引,则四肢血脉凝涩不畅,故可见肢端冰冷、发紧、麻木、苍白。

2. **血虚寒凝**

患者素体虚弱,营血不足,或病久营血亏损,腠理空疏,风寒之邪深入,留于血脉,气血运行受阻,四肢失养,故见肢端苍白、麻木、冰冷等。

3. **气虚血瘀**

素体虚弱,或病久脏气亏虚,气不行血则瘀血阻滞经络,致脉络不充,四末失于荣养,可见肢端青紫、疼痛等。

4. **瘀热阻络**

寒邪凝滞,瘀血内阻,郁久化热,瘀热蕴结脉络,则肢端肿胀发红、灼热疼痛,甚至日久肉腐而见溃疡或坏疽。

总之,本病由体虚而感受外邪所致,体虚以气虚、血虚、阳虚为核心,属本;外邪主要为寒邪,寒邪、情志刺激为其诱发因素,寒凝、气滞、血瘀等一系列病理变化属标。其病位在肢端络脉,与心、肝、脾、肾均有密切关系。主要病机为肢端络脉痹阻。痹阻日久,郁而化热,出现瘀热阻络,为本病晚期表现。

三、临床表现

患者常在受寒或情绪激动后,手指皮色突然苍白,继而发紫。发作常从指尖开始,然后扩展至整个手指,甚至掌部,发作时伴有局部冷、麻、针刺样疼痛。数分钟后逐渐转为皮肤潮红、皮肤变暖并感烧灼样胀痛,最后皮肤颜色恢复正常。热饮或暖和肢体后,常可缓解发作。症状发作呈对称性为雷诺病的重要特征,且两侧手指皮肤颜色发生改变的程度和范围是相同的。

患者病程一般进展缓慢,少数进展较快、发作频繁、每次发作持续一小时以上,环境温度稍降低、情绪略激动就可诱发。严重者即使在温暖季节症状也不消失,指、趾端出现营养性改变,如指甲畸形脆裂、皮肤光薄、皱纹消失、指尖溃疡或坏疽,但桡动脉搏动始终未见减弱。

四、辅助检查

1. 一般检查

(1)血清试验:如抗核抗体测定、类风湿因子、免疫球蛋白电泳、补体、抗 DNA 抗体、冷凝球蛋白和库姆斯试验等,有助于发现和排除其他疾病。

(2)X 线检查:部分患者可见末节指(趾)骨脱钙现象,还可诊断有无类风湿关节炎。

(3)甲皱微循环检查:患者发作期手指苍白阶段,指端末梢血管明显减少、消失或管腔缩小,血流迟缓或停滞。毛细血管血流量也显著减少。球结膜血管呈特征性形态改变,即在角膜缘的毛细血管和微静脉呈网状多边形。手指发绀阶段,指端毛细血管扩张,其内被耗尽氧的血液所淤滞。手指潮红阶段,局部毛细血管扩张,含氧血液顺利通过扩张的血管。

2. 特殊检查

(1)冷激发实验:手指受寒降温后,采用光电容积描记仪(PPG)描记手指循环恢复至正常所需的时间,作为估计指端循环情况的简单可靠、无损伤的检查方法。

(2)指温恢复时间测定:手指受冷降温后,应用热敏电阻探头测定其恢复至正常温度所需的时间,用来估计手指血流情况。该实验还可用于估计治疗效果。

(3)指动脉造影:必要时,做上肢动脉造影,了解手指动脉情况,有助于雷诺病的诊断。该造影还能显示动脉有无器质性病变。

五、诊断及鉴别诊断

1. 诊断

原发型占雷诺病患者的绝大部分,其诊断依据 Allen 和 Brown 所制订的标准。

(1)阵发性肢端缺血性变色发作。

(2)无器质性动脉。

(3)双侧对称分布。

(4)营养改变,多局限于皮肤,不伴有大的坏疽。

(5)缺乏能引起雷诺现象的系统性疾病的症状和体征。

(6)症状持续两年或更长时间。如果同时沉降率正常,甲襞毛细血管检查正常,抗核抗体检查阴性,则该诊断的可能性更大。

2. 鉴别诊断

应注意与其他以皮肤颜色改变为特征的血管功能紊乱性疾病相鉴别。

(1)手足发绀症:手足发绀症是自主神经功能紊乱所致的血管痉挛性疾病,多见于青年女性,手足皮肤呈对称性均匀发绀。其病理改变是肢端小动脉持续性痉挛及毛细血管和静脉曲张,需与雷诺病鉴别。该病无典型的皮肤颜色改变,发绀范围较广泛,累及整个手和足,甚至可涉及整个肢体。发绀持续时间较长。寒冷虽可使症状加重,但在温暖环境中常不能使症状立刻减轻,情绪激动一般不诱发本病。

(2)网状青斑:患者多为女性,因小动脉痉挛,毛细血管和静脉无张力性扩张所致。皮肤呈持续性网状或斑点状发绀。病变多发生于下肢,偶可累及上肢、躯干和面部。患者常伴发冷、麻木和感觉异常。寒冷或肢体下垂时青斑明显。在温暖环境或抬高患肢后,斑纹减轻或消失。

(3)红斑性肢痛症:病因尚不清楚。病理变化为肢端对称性、阵发性血管扩张,多见于青年女性。起病急骤,两足同时发病,偶可累及双手,呈对称性阵发性严重灼痛。当足温超过临界温度(33~34℃)时,疼痛即可发作。肢体下垂、站立、运动时均可诱发疼痛发作。症状发作时,足部皮色呈潮红充血,皮温升高伴出汗,足背和胫后动脉搏动增强。

六、治疗

由于雷诺病的致病因素尚不完全明确,因此现代医学目前尚无令人满意的根治性治疗方法。中医辨证治疗本病有较好的疗效和不错的研究进展。近来研究观察表明,中西医结合治疗雷诺病疗效显著,为以后治疗本病提供了新思路。

(一)中医治疗

1. 辨证用药

(1)阳虚寒凝证

临床表现:遇冷则指(趾)端发凉、麻木、胀痛,皮肤苍白或青紫,得温则逐渐恢复,症状消失,伴倦怠乏力,形寒畏冷,舌质淡胖,苔薄白,脉沉细或迟。

治疗法则:温阳散寒,益气活血。

方药运用:阳和汤加减(熟地黄、肉桂、白芥子、姜炭、生甘草、麻黄、鹿角胶)。病在上肢者,加姜黄;病在下肢者,加牛膝;肢冷明显者,加麻黄;病久肢端萎缩者,加何首乌。

(2)血虚寒凝证

临床表现:肢端发凉,呈苍白或淡红色,受寒冷或精神刺激即可发病,冬季明显加重,夏季缓解,舌质淡,苔薄白,脉微细。

治疗法则:养血散寒,温经化瘀。

方药运用:当归四逆汤加减(当归、桂枝、芍药、细辛、通草、大枣、炙甘草)。血瘀重者,加三棱、莪术;疼痛重者,加川乌、草乌、全蝎;寒甚者,加熟附子、炮姜、吴茱萸;情绪烦躁不安者,加郁金、枣仁。

(3)气虚血瘀证

临床表现：间歇性发作，手足指（趾）苍白发冷，渐转青紫，伴有麻木、刺痛感，得温缓解，舌质淡红，苔白，脉细弱。

治疗法则：益气温阳，活血通络。

方药运用：黄芪桂枝五物汤加减（黄芪、桂枝、芍药、生姜、大枣）。疼痛重者，可加全蝎、地龙；阳气虚者，加熟附子、炮姜、淫羊藿；气滞加香附、郁金。

（4）瘀热阻络证

临床表现：见于本病的终末期。指（趾）发红、肿胀、灼热、疼痛，并发生溃疡、坏疽，夜间痛甚，溲赤便结，舌质红，苔黄腻，脉滑数。

治疗法则：清热解毒，活血通络。

方药运用：四妙勇安汤加减（金银花、玄参、当归、甘草）。热毒较甚，可加野菊花、板蓝根；血瘀痛甚者，加乳香、没药、丹参；皮肤溃疡者，加天花粉。

2. 针灸疗法

《灵枢·始终》云："刺寒厥者，二阳一阴。"即刺阳经2次，用补法；刺阴经1次，用泻法。如此可使阳气盛而阴邪退，从而治愈寒厥。取穴：常用极泉、臂中、阳池、三阴交。备用穴：体虚者，加关元、足三里；心情抑郁者，加太冲、合谷；上肢痛者，加外关、合谷、神门、大陵、太渊；下肢痛者，加三阴交、解溪、太冲、悬钟、临泣、照海；手背肿痛者，加八邪；足背肿痛者，加八风。

3. 成药制剂

（1）小活络丹、大活络丹：雷诺病阳虚寒凝证。均为口服，每次1丸，每日2次。

（2）复方丹参片、活血通脉胶囊：雷诺病气滞血瘀证。复方丹参片：口服，每次3片，每日3次；活血通脉胶囊：口服，每次2～4粒，每日3次。

（3）二妙丸：雷诺病瘀热痹阻证。口服，每次6～9g，每日2次。

（二）西医治疗

治疗多以缓解症状为主，而继发性雷诺现象还应积极治疗原发病。主要治疗方案有如下几种。

1. 一般治疗

主要包括保暖及锻炼以改善局部循环，减少寒冷及情绪刺激，禁尼古丁，避免服用可能的诱发药物及行为疗法。

2. 药物干预

硝酸盐、钙通道阻滞药、血管紧张素转换酶抑制药、前列环素类药物、肾上腺素受体拮抗药、抗血小板药物、5-羟色胺拮抗药、抗氧化剂等均为临床上经常使用的药物。此外，近年来新型药物的使用也取得了一定的疗效，如磷酸二酯酶抑制药（西地那非、伐地那非等）、他汀类药物、白三烯抑制药、内皮素受体拮抗药波生坦等。

3. 手术治疗

主要包括上胸交感神经阻断术、星状神经节术、腰交感神经切除或阻滞术，通过阻断支配上肢血管活动的交感神经纤维缓解症状。手术见效快,但并发症较多,不易被患者接受。

七、预防、预后与调护

该病迁延难愈,是一种很难治疗的周围血管病,科学的调护措施能减轻患者病痛,减少发作频率,促进疾病治愈。

雷诺病患者应避免寒冷刺激,穿戴宽松保暖的衣服;解除精神顾虑,避免情绪激动,保持乐观;饮少量酒类饮料可改善症状;禁忌吸烟;避免应用麦角胺、β-受体阻滞药和避孕药;长期使用震动性工具、低温下作业者尽可能改换工种。

八、中医防治进展

1. 中西医结合治疗

叶海东等采用当归四逆汤联合硝苯地平治疗雷诺病,疗效明显优于单纯口服硝苯地平;张慧青等采用解痉通脉汤配合马来酸桂哌齐特治疗雷诺病,疗效优于单用马来酸桂哌齐特;曾玉梅等采用中药方(桂枝 10g,炙黄芪 15g,当归 10g,炒白芍 10g,细辛 5g,红花 10g,炙甘草 5g,木通 5g,川芎 10g)配合尼莫地平片治疗雷诺病取得较好效果。

2. 针灸治疗

高杰等采用电针夹脊穴疗法,取颈髓段 C_{5-6} 夹脊穴,配合合谷、外关穴。使用 28 号 1.0～1.5 寸毫针,分别斜刺颈髓 C_{5-6} 棘突下旁开 0.5 寸处,予平补平泻法。结果治愈 14 例,好转 4 例,无效 2 例。唐赤蓉等采用温针配合耳穴贴压治疗雷诺病 35 例。取穴大椎、关元。气滞血瘀证,取双侧太冲、双侧膈俞;阳气虚衰证,取命门、关元、双侧太溪;病于上肢者,取双侧曲池、双侧太渊、双侧中渚;发于下肢者,取双侧足三里、双侧太白、双侧足临泣。耳穴贴压取单侧心、肝、肺、脾、交感、热穴、肾、内分泌、神经穴;病于上肢者,加指、腕;病发于下肢者,加趾、踝。结果总有效率为 97%。沈凌云等采用温针灸(主穴取外关,兼有足部症状加足三里、太冲)加中药(川乌、草乌、细辛、三棱各 25g,透骨草、肉桂、红花、苏木、桃仁各 50g)熏洗治疗雷诺病,总有效率 92.31%。

3. 自拟方治疗

丁海军等自拟温通方(黄芪 30g,白术、当归、白芍各 20g,鸡血藤 15g,桂枝、川芎各 10g,肉桂、干姜、地龙、甘草各 5g,细辛 3g)治疗雷诺病 40 例,结果临床治愈 26 例,好转 11 例,无效 3 例。马瑞君等自拟通阳活血汤(桂枝 15g,细辛 6g,当归 12g,红花 12g,桃仁 10g,川芎 10g,赤芍 10g,丹参 15g,地龙 10g)治疗雷诺病 32 例,结果痊愈 23 例,有效 8 例,无效 1 例。鲍继奎等自拟解痉通脉汤加减(桂枝 30g,白芍 15g,柴胡、细辛、地龙、蜈蚣、红花、附子、路路通各 10g,上肢病变加桑枝

12g,下肢病变加牛膝 10g)治疗雷诺病 50 例,结果有效率达 96%。

九、典型病例

病例 1

杨某,女,28 岁。主诉及现病史:双手指间歇性发白、发冷 2 年余,加重 1 个月。自述于 2 年前在双手解除冷水后出现双手指轻微发白、发冷,呈间歇性,以冬季为显,初发病时因偶尔发病,且症状较轻,未予重视,近半年来发病间隔逐渐缩短,曾服用中、西药物,症状时轻时重,近 1 个月来病情有所加重,发作频繁,在接触冷水后尤为明显,伴有双手指发麻,双手末端针刺样疼痛,遂到我院门诊就诊。诊查:一般状况佳,面色㿠白,心肺及腹部未见阳性体征,四肢关节无肿胀,双手指及关节外观未见异常。血沉、类风湿因子等风湿性疾病相关化验检查未见异常。冷水试验及握拳试验阳性,舌质淡,苔薄白,脉沉细无力。西医诊断:雷诺病。中医诊断:厥证。辨证:证属阳虚寒凝。治法:温脉通阳,活血通络。处方:通脉四逆汤加味。生附片 10g,干姜 6g,炙甘草 6g,葱白 3 段,黄芪 30g,红花 8g,乌梢蛇 12g,路路通 10g,桂枝 6g,赤芍 15g,桃仁 6g。每日 1 剂,每日 3 次,服用 1 周后症状明显缓解,双手指发白间隙延长,服药期间只发作 1 次,上方继续服用 1 周,症状未再发作,将上方研末,每次 6g,每日 2 次,服用 1 个月后停药,随访 1 年未再复发。

病例 2

马某,女,29 岁。主诉及现病史:双手发作性苍白、发绀、发红近 1 年,加重 3 个月。患者 2007 年春季不明原因出现双手发白、发绀,当时未在意,后每因受凉、寒冷、情绪刺激等而诱发,前往酒泉人民医院就诊,诊断为雷诺综合征,但检查未发现阳性结果,遂未进行治疗,近 3 个月病情加重,且发作后持续 1～2 小时方能缓解,来我院就诊。诊查:患者情绪激动,精神紧张,烦躁失眠,口苦,大便时干时稀,小便正常,但食欲尚好,双手受冷水刺激后出现发白、发绀、潮红“三联”征。实验室检查:BRT(－),URT(－),CRP(－),RF(－),ENA(－),ANA(＋),ESR15mm/h,肝肾功能、电解质均正常。舌质淡,苔薄白,脉弦细。西医诊断:雷诺病。中医诊断:厥证。辨证:少阳不和,气机失调,兼以风寒外袭。治法:和解少阳,调畅气机,兼以温经散寒。处方:四逆散合当归四逆汤。柴胡 30g,枳实 30g,生白芍 30g,炙甘草 30g,桂枝 10g,酒当归 10g,细辛 6g,通草 6g,大枣 3 枚。水煎服,每日 1 剂。同时给予阿米替林 25mg,口服,每晚 1 次,连用 7 日,患者病情明显减轻。上方四逆散各药减为 20g,细辛 3g,停阿米替林,继用 20 剂,诸症消失,经冷水刺激亦未诱发,停药。随访 2 年无复发。

参 考 文 献

[1] 王力,刘桂杰,高恒强.周围血管疾病的诊断、治疗与预防[M].北京:军事医学科学出版

社,2009:179-186.

[2] Mark A. Creager,Victor J. Dzau,Joseph Loscalzo. 血管医学:《Braunwald 心脏病学》姊妹卷[M].北京:北京大学医学出版社,2009:703-716.

[3] 孔炳耀,李俊.中西医结合神经病治疗学[M].北京:人民卫生出版社,2005:578-584.

[4] 姚佳春,高京宏.雷诺病的病因分析[J].中国医药指南,2012,10(20):533-534.

[5] 蒋雪松.雷诺病的辨证施护[J].中西医结合心血管病杂志,2015,3(27):133-134.

[6] 叶海东.当归四逆汤联合硝苯地平治疗雷诺病临床观察[J].新中医杂志,2015,1(47):102-103.

[7] 张慧青,赵晓梅,李振民.中西医结合治疗雷诺病40例疗效观察[J].河北中医杂志,2012,8(34):1181-1246.

[8] 曾玉梅.中西医结合治疗雷诺病的临床观察[J].湖北中医杂志,2014,3(36):42.

[9] 高杰,严雪芹,李令根.电针夹脊穴治疗雷诺病20例[J].中国中西医结合外科杂志,2010,10(16):609-610.

[10] 唐赤蓉.温针配合耳穴贴压治疗雷诺氏病35例[J].四川中医,2002,20(8):77-78.

[11] 沈凌云.温针灸配合中药熏洗治疗雷诺综合征39例效果观察[J].齐鲁护理杂志,2011,17(10):67-68.

[12] 丁海军,张良英.自拟温通方治疗雷诺病临床疗效观察[J].中外医疗杂志,2011,1(25):91.

[13] 马瑞君.自拟通阳活血汤治疗雷诺氏病32例[J].光明中医,2009,24(5):609-879.

[14] 鲍继奎,陈希源,李振民.解痉通脉汤治疗雷诺氏病50例[J].陕西中医杂志,2012,10(33):1368.

第二节 自发性多汗症

一、概述

自发性多汗症是多种病因导致的自发性多汗,表现为阵发性、局限性或全身性出汗增多,多为两侧对称性,也可出现偏身多汗。男女两性均可发生,流行病学调查显示,世界范围内多汗症的发病率为 $0.6\%\sim1.0\%$,中国多汗证的发病率上升至 4.6%,约 65% 的患者伴有多汗家族史。局限性多汗症常始于儿童或青春期,至 25 岁以后可以自行减轻。多汗症可以分为原发性和继发性,也可分为局部型或全身型。其中原发局部多汗症最常见。多汗症病因一般可分为器质性疾病和功能性失调两种,前者主要见于内分泌失调和系统性疾病,如糖尿病、甲状腺功能亢进、垂体功能亢进等;神经系统疾病,如脑震荡、偏瘫、脊柱外伤、脑炎后遗症、下丘脑损害后等;心血管疾病,如休克、心力衰竭,呼吸系统疾病,如呼吸衰竭;恶性肿瘤,如骨髓组织增生疾病等。功能性多汗症一般以精神性出汗较多,如精神紧张、激动、恐怖、焦虑、痛苦、愤怒等所致。发病机制主要是指小汗腺多个部位产生过多的汗液,常累及腋窝、掌跖和腹股沟。原因可分为神经性和非神经性,神经性是指神经反射的控制,非神经性是指周围性非神经性因素的作用——腺体水平的兴奋反应。此外,月经期间也可出现多汗症。中医学将自发性多汗症归属于"汗证"范畴。

二、病因病机

中医学《素问·阴阳别论》提出:"阳加于阴谓之汗。"认为汗液为津液通过阳气蒸腾气化后,以玄府(汗孔)排出之液体。出汗是人体正常功能活动的外在表现,但是出汗过多,损伤人体津液,出现不适,则属于中医学的"汗证"。汗证的病因主要有病后体虚、情志不舒、嗜食肥甘厚味等,病机总属阴阳失调,腠理不固,营卫失和,汗液外泄失常。

患者素体薄弱或病后体虚,肺气不固,腠理开泄而致汗出;或因表虚卫弱,复加外感风寒,致营卫不和,卫外失司,而致汗出;汗为津液所化生,血与津液又同出一源,因此又有"汗血同源"之说。如《灵枢·营卫生会》论:"夺血者无汗,夺汗者无血"。《伤寒论》有:"衄家不可发汗"和"亡血家不可发汗"之诫。汗为心之液,心主血,心血不足,津液外泄而汗出。或肾精亏虚,阴虚火旺,耗伤阴津,阴津不能自藏而外泄;或因忧思劳烦过度,损伤心脾,气血生化不足,血不养心,心不敛营,则汗液外泄;或因肝气郁结,气郁化火,逼津外泄;或嗜食肥甘厚味,损伤脾胃,脾虚湿盛,化热伤津,邪热郁蒸致津液外泄。归纳言之主要有两方面:一是肺气不足或营卫失和导致卫外失司而津液外泄;另一方面是阴虚火旺或邪热郁蒸,逼津外泄。病性有虚有实,虚实夹杂,相互转换。邪热郁蒸者,久则伤阴耗气,转为虚证,虚证者亦可兼有火旺或湿热的表现。

三、临床表现

1. 原发性多汗

常自少年期开始,青年期明显加重,也可见于健康人群。好发于头、颈、腋及肢体的远端,尤以掌、跖部最易发生,通常两侧对称,有的仅发生一侧或身体某一部位多汗。当情绪激动、体温升高或活动后汗液明显增多,与自主神经中枢调节障碍有关,也可能与遗传相关。

2. 继发性多汗

可表现为全身多汗和局部多汗。全身多汗继发于机体系统性疾病,包括内分泌疾病、肿瘤、慢性感染性疾病、发热性疾病,精神因素或服用抗癫痫药或抗抑郁药类后。局部多汗包括周围神经病变、脊髓疾病、胸部肿瘤、脑血管病变、腮腺损伤或手术导致的唾液分泌异常、皮肤疾病等。如周围神经病变引起的糖尿病多汗症,表现为上半身代偿性多汗而下半身无汗;味觉性局限性多汗又称髓性多汗症;如当摄入过热或辛辣食物后,引起额部、鼻部、颏部多汗(生理性髓性多汗症);面神经麻痹恢复期可能出现一侧局部多汗,伴有颏部发红,称为耳颏综合征(病理性髓性多汗症);卒中后遗留偏瘫患者表现为身体一侧多汗,自主神经系统检查,可见多汗侧皮温偏低,皮肤划痕试验可呈阳性。

四、辅助检查

实验室生化常规检查多无特异性,继发性多汗症辅助检查可与原发病相关。

五、诊断与鉴别诊断

(一)诊断标准

1. 主要标准

过多地出汗至少 6 个月以上。

2. 次要标准

(1)出汗为双侧或对称性分布。

(2)影响日常生活。

(3)出汗频繁,至少每周发作一次。

(4)开始发病年龄在 25 岁以下。

(5)有家族史。

(6)睡着后出汗停止。

特发性局限性多汗症具有一条主要标准和 2 条以上次要标准即可明确诊断。

(二)鉴别诊断

主要是继发性多汗症的病因鉴别,应依据不同原发病的临床表现,做出判断。如糖尿病有血糖和尿糖化验的异常,脑部器质性病变应存在定位症状和体征及影像学改变。

六、治疗

自发性多汗症目前西医治疗主要以外用药物、口服药物及手术治疗为主,其中口服药物不良反应大,不能长期服用,手术治疗安全性低,存在一定风险,患者一般难以接受。与西医相比,中医治疗可发挥其整体辨证优势,因人而异,且不良反应小,安全性高,风险低,值得在临床推广,尤其是对于小儿多汗症,更能突出中医治疗的特色和优势。

(一)中医治疗

1. 辨证用药

(1)肺卫不固证

临床表现:汗出恶风,情绪激动或活动时加剧,体倦乏力,易受外感,周身酸楚,面色不华,舌淡红,苔薄白,脉细弱。

治疗法则:益气固表,敛阴入阳。

方药运用:桂枝加黄芪汤合玉屏风散加减。药用黄芪、白芍、党参、白术、防风、生姜、大枣、甘草等。气虚甚者,加党参、白术益气健脾;阴虚者,加麦冬、五味子养阴敛汗;阳虚者,加附子温阳敛汗;夜寐不安者,加夜交藤、炒酸枣仁、合欢花;汗多者,加浮小麦、糯稻根、龙骨、牡蛎固涩敛汗。

(2)湿热郁蒸证

临床表现:全身多汗,伴胸部满闷,纳差,恶心,肢乏倦怠,乏力,小便黄,舌质红或淡,苔黄腻,脉滑数。

治疗法则:清化湿热,调卫敛营。

方药运用:三仁汤合调卫汤加减。药用白豆蔻、制半夏、黄芩、猪苓、厚朴、麻黄根、牡蛎、滑石、淡竹叶等。里热尤甚,小便短赤者,加茵陈清解郁热;肝火旺盛者,可加龙胆草、柴胡、黄芩清肝泄热;痰涎多者,加陈皮、杏仁、竹茹;湿邪偏重者,加苍术、泽泻;脘腹满闷明显者,加厚朴、枳壳;头重畏风明显者,加防风、菊花。

(3)肾虚火炎证

临床表现:头部多汗,五心烦热,盗汗或自汗,或兼午后潮热,伴有头晕耳鸣,腰酸腿软,舌红苔薄黄,脉细数。

治疗法则:滋肾清热,敛营入卫。

方药运用:麦味地黄丸加减。药用熟地黄、麦冬、山茱萸、五味子、牡丹皮、山药、龙骨、牡蛎、泽泻、糯稻根等。阴精亏虚明显者,加枸杞子、制何首乌、女贞子补肾养阴;虚火甚者,加黄柏、知母、川牛膝清虚火;气虚者,加黄芪益气固表;潮热甚者,加秦艽、银柴胡、白薇清退虚热。

(4)心血不足证

临床表现:自汗或盗汗,心悸,夜寐不安,神疲气短,面色不华,舌淡,苔薄白,脉细。

治疗法则:养心补血,调和营卫。

方药运用:归脾汤加减。人参、茯苓、白术、黄芪、当归、龙眼肉、远志、酸枣仁、木香等。若血虚甚者,加制何首乌、枸杞子、熟地黄补益精血;若汗出多者,加五味子、牡蛎、浮小麦收涩敛汗。

2. 针刺灸法

(1)针刺:主穴取阴郄、后溪、合谷或夹脊穴;配穴取复溜、肺俞等。针具1.5寸毫针,主穴穴位直刺进针1～1.5寸,如果实证用泻法,虚证用补法。

(2)温针灸:取大椎穴,以毫针得气后在针柄上放上艾炷,每次3～5壮,每日1次;每次另取神阙、气海、关元、大椎、合谷、复溜中的2～3穴,治疗自汗。用艾条灸左阴郄穴约40分钟,每日1次,治疗盗汗。

3. 外治法

(1)中药足浴:补骨脂、淫羊藿、黄芪、茯苓、小黑豆、浮小麦等。泡足,用于阴阳两虚证。

(2)外敷止汗:五倍子粉适量,或加入五味子、黄芪等适量,用温水或醋或蜂蜜调成糊状,贴于神阙穴,用于治疗各种汗出;或龙骨、牡蛎粉适量,敷于汗出部位,收敛止汗,适用于自汗、盗汗,汗出不止者。

4. 中成药

(1)玉屏风颗粒:冲服,每次 5g,每日 3 次。用于治疗表虚不固,自汗恶风者。

(2)金匮肾气丸:口服,每次 20 粒,每日 2 次。用于治疗肾阴阳两虚者。

5. 其他治法

包括刺络拔罐,穴位埋针、耳穴压豆等。

(二)西医治疗

自发性多汗症的治疗以去除病因为主。原发性多汗症目前仍然是对症治疗,继发性多汗症以针对原发病治疗为主,症状较重影响生活者在治疗原发病的同时予以对症治疗。

1. 外用药物

最常用的外用药为 10%～30%的氯化铝无水乙醇溶液,常用于治疗腋下多汗症;以四肢远端或颈部为主者,可用 3%～5%甲醛溶液局部外搽;还可用 0.5%醋酸铝溶液、20%～25%氯化铝酊或 5%～10%枯矾等收敛剂局部外搽,亦有暂时效果。

2. 皮内注射治疗

肉毒杆菌毒素 A(BTX-A)治疗手掌多汗和腋部多汗症安全有效。

3. 离子导入治疗

常用于手足多汗症和腋窝多汗症,也可用于儿童。

4. 微波治疗

微波治疗是一种微波能量靶向作用汗腺,引起汗腺不可逆转的热解,但不影响上层皮肤和皮下脂肪结构的一种无创治疗手段。

5. 内服药物治疗

主要为胆碱能受体阻滞药(如溴丙太林、山莨菪碱等),常用于全身性多汗症。

6. 手术治疗

包括吸脂术、胸腔镜交感神经切断术、经胸腔镜下双侧交感神经链切断术等,手术较其他治疗方法创伤大,风险高。

七、预防、预后与调护

适当加强锻炼增强体质,注意劳逸结合,避免过劳,防止思虑烦劳过度,保持心情愉快,少食辛辣油腻食物,同时还需避风寒,谨防感冒。自发性多汗一般不会影响患者正常生活,继发性多汗症的预后与导致多汗症的原发病预后相关。临床上尚无较好措施,主要是预防相关疾病。如与遗传相关,预防措施包括推行遗传咨询、携带者基因检测及产前诊断和选择性人工流产等,防止患儿出生。

汗出之后应及时用干毛巾将汗擦干,出汗较多者,需经常更换内衣,注意保持衣服及卧具的干燥清洁,防止湿疹、皮肤感染等。营养治疗是多汗症调护不能忽视的环节,一方面,对糖尿病、甲亢等代谢性疾病的患者要进行合理的饮食调理,使其代谢达到相对正常的水平;另一方面,由于患者多汗体液过度丢失从而导致潜在性的脱水或电解质丢失,应及时补充水分和适量电解质(如口服淡盐水和菜汤)。此外,心理调护也是需要引起重视的,尤其是严重多汗者,对患者正常工作和生活造成一定影响,进而导致情绪上变化,而多汗本身与自主神经调控有关,导致恶性循环。所以要对患者进行心理疏导,让患者保持放松愉悦的心情也是至关重要的。

八、中医防治进展

中医学认为,自汗、盗汗的基本病机是阴阳失调,腠理不固而致汗液外泄失常。中医通过服用单味药、复方、针刺,中药泡洗及药物贴敷等疗法,临床上均取得较好的疗效。在前人治疗汗证的基础上,现代临床专家总结古人经验,并结合现代疾病种类及临床特点,提出了新的理论和治疗方法,并通过新的手段进行验证,临床上取得了较好的疗效。

有学者研究隋唐以来10位著名医家有关汗证的文献并予以分析统计,结果发现出现频次高的药物依次是甘草、黄芪、人参、当归、桂枝、白术,多数药物是具有补益作用,由此可知,补虚在汗证的治疗中占有重要的地位。此外,高频次药物还包括滋阴药、清热药、解表药、活血药、收涩药。感受外邪和素体薄弱是汗证的两大主要因素,辨证分型以肺卫不固型最为多见,桂枝加黄芪汤和玉屏风散化裁为临床常用方剂,在治疗用药方面,益气固表、滋阴清热之药最为常用。周文泉教授认为,多汗症的病机特点以阴阳失和为基础,与五脏相关,涉及气血津液代谢紊乱。治疗上以柴胡加龙骨牡蛎汤合甘麦大枣汤合玉屏风散化裁为主,调整阴阳,调畅气机,益气固表敛汗。临床研究采用关联规则数据挖掘,对多汗医案中辨病、症规律进行分析。应用龙骨、牡蛎、党参、黄芩、浮小麦、麻黄根、防风、黄芪、炒白术、柴胡等较多。治疗多汗以调整阴阳为主,但又不拘泥于此,脾肾亏虚,湿浊阻络亦可见多汗,临床治疗应随证加减。

武春丽等观察玉屏风散合生脉散加味治疗糖尿病多汗症临床疗效,结果发现治疗组总有效率为93.3%,对照组总有效率66.7%,中药组优于常规西药治疗,两方合用,与消渴病病机契合,故疗效显著。也有学者提出,治疗老年糖尿病汗证应结合内风理论,治疗当益气敛阴,活血息风。选用益心舒胶囊合用脉血康胶囊治疗,临床也取得了较好的疗效。黄清苑等对脑外伤术后患者汗证进行研究,认为心脾两虚、气血不足为主要病机,治宜益气健脾、养心安神为法,选用归脾汤合牡蛎散治疗,效果显著。陶慧娟用生脉散加黄芪治疗哮喘急性发作后出现多汗 17 例,亦属重症虚汗范畴,其用人参、麦冬、五味子、黄芪、煅牡蛎、浮小麦、糯稻根等加减益气养阴敛汗,多 1～2 周显效。慢病久汗病机复杂,多虚实夹杂,正邪交织,临证治疗中须首先控制原发疾病,在此基础上治疗汗证,补虚泻实、攻补兼施。

盘龙刺乃华佗夹脊刺的一种针刺方法,其沿督脉左右而刺。督脉乃诸阳经交会之处,故其具有调节阴阳经气的作用,且可替代背腧穴起到调节脏腑气血、平和阴阳的作用。阴平阳秘,精神乃治,从而达到治疗汗出异常之目的。有学者观察针刺治疗原发性多汗症的临床效果,治疗组选合谷、尺泽、复溜、风门、大杼、肺俞、厥阴俞、T_{1-4} 段华佗夹脊穴等腧穴对原发性多汗组进行针刺治疗。发现针刺治疗原发性多汗症效果显著,其作用机制可能与改善交感神经纤维功能有关。穴位敷贴能通过皮肤给药及穴位、经络的运行而达到控制汗出的作用,临床多用神阙、双涌泉。神阙、涌泉穴属温补元阳、调畅气血之穴,汗为津液,属阴,晚睡前将药物贴于二穴,使阴入于阳,防营阴外泄而达到治疗疾病的目的。此外,针对小儿汗证还可用洗浴的方法,如麦曲散、糯稻根须等,临床上还有应用煅牡蛎、煅龙骨、薄荷脑等研成细末,扑粉用于患处的报道。

九、典型病例

病例 1

吴某,女,68 岁。主诉及现病史:主因多汗,入睡困难 3 年于 2009 年 2 月 25 日初诊。症见多噩梦,纳可,二便调,有时口渴,怕热,耳鸣,听力下降,手心热,足心凉,舌根部白腻苔,舌边尖齿痕,舌质淡红,脉细。诊查:心电图检查:心肌供血不足。高血压(血压正常范围)。西医诊断:自发多汗症。中医诊断:汗证。辨证:阴阳失和,心神失养。处方:柴胡 15g,黄芩 12g,半夏 10g,炙甘草 10g,党参 30g,大枣 10 枚,生龙骨 30g,生牡蛎 30g,浮小麦 30g,远志 12g,炒酸枣仁 20g,柏子仁 20g,夜交藤 30g,珍珠母 15g,麻黄根 30g。服药 7 剂,于 2009 年 3 月 4 日复诊:汗出减少明显,睡眠有所改善,但仍失眠,无多梦,二便正常,纳可,怕热,有时心慌,表情抑郁状,舌质淡红,舌苔薄白,脉细。辨证为气阴两虚,心神失养。以生脉散合柏子仁丸加减。太子参 30g,麦冬 12g,五味子 10g,炒酸枣仁 30g,柏子仁 15g,远志 12g,知母 12g,川芎 12g,珍珠母 15g,生龙骨 30g,生牡蛎 30g,代赭石 12g,夜交藤 30g,炙龟甲 12g,石菖蒲 12g。后症状好转,随访未见复发。

病例 2

患儿张某,男,10 岁。主诉及现病史:因遍身汗出不止 1 个月于 2010 年 8 月 13 日初诊。症见不分昼夜汗出,以胸部为多,活动后加剧,无恶寒发热等不适。患儿体胖,性格内向,平素喜食肉类,无节制,家属诉平日经常给其服用小儿营养液、口服健脑液等之类的补品。查患儿精神可,夜间磨牙,睡卧不安,口臭,纳佳,小便黄,大便臭,舌红、苔黄厚腻。诊查:于当地医院查微量元素、骨碱性磷酸酶及激素水平均在正常范围。西医诊断:自发性多汗症;中医诊断:多汗症。辨证分型:湿困中焦,脾胃食积证。治法:健脾化湿,消积和胃。处方:平胃散加减,酌情配消食疏肝之品。处方:陈皮、茯苓、苍术各 9g,厚朴、郁金、佛手、焦山楂、建曲各 6g,黄连 2g。予 4 剂,每日 1 剂。2010 年 8 月 19 日再诊,患儿出汗量明显减少,夜间磨牙减少,无口臭,二便调,眠可,继续予上方加减,去黄连,予 3 剂,患儿汗止。

病例 3

李某,男,退休干部,62 岁。主诉及现病史:主因左半身汗出 2 年,加重 1 个月于 2004 年 4 月 21 日就诊。症见:阵发性出现左偏身汗出,头面、躯干、肢体均可见汗出,近 1 个月几乎每天出现数次左偏身汗出。诊查:神经系统检查:生理反射存在,病理反射未引出,感觉系统无异常,左侧皮温略低于右侧。患者曾查头颅 CT 无异常,甲状腺功能正常,血糖正常。西医诊断:自发性多汗症。中医诊断:汗证。治法:用盘龙刺华佗夹脊穴。针刺 1 次后,第 2 天患者自诉汗出明显减少。针刺 1 个疗程后,患者偏身汗出每日发作不超过 1 次。针刺 2 个疗程后,患者偶尔出现轻微偏身汗出。第 3 个疗程结束后,患者已无偏身汗出。随访半年未复发,临床治愈。

病例 4

患者,女,49 岁。主诉及现病史:主因周身汗出 2 月余于 2013 年 9 月 5 日初诊。患者体型偏胖,2013 年 6 月 11 日因子宫多发肌瘤行子宫全切手术,术后周身汗出如水洗,伴周身关节疼痛,畏寒,面色青白,全身乏力,心烦,口干口渴,渴喜热饮,纳食少,睡差,二便调,舌黯淡,苔薄白腻水滑,脉沉细。曾在外院服牡蛎散 3 剂、玉屏风散加减 4 剂,疗效不明显。西医诊断:多汗症。中医诊断:汗证。辨证分型:表里阳虚证。治法:温阳育阴、固表止汗。方选桂枝加附子汤加减:桂枝 20g,炒白芍 15g,制附片 15g,麸炒白术 12g,当归 15g,生姜 3 片,大枣 5 枚,炙甘草 10g。水煎,每日一剂,分 2 次服。服药 3 剂后,汗去大半,畏寒减轻,周身疼痛消失,双下肢乏力明显改善,饮食改善不明显,守方加仙鹤草 30g,山茱萸 15g,砂仁 20g,鸡内金 15g,继服 7 剂,诸症悉平。随访 3 个月未复发。

病例 5

患儿,女,5 岁。主诉及现病史:主因多汗 4 年余于 2014 年 2 月 20 日初诊。患儿平素体质弱,自幼汗多、容易感冒,白天稍动则汗出,夜卧初寐时头颈背部汗出如洗,四肢不温,手足冷,纳食一般,口中时有异味,寐欠佳,翻身多,寐中时有龄齿,大便 1~2 日 1 次,质干,呈球状,小便调。诊查:咽稍红,舌苔薄黄,心肺听诊(一)。西医诊断:自发性多汗症。中医诊断:汗证。辨证分型:肺卫不固,营卫不和,食滞积热。治法:补肺固表,调和营卫,消积清热。玉屏风散合桂枝龙骨牡蛎汤加减:炙黄芪 15g,白术 10g,防风 5g,煅龙骨(先煎)20g,煅牡蛎(先煎)20g,桂枝 3g,白芍

10g,枳实 6g,槟榔 10g,虎杖 12g,黄芩 10g,炙甘草 3g。14 剂,水煎,每日 1 剂,早晚分服。2014 年 3 月 8 日再诊:服药 2 周后,患儿汗出较前明显好转,手足转温,大便已恢复正常。营卫渐和,食滞已消,但肺气尚虚,遂以原方去虎杖、槟榔、枳实、黄芩调治。连服上方两月余,此后熬糖浆间断服用,随访半年,未见复发。

参 考 文 献

[1] 朱春青,骆利元,刘兰英.中医药治疗抗精神药物引起多汗症的研究进展[J].世界中医药,2017,12(1):233-236.

[2] 姚洁琼,张帆,林芳旭,等.隋唐以来 10 位著名医家汗证学术思想初探[J].中医杂志,2015,56(7):567-569.

[3] 张晋,符竣杰,周文泉.周文泉治疗多汗证临床数据挖掘研究[J].辽宁中医杂志,2013,40(12):2418-2421.

[4] 武春丽.玉屏风散合生脉散治疗糖尿病多汗症 30 例[J].中国中医基础医学杂志,2012,18(1):113.

[5] 王凌芬,孙立新,柳宁,等.益心舒胶囊合用脉血康胶囊治疗老年糖尿病汗证的疗效观察[J].中西医结合心脑血管病杂志,2014,12(10):1217-1219.

[6] 黄清苑,温利辉.归脾汤合牡蛎散治疗脑外伤术后汗证 38 例[J].陕西中医,2011,32(7):846-847.

[7] 陶慧娟.生脉散加黄芪治疗汗证 80 例[J].现代中西医结合杂志,2008,17(1):81.

[8] 侯丕华,王瑞茵,张晋,等.汗证新议[J].世界中医药,2017,12(4):947-950.

[9] 王伟志,赵亮."盘龙刺"治疗自发性多汗症[J].四川中医,2006(3):104.

[10] 逄紫千,李一鸣,胡哲,等.针刺治疗原发性多汗症临床观察[J].长春中医药大学学报,2016,32(1):128-130.

[11] 吴碧,鲁艳芳,裴学军,等.小儿汗证的中医研究进展[J].世界中医药,2017,12(1):229-232.

第三节 红斑性肢痛症

一、概述

红斑性肢痛症是一种原因尚未完全明了的血管扩张性周围自主神经疾病,以阵发性肢端皮肤温度升高、皮肤潮红、肿胀和剧烈烧灼样疼痛为特征。本病于 1878 年由 Mitchell 首次提出,临床上较为少见,于 1954—1987 年在我国南方曾有过四次流行。本病男性患者多于女性,多于夏季发作加重,冬季减轻。该病的病因仍未明确,由于寒冷、营养不良等原因导致的肢体局部皮肤动脉血量增加,血管的张力增高,局部充血产生压力刺激周围的神经末梢而导致疼痛可能为其重要发病机制之一。临床上通常将红斑性肢痛病分为特发性和继发性两类，特发性红斑肢痛病是常染色体显性遗传病，有明显的家族遗传倾向，主要见于中青年患者；继发性红斑肢痛病多发生于40岁以上患者，常常继发于系统性红斑狼疮、类风湿关节炎、骨髓增殖异常、静脉功能不全、高血压、糖尿病、痛风和多发性硬化等疾病。该病归属于中医学的“热痹”“血痹”范围。

二、病因病机

(一)病因

1. 营卫不和

营卫之气与机体的防御功能密切相关。若营卫失于和调，营不内守，卫外不固，脏腑经脉失于营阴的濡养，卫外失于固摄，腠理疏松，若生活起居不慎，外邪乘虚侵袭机体，阻滞脉络，凝滞气血，郁而发热，出现肢体疼痛、红斑等症。

2. 外感淫邪

外感风寒之邪，日久入里化热，或素体阳热亢盛，从阳化热；或感受火热之邪，阳热炽盛，消烁阴液，损伤脉络，从而导致肢体红肿疼痛。正如《金匮翼·热痹》云：“热痹者，闭热于内也……脏腑经络，先有蓄热，而复遇风寒湿气客之，热为寒郁，气不得通，久之寒亦化热，则作痹熻，然而闷也。”

3. 瘀血阻络

寒凝血瘀，或热灼脉络，或气滞血瘀，瘀血内停，郁而化热，瘀热互结，阻滞肢体脉络，脉络不通，故出现肢体红、肿、热、痛等症。

(二)病机

本病的基本病机为营卫不和，腠理不固，外受风寒湿邪侵袭，寒湿郁而化火，或火热内侵，风热合而相煽，风因火而动，湿被热蒸，使气血运行不畅，经脉阻滞，不能通达，瘀血内停，留着四肢，致气血失和，而发为红、肿、热、痛等症。病位在肢体经络血脉，多发部位在双足。病性以热证、实证为主，或兼有本虚。而气血凝滞为本病的主要病理因素。

三、临床表现

1. 主要症状

主要累及四肢末端(如手指、手心、足趾、足底等)，全身症状并不明显。双足最为多见，呈对称性，以红、肿、热、痛四大症状为主，表现为患处皮肤阵发性的皮温升高，潮红，肿胀，剧烈疼痛，疼痛为烧灼样或针刺样，随周围温度升高而加重，降低而缓解，有明显的温度阈。在温热、运动、长时间站立及肢端下垂等状态下可诱发或加重，夜间入睡时因肢端温暖而疼痛明显。因此，患者往往比较喜欢温度较低的环境，不愿意穿鞋袜，喜欢用冷水浸足。

2. 体征

患处血管扩张,皮肤潮红,温度升高,轻度肿胀,足背动脉和胫后动脉波动正常。反复发作者可见肢体局部营养障碍,皮肤、指甲变厚或破溃。

四、辅助检查

1. 皮肤临界温度试验

将患肢浸泡在 32～36℃ 的温水内,可诱发或加重疼痛即为阳性。

2. 甲皱微循环检测

表现为毛细血管襻轮廓模糊、扩张,压力增大,热刺激后更为明显。

五、诊断与鉴别诊断

(一)诊断

1. 发病特点

中青年多见,反复发作性,每次持续数分钟到数小时不等。有明显的温度阈,随周围温度升高而加重,降低而缓解。

2. 临床表现

(1)肢体末端阵发性红肿热痛:多见于双足,局部皮肤红肿、皮温升高、剧烈疼痛、温热、运动、肢端下垂及夜间睡眠时明显。

(2)局部营养障碍:皮肤、指甲变厚或破溃,晚期可见局部溃疡或坏疽。

(3)其他:无运动障碍。排除血栓闭塞性脉管炎、糖尿病性周围神经病及雷诺病等。

(二)鉴别诊断

1. 雷诺病

本病是由于交感神经紊乱导致的肢体末端阵发性对称性小动脉痉挛,多见于20—30 岁年轻女性,主要表现为四肢末端苍白、发绀、麻木、剧烈疼痛,甚至出现溃疡、坏死。周围温度升高时缓解,寒冷刺激加重。

2. 血栓闭塞性脉管炎

病变多位于下肢中、小动静脉,50 岁以上患者多见,表现为下肢进行性、间歇性的跛行,下肢慢性缺血,皮肤苍白,麻木,厥冷,疼痛。

3. 糖尿病性周围神经病

患者有糖尿病病史,肢端剧烈疼痛,手套或袜套样感觉异常,麻木,蚁走感等。后期可出现溃疡、坏疽。其特点为感觉异常呈对称性,可因运动神经受损出现肌力、肌张力及腱反射异常。

六、治疗

该病的治疗首先应该明确是属于特发性还是继发性,属继发者尽可能对潜在疾病给予治疗。发作期西医治疗以对症治疗为主，采用镇痛药、皮质激素及维生素等药物可明显缓解疼痛。西药对症治疗同时配合中药辨证施治可明显增加临床疗效，改善其预后。

(一)中医治疗

1. 辨证用药

本病为风寒湿邪侵袭机体，郁而化热，阻滞经脉，气血瘀滞不通所致，中医治疗首先应辨别病邪的性质，湿邪偏重者，多伴肢体沉重，酸胀麻木，周身困倦乏力，胸闷，纳呆，便溏等；热邪为主者，多伴肢体温度升高，红肿，遇热时加重，遇冷则减轻；瘀血偏重者，多伴有肢体刺痛明显，舌质暗红，或有瘀斑等。根据病邪不同分别治予清热利湿、清热凉血、化瘀止痛等。疾病后期则以正虚为主，多表现为气阴两虚，治宜益气养阴。

(1)血热壅滞证

临床表现：阵发性肢体血管扩张，搏动明显，皮肤温度升高，肿胀，充血发红，灼痛剧烈，下垂、行走或遇热时疼痛加重，遇冷减轻，口干，便秘，尿黄，舌红绛，舌苔黄，脉洪数。

治疗法则：清热凉血，化瘀止痛。

方药运用：犀角地黄汤(犀角、生地黄、芍药、牡丹皮)。疼痛剧烈者，加乳香、没药、延胡索、全蝎止痛；尿黄便秘者，加大黄、麻仁、决明子通便；口干舌燥者，加麦冬、沙参、石斛养阴生津。

(2)湿热痹阻证

临床表现：下肢灼热，沉重疼痛，微肿，酸胀麻木，周身困倦乏力，胸闷，纳呆，便溏，舌质微红，肿大，舌苔黄白腻，脉滑数。

治疗法则：清热利湿，化瘀通络。

方药运用：四妙丸(苍术、黄柏、薏苡仁、牛膝)。肿胀明显者，加夏枯草、牡丹皮、生石膏；热盛者，加生石膏、知母；皮肤溃疡者，加天花粉、紫花地丁、穿山甲解毒排脓。

(3)瘀热阻络证

临床表现：肢端针刺样疼痛，红肿灼热，疼痛剧烈，夜间发作频繁，口渴而不欲饮，或皮肤溃疡，舌暗红，或有瘀斑，舌下青筋，脉沉细数涩。

治疗法则：行气活血，化瘀通络。

方药运用：身痛逐瘀汤(秦艽、川芎、桃仁、红花、甘草、羌活、没药、当归、五灵脂、香附、牛膝、地龙)。皮肤溃疡者，加天花粉、紫花地丁、穿山甲解毒排脓；红肿发热盛者，加金银花、连翘。

(4)气阴两虚证

临床表现：久病或病情反复发作，气短声低，神疲懒言，肢体灼痛绵绵，手足心热,夜间为甚,盗汗,口干,大便干结,舌红少苔,脉细数。

治疗法则:益气养阴,通脉止痛。

方药运用:清营汤合大补阴丸(黄芪、水牛角、生地黄、熟地黄、丹参、玄参、麦冬、黄柏、知母、龟甲、黄连、竹叶)。皮肤溃破不愈者,重用黄芪、金银花、连翘;身热烦渴、烦躁不安者,加生石膏、羚羊角粉。

2. 针灸疗法

治疗法则:清热解毒,活血化瘀,通络止痛。

临证指要:中医学认为,红斑性肢痛症为外邪侵袭,郁而化热,脉络瘀阻所致,针灸治疗以泻热化瘀止痛为基本原则,治疗取穴以厥阴、太阴、少阴三阴经穴位为主,适当配合阳明、少阳之经穴,以调和阴阳,疏通气血,扶正祛邪。取足三阴经之交会穴三阴交,施以泻法以活血祛瘀、清利湿热;取足厥阴肝经原穴太冲以疏肝理气、活血化瘀;取三焦经络穴外关,通于阳维脉,可和解少阳,清宣少阳经气;阳明经为多气多血之经,取手足阳明经合穴合谷、足三里以调和气血阴阳;配合井穴点刺出血泄热化瘀。

基本选穴:三阴交、太冲、中都、合谷、足三里、外关、井穴。

辨证配穴:热邪较甚者,加内庭、太溪泻热止痛;湿邪重者,加丰隆、阴陵泉以清利湿邪;瘀血偏甚者,加血海、膈俞以活血化瘀。

3. 成药制剂

(1)四妙丸。口服,每次 6g,每日 2 次。具有清热利湿之功效。适用于湿热下注所致的下肢红肿疼痛。

(2)活血止痛胶囊。口服,每次 4 粒,每日 2 次。具有活血散瘀,消肿止痛之功效。适用于瘀血偏重者。

(二)西医治疗

红斑性肢痛症目前仍缺乏有效的西医治疗手段,其发作期采用镇痛药、皮质激素及维生素等药物对症止痛治疗为主。

(1)阿司匹林,口服,每次 0.5~1.0g。为治疗首选药物,可预防疼痛发作数天,显著改善患者生活质量。

(2)血管收缩药,如麻黄碱,每次 25mg,每日 3~4 次,口服;肾上腺素,发作时喷雾吸入 1:1000 肾上腺素溶液;马来酸美西麦角,每日 8mg,口服;普萘洛尔,每次 10~30mg,每日 3 次,口服。

(3)5% 葡萄糖酸钙 20ml 静脉注射,每日 2 次。

(4)0.25%~0.5% 普鲁卡因做患肢套式封闭,1~3 次后症状可减轻。

七、预防、预后及调护

本病发作与情志精神因素、营养不良及冷热刺激有一定关系,因此其预防应注意解除患者紧张情绪,做好心理调摄。营养不良及冷热刺激也是其主要诱发因素,因而在治疗中要加强营养,避免进食酒及辛辣刺激性食物,避免长时间接触冷热刺激,以防诱发或加重本病。本病预后一般较好,少数患者反复不愈,晚期皮肤指甲变厚,皮肤溃疡,甚至坏疽。患者急性期应注意卧床休息,抬高患肢,穿透气的鞋、袜,避免双脚过暖,避免任何可能引起血管扩张、皮温升高的局部刺激,可适当用冰块、冷水局部外敷。缓解期可适当进行下肢的运动锻炼,鞋袜避免过紧,足部温度适宜,避免久站或者久行。

八、中医防治进展

1. 辨证论治

兰启防等认为,本病与脾关系密切,属本虚标实之证,根据临床表现分为脾虚血燥与风湿热毒两型,属脾虚血燥者运用自拟方忍冬Ⅰ号方(黄芪、忍冬藤各30g,党参20g,甘草5g,当归、牛膝各10g,羌活、独活各6g,赤芍、牡丹皮、白术、茯苓、玄参各15g)治疗,属风湿热毒者运用自拟方忍冬Ⅱ号方(忍冬藤、石膏各30g,知母、桂枝、连翘各9g,白芍、赤芍、桑枝、威灵仙、半枝莲各15g)治疗。结果治疗总有效率达97.22%。朱时祥主张将本病分为血热型、湿热型和血瘀型治疗。血热者清热凉血,化瘀止痛为主;湿热者清热利湿,化瘀通络为主;血瘀者行气活血,化瘀通络为主,获得了良好的临床疗效。庄丽华等指出红斑性肢痛症的治疗应根据病情的轻重缓急,采取“急则治其标,缓则治其本”的治疗原则,急性期通常可分为血热瘀滞证和湿热瘀阻证两个证型论治,血热瘀滞者应清热凉血、养阴和络,可采用犀角地黄汤加减治疗;属湿热瘀阻者宜清热利湿,凉血和络,可采用四妙丸加减治疗。李申影提出该病可分为风热证、瘀热证及热毒证进行辨证治疗,风热证治宜清热疏风,宣通气血,方用白虎加桂枝汤;瘀热证治宜活血化瘀,清热凉血,方用桃红四物汤合犀角地黄汤;热毒证治宜清热解毒,凉血活络,方用四妙勇安汤合黄连解毒汤。

2. 专方治疗

陈定生认为,湿热郁结为红斑性肢痛症的主要病机,采用麻黄连翘赤小豆汤可开鬼门、擒贼寇,湿热随汗而外泄,佐以化瘀通络之品,顾标治本,因而效果显著。王和平采用自拟方(金银花、地黄、蒲公英、水牛角、泽兰、薏苡仁、苍术、栀子、连翘、忍冬藤、川牛膝、牡丹皮、赤芍)治疗本病临床疗效显著。崔炎等应用三物黄芩汤(生地黄120g,黄芩60g,苦参30g)治疗红斑性肢痛症患者68例,热重者酌加钩藤、犀角;瘀重者酌加桃仁、红花、牡丹皮、赤芍;湿重者酌加泽兰、薏苡仁、黄柏、苍术,取得了满意的临床疗效。

3. 针灸治疗

林凌峰等采用针刺为主治疗红斑性肢痛症21例,病位在下肢者取足三里、阳陵泉、三阴交、太冲、太溪、行间、内庭穴,病位在上肢者取大椎、曲池、合谷、外关、大陵、神门、十宣穴,结果临床有效率达100%。陈宗勇认为,红斑性肢痛症属于中医血痹病,治疗原则以厥阴、太阴、少阴为主,适当取足阳明、足少阳之经穴,以调和阴阳,疏通气血,扶正祛邪。在上肢者,取穴大椎(配合拔罐)、曲池、外关、合谷、十宣穴放血(隔日1次);下肢者,取复溜、太溪、内庭、三阴交、太溪、太冲、侠溪穴。

九、典型病例

病例1

吴某,男,32岁。主诉及病史:双上肢红肿疼痛3年余。患者3年前开始出现两上肢肘关节以下阵发性红肿疼痛,遇冷痛减,遇热加重,夜间明显,情绪变化或活动时加重,需吹空调、风扇或浸泡冷水方缓解。曾在多次诊断为"红斑性肢痛症",间断应用理疗、中药和注射维生素 B$_1$ 等药物治疗。近日疼痛加重,自服止痛片无效。入院查体:发育正常,营养中等,心肺(一),肝脾(一),腹软,无压痛及反跳痛,两肘以下潮红,按之微热,上肢关节活动自如。双手握物时痛便加重,并有麻木感。诊查:双上肢红肿疼痛,纳差,二便正常,口干不欲饮,舌暗红,苔薄白,脉弦涩。西医诊断:红斑性肢痛症。中医诊断:热痹病,证属瘀热证。治法:祛风散热,调和阴阳,通经活络。处方:大椎(配合拔罐)、外关、曲池、合谷、十宣放血(隔日1次),每日针刺1次,每次留针30分钟。经3次治疗后疼痛减轻,治疗1周后疼痛基本消失,但有时仍感到手麻木。取穴改为曲池、合谷、外关,继续治疗1周后痊愈,随访1年未复发。

病例2

李某,女,36岁。主诉及病史:双下肢红肿疼痛5年余。患者于5年前突然出现足趾末节烧灼样疼痛,痛势剧烈,呈阵发性,局部皮肤色紫红而强硬,对症治疗后好转。一年后再度出现上述情况,且足趾、脚掌处皮肤出现圆形块状红斑,疼痛难忍。其后每1~2个月即发作一次,发作时痛处微肿,夜间尤甚,常在入睡后痛醒。冷敷局部、抬高肢体可使疼痛稍减。月经量减少,色紫暗有块。入院查体:神清,形体偏瘦,精神疲惫,双下肢发红微肿,自觉灼热疼痛难忍,夜间尤甚,需时时浸泡于冰水之中方舒,浸后肤色紫暗。诊查:双下肢红肿疼痛,纳差,大便干,小便黄,舌质紫红,苔薄黄微腻,脉弦细数。西医诊断:红斑性肢痛症。中医诊断:热痹病,证属湿热瘀阻证。治法:清热利湿,化瘀通络。处方:麻黄10g,连翘20g,赤小豆30g,炙甘草10g,梓白皮15g,杏仁16g,当归15g,赤芍15g,红花10g,全蝎6g,土鳖虫10g,防风10g,大枣15g,生姜10g。麻黄先煎,去上沫,入诸药,煎取50ml,分3次服。上方服1剂,全身大汗蒸腾,汗后痛止,继服3剂,汗出连绵,肢痛、红斑全消。追访年余未复发。

参 考 文 献

[1] 兰启防,钟启良.辨证论治红斑性肢痛症 36 例疗效观察[J].新中医,1997(6):21-22.

[2] 朱时祥.分三型辨治红斑性肢痛病[J].中国中医药报,2013(5):1.

[3] 庄丽华,胡家才,吴昊.红斑肢痛症病因病理机制及治疗的中西医研究进展[J].现代中西医结合杂志,2014(33):3754-3757.

[4] 李申影.红斑性肢痛的证治[J].中华实用诊断与治疗杂志,1996(1):30.

[5] 陈定生,陈晓月,黄志华.红斑性肢痛症治验二则[J].天津中医药,1990(6):23-24.

[6] 王和平,范家骏.原发性红斑性肢痛症[J].浙江中医药大学学报,1990(4):54.

[7] 崔炎,周涛,周素贞,等.三物黄芩汤治疗红斑性肢痛症 68 例[J].河南中医,2000(4):51-52.

[8] 潘广军,姚俊田,宋汝池.三物黄芩汤加味治疗红斑性肢痛症 34 例[J].中国中医药科技,2000(5):345.

[9] 陈宗勇.针灸治红斑性肢痛症(血痹)三例[J].中国民族民间医药,2010,19(6):183.

第四节　不安腿综合征

一、概述

不安腿综合征,又称为不宁腿综合征。本综合征的主要临床表现为双下肢肌肉深部在静息状态下出现的难以形容的类似胀、麻、酸、痒、灼热等不适感,患者为减轻痛苦而被迫活动下肢,故命名。本病多在晚间欲睡或休息时发作或症状加重,从而导致睡眠剥夺。本病相当于中医学的"血痹""不寐""痹证"等。

二、病因病机

(一)病因

1. 气血不足

久病失养,或产后失血,或素体虚弱,致使气虚血亏,经气不畅,脉络空虚,筋脉肌肉等失去气血的濡养和温煦,从而产生酸楚、麻木、灼热等不适感。

2. 肝肾亏虚

先天禀赋不足,或久病失养,或年高体衰,或房劳过度,可致肝肾亏虚,肌肉筋膜失养产生痛、胀、麻等不适感。

3. 瘀血阻滞

正气亏虚,气虚行血无力,或寒邪侵内,或外伤等,导致脉络瘀阻,血行不畅,气血不得温煦、濡养筋脉肌肉。

4. 寒湿痹阻

素体阳虚,寒湿内生;或久处湿寒之处,或年高阳气衰弱,湿寒乘虚而入,导致经脉瘀阻。湿性重浊、黏滞,寒主收引、凝滞,导致气血闭阻不通,气血不能温煦、濡养筋脉肌肉,寒湿侵袭产生酸楚、拘挛等不适。

(二)病机

中医学认为,本病乃由气、血、阴液亏虚,寒、湿等外邪侵袭,脉络失养所致。肝主筋,脾主肌肉、四肢;肝血亏虚,脾气不足,筋脉、肌肉失养;脾虚生湿,下先受之,小腿酸痛,两足不适。年老肾虚,阳气亏虚,易生寒,寒客血脉,气血凝滞,则痹阻发病。

三、临床表现

(1)安静或夜间睡眠时,双下肢出现难以形容和忍受的刺痛感、灼热感、蠕动感、蚁行感等不适。病位通常在小腿下部,膝踝之间,有时也发生在大腿或足部。不适感往往双侧对称出现,但有时也以一侧为主。有些病例中,蚁行感在左、右腿之间轮流出现。且在肌肉或"骨头"深处蚁行感强烈。

(2)上述异常感觉只出现在肢体静息状态,往往在傍晚或夜间发作或加重;患者往往在入睡 5～30 分钟后出现蚁行感,症状较轻者可以很快停止,症状较重者可持续数小时,最严重者可持续到凌晨或更长时间。

(3)腿部异常感觉可通过运动缓解,一旦腿部出现异常感觉,下肢就不能保持静止,患者被迫不断变换体位,或按摩捶打,或踢腿,或把腿绕来绕去,或不停走动,故名之。

(4)患者上床后出现不适感则不得不起床走动,每过一段时间就会缓解和复现。一夜数次,从而导致睡眠障碍。白天多精神不振,可出现记忆力下降或精力不集中等症状。

(5)继发者除外,神经系统检查无阳性体征。

四、实验室及辅助检查

1. 血液检查

少数患者查血常规可见红细胞减少。

2. 肢体血流图

可出现血流量减低或血管紧张度增高等表现。

3. 多导睡眠图检查

70%～90%的患者会出现睡眠周期性肢体活动。睡眠中每小时出现 5 次肢体活动判为异常;另见觉醒次数增多、睡眠潜伏期延长、睡眠结构破坏等。

五、诊断及鉴别诊断

1. 诊断

本病主要根据双下肢非痛性的异常不适,夜间或肢体静止时发作,运动后肢体症状改善,从而导致睡眠障碍,拟多巴胺能药物疗效明显,缺乏神经系统检查的阳性体征等临床表现可做临床诊断。

2. 鉴别诊断

(1)多发性周围神经病:主要以肢体末端对称性运动、感觉、腱反射消失、自主神经损伤等为临床表现;发病可急可缓,大多有营养障碍、中毒、感染、服药物史等病因;肌电图检查可见感觉传导速度减慢、运动神经元损害等征象。

(2)静坐不能:临床主要表现为运动不停、坐卧不安、难以静止,伴有肌肉不适、心烦意乱等;且症状多为全身性,静止和夜间休息时症状不加重;常有服用抗精神药物史,停药后症状可缓解。

六、治疗

(一)中医治疗

1. 辨证用药

(1)气血不足证

临床表现:双下肢肌肉酸、胀、麻、灼热等不可名状的不适感,少气懒言,神疲乏力,面色无华,舌淡,苔薄白,脉细弱无力。

治疗法则:益气养血,荣筋止痛。

方药运用:八珍汤加减(白术、党参、当归、茯苓、熟地黄、白芍、川芎、甘草)。下肢不适感甚者,加怀牛膝、伸筋草宣痹通络;头晕目眩,毛发、爪甲不荣者,加何首乌、女贞子、墨旱莲养血安神。

(2)肝肾亏虚证

临床表现:平素腰膝酸软无力,双下肢肌肉酸、麻、胀、拘急等不适感,舌红少苔,脉弦细数。

治疗法则:滋补肝肾。

方药运用:左归丸加减(生地黄、牛膝、山药、龟甲胶、鹿角胶、山茱萸、枸杞子、菟丝子)。灼热者加知母、生地黄滋阴泄热;食后饱胀者,加苍术、砂仁燥湿除满;酸胀筋挛者,加木瓜、芍药舒筋缓急。

(3)瘀血阻滞证

临床表现:双下肢酸、麻、胀、痛、灼热,面色晦暗,口唇发暗,舌质紫黯,苔白,脉涩。

治疗法则:活血化瘀,通络止痛。

方药运用:桃红四物汤加减(当归、熟地黄、桃仁、红花、川芎、赤芍、牛膝、地龙)。烦热者,加黄芩、秦艽、栀子清热;下肢麻痛者,加防风、羌活疏风通络。

(4)寒湿痹阻证

临床表现:双下肢肌肉酸、麻、胀、痛等不适感,肢体发凉,疼痛明显,舌质淡,苔白,脉迟缓。

治疗法则:温经散寒,除湿通络。

方药运用:薏苡仁汤加减(苍术、薏苡仁、当归、川芎、麻黄、桂枝、独活、羌活、防风、制川乌、生姜、甘草)。胸脘痞闷者,加杏仁、枳壳理气宽胸;症情较重者,加钩藤、桑枝、伸筋草宣痹通络。

2. 体针

取阿是穴、委中、阳陵泉、承山(取双侧或患侧)为主穴。若气血两虚,则配以昆仑、太溪、肝俞、肾俞等穴;若气滞血瘀,则取合谷、太冲、血海、三阴交;若寒湿痹阻,则配三阴交、风池、悬钟、血海;若肝肾亏虚,取气海、百会、命门、足三里。平补平泻,得气为准。每次留针 20 分钟,1 个疗程 10 次。

3. 头针

取足运感区,平补平泻,每日 1 次,1 个疗程 10 次。

4. 耳针

取神门、交感、皮质下,小腿部位。平补平泻,每日 1 次,1 个疗程 5 次。

(二)西医治疗

1. 拟多巴胺能药物

(1)多巴胺前体药:美多巴从 50mg 开始,睡前服用。

(2)多巴胺受体激动药:培高利特每次 0.05mg,每日 2 次,口服;逐次加量至每次 0.25mg,每日 2 次。

(3)罗匹尼罗:非麦角类选择性 D_2 受体激动药罗匹尼罗,一般起始剂量每次 0.25mg,每日 2 次,口服,最大剂量为每日 4mg。

(4)普拉克索:一般起始剂量每次 0.125mg,每日 2 次,口服,每日最大剂量 1.5mg。

2. 抗癫痫类药

(1)卡马西平:起始剂量每次 50mg,每晚 1 次,睡前服;逐次加量至每次 200～300mg,每晚 1 次,睡前服;如果效果满意可每晚服 100mg 维持量。

(2)加巴喷丁:每日 200mg,睡前服。

(3)阿片制剂:15～30mg,睡前服。

(4)可乐定:每晚睡前服 0.2mg,连服 5 日。

(5)氟桂利嗪:每晚 10mg,口服,1 个疗程 15 日。

七、预防与预后

1. 预防

寻找和治疗可导致本病发生的基础病,如糖尿病,维生素缺乏,尿毒症,各种贫血等;平时应注意调节情志,避免对患者进行精神刺激,应保持良好的心情;注意双下肢的防护,注意保暖。

2. 预后

无家族遗传的患者,均预后较好,因其与发病时的年龄、性别、症状轻重、治疗是否及时等无明显的相关性。有家族遗传的患者,随着病程时间的延长,症状反复发作,部分患者可出现小腿变细、畸形,甚至残疾,预后较差。

八、中西医防治进展

1. 针刺

安玉明以针刺跷脉为主治疗不安腿综合征 58 例,针刺以阴跷脉(照海、交信)、阳跷脉(申脉、跗阳、仆参)为主穴,配穴取足三里、三阴交、阴陵泉。患者取俯卧位,选用长 40mm,直径为 0.3mm 的毫针,皮肤进行常规处理。每次治疗 30 分钟,10 分钟行一次针,每周治疗 5 次,10 次为 1 疗程。焦建明等采用针刺加百笑灸治疗本病 21 例,取合谷、足三里、阳陵泉、委中、风池、承筋、悬钟、太冲、承山等穴,另在命门穴加百笑灸。每次留针 30 分钟,每日 1 次,10 天为 1 个疗程,每次间隔 3 天后再进行下一个疗程获得了较好疗效。刘桂林观察针刺结合中药治疗不安腿综合征 50 例。针刺主要取三阴交、太冲、阳陵泉、足三里、承山,每日 1 次,留针 30 分钟;配合加味黄芪桂枝五物汤治疗,10 日为 1 个疗程,共治疗 3 个疗程。总有效率可达 100%。李念等针灸治疗 21 位患者,主穴取阿是穴、足三里、阴陵泉、委中、三阴交、太冲、承山。针刺以后,分别在足三里和悬钟上悬灸,总有效率可达 90.5%。孟宪军采用针灸四关穴为主治疗 28 例不安腿综合征患者。取合谷、太冲、三阴交、阳陵泉为主穴;在三阴交、阳陵泉、足三里上施灸,总有效率可达 100%。

2. 耳穴

李瑞雪等观察背俞穴及络脉刺血拔罐配合耳穴压豆治疗瘀阻血脉型不安腿综合征。背俞穴刺血拔罐选取厥阴俞、心俞、膈俞、肝俞、脾俞等;络脉刺血拔罐选取部位为下肢浅表络脉;耳穴压豆主要取神门、交感、皮质下、心、脾、内分泌等,疗效显著。廖雪梅等探讨了耳穴贴压与左旋多巴治疗不安腿综合征的临床疗效。耳穴贴压选取肝、脾、肾、内分泌、交感、肾上腺、神门 7 个穴位,将王不留行医用胶布贴于上述穴位,施加一定压力至局部产生胀痛,每日按压 5 次,每次持续 3 分钟,效果明显。王玉琳等观察针刺配合耳穴贴压治疗原发性不安腿综合征睡眠障碍的临床疗效。针刺足运感区、神门、百会、安眠、血海、内关、太冲、足三里、三阴交;并在针刺基础上,进行耳穴贴压,主要取心、肝、脾、胃、安眠、神门、皮质下。3天更换一次,双耳交替施治,1周为1个疗程,治疗4个疗程。

3. 针刀

王凡运用针刀治疗不安腿综合征16例。取针刀在腘窝正中至足跟骨跟腱附着点的连线上,使刀口线与下肢纵轴平行,刀体与皮肤表面垂直,快速刺入皮肤,出针刀后用创可贴覆盖针孔,嘱患者2日内不沾水,1周后复查,症状未完全消失者继续进行第2个疗程的治疗。治疗结果为16例患者中1次治愈者有13例,2次治愈者3例,随访3个月到1年均未复发。

九、典型病例

患者,女,58岁。主诉及现病史:双下肢不适感5年余,加重1周。患者五年前无明显诱因夜间休息时出现双下肢瘙痒、疼痛、蚁行等不适感,捶打或活动下肢时症状稍缓解。近一年症状加重,双下肢出现酸、麻、胀、灼热等不适,且伴有蚁行感。治以活血通络,予身痛逐瘀汤加减。患者药后双下肢无力,抽动加重。诊查:伴眠差,烦躁,大便秘结,小便黄,舌暗红少苔,脉沉数。西医诊断:不安腿综合征。中医证型:肝肾阴虚,瘀血阻络。治则:滋肝补肾,养血柔筋,化瘀通络。方药:生地黄20g,北沙参20g,枸杞子20g,白芍30g,山茱萸15g,丹参15g,当归15g,木瓜30g,何首乌藤20g,枳壳15g,川牛膝15g,川楝子6g,乌梢蛇10g。7剂,水煎服,每日1剂。全方合用,共奏养阴,揉筋,通络之效。2诊:患者自诉明显好转,双下肢灼热感缓解明显,睡眠质量改善,烦躁情绪缓解,但仍下肢抽动明显。上方加鸡血藤20g,地龙10g,防风10g,全蝎6g,继服7剂后双下肢抽动、烧灼感消失,乏力感改善,二便调。

参 考 文 献

[1] 安玉明.针刺跷脉治疗不安腿综合征疗效观察[J].中国民间疗法,2017(11).
[2] 焦建明,金维桂,安军明.针刺加百笑灸治疗寒湿入里型不安腿综合征21例[J].现代中医药,2016(1):21-22.
[3] 刘桂林.针刺结合中药治疗不安腿综合征50例[J].实用中医药杂志,2016,32(3):215-216.
[4] 李念,陈维.针灸治疗不安腿综合征21例观察[J].实用中医药杂志,2011,27(12):848-849.
[5] 孟宪军.针灸四关穴为主治疗不安腿综合征28例[J].中国针灸,2012,32(10):911-912.
[6] 李瑞雪,韩云.背俞穴及络脉刺血拔罐配合耳穴压豆治疗瘀阻血脉型不安腿综合征疗效观察[J].中医药临床杂志,2017(6):924-925.
[7] 廖雪梅,蔡湘军,林静仪.耳穴贴压治疗原发性不安腿综合征的疗效观察[J].深圳中西医

结合杂志,2017,27(3):39-40.

[8] 王玉琳,李微,阮振旭,等.针刺配合耳穴贴压治疗不安腿综合征睡眠障碍疗效观察[J].上海针灸杂志,2018(4).

[9] 王凡,尹旭辉.针刀治疗不安腿综合征 16 例[J].中国针灸,2017,37(2):188.

[10] 钟学文.张士芳治疗不安腿综合征辨治经验[J].环球中医药,2016(2):201-203.

第13章

其他系统疾病并发神经损害

神经损伤包括中枢神经损伤和周围神经损伤,周围神经损伤主要是指脑和脊髓以外的神经损伤,如臂丛神经损伤、正中神经损伤,分别见于颈椎病与腕管综合征;中枢神经损伤主要是指脑和脊髓的神经损伤,如真经红细胞增多症,可引起神经系统症状,如头痛、头晕、疲乏、目眩、耳鸣、失眠等。另外,一些退行性脑病,诸如脑萎缩和阿尔茨海默病使神经等组织在衍化、发育、成熟、衰老等过程中出现一系列复杂的分子生物学障碍,从而表现出结构和功能等方面的变化。

第一节　颈椎病的神经系统综合征

一、概述

颈椎病是指颈椎骨质增生、颈项韧带钙化、颈椎间盘萎缩退化等改变,刺激或压迫颈部神经、脊髓、血管而产生的一系列症状和体征的综合征,简称颈椎病。本病发病缓慢,以头枕、颈项、肩背、上肢等部位疼痛及进行性肢体感觉和运动功能障碍为主症。轻者头晕,恶心,颈肩疼痛,上肢疼痛、麻木无力;重者可致瘫痪,甚至危及生命。西医将颈椎病分为六型,即颈型、神经根型、脊髓型、椎动脉型、交感型和混合型。本病是中老年人的常见病、多发病,近年来临床资料显示该病发病明显呈低龄化趋势。颈椎病属中医学"项痹""眩晕"等范畴,其发生常与伏案久坐、跌仆损伤、外邪侵袭或年迈体弱、肝肾不足等有关。本病部位在颈部筋骨,与督脉、手足太阳、少阳经脉关系密切。基本病机是筋骨受损,经络气血阻滞不通。从临床实用出发,按颈椎病引起的神经系统表现,常见的有3种,即肩臂疼痛综合征、颈椎病性头痛、椎动脉压迫综合征。

二、病因病机

颈椎病多以风、寒、湿三气杂至,外伤、慢性劳损为主要致病原因。《素问·痹论》曰:"所谓痹者,各以其时,重感风寒湿之气也。"另有言:"风、寒、湿三气夹杂而至,合而为痹。其风气胜者为行痹,寒气胜者为痛痹,湿气胜者为着痹也。"颈椎病与患者体质状况有关,如身体虚弱、腠理空疏、卫外不足、年幼或年老肝肾虚弱、精血不足、脾胃虚弱、饮食劳倦而致气血虚弱、肝肾亏虚、发育不良等因素不耐邪侵有关。故严用和在《济生方》中说"皆因体虚、腠理空疏、受风寒湿气而成痹也。"

颈椎病隶属中医学"痹症""项强""眩晕"等范畴。中医理论认为,颈椎病的病因无外乎外感风寒湿邪、慢性劳损、肝肾亏虚、气血不足、外伤、畸形等几个方面。在内外致病因素的作用下,机体气血瘀滞,经络痹阻不畅,"不通则痛",随之出现一系列的临床症状。多数医家认为,本病为"本虚标实",肝肾亏虚,气血不足为本,风寒湿邪客居筋脉,气血瘀滞为标。肝肾亏虚、筋骨劳损、复加风寒湿邪侵袭,气血运行不畅,瘀血、痰浊痹阻经络产生痛、麻、酸、重是本病的主要病机;肾精亏虚,脊髓不充,骨骼退变,而产生骨赘,压迫刺激神经、血管、韧带等发生颈僵痛诸症。本病发生的外因为风寒湿邪侵袭,筋脉失和,清窍受扰。内因为烦劳恼怒,肝火偏亢,上扰清窍,痰浊中阳,清阳不升,浊阴不降,气机升降失常,气血亏虚,清窍失养;肾精亏损,髓海不足。

三、临床表现

颈椎病的临床症状较为复杂。主要有颈背疼痛、上肢无力、手指发麻、下肢乏力、行走困难、头晕、恶心、呕吐,甚至视物模糊、心动过速及吞咽困难等。颈椎病的临床症状与病变部位、组织受累程度及个体差异有一定关系。

起病于中老年,常有颈椎长期劳损或外伤等病史,多见于长期伏案工作之人,发病缓慢,呈波浪式发展。

颈部疼痛、麻木、酸胀,连及头、肩部、上臂疼痛,有相应的压痛点伴感觉异常。颈部僵直,转动不灵,活动受限,上肢乏力,甚至肌肉萎缩,部分患者可有眩晕、耳鸣、头痛、视物模糊等症。

按压同侧相应的颈椎间隙,或叩击头顶,则疼痛加剧,将颈部向健侧极度旋转,患肢放射痛显然加剧,腱反射减退或消失。

颈椎病的神经系统综合征常见的有三种。

1. 肩臂疼痛综合征

本综合征为颈丛(C_{1-4})和臂丛(C_5至T_1)的神经根受损所致,且以臂丛者多见。病初疼痛多在一侧下颈或上胸根分布区,并经锁骨上窝扩展到肩、臂、手部。初期呈间歇性,继而发展为持续性,上肢外展及上举时加重,咳嗽及打喷嚏可引起放射性剧痛,内收及屈肘时减轻,故患者喜取凝肩屈肘,头转向患侧的姿势,以减少神经根的紧张。睡眠时患侧向上,90%的患者早晨醒来时有颈及菱形区疼痛。本综合征是由于颈椎间盘侧方破裂或骨赘位于椎体外侧而引起的,临床上肩臂疼痛综合征60%~70%的患者为颈椎病引起。查体时可发现感觉、运动及自主神经功能障碍,椎旁肌压痛,击顶试验和神经根紧张试验阳性,前斜角肌痉挛及压痛十分普遍,这可能与前斜角肌受多个神经根(C_{3-8})支配有关,有前斜角肌痉挛者,可出现不同程度的深吸气转颈试验阳性。

2. 颈椎病性头痛

颈椎病或颈椎创伤引起的头痛称为颈性头痛。头痛是颈椎病的常见表现。其特点是,疼痛起于颈枕部,可沿枕顶方向放散到顶颞部,但多局限在顶枕区。疼痛性质多为跳痛、胀痛、烧灼痛,亦可为刀割样痛。有的伴有耳鸣、头晕、恶心、牙痛、耳痛、视物不清,甚至呕吐。多见于女性。查体可发现一侧椎旁明显的局限性压痛点,几乎皆有同侧风池穴压痛,而且按压常可使头痛加剧,或诱发复现原来的头痛。

3. 椎动脉压迫综合征

颈椎有骨刺形成时最易引起椎动脉受压或痉挛。许多报道都强调椎动脉受压的临床表现比较复杂,并多在转头时发作。根据临床资料可分为四个类型。

(1)慢性椎动脉压迫综合征:本征由颈椎病骨赘直接压迫椎动脉或由于颈交感神经受激惹引起反射性椎动脉痉挛所致。典型的临床表现可有眩晕、耳鸣、步态不稳、恶心、呕吐、记忆力减退、暂时性失神,并常伴有枕颈部疼痛且向顶颞部或耳咽部放散,有的还可出现视雾、复视、眼部梗死感、牙痛、面部痛等,如果患者合并有动脉粥样硬化,则会加重椎动脉缺血。上述症状呈慢性持续性,但可阵发性加重。

(2)倾倒发作性椎动脉压迫综合征:多数患者是在慢性椎动脉缺血的基础上,当回头转颈时出现倾倒症。发作时患者的神志一般是清醒的,没有先兆,突发下肢发软、肌力丧失而随即"跌倒",表现为下肢正常肌群不随意的张力丧失。这是由于保持位置性张力的控制受到损害所致,并认为和脑干下部椎体交叉缺血有关,倾倒发作恢复迅速,多在数分钟内可恢复。

(3)间歇性椎动脉压迫综合征:每当患者颈部转动到某一特定位置时即出现椎-基动脉系统急性供血不足的症状,常见者头晕、视物不清、恶心等,此时把头转向原来的自然位置时症状即刻消失。本综合征有明显的诱因和规律性,且多被患者所掌握;发作较缓,患者有先觉,本综合征罕有跌倒症状。

(4)延髓外侧综合征:本综合征典型者包括四方面:①交叉性感觉障碍;②软腭声带麻痹,进食反呛;③发作性眩晕;④病灶侧霍纳征。上述三项中具有三项即可确诊。受损区域是小脑后下动脉供血区,故以前称为"小脑后下动脉综合征"。多为椎动脉阻塞引起,而颈椎病是造成此综合征的原因之一。据临床观察,在此综合征出现前多有颈性眩晕及倾倒症。

四、辅助检查

1. 颈椎 X 线片

颈椎病 X 线片常表现为颈椎正常生理曲度消失或反张,椎间隙狭窄,椎管狭窄,椎体后缘骨赘形成,在颈椎的过伸过屈位片上还可以观察到颈椎节段性不稳定。

2. 颈椎 CT

可更清晰地观察到颈椎的增生钙化情况,对于椎管狭窄、椎体后缘骨赘形成具有明确的诊断价值。

3. 颈椎 MRI

可以清晰地观察到椎间盘突出压迫脊髓,常规作为术前影像学检查的证据用以明确手术的节段及切除范围。

4. 椎-基底动脉多普勒

用于检测椎动脉血流的情况,也可以观察椎动脉的走行,对于眩晕以主要症状的患者来说鉴别价值较高。

5. 肌电图

适用于以肌肉无力为主要表现的患者,主要用途为明确病变神经的定位,与侧索硬化、神经变性等神经内科疾病相鉴别,但对检查条件要求较苛刻,常常会出现假阳性结果。

五、鉴别诊断

颈椎病要与肩周炎、颈椎骨关节炎、耳石症、梅尼埃综合征等相鉴别。

(1)肩周炎病变在肩肱关节周围的软组织,主要症状和体征是肩关节的疼痛及功能受限,有自愈倾向。

(2)颈椎骨关节炎可有颈背痛或一侧上肢麻木,但无放射痛及感觉障碍或腱反射异常。

(3)耳石症眩晕发作与头位相关,突发,在一分钟内缓解,间歇期完全正常。头位检查试验可明确诊断。

(4)梅尼埃综合征眩晕、耳鸣、耳聋可同时出现,进行性加重,完全耳聋后眩晕发作停止。

六、治疗

(一)中医治疗

(1)痹阻型(风寒湿痹证)

临床表现:颈、肩、背放射痛,肢体酸麻胀重感,与气候变化有关,怕寒喜温,伴颈僵,活动受限,颈后有压痛及条索物,舌胖、质暗、脉沉迟弦滑。

治疗法则:祛风散寒,舒经活络。

方药运用:蠲痹汤加减(羌活、独活、桂枝、秦艽、海风藤、桑枝、当归、川芎、乳香、木香、甘草)。

(2)瘀阻型(气滞血瘀证)

临床表现:颈与患肢有针刺样或烧灼样痛,日轻夜重,痛而拒按,指端麻木或手肌萎缩,伴有头痛、失眠等症,舌质瘀暗,脉弦细涩。

治疗法则:活血化瘀,疏经通络。

方药运用:柴胡疏肝汤加减(柴胡、芍药、川芎、枳壳、陈皮、香附、甘草)。

(3)气血不足证

临床表现:四肢无力,颈部无力支持头部重量,少气懒言,面色苍白,头昏,头晕,恶心呕吐,失眠多梦,不能久视,久视双目胀痛,耳鸣,颈背酸痛,舌质淡、苔白薄,脉细弱。

治疗法则:健脾益气,补血通经。

方药运用:八珍汤加减(当归、川芎、熟地黄、芍药、人参、茯苓、白术、甘草)。

(4)痰瘀痹阻证

临床表现:颈部僵硬刺痛,肢体顽麻重着,有硬结、瘀斑,眩晕,呕吐,面色黧黑,眼睑水肿,舌质紫暗或有瘀斑,苔白腻,脉弦涩。

治疗法则:化痰行瘀,蠲痹通络。

方药运用:双合汤加减(当归、川芎、白芍、生地黄、陈皮、半夏、白茯苓、桃仁、红花、白芥子、甘草)。

(5)肝肾不足证

临床表现:颈项酸软,耳鸣,视物不清,伴面热口干,失眠、腰酸膝软,手足麻木,抬举无力,不能久坐久立,舌瘦、质红,少苔,脉弦细或细。

治疗法则:培补肝肾,通络止痛。

方药运用:独活寄生汤加减(独活、寄生、杜仲、牛膝、细辛、秦艽、茯苓、肉桂心、防风、川芎、当归、干地黄、芍药、人参、甘草)。

1. 针刺疗法

治疗法则:疏通经络,活血止痛。

基本选穴:颈夹脊、颈百劳、大椎、风池。

辨证配穴:风寒湿痹,配风府、外关、足三里;气滞血瘀,配合谷、血海、后溪;气血不足,配脾俞、肝俞;痰瘀痹阻配血海、丰隆;肝肾不足,配足三里、肾俞。

2. 推拿疗法

大量临床研究已证实,推拿手法治疗颈椎病非常有效。如采用正骨手法联合对压痛点的强刺激推拿治疗颈性眩晕效果满意。运用通脉正脊术治疗颈型颈椎病临床疗效较好。手法推拿联合针灸能增加椎-基底动脉供血,改善临床症状。在推拿基础上联合电针留针或灸热帖均能明显缓解颈背部疼痛,改善上肢活动。推拿手法联合低频脉冲电治疗仪,可使颈椎病患者疼痛及压痛症状得到有效缓解。在肩胛部位进行围刺、艾灸及手法刺激,能迅速缓解、改善患者的颈椎病症状,使康复时间大大缩短。采用穴位按摩配合针刺治疗颈椎病,可缓解颈肩部肌肉的痉挛,使血液循环加快,减轻颈项和颈肩部疼痛、麻木的症状。经筋手法联合火针法较传统手法、火针法、经筋手法治疗颈椎病的临床效果更显著,电针留针联合推拿可使大部分患者上肢活动功能和颈背部疼痛明显好转。采用天麻醒脑胶囊配合微调手法,可消除颈椎病患者的颈痛、眩晕症状,并降低复发率。

3. 药物治疗

治宜补肝肾、祛风寒、活络止痛。中药治疗颈椎病的效果也比较显著。内服舒筋汤可使颈椎病患者疼痛、麻木症状得到明显缓解;葛根汤治疗颈型颈椎病,颈复康颗粒与抗骨关节丸对痹痛型颈椎病均有一定作用,后者可以明显提高骨密度,有效镇痛并改善微循环,缓解临床疼痛症状和体征。运用天麻钩藤饮加葛根和川芎治疗肝阳上亢型椎动脉型颈椎病有良好疗效。口服附桂骨痛颗粒较骨筋丸治疗颈椎病显效率高,显效快。通督益颈汤能缓解颈椎病患者的颈痛、头晕等诸多症状。颈骨康胶囊较根痛平颗粒能明显改善颈椎病患者的颈背疼痛、手指发麻、上下肢无力、头晕等诸多症状;由葛根、肉苁蓉、骨碎补、姜黄、威灵仙、鸡血藤、丹参、川芎、桑枝、生黄芪、白芍、当归、熟地黄、甘草组成的颈舒十四味能有效缓解颈椎病患者的颈部疼痛。采用当归、川芎、红花、桃仁、赤芍、生地黄、枳壳、柴胡、桔梗、牛膝、甘草为方治疗椎动脉型颈椎病,能明显改善患者的血液流变学。采用丹参川芎注射液治疗气滞血瘀型颈椎病,运用补中益气汤加减方治疗椎动脉型颈型颈椎病。

4. 拔罐治疗

拔罐治疗主要是在天宗、肩井、肩贞这些穴位进行刺络拔罐法和竹罐法的交替进行。刺络拔罐法用皮肤针对局部进行叩刺至皮肤微出血后加火罐,留罐 15 分钟,去罐后做局部按摩及头部旋转运动。也可以使用竹罐治疗,将大小相同的竹罐在煮沸的药水锅内煮几分钟,然后快速的置于穴位上使其吸住皮肤缓解疼痛。

(二)西医治疗

1. 口服药物治疗

常见的西医药物治疗是服用缓解疼痛、局部消炎、放松肌肉的药物,还可以服用维生素 B_1 或者是维生素 B_2 等药物。主要用于缓解疼痛、局部消炎、放松肌肉治疗,对于颈椎不稳等继发的局部软组织劳损等疗效较明确,但不能从根本上治疗颈椎病。对于伴有四肢无力或麻木的患者来说,还可以使用神经营养药物辅助康复,促进受压神经的恢复。

2. 牵引法

通过牵引力和反牵引力之间的相互平衡,使头颈部相对固定于生理曲线状态,从而使颈椎曲线不正的现象逐渐改变,但其疗效有限,仅适于轻症神经根型颈椎病患者,且在急性期禁止做牵引,防止局部炎症、水肿加重。

3. 理疗

理疗法是物理疗法的简称,就是应用自然界和人工的各种物理因子,如声、光、电、热、磁等作用于人体，以达到治疗和预防疾病的目的，但其作用也较微弱，不能从根本上治疗。且经常理疗易对皮肤产生烫伤。

4. 手术治疗

对于长期患有颈椎病的人来说，在西医的药物和其他非手术治疗中得不到有效的治疗，那么由于颈椎病所引起的一系列病痛是不能让人承受的。如果患者的颈椎神经压迫状况十分严重，或者是由于颈椎病可能造成瘫痪的后果，就会采取西医治疗中的手术治疗。在手术治疗中根据病人的 X 线片，确定手术治疗过程，采用前、后入路颈椎手术，稳定和减压患者的颈椎。使用内固定物法，对失稳关节进行融合稳定。手术治疗虽然有可能根本解决颈椎病的病痛，但是我们也知道颈椎病手术治疗的危险也是非常大的。

七、预防调护

（1）避免长时间低头工作或保持某一姿势太久，注意肩部保暖。

（2）睡眠时枕头高低和软硬要适宜，以项后部垫高垫实头略向后仰为宜，以保持颈椎正常生理曲度。

（3）科学使用电脑，鼠标宜近不宜远，宜低不宜高；键盘宜低不宜高；显示屏宜正不宜偏，宜仰不宜直。

（4）常做颈部保健操。可采用项部捏拿 9 次，摩擦 9 次，头后仰，手向前扳9 次。

（5）急性发作期应注意休息，以静为主，以动为辅，可用颈围或颈托固定 1～2周。慢性期以活动锻炼为主。

（6）颈椎病病程较长，非手术治疗症状易反复，患者往往有悲观心理和急躁情绪，因此要注意心理调护，医生应以科学态度向患者做好解释工作，帮患者树立信心，配合治疗。

八、中西医防治进展

颈椎病是一种慢性病理过程，且涉及骨结构的平衡改变等，因此急性发作期颈椎病多采用激素与脱水、局封介入或镇痛药物等治疗，可迅速解除痛苦。随后的治疗则应针对关键发病机制，发挥中医药特色，整合优化最佳治疗方案。如手法治疗简便安全，能有效缓解或解除部分症状，是治疗各型颈椎病的首选方法。中医药内治以辨证论治为指导，机动灵活，根据个体差异、病症性质分型分期，拟定个性化治疗方案。牵引、针灸、理疗、封闭、病灶注射、针刀等方法是重要的辅助治疗手段。正确姿势和功能锻炼能够预防和促进疾病的康复。采用综合疗法治疗的近期疗效和远期疗效均高于单一疗法。

九、典型病例

病例 1

马某,男,60 岁,2013 年 1 月 12 日初诊。主诉及现病史:颈部僵硬疼痛 10 余年,曾多次尝试牵引、推拿、颈部放血等治疗,效果不佳,病情反复。颈部僵硬强直,感觉麻木,头晕目眩,双侧上肢麻痛。不时伴有失眠,神疲,恶心。舌体薄,边有瘀痕、色紫暗,苔薄白,脉细弦。门诊经颅多普勒检查提示:颈椎基底动脉供血不足。诊查:颈部平片提示颈椎曲度变直,椎间盘平扫提示椎间盘变性。西医诊断:颈椎病。中医诊断:项痹,中医辨证:气虚血瘀证。以补阳还五汤加味治疗。处方:桃仁10g,红花 9g,赤芍 12g,川芎 15g,当归尾 12g,地龙 9g,黄芪 60g,葛根 30g,炒牛蒡子 30g,威灵仙 30g,甘草 10g,白芷 12g,天麻 12g,半夏 9g。3 剂,每日 1 剂,水煎,分 2 次服。2 诊:患者头晕、恶心症状均改善,颈部仍觉僵硬、麻木,上方改桃仁12g,红花 12g,当归 15g,继服 5 剂。3 诊:患者头晕、麻木症状均有较大改善,效不更方,继服 7 剂。4 诊:患者头晕、颈部僵硬等症状基本消失,遂给予上方 3 剂,以资巩固,并嘱其注意休息,防止复发。

按:补阳还五汤出自清代王清任著《医林改错》一书,原本是治疗气虚血瘀证的代表方剂,现在越来越广泛地被应用于心脑血管等疾病。崔应珉善于应用"补阳还五汤"治疗颈椎病有明显效果。中医学认为"无虚不能作眩",颈椎退行性病变之眩晕多发于老年者,因肾气衰,脉道不畅,血液不能上奉于脑,致脑失濡养而成眩。故用补阳还五汤益诸脏之气,活一身之血,以改善局部血液循环,促进神经功能恢复;同时,加葛根养阴生津,以使气津互生,加威灵仙、牛蒡子活血通经,而收满意疗效。

病例 2

程某,男,62 岁,2000 年 12 月 20 日初诊。主诉及现病史:颈部僵痛麻木 7年。眩晕反复发作,颈部疼痛上连枕部,颈转动、头后仰前俯时为甚,右上肢酸痛而麻,舌质淡,苔薄白,舌边齿印,脉沉细。诊查:X 线检查示颈椎生理曲度变直,椎体 5~6 前缘轻度骨刺形成。西医诊断:颈椎病。中医诊断:项痹,此乃气血不足,筋脉失于濡养,风邪痹阻太阳经脉,经络痹阻而发痹痛。证属气血双虚,风邪阻滞。治宜调补气血,祛风通络。处方:黄芪、党参、熟地黄、何首乌、鸡血藤各15g,羌活、姜黄、葛根、威灵仙、当归、白芍、川芎各 10g,蜈蚣 1 条,10 剂,每日 1剂,水煎服。2 诊:颈部疼痛及右上肢疼痛麻木消失,颈部转动自如,时而尚觉有头昏,药已显效,续守原方加丹参 15g,活血通络。服 15 剂,水煎服。药后诸症痊愈,随访未见复发,每半年复查 X 线片,C_{5-6} 椎体仍有轻度骨刺形成,但无任何不适症状。

病例3

张××,男,52岁,2005年7月2日来诊。主诉及现病史:患者颈部疼痛伴眩晕5年,形体消瘦,眩晕时作,颈部疼痛上连枕部,肩臂酸麻,平素健忘耳鸣,夜寐多梦,腰膝酸软,舌质淡红,苔薄白,脉沉细。X线显示:颈椎生理曲度变直,C_{5-6}椎体骨刺形成呈钩状,C_{5-6}椎间隙狭窄。西医诊断:颈椎病。中医诊断:项痹,证属肝肾不足,筋骨失养。此属肝肾不足,精血亏虚,筋脉失于濡养,精髓不足,骨无所养,发成痹痛。治宜补益肝肾,养血填精,活血通络。处方:熟地黄20g,川续断、骨碎补、当归、白芍、鸡血藤、葛根各15g,川芎、丹参、威灵仙、土鳖虫、穿山甲各10g。10剂,每日1剂,水煎服。2诊:颈部疼痛及肩臂酸麻明显好转,药已生效,惟肝肾不足之体,不强补肝肾,恐难强固,依守原方加枸杞子、何首乌各15g,蜈蚣2条,服20剂,水煎服,药后诸症均告痊愈。续拟调肝补肾,活血通络之剂,聊作善后服用调治。随访至今,未见复发。半年复查X线:颈椎生理曲度无改变,椎体骨刺及椎间隙变窄,但尚无任何症状表现。

参 考 文 献

[1] 蓝鋆,姚敏,王晶,等.颈椎病不同中医证候分型的研究概况[J].中国中医骨伤科杂志,2015,23(4):67-70.

[2] 张丽美,师彬.颈椎病中医辨证分型及中药治疗研究进展[J].中成药,2013,35(7):1522-1525.

[3] 王春晓,谢兴文,李宁.颈椎病病因病机与中医分型[J].中国中医骨伤科杂志,2010,18(9):64-66.

[4] 宋柏林.推拿治疗学[M].北京:人民卫生出版社,2012.

[5] 潘之清,李大年.颈椎病致神经系统综合征[J].山东医药,1977(6):22-26.

[6] 李春霖,杜红英,刘方铭,等.针刀配合天王补心丹治疗肩臂疼痛综合征心阴虚型25例[J].实用中医药杂志,2014,30(10):933.

[7] 朱守荣,于生元,侯克东,等.颈椎病致颈源性头痛的临床诊断及治疗初探[J].中国疼痛医学杂志,2005(6):330.

[8] 温孝明,宋敏,郭成龙,等.椎动脉型颈椎病中医分型及症候用药探析[J].辽宁中医药大学学报,2014,16(1):119-121.

[9] 马江涛,张银刚,袁启令,等.颈性眩晕的发病机制、诊断和治疗研究进展[J].中医正骨,2016,28(10):32-37.

[10] 王和鸣,黄桂成.全国中医药行业高等教育"十二五"规划教材第9版中医骨伤科学[M].北京:中国中医药出版社,2012.

[11] 陈萍.中西医结合治疗颈椎病临床疗效分析[J].辽宁中医药大学学报,2013,15(1):192-193.

第二节　真性红细胞增多症的神经系统损害

一、概述

真性红细胞增多症（polycythernia vera，PV）是一种造血干细胞克隆性紊乱的以红系细胞异常增殖为主的慢性骨髓增殖性疾病，是一种少见的疾病。由于这种克隆性的紊乱，导致了形态正常的红细胞、白细胞、血小板和其祖细胞在缺乏特异性刺激因素的条件下的异常累积。本病归属于骨髓增生性疾病（myeloproliferat-tive disorders，MPD）的范畴。PV 常伴以造血细胞一系以上的异常，其红细胞生成素减低或正常，伴内源性红细胞系集落不依赖红细胞生成素。临床特点为发病缓慢、病程较长、红细胞明显增多、全血容量增多，常伴以白细胞总数和血小板增多，皮肤及黏膜红紫色、脾大、血管及神经系统症状。真性红细胞增多症的发病率并不高，但也非罕见性疾病，占慢性骨髓增生性疾病的 22％。该病流行病学资料显示，我国汉族人群的发病率为 0.2～1.0/10 万。本病的发病随年龄的增长，发病率逐渐增多，以 70－80 岁以上人群为最多。多数国家男性的发病率比女性高，男女发病率大约为 1.2:1.0。本病属于中医学"蓄血症""瘀血症""眩晕"病等范畴，致病之因源于正气不足，感受毒邪所致，正虚毒微致气滞血瘀，瘀久化热，瘀热结于体内经络、脏腑、血脉之中，可见癥积、脉痹、真心痛、中风等不同病证。久瘀毒邪不得宣泄，侵袭骨髓，髓伤精血不生而成血劳。治疗以活血破血为主，解毒扶正为辅。

二、病因病机

本病病位在骨髓，致病之因，缘于正气不足，外感邪毒，嗜食肥甘所致，病机为肝肾亏虚、营阴亏耗、瘀毒互结。痰热嗜酒及恣食肥甘，痰湿偏盛，与热搏结，化燥灼津，以致血行不畅，脉络受阻而成瘀血。肝火肝气郁结，肝阳上亢，血受熏灼，凝结瘀塞，津液亏耗不能载血运行；肝郁化火，火灼津液致瘀证，肝热与血瘀互结而成。热毒火邪，蕴伏营血，阳明热盛，弥漫三焦，津液被劫，营阴受损，肝风内动，导致气血两燔之候。

三、临床表现

真性红细胞增多症患者起病隐匿缓慢，大多数病例不能说明具体的发病时间。常常是在做其他检查时偶然发现或是在出现并发症进一步检查时才诊断。由于本病患者的症状非特异性，且可以影响多个脏器，特别是心血管及神经系统，若不检查血象，常被误诊。

真性红细胞增多症的症状和体征主要是由于血容量和血管床的增加及血黏度

的增加引起血流缓慢所致,常见的症状有头晕、头痛、头涨、疲乏、眩晕、耳鸣、心慌、眼花、气短、怕热、出汗、上腹饱胀、呼吸困难、肢体麻木等,这些症状的多样性常被疑诊为相应器官和脏器的疾病。另一方面,有些患者也可以没有任何症状,偶尔被发现为真性红细胞增多症。

神经肌肉系统最常见的症状是头痛、头晕、疲乏、目眩、耳鸣、失眠等,可有短暂晕厥、肢体疼痛、指端麻木、视力障碍。眼底检查可见血管充血、扭曲和直径不规则,静脉呈暗粉红色,视网膜颜色加深;也可见视盘水肿和视网膜中央动脉栓塞。脑血管病变是本病最严重的并发症之一,各种继发性麻痹可以是这种病变最早的症状。真性红细胞增多症可伴有肌阵挛、舞蹈病、癫痫大发作,全身轻瘫和脊髓痨,也可有发作性睡眠、强直性昏厥和各种类型的精神异常(记忆缺失、精神忧郁、神经错乱、幻觉和语言不清)。所有这些症状和体征可能继发于血容量增加或血流量减少。研究表明,当红细胞压积值处于 0.53～0.62,脑血流量有明显减少。

四、辅助检查

1. 外周血象

(1)红细胞:红细胞计数明显升高,大多数在$(7.0～10)×10^{12}/L$,个别可高达$(12～25)×10^{12}/L$;血红蛋白浓度在 $170～240g/L$;红细胞压积>0.54(男),或>0.50(女)。此三项参数中,红细胞计数升高最为明显,而红细胞压积则是显示红细胞总量和血液黏滞度的最佳单一指标。红细胞形态通常为小细胞低色素性,可有轻度大小不一,但异形红细胞罕见,网织红细胞计数正常,但出血后可增加,也可以见到幼稚红细胞。平均红细胞体积减小,提示缺铁性红细胞生成。疾病晚期可因骨髓纤维化而出现贫血。

(2)白细胞:约 60% 的真性红细胞增多症患者在诊断时有外周血白细胞增高,通常在$(11～25)×10^9/L$,个别可高达 $100×10^9/L$,此变化可随病情的进展白细胞数明显增高。有核左移现象,可见中、晚幼稚粒细胞,嗜碱、嗜酸性粒细胞和单核细胞也可增加,组胺代谢产物分泌增加,表明嗜碱性粒细胞转换加速。中性粒细胞碱性磷酸酶活性升高。病程晚期脾大明显后,不同病例的白细胞计数差距很大;有增高者,亦有减低者,增高者可呈现类似慢性髓性白血病的血象。

(3)血小板:大约 70% 的真性红细胞增多症患者在诊断时血小板计数超过 $500×10^9/L$,个别患者可高达 $3000×10^9/L$。血小板计数有与时俱增的倾向,特别是患者主要接收放血治疗时。出血时间和常规凝血试验正常,但血块退缩不良。常可检测到血小板形态和功能质量的异常,血片可有成堆的血小板,可见有巨型和畸形血小板,少数病例在血片中可出现巨核细胞碎片或巨核细胞。有血小板第三因子缺陷、血小板 ADP 释放和聚集及血小板黏附缺陷。

2. 骨髓象

本病有使已经脂肪化的骨髓再转变为红骨髓的特点,因此红骨髓总量增多，并有红色加深的改变。骨髓涂片增生程度多为活跃或明显活跃，粒、红、巨核细胞三系均增生，以红系增生最为显著。各系细胞间的比例可维持基本正常。红系以中、晚幼红细胞增多为主，幼红细胞的染色质常失去正常情况下的"颗粒状"而变为异常细胞，由于红细胞超常增生，铁过多利用，而导致铁供应不足，骨髓穿刺染色显示细胞内外铁减少或缺失；粒系以中性晚幼及杆状核细胞多见，有时可以看到原始粒细胞高于正常，嗜酸和嗜碱性粒细胞也可以增多；巨核细胞不仅数量增多，而且体积增大，胞质内颗粒明显，胞质周围有血小板，在骨髓穿刺涂片或骨髓活检切片上，明显的成片或成团出现，这种现象强烈提示骨髓增殖性疾病的诊断。骨髓活检可显示脂肪组织被造血细胞替代，有网状纤维增生和（或）骨髓纤维化。

3. 血液生化检查

由于血液黏度显著增高，血沉明显缓慢，为本病的重要佐证之一。本病患者血液黏滞度通常为正常的 $5\sim8$ 倍，血液比重为 $1.070\sim1.080$（正常为 $1.055\sim1.065$）。血清维生素 B_{12} 正常或略有增高，维生素 B_{12} 不饱和结合力增加，约 80% 的患者血液尿酸增加，部分患者溶菌酶活性增加，大部分患者血及尿中的组胺升高，伴有血小板升高的患者可有血钾的升高，血清总蛋白正常，近半数患者 γ 球蛋白增多及 α_2 球蛋白降低，血清铁也可降低。当有肝受损时，可有转氨酶的升高等酶学的改变。

4. 全血容量检查

用核素标记法测定红细胞总容量增加，为重要的实验诊断依据。全血容量增加，血浆正常或增加，血液黏度比正常高 $5\sim8$ 倍。

5. 细胞培养检查

本病患者骨髓内有内源性红系集落，体外进行 CFU-E 培养时不必加入红细胞生成素，为本病较为重要的实验室诊断依据，但比较费时费力，不适宜推广使用。

6. 染色体检查

真性红细胞增多症患者的染色体异常为 20% 左右，可以有非整倍体、假二倍体、三倍体、多倍体及其他核型异常。染色体检查较常出现的核型异常有 1q，8，9 或 9p 三体，del13q，del20q 等，这些染色体的异常在本病的具体意义目前尚不明确，也缺乏确定诊断及预后判断的价值。

7. 其他检查

动脉血氧饱和度正常，此点有助于与继发性红细胞增多症相区别。部分患者可出现血小板功能异常，如血小板聚集不良，血小板 ADP 释放及血小板黏附缺陷，血小板第三因子缺陷，出血时间延长或正常，血块退缩不良等。

五、诊断与鉴别诊断

(一)诊断要点

1. 临床上有多血症表现

皮肤、黏膜呈绛红色,尤以两颊、口唇、眼结膜、手掌等处为著;脾大;高血压,或病程中有过血栓形成。

2. 实验室检查

(1)血红蛋白测定及红细胞计数明显增加;未治前多次检查血红蛋白≥180g/L(男性),或≥170g/L(女性);红细胞计数≥$6.5×10^{12}$/L(男性),或≥$6.0×10^{12}$/L(女性)。

(2)按^{51}Cr 标记红细胞法或^{99}Tc 标记红细胞法,提示红细胞容量绝对值增加(超过本单位正常值+2 个标准差)。

(3)红细胞压积增高,男性≥0.54,女性≥0.50。

(4)无感染及其他原因引起白细胞计数多次>$11.0×10^9$/L。

(5)血小板计数多次>$300×10^9$/L。

(6)外周血中性粒细胞碱性磷酸酶(NAP)积分>100。

(7)骨髓象示增生明显活跃或活跃,粒、红与巨核细胞系均增生,尤以红细胞为显著。

3. 能除外继发性红细胞增多症

如高原性红细胞增多症;慢性肺疾病引起的红细胞增多;先天性心脏病;肺换气不良综合征及异常血红蛋白病;某些肿瘤、囊肿和血管异常引起红细胞增多等,以及家族性及"两性"红细胞增多。

4. 能除外相对红细胞增多症

如因大量出汗,严重呕吐、腹泻,休克等原因引起的暂时性红细胞增多,以及慢性相对性红细胞增多。

诊断真性红细胞增多症时,可有两种方法,最好采用 A 法,确无条件测红细胞容量时。则采用 B 法。

(1)A 法:具有上述 1 类中任何两项;加 2 类中第①及第②项;再加上 3 类即可诊断本病。

(2)B 法:具有 1 类中第①及第②项加 2 类中第①项(标准改为男性多次血红蛋白≥200g/L,女性≥190g/L)。此外,尚需具备第③项至第⑦项中任何四项;再加上 3 类及 4 类方可诊断本病。

(二)鉴别诊断

1. 继发性红细胞增多症

生活在高原地区的人,慢性心肺疾病患者,长期大量吸烟者可使组织缺氧,使促红细胞生成素增加,从而导致红细胞、血红蛋白增加;肝癌,肾癌,小脑肿瘤,子宫癌,肾盂积水,肾动脉狭窄;肾上腺皮质功能亢进,长期应用激素等使红细胞生成素或类似样物质增多导致红细胞增多。

2. 相对性红细胞增多症

因脱水、烫伤使血浆容量减少而引起的血液浓缩,表现为全身红细胞容量正常而周围血细胞压积增高。

3. 应激性红细胞增多症

见于神经质、肥胖、轻度高血压的中年患者。

4. 其他骨髓增生性疾病

真性红细胞增多症、慢性粒细胞白血病、骨髓纤维化和原发性血小板增多症皆属于骨髓增生性疾病,并有相互转化的倾向。每一种疾病各以某一系细胞增生为主,可伴随其他细胞系的增生。

六、治疗

(一)中医治疗

治疗原则以活血破血为主,解毒扶正为辅。

1. 辨证用药

(1)气滞血瘀证

临床表现:面色及皮肤暗红,口唇紫暗,两胁胀痛,痛有定处,胁下有癥积,舌质紫暗,瘀点瘀斑,苔薄,脉弦紧。

治疗法则:理气破血。

方药运用:血府逐瘀汤加减(水蛭、莪术、桃仁、川芎、生地黄、柴胡、香附、枳壳、牛膝、黄柏、紫草)。

(2)毒瘀伤肝证

临床表现:头痛头晕、目赤耳鸣、心烦易怒、胁下胀痛、口干舌燥、尿黄便干,舌质暗红或暗紫,有瘀点瘀斑,脉弦数。

治疗法则:破血清肝解毒。

方药运用:龙胆泻肝汤加减(水蛭、莪术、龙胆草、栀子、黄芩、柴胡、生地黄、川芎、泽泻、木通、延胡索、川大黄、紫草)。

(3)瘀毒动血证

临床表现:心烦身热,口干口渴,头晕腹胀,衄、便、尿血,舌质暗红,有瘀点瘀斑,舌苔黄,脉滑数。

治疗法则:凉血活血止血,清热养阴。

方药运用:犀角地黄汤加减(水牛角、赤芍、白芍、丹皮、黄芩、黄连、生地黄、玄参、仙鹤草、三七、白茅根、紫草)。

2. 真性红细胞增多症的并发症及治法

（1）血瘀清灵之府

临床表现：初起剧烈头痛，视物模糊，继则谵妄，幻觉，胡言乱语，不知亲疏，面红唇紫，目赤爪青。

治疗法则：破血化痰开窍。

方药运用：温胆汤、局方至宝丹加减（水蛭、当归、赤白芍、陈皮、半夏、茯苓、菖蒲、胆星、黄连、枳壳，加局方至宝丹）。

（2）中风（瘀血阻于脑络）

临床表现：偏侧肢体麻木，肌力减弱，头重脚轻，感觉减退，或伴有语言不利，口眼喎斜，面颈部暗红，唇甲紫暗发绀。

治疗法则：破血活血通络，兼补气。

方药运用：补阳还五汤加减（黄芪、赤芍、川芎、当归、地龙、桃仁、红花、水蛭、牛膝、菖蒲、远志、僵蚕、桑枝、黄柏）。

（3）真心痛、胸痹（心脉瘀阻）

临床表现：胸部刺痛，固定不移，或胸闷如窒，痛引肩背，伴心悸气短，喘促，入夜更甚，面青唇暗。

治疗法则：理气活血兼益气。

方药运用：血府逐瘀汤加减（桃仁、红花、当归、生地黄、川芎、赤芍、柴胡、枳壳、延胡索、郁金、水蛭、西洋参）。

（4）脉痹（瘀血化热，阻塞脉络）

临床表现：侧肢体疼痛，肿胀，压痛或反跳痛，皮色暗红，皮温升高，并可反复发作。

治疗法则：活血清热通络。

方药运用：四妙勇安汤、犀角地黄汤加减（忍冬藤、玄参、当归、赤芍、白芍、生甘草、牡丹皮、牛膝、水蛭、水牛角、黄柏、知母、延胡索、连翘、桂枝、金银花）。

（5）腹痛癥积（血瘀肝胆与经络）

临床表现：双胁下或单胁部积块明显，硬痛不移，夜间加剧，或窜及腰部，肿物进行性增大，或伴有皮下瘀点、瘀斑。

治疗法则：理气消癥。

方药运用：膈下逐瘀汤加减（当归、川芎、桃仁、红花、牡丹皮、乌药、香附、枳壳、柴胡、延胡索、木香、水蛭、郁金、党参）。

3. 针灸疗法

取穴复溜、阴谷，针用补法，取大敦、太冲，针用泻法，并取足三里、太白两穴施以艾灸。均取双侧穴位，按子午流注纳子法，每日戌时（19:00～21:00）治疗，每日1次。嘱患者每晚丑时（1:00～8:00）用圆针自疗行间穴5分钟，用泻法。

4. 中药分期治疗

冯全管等认为，该病临床病程分为 3 期。

（1）实证期：相当于现代医学 PV 临床病理分期的红细胞增多前期和红细胞增多期，以肝气郁结、热壅血瘀为主要病机，临床表现以肝热血瘀证为主，并伴有多种并发症。肝郁日久，由气及血，血瘀日久化热化火；或肝阳化火，肝火循经上炎而见头痛耳红目赤；或肝火灼伤血络而有不同部位、不同程度的出血表现；或火热灼津为痰，痰瘀阻络而有不同部位、不同程度的梗阻表现；或阳亢化风而有头晕、耳鸣，舌多色暗有瘀斑、苔黄厚，脉弦数。临床治疗以清肝化瘀为治疗大法，以清肝化瘀解毒方加减。药用天麻、钩藤、秦艽、菊花、茺蔚子、牛膝、白芍、赤芍、桃仁、红花、蒲公英、地龙、全蝎为主。针对肝阳上亢之眩晕耳鸣，肝火炽盛之耳红目赤、痰瘀阻络之血瘀梗阻之证均获良效。

（2）虚实夹杂期：相当于现代医学 PV 临床病理分期的红细胞增多后骨髓纤维化期。以气虚为本，毒痰瘀互结为标为主要病机。中气虚主要责之于脾，脾虚不运则纳呆少食、腹胀；气血生化乏源，清阳不能实四肢则乏力倦怠，血不养心则心悸、胸闷气短；脾虚生痰，肝气挟痰上扰清阳则眩晕；痰瘀互结胁下而生瘤积。治疗以益气活血，解毒散结为治疗大法。以益气活血解毒汤加减。药用太子参、麦冬、五味子、黄芪、当归、水蛭、地龙、桃仁、红花、川芎、赤芍、全蝎、浙贝母为主。起到益气解毒，活血化瘀散结之功效，明显缓解脾大之瘤积之证。

（3）正虚邪恋期：相当于现代医学 PV 临床病理分期的"耗竭期"（即骨髓衰竭期），患者久病迁延，或长期应用细胞毒药物，脏腑受损，致人体正气损伤，阴精或阳气受损难复，正气虚，难以抗邪外出，邪气留恋，复伤正气，正邪交争，迁延不愈。与此同时常兼有邪毒乘虚入袭，而邪毒又可灼伤人体津液血络，使瘀血停滞脏腑经络，久致髓海瘀阻，新血无以化生，又可加重血虚，瘀血阻滞，血液不循常道，溢于脉外而有出血之证。血瘀日久化热，瘀热内结，耗伤阴血，加之实证期毒热炽盛，灼血伤津，真阴日损，阴虚日久，阴不生阳，致肾阴阳两虚证，阴虚为主，阴虚血少，虚阳内扰而有口燥咽干、五心烦热、盗汗；血虚日久，化燥生风而有皮肤瘙痒；阴虚不能濡润，津亏肠燥而大便秘结。小便涩少、消瘦、舌红少苔、脉细数，亦是一派虚损之像。临床治疗以补肾活血解毒为治疗大法，以补肾活血解毒方加减。女贞子、墨旱莲、龟甲、阿胶、黄芪、当归、鸡血藤、鳖甲、牡蛎、酒山茱萸、败酱草、金银花、青蒿为主。补肾即滋肾阴，温肾阳，调补阴阳，填精益髓为主，缓解血虚所致津亏肠燥，对于气虚不摄，血溢脉外之出血症，血虚化燥生风之皮肤瘙痒证亦获良效，加之活血解毒药物，对于虚毒瘀互结之瘤积，明显改善了脾大的症状，起到了消瘤散结之功效。

（二）西医治疗

真性红细胞增多症的治疗目的是使红细胞容量和全血容量降低，使之接近或恢复正常,从而缓解临床症状,减少并发症,延长生存期。治疗方法的选择应当以疗效高,不良反应小,医疗成本低,实施方便为原则,在具体实施时要充分考虑患者的年龄、病情、并发症等。

1. 静脉放血治疗

放血治疗目前仍被推荐为本病的首选治疗方法。本方法简单、安全、易行,在短时间内即可使血容量恢复正常,消除症状。

(1)适应证:①须立即减少血容量,以减轻症状;②外科及妇科手术前;③在化疗前可合并使用放血疗法。

(2)方法:每隔1~3天放血300~500ml,直至血细胞比容达到正常值(0.40~0.45),疗效可持续数月至十几个月。65岁以上患者及有心血管病或血栓形成梗死者,放血应慎重,每次不得超过300ml,在降低血黏度和红细胞容量的同时,建议适量输注血浆或低分子右旋糖酐以维持血容量,可隔3~4天或每周1次。一次放血300ml,可使血红蛋白下降10~20g/L,红细胞下降$(0.50 \sim 0.90) \times 10^{12}$/L,血细胞比容减少0.20~0.30。维持治疗可每3~4个月放血500~1000ml。近年来,可采用红细胞单采术,一次性去除红细胞800~1500ml,可迅速使血红蛋白降至正常。当静脉放血需要超过每二个月一次时,多倾向于采用其他类型的治疗。

2. 放射性治疗

放射治疗作为一种治疗方法临床应用已多年,但不推荐用在儿童和育龄期或妊娠期妇女病例。放射治疗作用相对较慢,需要特殊设备和技术,但方法简单有效,缓解率高(可达75%~85%),复发率低,治疗成功所得到的缓解相对较长,缓解期可达半年至数年。

3. 化学治疗

由于^{32}P治疗有引起白血病加速发展的可能性,为了能够抑制骨髓造血功能,达到控制三种血细胞过多生成,化学药物治疗真性红细胞增多症的应用得到了促进。

适应证:血细胞显著增多,尤其是白细胞、血小板明显增多者;有髓外造血伴肝、脾明显增大,并有脾梗死者;反复放血治疗无效者;皮肤瘙痒、痛风、肾结石等经治疗疗效差者;老年患者有心血管疾病,不能反复静脉放血者。

(1)羟基脲(Hydroxycarbamide):是一种人工合成的核苷二磷酸还原酶抑制药,为细胞周期特异性药物,主要作用于S期细胞。通过抑制胸腺嘧啶脱氧核苷渗入DNA从而抑制DNA的合成,对RNA和蛋白质的合成无抑制作用。对真性红细胞增多症骨髓抑制效果较好,短期随访,转变为白血病者极少。

(2)白消安(Busulphan):属双甲基磺酸酯类的双功能烷化剂,是细胞周期非特异性药物,主要作用于G_1及G_0期细胞,对非增殖细胞也有效。药物进入体内后,其磺酸酯基团的环状结构打开与细胞核中的DNA内的鸟嘌呤起烷化作用,破坏靶细胞的 DNA 结构和功能,抑制 DNA 合成。羟基脲无效者可选用白消安。

4. 生物治疗

由于干扰素具有抗增生的作用,可抑制髓系祖细胞,因而近年干扰素在临床上已广泛地用于真性红细胞增多症的治疗,并取得了良好的效果,有效率为 70% ~ 80%。用法:α-干扰素 $3 \times 10^6 U/m^2$,每周 2~3 次,视疗效及不良反应调整剂量和用法,须予以维持治疗。

七、预后

本病病程缓慢,如无并发症,可达 10~20 年。真性红细胞增多症患者的整个自然病程分为增殖期、稳定期和衰竭期。

未经治疗的患者预后较差,致死性的血栓形成或出血并发症发生率较高。约 14% 的患者在诊断本病前有血栓性病史。未经治疗的患者约 50% 在首次出现症状后 18 个月内死亡,其主要原因是血栓形成,90% 为脑血管、冠状血管、肺血管和肠系膜血管的血栓形成。红细胞增多期长短不一,5% ~ 15% 的患者在红细胞增多期后发生髓样化生和骨髓纤维化,通常在诊断后 5~13 年发生,系真性红细胞增多症自然病程中的一个组成部分,但在疾病早期不能预测其发生率。骨髓纤维化及脾功能亢进,导致全血细胞减少,大多患者在 2~3 年死亡,为本病患者后期死亡的主要原因。

不同的治疗方法对本病患者的预后和并发症的发生也会产生较大的影响,单纯静脉放血治疗者生存期平均为 13.9 年,但严重的血栓发生率极高,特别是初始治疗、年纪较大、多次放血和曾有血栓病史者尤甚。同位素及苯丁酸氮芥片等烷化剂治疗者,其生存期平均分别为 11.8 年和 8.9 年,但二者引起的白血病发生的危险性在统计学上大大增加,尤其是治疗 5~7 年以后更为突出。

八、中医防治进展

《医林改错》言:"血受寒则凝结成块,血受热则煎熬成块。"《金匮要略》曰:"阴毒之为病,而口青……升麻鳖甲汤主之。"上述二条换言之,即外感于风寒邪毒或外感于温热毒邪,入里化热,久则伤及血分,可见血脉瘀阻《济生方》云:"情志为病……继则由气及血,使血行不畅,经隧不利,脉络瘀阻……凝结成块则为积。"换言之,即内伤于七情,肝郁气结,气结则血不畅,瘀血内积,久则见腹中结块,如瘀血内结腹中见巨脾,结于脑中可见血栓形成和脑梗死。《临证指南·眩晕门》中云:"经云诸风掉眩,皆属于肝……乃肝胆之风阳上冒耳。"换言之,即肝火上炎,导致头痛眩晕、口赤,如临床常见头痛、高血压、眼干等。故 PV 病位在骨髓,与肝关系密切,根本病机为瘀血阻络,治疗应以活血化瘀法贯穿整个病程,同时兼顾祛邪毒及理肝气之法。

中医对真性红细胞增多症的治法,主要归纳有三个方面,即破血、解毒、清肝。"破血"是治疗血黏度增高、改善血液循环、减少血栓形成、消除并发症、防止骨纤维化的主要治法;"解毒"是防其恶变,选用清热解毒并经现代药理学研究具有抗肿瘤作用的药物,以防止本病最终向白血病方向转化;"清肝"是解决瘀毒互结后化热的治法。临床上当根据具体情况,综合三法,灵活变通,提高疗效,并有待于远期疗效观察。

九、典型病例

病例 1

患者,女,48 岁,于 2003 年 8 月 15 日来诊。主诉及现病史:患者间断头晕 2 年,2 年前已于其他医院经骨髓活检等确诊为真性红细胞增多症,病情平稳临床观察未正规治疗,5 月余前因头晕明显,血红蛋白显著升高而接受口服羟基脲治疗(具体剂量不详),治疗效果不理想,近 3 周来查血常规,血红蛋白含量超过 200g/L。诊查:口唇紫黑,面色棕红,头痛眩晕,手足心热,口干而不欲饮,耳鸣梦多,腰膝酸软,夜尿频繁,无尿急尿痛,大便干结难解,饮食尚可,舌质红,舌苔少而干黄,脉细数。西医诊断:真性红细胞增多症。中医诊断:眩晕。辨证:肝肾阴虚血瘀型,疾病分期为中期。治法:滋补肝肾之阴,清热活血祛瘀。处方:麦冬 20g,生地黄 15g,墨旱莲 20g,女贞子 15g,白芍 15g,牡丹皮 15g,黄连 6g,桃仁 10g,红花 10g,苏木 12g,水蛭 10g,郁金 12g,太子参 30g,蒲公英 15g,竹叶 6g。共 7 剂,每 2 日 1 剂。2003 年 9 月 5 日患者再次来诊,患者自觉症状明显减轻,但是查血常规示血红蛋白 190g/L,于上方基础上加入大剂量大蓟 12g 以增强凉血、祛瘀的效力,仍开药 7 剂,用法同前。于 9 月 29 日患者第三次来诊,患者肢倦乏力、头痛眩晕的症状均显著改善,汗出症状消失,舌质红,舌苔少而干黄,脉细数;查血常规示:白细胞计数 3.70×10^9/L,血红蛋白量 144g/L,血小板计数 140×10^9/L,患者于服用中药时自行停用西药。效不更方,继续按前方用药,之后患者的病情稳定,定期复诊,血红蛋白维持在 130g/L 左右。

病例 2

患者,女,68 岁,最初于 2012 年 8 月 11 日来诊。主诉及现病史:患者于 3 年前因"脑梗死"于外院就诊,完善检查诊断为真性红细胞增多症继发脑梗死,期间接受羟基脲长期口服和干扰素间断皮下注射治疗(具体不详),治疗效果不理想。2012 年 8 月 11 日查血常规示:白细胞计数 11.7×10^9/L,血红蛋白量 210g/L,血小板计数 860×10^9/L。诊查:右侧肢体不遂,肢体困倦乏力,少气懒言,头昏头涨,颜面及指端色泽晦暗紫红,胁下痞块,胁肋隐痛,痛有定处,入夜尤甚,饮食欠佳,大便稀溏,每日解 2~4 次,量不多,便而不爽,舌体胖大,舌边有齿痕,舌质紫暗且有瘀斑,舌苔白,脉象细涩无力。西医诊断:真性红细胞增多症。中医诊断:中风。辨证:气虚血瘀型,疾病分期中晚期。治法:益气健脾补血,活血化瘀消瘤。处方:补中益气汤和补阳还五汤加减。黄芪60g,南沙参30g,北沙参30g,赤芍20g,丹参30g,淮山药30g,桃仁12g,水蛭10g,太子参30g,红花10g,鳖甲(先煎)20g。共7剂,每日1剂,水煎,分早晚两次温服。同时口服羟基脲1.5g,每日1次;重组干扰素α-2b 300万单位,皮下注射,隔日1次。于2012年8月17日患者再次来诊,患者自觉肢倦乏力、头昏涨症状较之前有所减轻,大便已正常,余症及舌象、脉象同前,在上方基础上调整加入蒲黄(包煎)2g,黄精15g,以增强活血补肾的功效,共15剂,服用方法同前,羟基脲和干扰素用法同前。于2012年8月28日患者第三次来诊,此时患者自觉症状较之前缓解,指端紫红显著减轻,面色红赤;查血常规示白细胞计数8.70×10⁹/L,血红蛋白量186g/L,血小板计数687×10⁹/L,各项指标均较上次改善。上方中加入白花蛇舌草30g,猫爪草15g增加清热解毒、散结化瘤的效力,共20剂,服用方法同前。嘱患者降低羟基脲用量,改为口服0.5g,每日1次。于2012年9月7日患者四次来诊,此时患者自觉症状显著好转;复查血常规示:白细胞计数4.60×10⁹/L,血红蛋白量172g/L,血小板计数554×10⁹/L,各指标继续呈现下降趋势。继续使用中药以达到益气活血的目的,同时继续口服羟基脲0.5g,每日1次,停止皮下注射重组干扰素α-2b。定期复诊,病情稳定。

病例3

李某,男,55岁,干部。2004年2月16日就诊。主诉及现病史:头昏、头涨1年,加重伴四肢麻木1个月。患者1年前无明显原因出现头昏、头涨、耳鸣,两颊、手掌发红,近1个月来手足麻木,在某大医院确诊为:真性红细胞增多症。曾在当地卫生所给予口服中药6剂(具体用药不详)症状减轻,平时口服丹参片、定眩丸,时好时坏。诊查:双肺呼吸音稍粗,心率80/min,律齐,第一心音低,第二心音亢进,未听到病理性杂音。心尖冲动在第5肋间隙左锁骨中线内侧。肝脾未触及,双侧眼结膜红,两颊口唇紫红,双手掌发红。舌质紫暗,苔白腻,脉细数。血压150/110mmHg,复查白细胞:5×10⁹/L,红细胞6.5×10¹²/L,血红蛋白160g/L,血小板300×10⁹/L。西医诊断:真性红细胞增多症。中医诊断:眩晕。辨证:气滞血瘀证。处方:膈下逐瘀汤合越鞠丸加减。五灵脂6g,当归9g,川芎6g,桃仁9g,牡丹皮6g,赤芍6g,乌药6g,延胡索3g,甘草9g,香附4.5g,红花9g,枳壳4.5g,神曲4.5g。连服10剂。2诊:头昏、头涨消失,大便成形,每日1～2次,手麻木减轻。查血白细胞:5.0×10⁹/L,红细胞6.5×10¹²/L,血红蛋白150g/L,血小板360×10⁹/L,继服上方10剂。于3月16日前来复查,患者基本症状消失,血压140/90mmHg,白细胞5.0×10⁹/L,红细胞5.0×10¹²/L,血红蛋白140g/L,血小板270×10⁹/L,嘱患者忌油腻,低脂、低盐、清淡饮食,1个月后复查,将上方5剂,研末丸,连服3个月,以巩固疗效,随访半年无复发。

参 考 文 献

[1] 马智刚,范小莉.真性红细胞增多症的中医治疗现状及展望[J].医药产业资讯,2006(17):308-309.

[2] 李慧洁,陈杏苑,胡丽玲,等.真性红细胞增多症中医辨治规律系统综述[J].实用中医内科杂志,2017,31(9):1-4.

[3] 李鸿,杨文华.中医辨证论治真性红细胞增多症[J].吉林中医药,2013,33(12):1212-1214.

[4] 陈贝贝,张杰,李秀荣.李秀荣治疗真性红细胞增多症的经验[J].现代中医药,2015,35(5):7-8.

[5] 詹继红,郭银雪,谢恂,等.傅汝林治疗真性红细胞增多症经验[J].中医杂志,2015,56(8):645-647.

[6] 张旻昱,胡延平,陈芳,等.真性红细胞增多症常用诊断标准比较[J].现代肿瘤医学,2011,19(12):2522-2526.

[7] 李珍.真性红细胞增多症的中医治疗进展[J].江苏中医药,2008,40(12):116-117.

[8] 张建红,刘盼英,李远,等.真性红细胞增多症的中医辨证用药规律与转化医学研究[J].医学研究与教育,2016,33(3):16-21.

[9] 侯丕华,梁贻俊.中医对真性红细胞增多症的认识与治疗体会[J].编辑之友,1996(4):26-27.

[10] 冯全管,杨文华.真性红细胞增多症的中医分期治疗[J].山西医药杂志,2016,45(1):50-51.

[11] 曾丽蓉,杨文华.杨文华运用清肝化瘀法治疗真性红细胞增多症验案[J].河南中医,2013,33(2):294-295.

[12] 张颖,李佳宁,杜天颀,等.对比不同静脉放血方法治疗真性红细胞增多症的临床效果[J].现代生物医学进展,2014,14(8):1562-1564.

[13] 马东梅.真性红细胞增多症的中医治疗纂要[J].中医药学刊,2002(6):781-782,788.

第三节 腕管综合征

一、概述

腕管系指腕掌侧的掌横韧带与腕管所构成的骨-韧带隧道。腕管中有正中神经、拇长屈肌腱和4个手指的指深屈肌腱、指浅屈肌腱。正中神经居于浅层,处于肌腱与腕横韧带之间。腕管综合征又称为"腕管狭窄症""正中神经挤压征"。是由于正中神经在腕管中受压,而引起的以手指麻痛、乏力为主的症候群。本病较为常见,女性多于男性。本病属于中医学"筋伤""痹症"范畴。多因感受外邪,或急性外伤,慢性劳损等损伤筋络,使经络受阻,血行不畅,造成"不通则痛""不荣则痛""气血虚少成麻木"等症状。

二、病因病机

由于急性损伤或慢性劳损、气血瘀滞、经脉闭阻、津液运行不畅,导致筋骨关节失去津液的温煦濡养,风寒湿邪乘虚而入,痹伤筋骨,久而久之则关节凝滞疼痛,肌肤麻木不仁,手与腕笨重,活动不便。

三、临床表现

1. 初期

主要为正中神经受压症状,患者桡侧三个半手指(拇指、示指、中指、1/2 环指)有感觉异样、麻木、刺痛。一般夜间较重,当手部温度增高时更显著。劳累后症状加重。甩动手指,症状可缓解。偶可向上放射到臂、肩部。患肢可发冷、发绀、活动不利。

2. 后期

患者出现鱼际肌(拇展短肌、拇对掌肌)萎缩、麻痹及肌力减弱,拇指外展、对掌无力,握力减弱。拇指、示指、中指、1/2 环指桡侧的一半感觉消失;拇指处于手掌的一侧,不能单侧外展(即拇指不能与掌面垂直)。肌萎缩程度常与病程长短有密切关系,一般病程在 4 个月以后逐步出现。

通过腕管综合征的临床表现及体征,腕管综合征分为三度一型,包括:①轻度:表现为间歇性麻木或麻刺感,两点分辨正常,无肌萎缩和肌力减退,肌电图中腕上诱发电位潜伏期延长 1～2cm。②中度:有持久性麻木和感觉异常,运动功能轻微障碍,潜伏期延长较多。③重度:有感觉和运动功能显著减退,大鱼际肌萎缩。④急性受压型,多数由骨折引起。

四、辅助检查

(1)感觉障碍,多数患者感觉减退、少数患者感觉敏感,温度觉、轻触觉不受累,痛觉改变以拇指、示指、中指三指掌面为多。

(2)大鱼际肌萎缩,拇指外展、对掌功能受限。

(3)手掌叩击试验阳性。叩击腕部屈面正中时,可引起手指正中神经分布区放射性触电样刺痛。

(4)掌屈腕关节的同时压迫正中神经 1 分钟,患指症状明显者为屈腕压迫试验阳性。

(5)以止血带阻断手臂血液循环(其压力应在收缩压与舒张压之间),可使症状重新出现并加剧。

(6)后期肌电图检查见大鱼际肌出现神经变性。

(7)X线片可见腕部骨质增生、腕骨陈旧性骨折、脱位等骨性改变的征象。

五、诊断与鉴别诊断

1. 诊断依据

(1)腕部有外伤史或劳损史。

(2)痛觉改变以拇指、示指、中指末节掌面为多。

(3)手掌叩击试验阳性。

(4)屈腕试验阳性。

2. 鉴别诊断

本病应注意与颈椎病、多发性神经炎等疾病相鉴别。颈椎病引起神经根受压时,则麻木区不单在手指,往往前臂也有痛觉减退区,并且运动、腱反射也出现某一神经根受压的变化,同时有颈部的症状和体征,臂丛牵拉试验和叩顶试验阳性。多发性神经炎症状常为双侧性,并不局限在正中神经,桡、尺神经也受累,呈手套状感觉麻木区。

六、治疗

对于重度及急性受压型腕管综合征患者,应及时采取手术治疗。对于轻中度患者,包括工作引起轻中度腕管综合征患者,多采用非手术治疗。非手术治疗分为康复治疗、中医治疗和西医治疗。

(一)中医治疗

1. 辨证用药

腕管综合征属于中医"筋伤""痹症"范畴。针对慢性损伤,气血瘀滞,筋失濡养,采用辨证用药原则。因本病为湿邪偏盛致病,治疗应以祛湿通痹为主,加以温经通络之药,以求祛风湿,通气血,活经络。

(1)行痹(风寒痹阻证)

临床表现:肢体关节疼痛,痛处游走不定,肌肉疼痛酸楚,屈伸不利,可涉及肢体多个关节,舌苔薄白,脉浮或浮缓。

治疗法则:祛风通络,散寒除湿。

方药运用:防风汤加减(防风、甘草、当归、赤茯苓、杏仁、肉桂、黄芩、秦艽、葛根、麻黄)。

(2)痛痹(寒湿阻络证)

临床表现:肢体关节疼痛,痛势较剧,部位固定,遇寒痛甚,得热缓解,关节屈伸不利,局部皮肤有冷感,舌质淡,苔薄白,脉沉迟而弦。

治疗法则:散寒通络,祛风除湿。

方药运用:乌头汤加减(麻黄、芍药、黄芪、甘草、川乌)。

(3)着痹(风湿入络证)

临床表现:肢体关节肌肉酸楚、重着、疼痛,关节肿胀弥漫,活动不利,肌肤麻木不仁,遇阴雨天则病情加重,舌质淡,苔白腻,脉濡缓。

治疗法则:除湿通络,祛风散寒。

方药运用:薏苡仁汤加减(薏苡仁、苍术、羌活、独活、麻黄、桂枝、防风、川乌、当归、川芎、生姜、甘草、桔梗)。

2. 康复治疗

(1)积极休息:积极休息就是减少工作时间或减少职业带给人体的压力。已有研究证实,21%患者即使不接受治疗,临床症状在休息1年左右也会得到改善。

(2)声光电磁物理疗法:此物理疗法无创、无明显不良反应,被广泛应用于临床。低剂量超声波、超短波、激光、中频电、磁疗等对于腕管综合征患者,特别是轻中度患者均有很好的疗效,其中超声波治疗效果明显。

3. 针灸

针灸法是建立在中医理论及经络学说理论基础之上,采用局部对症治疗与循经辨证取穴。是治疗轻中度腕管综合征的中医药方法。通过针刺,引导气至病灶,可以迅速抑制疼痛,缓解症状。针灸还能够影响病理变化从而改善气血运行。其中关刺法是治疗四肢拘挛、疼痛的有效方法,常用于治疗轻中度腕管综合征。关刺法出自《灵枢·官针》。关刺法选穴取阳池、大陵、阳溪、腕骨,也称三阳针灸取穴法。

4. 推拿法

(1)三阳穴推拿法:是治疗轻中度腕管综合征的有效方法。三阳穴推拿法主穴选阳溪穴、阳池穴、阳谷穴。配穴可根据患者的疼痛表现选取,如尺侧痛者为手太阳经型,可配支正穴、小海穴等。推拿法也是建立在中医理论及经络学理论基础之上,采用局部对症治疗与循经辨证取穴为一体的治疗原则,通过推拿起到以痛为腧的作用,从而改善和缓解症状。

(2)按揉心包经:患者正坐,将手伸出,掌心朝上置放桌上,医师用拇指按揉法在前臂至手沿手厥阴心包经往返治疗,反复3~4次。重点治疗腕管及大鱼际处,手法先轻后重。

(3)点揉穴位法:医师用拇指点揉曲泽、内关、大陵、鱼际等穴,以局部酸胀为度。

(4)捏腕法:患者正坐,前臂置于旋前位,手背朝上,医师双手握患者掌部,一手在桡侧,另一手在尺侧,而拇指平放于腕关节的背侧,以拇指指端按入腕关节背侧间隙内,在拔伸情况下摇晃腕关节,后将手腕在拇指按压下背伸至最大限度,随即屈曲,并左右各旋转其手腕2~3次。

(5)擦腕法:用擦法擦腕掌部,以达到舒筋通络,活血化瘀的目的。

5. 理筋手法

先在外关、阳溪、鱼际、合谷、劳宫及阿是穴等穴位处施以按压、揉磨手法,然后将患手在轻度拔伸下,缓缓旋转、屈伸腕关节数次,将术者左手握于患手腕上,右手拇、示指捏住患手拇、示、中、环指远节,向远心端迅速拔伸,以发生弹响为佳。以上手法可每日做 1 次,局部不宜过重过多施用手法,以减少已增加的腕管内压。

6. 外用药物

外贴宝珍膏或万应膏,并用八仙逍遥汤或海桐皮汤熏洗。

(二)西医治疗

1. 口服药物治疗

口服类固醇激素、非甾体抗炎药、神经营养药、利尿药等。服用此类药物的目的是为了减轻局部水肿、消炎镇痛、利尿等。这些药物因其不良反应不推荐长期使用。

2. 腕部固定

使用石膏、支具固定腕部是一种常用治疗轻中度腕管综合征患者的非手术治疗方法,需根据患者实际情况选择支具尺寸正确安装。研究表明,腕部处于中立位时腕管内压力最小,因此支具固定于中立位效果最佳。

3. 封闭治疗

在腕横纹中点处行封闭治疗,可取 0.2% 利多卡因 4ml、泼尼松龙 1ml 配制混悬液,适量注射。

七、预防、预后及调护

(1)对腕部的创伤要及时、正确地处理,尤其是腕部的骨折、脱位,要求对位良好。已发生腕管综合征者,施行理筋手法之后要固定腕部,也可以将前臂及手腕部适当悬吊,不宜做热疗,以免加重病情。经非手术治疗无效者,应尽快决定手术治疗,防止正中神经长时间严重受压而变性。

(2)治疗期间,腕部避免用力和受寒。

(3)嘱患者进行功能锻炼,拇指与各指轮流画圈及拇指各指第 2 节,或者手握圆珠笔或铅笔,在手中滚动,练习精细动作,促进功能恢复。

八、中医防治进展

近年来,腕管综合征多采用针灸、推拿、中药熏洗等方式治疗,以达到温通经络、活血化瘀、祛风除湿的疗效。如黄兴土应用手法推拿治疗 48 例腕管综合征患者,总有效率达 91.7%。潘建安通过电针刺十宣、大陵、劳宫穴治疗,总有效率 96.5%。刘金杰等将治疗组予补阳还五汤熏洗,对照组予局部封闭治疗(曲安奈德＋利多卡因),结果提示熏洗组总有效率 87.8%,封闭组 62.1%。Michalsen 等试验也表明,中医拔火罐治疗对于缓解症状及减轻疼痛可能有效,但机制尚不明确。总体而言,所有研究均证明中医药治疗对于腕管综合征有一定疗效,但仍需严格对于治疗前后的电生理变化及组织形态学改变进行进一步的研究以证实中医药治疗的科学有效性。

九、典型病例

病例1

患者,女,72岁,2010年8月7日初诊。主诉及现病史:右上肢麻木2周余,加重1周。患者无明显诱因出现右手臂酸麻,手部无力,无头晕头痛,无饮水呛咳,无下肢不适。头颅磁共振成像示:左额叶片状异常信号,慢性缺血灶不除外。经颅彩色多普勒超声示:脑动脉硬化血流改变(混合型)。颈椎X线片示:C_{3-7}骨质增生,C_{3-4}、C_{4-5}、C_{5-6}、C_{6-7}椎间孔变窄。外院诊断为"颈椎病",建议手术治疗,患者拒绝手术,于我院针灸门诊求治。刻下症:患者颈部僵硬感,右手臂麻酸,手部无力,动作不灵活。遂按颈椎病治疗,以颈夹脊和阳明经穴为主。取穴:C_{3-7}夹脊、风池、曲池、手三里、阳池、外关、合谷等。操作方法:直刺进针得气后,行平补平泻手法。隔日治疗1次,经半个月治疗后,患者颈部僵硬感减轻,余症状无明显缓解。复经问诊和查体后发现,手指不能对拢,屈伸不利,手部无力,不能完成持筷、书写、剪指甲等动作,小手指麻木,大鱼际萎缩。肌电图示:右尺神经损害,双正中神经损害,神经传导速度(FCV)60.2m/s,出现率8500。舌淡、苔白滑,脉弦滑。西医诊断:腕管综合征。中医诊断:痹证(痛痹)。治疗:①改以心包经穴为主,针刺加红外线照射(TDP)。取穴:曲池、尺泽、少海、臂中、内关、大陵、阳溪、鱼际等。操作方法:患者仰卧位,掌心向上,直刺进针得气后,臂中穴用泻法,余穴行平补平泻法,TDP置于腕部上方照射20～30分钟。②穴位注射取曲池、内关;尺泽、臂中穴。两组穴位交替使用。于针刺结束后,采用注射用腺普钴胺1.5mg,溶于灭菌注射用水2ml进行穴位注射。每周2～3次。治疗1个月后,患者右手臂酸麻感减轻,可以持筷。3个月后右手臂酸麻感消失,可以完成书写、剪指甲等动作。半年后患者右手活动自如肌力正常,萎缩消失,临床痊愈。

病例2

谈某某,女,46岁。自述:左手指麻木疼痛,指关节肿胀,不能握拳,每遇阴雨天气病情更为加重。诊查:脉象浮缓,舌苔白腻。取大陵、八邪、内关透外关,针刺,用泻法,加灸,每日1次,经针灸5次后,指麻疼痛减轻,继针5次后,手指肿胀已退,麻木已除,再针3次,以巩固疗效,共针13次而告痊愈。

参 考 文 献

[1]　宋柏林.推拿治疗学[M].北京:人民卫生出版社,2012.

[2] 刘华,董晖,杜永军.腕管综合征治疗分析[J].国际骨科学杂志,2011,32(6):400-401.

[3] 鲁梦倩,于天源,陈国勇,等.中医治疗腕管综合征的临床概况[J].中国医药指南,2012,10(27):276-277.

[4] 王和鸣,黄桂成.全国中医药行业高等教育"十二五"规划教材.第9版中医骨伤科学[M].北京:中国中医药出版社,2012.

[5] 吴鹏,虞聪.轻中度腕管综合征保守治疗进展[J].国际骨科学杂志,2010,31(1):26-28.

[6] 杨成溪,金鸿宾.中医保守治疗轻中度腕管综合征方法及对病因的分析[J].内蒙古中医药,2017,36(8):98.

[7] 张议元,杜元灏.针灸治疗腕管综合征的临床证据[J].江苏中医药,2016,48(4):52-55.

[8] 王运东.中医针灸对腕管综合征的疗效研究[J].临床医药文献电子杂志,2015,2(5):890-891.

[9] 丁乾,沈芳.针刺与艾灸对腕管综合征患者周围神经电生理特征的影响[J].临床和实验医学杂志,2015,14(14):1198-1202.

[10] 邵静雯,曹曼林.腕管综合征的诊疗进展[J].中国康复,2014,29(2):141-146.

[11] 马婧嵚,史其林.腕管综合征治疗进展[J].国际骨科学杂志,2010,31(5):282-284.

[12] 黄兴土.手法治疗腕管综合征疗效观察[J].浙江中医药大学学报,2009,33(3):417.

[13] 潘建安.以十宣穴为主治疗腕管综合征86例[J].上海针灸杂志,2010,29(3):189.

[14] 刘金杰,于雪峰.补阳还五汤熏洗加封闭治疗腕管综合征临床观察[J].中医药信息,2008,25(4):38.

[15] Michalsen A,Bock S,Ludtke R,et al. Effects of traditional cupping therapy in patients with carpal tunnel syndrome:a randomized controlled trial[J]. Pain,2009,10(6):601-608.

第四节　脑萎缩

一、概述

脑萎缩是不同原因引起的脑退行性变和脑的不发育,是指脑实质萎缩缺失,常伴有继发性周围脑脊液腔的扩大。脑萎缩是一种症状,涉及包括轻度认知损害、痴呆等很多种类的疾病。脑萎缩多发于50岁以上的患者,发生率随年龄增加而明显增加,80岁以上人群脑萎缩的发生率达70%以上。脑萎缩发病率脑力劳动者多于非脑力劳动者,其起病缓慢、病程长、进展慢、不易察觉,而且随着萎缩程度的加重,将逐渐影响患者的脑功能,甚至严重影响患者及家属的正常生活和工作。脑萎缩多由遗传、脑外伤、脑梗死、脑出血、颅内感染、缺氧、脑动脉硬化、一氧化碳中毒、乙醇中毒、营养不良、甲状腺功能病变等引起的脑实质破坏和神经细胞的萎缩、变形、消失,其中长期慢性缺血是引起脑萎缩的主要致病因素。脑萎缩根据部位不同分为大脑弥漫性脑萎缩、小脑萎缩、局灶性脑萎缩。本病属中医学"虚劳""脑萎""痴呆""健忘""眩晕""震颤"等范畴。

二、病因病机

脑萎缩病机属本虚标实，病位在脑，但与各脏腑功能密切相关，尤以肾最为密切。因脏气亏虚，致髓海空虚，元神失养，或因气不化津，熬液成痰，气滞血瘀，痰瘀互阻，停聚蓄积而化毒为害，且随经脉流行入脑，蒙闭清窍，出现思维迟钝、表情痴呆、神志不清等神经、精神症状。其发病与虚、瘀、痰有关，早期以肾虚血瘀为主，晚期则多有痰湿。

1. 肾精不足

肾为先天之本，肾藏精，精生髓，脑为髓之海。肾精亏虚，髓海不足，则脑转耳鸣，胫酸眩冒。

2. 气血不足

久病可致心脾亏虚，气血化生乏源，致脑髓失充，心神失养。

3. 瘀血阻滞

因气虚血瘀，或因痰阻脉络致血瘀，造成脏腑化生的气血不能正常充养于脑。

4. 痰浊壅盛

脾为生痰之源，脾虚失运，痰湿不化，痰湿积于胸中，蒙蔽清灵之窍，使神明不清。

5. 阴虚火旺

肝肾不足，虚火上炎，精血不能上承养脑。

三、临床表现

脑萎缩的临床表现与其发生部位及程度有关。弥漫性大脑皮质萎缩以痴呆、智能减退、记忆障碍、性格改变、行为障碍为主，有的伴有偏瘫和癫痫发作；局灶性脑萎缩以性格行为改变为主；小脑萎缩以语言障碍、肢体共济失调和意向性震颤为主。

1. 全身症状

病变早期，患者常出现头晕头痛，失眠多梦，腰膝酸软，手足发麻，耳鸣耳聋；渐至反应迟钝，动作迟缓，喃喃自语，答非所问。在躯体方面，常表现为老态龙钟，皮肤干燥，色素沉着，或偏瘫、癫痫、共济失调、震颤等。神经系统症状可能存在，也可能缺失。

2. 记忆障碍

早期主要为近事记忆缺损，如经常失落物品，遗忘已应诺的事等。随着病情发展，渐至记忆力完全丧失。

3. 性格行为的改变

性格改变常为本病的早期症状，患者变得郁郁寡欢，喜独处；或缺乏理想、欲望,对子女亲人缺乏感情;或生活习惯刻板怪异,性格急躁,言语增多或啰唆重复,多疑自私;或对自身健康和安全特别关注,常因一些微小的不适而纠缠不清;或表现为谵妄或躁狂,并有幻想、幻视、幻听、失语、失认。患者所有高级情感活动,如羞耻感、责任感、光荣感和道德感等均有不同程度的减退。亦可出现睡眠节律的改变。

4. 智能减退、痴呆

表现为理解、判断、计算能力等智力活动全面下降,不能适应社会生活,难以胜任工作及家务;渐至不能正确回答自己的姓名、年龄,进食不知饥饱,出门后不识归途,收集废纸杂物视为珍宝。病至后期,终日卧床,生活不能自理,不别亲疏,大小便失禁,发言含糊,口齿不清,终至完全痴呆。

四、辅助检查

1. 一般检查

血常规、血小板聚集率、凝血功能、血生化(血糖、血脂、肝肾功能),血压,心电图等。

2. 特殊检查

(1)临床检查:各种神经反射均不同程度的迟钝或减低。浅反射如腹壁反射、提睾反射、肛门反射表现迟钝,肱二头肌反射、三头肌反射、桡骨膜反射、膝腱反射、跟腱反射也可减低,偶有病理反射出现。小脑萎缩患者,通过临床检查可发现步态蹒跚、步幅宽大、不能沿直线行走、呈醉酒样步态,闭目难立征:睁闭眼均不稳,闭眼后尤为明显。语言缓慢、顿挫,意向性震颤,病理征阳性、指鼻试验欠稳准、跟膝胫试验欠稳准。

(2)神经影像学检查:通过 CT 及磁共振(MR)等影像学检查可发现脑组织体积减小、脑室扩大。如果大脑萎缩可见脑皮质与颅骨板间隙增大,大脑沟增宽增深,脑回变平缩小,侧脑室及第三脑室扩大,侧脑室前后角周围密度减低。小脑萎缩时可显示小脑纹理粗重,体积缩小影像呈现分枝树叶状,小脑周围腔隙低密度影增大,第四脑室扩大。如果有脑桥橄榄体萎缩在影像上可见脑干变细狭窄,周围腔隙小加宽、橄榄体变偏平或缩小。

影像学新方法为脑萎缩患者提供了更多的评价手段。磁共振弥散张量成像(DTI)用于观察白质纤维损害;功能磁共振成像(fMRI)检测患者接受视觉、听觉、触觉等刺激后的脑灌注变化,对皮质活动进行定位;磁共振显像三维测量(3D-MRI)可以对不同脑组织结构进行半自动分割分析,用于评价认知功能障碍患者局部微小体积的脑结构损害。基于 K 最近邻(K-NN)的磁共振颅脑图像分割、基于体素形态学分析(VBM)都是评价脑部灰质、白质病变的新方法。

(3)脑血管造影:可见脑动脉血管纤曲变细,有狭窄或闭塞。经颅多普勒超声

（TCD）检查可发现血流减慢，血管阻力增加等现象。

（4）认知、抑郁、焦虑量表检查：各种认知功能、抑郁、焦虑量表检查，有助于判断脑萎缩患者认知障碍、抑郁和焦虑的程度。

五、诊断与鉴别诊断

1. 诊断要点

（1）表现为头痛、头晕、记忆力逐渐减退、性格改变、智能减退、步态不稳等症状。

（2）临床检查见各种神经发生反射均不同程度的迟钝或减低。

（3）通过CT及MR（磁共振）等影像学检查可发现脑组织体积减小、脑室扩大。

（4）脑血管造影可见脑动脉血管纡曲变细。经颅多普勒超声（TCD）也可以发现血流减慢，血管阻力增加等现象。

根据病史、症状、临床检查及影像学等检查方法诊断脑萎缩。

2. 鉴别诊断

脑萎缩的诊断需要与表现为痴呆的疾病和老年期的其他精神疾病进行鉴别。

（1）表现为痴呆的疾病：甲状腺功能减退、恶性贫血、神经梅毒、额叶肿瘤等。其中有些疾病如能早期诊断治疗还是可能恢复的，需结合病史、体检和实验室检查鉴别。

（2）老年期的其他精神病：老年性抑郁症，对答缓慢，思考困难，动作减少，颇给人以痴呆的印象；有明确的发病界线，病前人格与智能完好，以情绪低落为主，智力测验时速度较慢，但智力水平正常，对抗抑郁药效应良好。老年期还可能发生中毒性、症状性或反应性精神病，需根据病史、体检和精神检查加以鉴别。

（3）脑积水：脑积水在脑室周围可出现间质性水肿的低密度区，表现为"戴帽征"；脑积水以侧脑室的角部和三脑室较为明显，尤其是侧脑室额角和颞角，枕角扩大较晚，一旦出现对脑积水的诊断意义较大；脑积水时脑沟变浅或消失，脑池不宽。从组织密度、脑室形态、脑沟脑池形态可与脑萎缩鉴别。

六、治疗

脑萎缩属于难治性脑病之一，治疗的主要目的包括：抑制和逆转脑萎缩早期部分关键性病理过程；改善认知功能；延缓或阻止脑萎缩的发生、发展进程；减少并发症，提高生活质量。脑萎缩强调早期治疗，应在各种功能障碍出现后6个月以内，此时治疗恢复为最佳。发病6个月以后开始治疗的患者，其恢复程度及速度均要比早期治疗者差。

（一）中医治疗

1. 辨证用药

辨证论治基础上，加上益智仁、远志、石菖蒲等益智开窍药。

(1)肾精不足证

临床表现:头晕耳鸣,神疲倦怠,腰膝酸软,表情呆滞,记忆力减退,毛发焦枯,舌淡苔薄白,脉虚无力或沉细。

治疗法则:滋补肝肾,填髓健脑。

方药运用:左归丸加减(熟地黄、山茱萸、山药、制何首乌、龟甲、枸杞子、桑椹、远志、石菖蒲、怀牛膝、鹿角胶)。

(2)气血不足证

临床表现:面色少华,头昏耳鸣,表情呆滞,倦怠纳减,喜静恶动,短气懒言,失眠,记忆力减退,肢体麻木,舌淡红,苔薄,脉细弱。

治疗法则:补气养血,益智健脑。

方药运用:归脾汤加减(党参、白术、黄芪、当归、白芍、龙眼肉、远志、益智仁、酸枣仁)。

(3)痰浊壅盛证

临床表现:头重且晕,胸闷气短,倦怠嗜卧,肢麻或沉重,智力衰退,舌淡,苔白腻,脉滑。

治疗法则:祛痰化浊,开窍健脑。

方药运用:温胆汤加减(半夏、陈皮、竹茹、枳壳、远志、石菖蒲、胆南星、茯苓)。

(4)瘀血阻滞证

临床表现:表情迟钝,言语不利,健忘,肢体麻木,活动欠灵活,舌质暗紫或有瘀点瘀斑,苔薄,脉细涩。

治疗法则:活血祛瘀,通络健脑。

方药运用:桃红四物汤加减(当归、赤芍、川芎、桃仁、红花、远志、石菖蒲、鸡血藤)。

(5)阴虚火旺证

临床表现:急躁易怒,失眠多梦,颧红咽干,头晕耳鸣,两目干涩,皮肤干燥,舌红少苔,脉弦细数。

治疗法则:滋阴降火,补髓健脑。

方药运用:知柏地黄汤加减(川黄柏、知母、生地黄、玄参、枸杞子、女贞子、山茱萸、石菖蒲、远志、龙骨)。

2. 针灸疗法

治疗法则:益髓填精,醒脑开窍。

临证提要:脑萎缩多为老年肾精虚损,气血津液不能上充于脑,致髓海空虚脑窍受阻而致病。故宜疾病早期开始治疗,可益髓填精,醒脑开窍,肾中精气充足,髓海满盈,元神之府以得其养,脑窍通达,则耳聪目明,思维敏捷,记忆力增强,痴呆得以痊愈。

基本选穴：百会、关元、四神聪、耳门、听会、听宫、外关、风池、风府。

辨证配穴：肾精不足者，加肾俞、腰阳关、太溪；气血不足者，加足三里、三阴交、脾俞；痰浊壅盛者，加中脘、丰隆；瘀血阻滞者，加膈俞、血海；阴虚火旺者，加三阴交、阴陵泉、太溪、太冲。根据辨证之虚实，偏于肾精不足、气血不足、阴虚火旺者针刺手法选用补法，偏于痰浊壅盛、瘀血阻滞者用泻法或平补平泻法。

3. 耳针和头皮针疗法

耳穴左取肝、脾、肾、三焦，右取皮质下、内分泌、脑干、脑点；头皮针穴取血管舒缩区、足运感区。

4. 成药制剂

(1)安神补脑液：口服，每次 10ml，每日 2 次。生精补髓，益气养血，强脑安神。用于肾精不足、气血两亏所致的头晕、乏力、健忘、失眠；神经衰弱症见上述证候者。

(2)复方苁蓉益智胶囊：每粒装 0.3g，口服，每次 4 粒，每日 3 次。益智养肝，活血化浊，健脑增智。用于轻、中度血管性痴呆肝肾亏虚兼痰瘀阻络证。症见智力减退，思维迟钝，神情呆滞，健忘，或喜怒不定，腰膝酸软，头晕耳鸣，失眠多梦等。

(3)补肾益脑胶囊(丸)：胶囊每粒装 0.35g。口服，每次 4～6 粒，每日 2 次。每 10 丸重 2g，口服，每次 8～12 丸，每日 2 次。补肾益气，养血生精。用于气血两虚，肾虚精亏所致的心悸气短，失眠健忘，盗汗，腰腿酸软，耳鸣耳聋。

(4)心脑舒通胶囊：口服，每次 2～3 粒，每日 3 次，饭后服用。活血化瘀，舒利血脉。用于胸痹心痛，中风恢复期的半身不遂、语言障碍和动脉硬化等心脑血管缺血性疾患，以及各种血液高黏症。

(二)西医治疗

1. 药物治疗

药物治疗主要为对症治疗，根据脑萎缩症状不同，对症使用相关药物。抗胆碱酯酶药物石杉碱甲、多奈哌齐等；脑代谢促智药物吡拉西坦、奥拉西坦、茴拉西坦等；改善脑循环药物尼莫地平、氟桂利嗪等；有抑郁症状者服用抗抑郁药。

2. 康复治疗

康复治疗对于脑萎缩患者有意义，尤其是在出现认知、运动功能障碍后，智能训练、生活能力训练等康复治疗对功能恢复有重要价值。

七、预防、预后及调护

1. 预防

采取正确措施预防脑萎缩，有一定的效果。①积极防治高血压、糖尿病、血脂异常、脑梗死等血管性疾病，轻则调整生活方式，重则药物加以控制。②增加社会活动，多阅读计算，有利于改善脑部的血液循环，推迟脑细胞的老化，延缓脑萎缩的进程。③多吃蔬菜水果，清淡饮食、大便通畅。④脑萎缩早期患者，定期随访，加强认知功能训练。

2. 预后

本病初期积极治疗可逆转或延缓疾病的发生、发展进程。伴发脑出血、脑梗死等疾病会加重脑萎缩的进程。脑萎缩后期伴有重度痴呆者严重影响生活质量,给社会和家庭造成沉重负担,预后不佳。

3. 调护

①瘫痪在床的患者应加强护理,不能自行进食者应留置胃管,饮食营养搭配合理,注意卫生,定期翻身,防止压疮发生。②早期老年脑萎缩患者要遵医嘱按疗程、按时间坚持用药。③应避免做过重的体力劳动和过度紧张的脑力劳动,保持心情舒畅,避免情绪激动,定期检查了解病情发展趋向。④禁食酒类、辛、辣等刺激性食物,不宜食干菜和腌制品,保持低糖、低脂、低盐饮食,适量补充优质蛋白、纤维素、维生素等。⑤为避免伤害,采取一些确保患者和周围人员安全的方法。⑥每次患者外出,应随身携带写有详细联系方法的卡片,最好有家人陪伴照料,适当参与户外活动。⑦为患者选择易穿着的衣物,协助或字条提示患者定时排便、排尿。

八、中医防治进展

目前,世界人口趋向老龄化,改善老年人生活质量,减慢衰老过程是迫在眉睫的事情。应该重点加强中老年人群中的预防,注重脑萎缩的治疗及延缓脑萎缩的发生和发展的研究,引起全社会重视。

针对脑萎缩,常富业等提出了痴呆枯脑论学说,认为痴呆是由于多种原因导致脑内枯萎,髓减脑消,神机失用所引起的。认为痴呆之枯脑的形成,既有因虚而枯,也有因实而枯。因虚而枯者,有气虚、血虚、阴虚和阳虚之异;因实而枯者,有因气滞、痰阻、瘀血和毒损之别。

刘绪银总结张学文经验认为,脑萎缩初起常是阴血耗伤、肝肾不足、阴虚肝热、脑脉不利。治疗以滋阴清肝、化痰通络为主,常用验方清脑通络汤(当归、川芎、磁石、生山楂、五味子、鹿角胶)及古方杞菊地黄汤加减。脑萎缩后期虚证更明显,气虚为主者,用补阳还五汤加减;阴虚动风血瘀者,用滋木清肝饮加天麻、僵蚕、钩藤、龟甲、丹参、石决明等。

针对脑萎缩,不同的学者开展了中药的前后对照研究、中西药对照研究及中西药协同作用研究,表明多种中医治法在脑萎缩治疗中有独到的疗效。这些临床研究,大多为设计不甚严谨的、小样本的研究,结果的可靠性受一定的影响,有待于进一步甄别优劣。

中药的前后对照研究,王春明总结高允旺扶阳论治脑病经验以真武汤和阳和汤合用,滋肾阴温肾阳,填精益髓,切中病机,水气升,精气充,自然萎缩重鼓,诸症日渐减轻。许敬春等采用启智汤(黄芪、当归、川芎、远志、枸杞子、制何首乌、生地黄、淫羊藿、益智仁、石菖蒲、巴戟天、山茱萸、龟甲胶、鹿角胶)治疗脑萎缩合并痴呆,总有效率达85%。青壮年脑萎缩尽管发病率较低,但危害更加严重,畅涛等采用胞磷胆碱等神经营养药物加脑血疏口服液(黄芪、水蛭、石菖蒲、牛膝、川芎),能有效改善青壮年脑萎缩。

中西药对比方面,周慎等益肾健脑颗粒2号(淫羊藿、沙苑子、锁阳、枸杞子、五味子、黄芪、丹参、葛根、红花、石菖蒲、郁金、远志、全蝎、山楂等),治疗肾阳虚血瘀证脑萎缩患者40例,吡拉西坦为对照组,温肾健脑中药组总疗效明显优于西药组,主症较对照组有明显改善,智能量表检测治疗后较疗前有明显改善。何红玲等采用补阳还五汤治疗老年痴呆症,疗效优于多奈哌齐,且可随症调理便秘、失眠、头晕、腰膝酸软等并发症。

中西药协同治疗方面,盛肆平采用在常规西药治疗基础上,左归丸加减治疗,总有效率达到76.66%,显著高于单纯西医治疗组,中西医结合治疗具有显著的地协同作用,能够更好地改善脑部功能。

另外,虫类药治疗脑萎缩具有独到的效果,虫类药具有疏通血络使神气得养,疏通气络使卫气或神气得通,到达全身发挥功能。虫类药可以通达脉络,功能主要分为两类:一类入血络,如土鳖虫、水蛭之类,具有破积消癥、活血祛瘀之功;一类入气络,如蝉蜕、僵蚕、地龙、全蝎、蜈蚣之类。其中蝉蜕、僵蚕轻清飞升偏入卫气之络,具有宣风泄热之功;全蝎、蜈蚣、地龙相对重浊沉降偏入神气之络,具有搜风剔络通达神气之功,临床上需根据患者络脉瘀滞特点选用上述虫药。

九、典型病例

病例1

彭某,男,75岁,干部,1999年7月8日初诊。主诉及现病史:发现记忆力减退2年。患者近2年来,感觉头晕耳鸣,头重脚轻,步履不稳,记忆力明显减退,常感胸闷气短,肢麻,神疲困倦,嗜睡,纳谷不旺。就诊前2天曾突然跌倒1次,短暂意识障碍。舌淡,苔薄腻,脉滑。颅脑CT示脑萎缩。西医诊断:脑萎缩。中医诊断:健忘。辨证属痰浊瘀阻,清窍失养。治法:祛痰化瘀,益智健脑。方药:半夏、石菖蒲、远志、枳壳、陈皮、桃仁、红花、郁金各10g,茯苓15g,丹参30g。方中以半夏、远志、石菖蒲、郁金化痰开窍,桃仁、红花、丹参、郁金活血通络,枳壳、陈皮、茯苓、半夏理气化痰。每日服1剂。上药治疗半个月,头昏胸闷等症明显减轻,精神好转,原方加制何首乌、山茱萸调整用药治疗3个月,患者记忆力提高,步履自如,后以六味地黄丸服之。1年后随访,症情稳定,生活基本正常。

病例2

患者,男,64岁,1992年2月11日初诊。主诉及现病史:发现脑萎缩1年。患者头右侧及后头空痛,记忆力减退,前说后忘,思维逻辑混乱,全身无力,怕冷,血压正常,食欲不佳,舌黯苔薄白,脉沉细,CT 检查诊断为脑萎缩。西医诊断:脑萎缩。中医诊断:健忘。辨证属气虚血瘀,髓海不足。治法:益气活血,填精益髓,开窍为法。方药:炙黄芪 30g,当归 12g,川芎 12g,赤芍 10g,桃仁 10g,红花 10g,地龙 10g,益智仁 15g,石菖蒲 10g,鹿衔草 30g,焦三仙各 15g。每日 1 剂,服 18 剂后,头痛减轻,纳食增加,舌淡有瘀斑、苔白稍厚,脉细弦。继用上方加柏子仁 10g,桂圆肉 10g,常服。1993 年 3 月 14 日复诊时诉:诸症减轻,停药则感不适,舌脉同前,原方再加桂枝 6g,桑寄生 15g,淫羊藿 10g,嘱常服。患者自述效果良好,记忆力改善,头已不痛,说话较前清楚。

参 考 文 献

[1] 李晓陵,王丰,刘英宏,等.脑萎缩的 CT 诊断(附 86 例临床分析)[J].黑龙江医学,2002,26(9):686-687.
[2] 常富业.痴呆枯脑论探要[J].中华中医药学刊,2014,32(4):716-717.
[3] 刘绪银.益气活血、化痰通络治脑萎缩——国医大师张学文治疗脑病经验之八[J].中医临床研究,2011,22(3):98.
[4] 王春明.高允旺扶阳论治脑病经验[J].内蒙古中医药,2013,(19):81-82.
[5] 许敬春,张庆福.启智汤治疗脑萎缩合并痴呆症[J].长春中医药大学学报,2013,29(4):654.
[6] 畅涛,王莉.脑血疏口服液治疗青壮年脑萎缩的疗效观察[J].中西医结合心脑血管病杂志,2016,14(17):2077-2079.
[7] 周慎,杨维华,刘芳,等.温肾健脑法对脑萎缩肾阳虚血瘀证患者主症及智能状态的影响[J].2004,11(2):73-74.
[8] 何红玲,周如明.补阳还五汤加减治疗老年痴呆症 35 例临床观察[J].浙江中医药大学学报,2013,37(6):723-724.
[9] 盛肆平.中西医结合治疗脑萎缩 30 例[J].中国中医药现代远程教育,2014,12(14):67-68.
[10] 陈吉全.运用虫类药通络达神法治病经验[J].中华中医药杂志,2018,33(7):2907-2910.
[11] 戴海艳.脑萎缩的辨证治疗体会[J].安徽中医临床杂志,2002,14(6):486.

第五节　阿尔茨海默病

一、概述

阿尔茨海默病,俗称老年性痴呆,是发生在老年期及老年前期的一种原发性退行性脑病,指的是一种持续性高级神经功能活动障碍,即在没有意识障碍的状态下,记忆、思维、分析判断、视空间辨认、情绪等方面的障碍。其特征性病理变化为大脑皮质萎缩,并伴有 β-淀粉样蛋白沉积,神经元纤维缠结,大量记忆性神经元数目减少,以及老年斑的形成。阿尔茨海默病是老年人群最常见的神经变性病,随着人口老龄化的加剧,发病率逐年升高。阿尔茨海默病引起获得性、持续性智能障碍。在无意识障碍的情况下,有记忆和认识功能障碍,伴有言语、视空间技能、情感或人格改变,并影响其社会活动。起病隐匿,早期症状是近记忆力减退,人格改变,智能有所下降,空间定向不良,常有走失、不识归途,或主动性减少,情感不稳,但日常生活尚能保持。进一步发展则认知功能减退、出现失语、失认、有时有意识障碍。可出现神经系统的定位体征,生活起居已不能自理,常有不耻行为、伦理道德行为均可有改变。甚有出现幻听、幻视、妄想、躁狂或抑郁的症状。晚期则全面智能障碍,卧床、无自主运动。缄默无语,或言语支离破碎,生活完全不能自理,最终因并发症导致死亡。根据其临床表现,属中医学"健忘""呆病""痴呆"等范畴。

二、病因病机

(一)病因

随着老年人的增龄而增多,因老年以后,精气日损;更加之情志影响,如喜、怒、忧、思、悲、恐、惊等精神因素都可使髓海损伤,发展为痴呆之症。多因七情内伤而致机体久病损耗,或加之患者年老体弱,则气血、痰、瘀疏泄不及而交阻缠结。脏腑功能衰减直接相关,其中又以肾精不足为关键。肾藏精,主命门火,主骨,生髓,通于脑,精不足则髓海空虚,心神失养,气血亏虚;命门火衰,则火不暖土,脾胃虚弱;虚久不复,则瘀血痰浊,乘虚袭空,而为痴呆顽痼之疾。

(二)病机

其病机不外是由于精气虚损、痰湿壅滞、气滞血瘀发展而成;因年老体弱,五脏皆虚,损于心脾者,痰浊积于胸中,蒙蔽清阳,使神志迷蒙,故痴呆诸症丛生。肝肾虚损者精血不足,致使脑髓空虚,心神失养,亦可现痴呆之症。如因外伤或中毒所致者是由于血瘀气滞,阻滞脉络,使气血不能充养于脑,亦可发为本病。

三、临床表现

1. 起病隐匿,病程呈不可逆进展

常无确切起病时间和起病症状,早期往往不易被发现,一旦发生,即呈不可逆的缓慢进展。

2. 核心症状

(1)记忆障碍:为初发症状。既有遗忘又有健忘。遗忘是指记住新知识的缺陷,与皮质功能障碍有关;健忘是指远记忆缺陷,即回忆过去已经记住信息的能力低下,与皮质下功能障碍有关。最初出现的是近记忆力受损,随之远记忆力也受到损害最终远近记忆力均有障碍。

(2)认知障碍:是指掌握和运用知识的能力。包括语言和非语言技能、记住新

知识的能力和从丰富的知识库中追忆知识的能力。认知功能障碍对诊断痴呆有决定意义。发生非语言的认知功能障碍比出现言语障碍的速度更快,时间更早。在早期就可出现失算、判断力差、概括能力丧失、注意力分散,左右失认且随病情发展愈益明显。

(3)失语:语言改变是皮质功能障碍的敏感指标。失语是常见特征性症状,在其他原因的痴呆中不常见。口语理解进行性受损,复述功能相对保留直到晚期才受损,语言的句法和发音相对地保留至晚期而语义方面则进行性损害。可表现为找词困难、冗赘的自发语言、命名不能、流利性失语,渐至错语症明显。该病的中晚期,可有各种明显的重复说话障碍,如模仿语言,为患者重复检查者对其说的词和词组。重语症,为患者重复自己说的词和词语;词尾重复症,为患者重复词的最后一部分。至晚期出现构音障碍(不可理解的声音),甚至缄默(哑口无言)。

(4)视空间技能障碍、失认及失用:在早期视空间技能即受损,比其他类型痴呆的视空间障碍严重。如不能临摹图形、不能做结构性作业、连线测验和摆积木、拼图等。近1/3的阿尔茨海默病患者有视觉失认、面貌失认、体像障碍、视空间失认、地理失定向等,并随病情进展而加重。患者可出现多种失用:结构失用、穿衣失用、意念运动性失用、意念性失用、步行失用、失用性失写等。

3. 伴随症状

精神病性症状即为伴随症状。表现为主动性减少、情感淡漠或失控、抑郁、不安、兴奋或欣快、失眠、幻觉(听、视)、妄想(被害、被窃、嫉妒妄想等)、徘徊、无意义多动、自言自语或大声说话、焦躁不安、不洁行为、攻击倾向等。这些症状常常是阿尔茨海默病患者求治的目的,在诊断痴呆时不应忽视。

4. 症状特点

核心症状随病程时间的推移逐渐加重,而伴随的精神症状随时间的推移无明显加重。

5. 特征不明显

一般无神经系统体征,早期约7%的患者有肌阵挛发作,晚期可出现锥体束症阳性或癫痫(全身强直阵挛)发作。

6. 临床演变过程

阿尔茨海默病患者的高级认知功能相继丧失,以及行为和神经系统功能障碍发生的时间顺序,是临床诊断的重要依据。阿尔茨海默病的临床过程分为3个阶段。第一阶段:病期1~3年。记忆力,学会新知识有障碍,远期回忆损害;视空间技能,图形定向障碍,结构障碍;语言,列述一类名词能力差,命名不能;人格,情感淡漠、偶然易激惹或悲伤;运动系统,正常;脑电图,正常;CT,正常。第二阶段:病期2~10年。记忆力,近及远记忆力明显损害;视空间技能,构图差,空间定向障碍;语言,流利失语;计算力,失算;人格,漠不关心,淡漠;运动系统,不安;脑电图,背景脑电图为慢节律；CT，正常或脑室扩大和脑沟变宽。第三阶段：病期 8～10 年。智能，严重衰退；运动，四肢强直、屈曲姿势；括约肌控制，尿、便失禁；脑电图，弥漫性慢波；CT，脑室扩大和脑沟变宽。

四、辅助检查

1. 实验室检查

(1)酶联免疫吸附（ELISA）夹心法：检测阿尔茨海默病患者脑脊液 tau 蛋白、AB 蛋白，生化检测 CSF 多巴胺、去甲肾上腺素、5-HT 等神经递质及代谢产物水平的变化。

(2)限制性片段长度多态性聚合酶链反应（PCR-RFLP）技术：检测 APP、PS-1 和 PS-2 基因突变有助于确诊早发家族性阿尔茨海默病，Apo E4 基因明显增加的携带者可能为散发性阿尔茨海默病患者，但这些指标尚不能用作疾病的临床诊断。

(3)测定 Apo E 表型：ApoE 多态性是阿尔茨海默病危险性的重要决定因子。

2. 脑电图

阿尔茨海默病的脑电地形图中，慢波 δ 波（delta wave）及中间慢波 θ 波（theta wave）功率弥漫性对称性增强，alpha 功率在大部分区域下降。

3. 脑 CT

在弥漫性脑萎缩的 CT 诊断中，颞叶和海马萎缩、下角扩大（横径＞7.7mm）有助于阿尔茨海默病患者与正常脑老化的鉴别。脑 CT 可排除如由脑积水、慢性硬膜下血肿、脑肿瘤和脑梗死等所致与阿尔茨海默病相似的痴呆等症状和临床病程的器质性脑病。阿尔茨海默病于早期其脑 CT 可能正常。阿尔茨海默病海马型痴呆，尸检和 CT 可见海马萎缩。海马萎缩与早期记忆损害有关，这预示可能发生阿尔茨海默病。因此，CT 示海马萎缩可作为早期诊断的标志。

4. 磁共振成像

脑磁共振可提供大脑结构性改变的更新的诊断信息，用磁共振测颞叶前部和海马结构的体积，发现阿尔茨海默病患者的体积明显小于对照组。

5. 单光子发射计算机断层摄影术（SPECT）

研究证明，阿尔茨海默病患者的脑血流恒定地减少，其减少程度与痴呆严重程度相关。颞、顶、枕三级联合皮质在认知和学习上有重要作用。

6. 正电子发射断层摄影术（PET）

PET 证明阿尔茨海默病的大脑代谢活性降低，且以联合皮质下降最为明显。

7. 神经心理学及量表检查

对痴呆的诊断与鉴别有意义，常用简易精神状态检查量表（MMSE）、韦氏成人智力量表（WAIS-RC）、临床痴呆评定量表（CDR）和 Blessed 行为量表（BBBS）等，神经心理测试可确定记忆、认知、语言及视空间功能障碍的程度，建立痴呆的诊断，

Hachinski 缺血积分(HIS)量表用于与血管性痴呆的鉴别。

五、诊断及鉴别诊断

(一)诊断标准

阿尔茨海默病是指意识清楚的患者,由于各种疾病而引起持续性高级神经功能的全面障碍,包括记忆、解决日常生活问题的能力、学习的技能、正确的社交技能和控制情绪能力的障碍,最终导致精神功能衰退的一组后天获得的综合征。在痴呆这一定义中需要明确以下概念:①痴呆是发生在意识清楚的患者,不同于各种意识障碍;②各种躯体疾病为其病因,与单纯精神障碍引起的假性痴呆不同;③痴呆是持续存在,至少要 6 个月,而且通常是进行性的,不是一过性和发作性;④痴呆是高级神经功能全面障碍,而并非是脑的某一局部功能障碍;⑤痴呆是后天获得的,与先天性智能低下不同;⑥痴呆是一种综合征,可由不同病因引起,而并非仅由某一种特殊疾病引起。

痴呆的诊断表现两方面:一是确定是否痴呆,可能采用 ICD-DO 相关的诊断标准和运用建议智能表、长谷川量表等测验。二是确定哪一类型痴呆、即病因诊断。阿尔茨海默病的确诊需要临床和病理两方面的证据,因此生前诊断只能是"可能阿尔茨海默病"。目前常用诊断标准主要有三种:①1994 年中国精神病协会制订的DSM-Ⅳ-R 标准;②1992 年 WHO 国际疾病分类(ICD-10)诊断标准;③美国神经病学、语言障碍和脑卒中-老年性痴呆和相关疾病学会(NINCDS-ADRDA)标准。

1. 老年性痴呆 ICD-10 诊断标准

(1)痴呆的证据及严重程度

①学习新东西发生障碍,严重者对以往的事情回忆有障碍,损害的内容可以是词语或非词语部分。不仅是根本患者的主诉,而且通过客观检查作出上述障碍的评价,并依据下列标准为轻、中和重度损害。a.轻度:记忆力障碍涉及日常生活,但仍能独立生活,主要影响近期记忆,远期记忆可以受或不受影响;b.中度:较严重的记忆障碍,已影响到患者的独立生活,可伴有括约肌功能障碍;c.重度:严重的记忆障碍,完全需他人照料,有明显的括约肌功能障碍。

②通过病史和神经心理检查证实智能衰退,思维和判断受影响。a.轻度:其智能障碍影响到患者的日常生活,但患者仍能独立生活,完成复杂任务有明显障碍;b.中度:智能障碍影响到患者的独立生活能力,需他人照顾,对任何事物完成缺乏兴趣;c.重度:完全依赖他人照顾。

(2)伴随症状:出现上述功能障碍,不伴意识障碍。可伴有情感、社会行为和主动性障碍。

(3)支持证据:临床诊断出现记忆和(或)智能障碍至少持续 6 个月以上。出现下列大脑皮质损害的体征时更支持诊断,如失语、失认、失用。影像学出现相应的改变,包括 CT、磁共振成像、单光子发射断层扫描和正电子发射断层扫描等的相关异常征象。

2. 老年性痴呆 DSM-Ⅳ-R 标准

(1)认知功能障碍

①记忆力障碍(包括短期和长期记忆力障碍):分为短期记忆障碍和长期记忆障碍。a.短期记忆障碍:表现为基础记忆障碍,通过数字广度测验至少 3 位数字表现为辅助记忆障碍,间隔 5 分钟而后不能复述 3 个词或 3 件物品名称;b.长期记忆障碍:表现可以是不能回忆本人的经历或一些常识。

②认知功能损害至少具备下列一项。a.失语:除经典的各类失语症外,还包括找词困难,表现为缺乏名词和动词的空洞语言,类比性命名困难表现在 1 分钟内不能说出动物的名称数,痴呆患者常少于 10 个,且常有重复;b.失用:包括观念运动性失用及运动性失用;c.失认:包括视觉和触觉性失认;d.抽象思维或判断力损害:包括计划、组织、程序及思维能力损害。

(2)危害程度:上述两类认知预后阿尔茨海默病是一种不可逆性进展性疾病,现有的治疗措施均不能逆转其发展,其进展速度亦无法预测,且个体差异大。成活时间 2～20 年,平均 7 年左右,病程晚期多死于严重的并发症(如肺部感染等)。功能障碍 a.和 b.,明显干扰了职业和社交活动,或者与个人以往相比明显减退。

(3)临床鉴别:上述损害不能用其他的精神及情感性疾病来解释(如抑郁症、精神分裂症等)。

3. 老年性痴呆 NINCDS-ADRAD 的临床诊断标准

(1)怀疑标准:在发病或病程中缺乏足以解释痴呆的神经、精神及全身性疾病;痴呆合并全身或脑部损害但不能把这些损害解释为痴呆的原因;无明显病因的单相认知功能进行性损害。

(2)可能标准:临床检查为痴呆,并由神经心理检查确定;进行性恶化;意识状态无改变;40－90 岁起病,常在 60 岁以后;排除了系统性疾病或其他器质性脑病所致的记忆或认知障碍。

(3)很可能标准:根据痴呆综合征可做出;存在有继发性系统或脑部疾病可做出。

(4)确定标准:临床很可能,且有病理证据。

(5)支持可能诊断标准:特殊认知功能的进行性衰退(如失语、失用、失认);日常生活能力损害及行为的改变;家族中有类似患者;实验室检查结果,腰穿脑压正常,脑电图正常或无特异性改变,如慢波增加。

(6)排除可能阿尔茨海默病的标准:突然及脑卒中样起病;病程早期出现局部的神经系统体征,如偏瘫、感觉障碍和视野缺损等;发病或病程早期出现癫痫或步态异常。为研究方便,可分为下列几型:①家族型;②早发型,发病年龄<60 岁;

③21号染色体三联体型;④合并其他变性病,如帕金森病等。

(二)鉴别诊断

应注意与以下疾病鉴别。

1. 轻度认知功能障碍(MCI)

仅有记忆力障碍,无其他认知功能障碍,如老年性健忘。人类的单词记忆、信息储存和理解能力通常在30岁达到高峰,近事和远事记忆在整个人生期保持相对稳定。健忘是启动回忆困难,通过提示回忆可得到改善;遗忘是记忆过程受损,提示也不能回忆。阿尔茨海默病患者还伴有计算力、定向力和人格等障碍,这在正常老年人很少见。

2. 谵妄

起病较急,通常由系统性疾病或脑卒中引起,谵妄时可意识模糊,阿尔茨海默病患者意识清楚。

3. 抑郁症

抑郁症状包括抑郁心境,诉说情绪沮丧,对各种事物缺乏兴趣和高兴感,有罪或无用感;食欲改变或体重明显减轻,睡眠障碍如失眠或睡眠过度,活动减少,易疲劳或体力下降,难以集中思维或优柔寡断;反复想死亡或自杀。临床诊断抑郁心境至少要有一个症状,诊断重度抑郁要有5个以上症状,持续超过2周。

4. 皮克病

早期表现为人格改变、自知力差和社会行为衰退,遗忘、空间定向及认知障碍出现较晚。CT显示特征性额叶和颞叶萎缩,与阿尔茨海默病的弥漫性脑萎缩不同。

5. 血管性痴呆(VD)

多有卒中史,认知障碍发生在脑血管病事件后3个月内,痴呆可突然发生或呈阶梯样缓慢进展,神经系统检查可见局灶性体征;特殊部位如角回、丘脑前部或旁内侧部梗死可引起痴呆,CT或MRI检查可显示多发梗死灶,除外其他可能病因。

6. 帕金森病痴呆

帕金森病患者的痴呆发病率可高达30%,表现为近事记忆稍好,执行功能差,但不具有特异性,神经影像学无鉴别价值。须注意约10%的阿尔茨海默病患者可发现Lewy小体,20%~30%的帕金森病患者可见老年斑和神经元纤维缠结,Guamanian Parkinson痴呆综合征患者可同时有痴呆和帕金森病症状,常在脑皮质和白质发现神经元纤维缠结,老年斑和Lewy小体不常见。

7. 弥漫性Lewy体痴呆

表现为帕金森病症状、视幻觉、波动性认知功能障碍,伴注意力、警觉异常,运动症状通常出现于精神障碍后1年以上,患者易跌倒,对精神病药物敏感。

8. 额颞痴呆

较少见,起病隐袭,缓慢进展,表现为情感失控、冲动行为或退缩,不适当地待人接物和礼仪举止,不停地把能拿到的可吃或不可吃的东西放入口中试探,食欲亢进,模仿行为等,记忆力减退较轻。Pick 病是额颞痴呆的一种类型,病理可见新皮质或海马神经元胞质内出现银染包涵体 Pick 小体。

9. 正常颅压脑积水

多发生于蛛网膜下隙出血、缺血性脑卒中、头颅外伤和脑感染后,或为特发性。出现痴呆、步态障碍和排尿障碍等典型三联症,痴呆表现以皮质下型为主,轻度认知功能减退,自发性活动减少,后期情感反应迟钝、记忆障碍、虚构和定向力障碍等,可出现焦虑、攻击行为和妄想。早期尿失禁、尿频,后期排尿不完全,尿后滴尿现象。CT 可见脑室扩大,腰穿脑脊液压力正常。

10. 其他

尚需与酒精性痴呆、颅内肿瘤、慢性药物中毒、肝衰竭、恶性贫血、甲状腺功能减低或亢进、Huntington 舞蹈病、肌萎缩侧索硬化症、神经梅毒、克雅病等引起的痴呆综合征鉴别。

六、治疗

由于阿尔茨海默病的病因及发病机制未明,治疗尚无特效疗法,以对症治疗为主。包括药物治疗改善认知功能及记忆障碍;对症治疗改善精神症状;良好的护理延缓病情进展。药物和康复治疗以改进认知和记忆功能,保持患者的独立生活能力,提高生存质量为目的。

(一)中医治疗

1. 辨证用药

(1)髓海不足证

临床表现:智能减退,记忆力和计算力明显减退,头晕耳鸣,懒惰思卧,齿枯发焦,腰酸骨软,步行艰难,舌瘦色淡,苔薄白,脉沉细弱。

治疗法则:补肾益髓,填精养神。

方药运用:七福饮(熟地黄、人参、白术、炙甘草、当归、远志、杏仁)。本方填补脑髓之力尚嫌不足,可选加鹿角胶、龟甲胶、阿胶、紫河车等血肉有情之品,以填精补髓。

(2)脾肾两虚证

临床表现:表情呆滞,沉默寡言,记忆减退,失认失算,口齿含糊,词不达意,伴气短懒言,肌肉萎缩,食少纳呆,口涎外溢,腰膝酸软,或四肢不温,腹痛喜按,泄泻,舌质淡白,舌体胖大,苔白,或舌红,苔少或无苔,脉沉细弱。

治疗法则:补肾健脾,益气生精。

方药运用:还少丹(熟地黄、枸杞子、山茱萸、肉苁蓉、巴戟天、小茴香、杜仲、怀牛膝、楮实子、人参、茯苓、山药、大枣、远志、五味子、石菖蒲)。如见气短乏力较著,甚至肌肉萎缩者,可配伍紫河车、阿胶、川断、杜仲、鸡血藤、何首乌、黄芪等以益气养血。若脾肾两虚,偏于阳虚者,出现四肢不温,形寒肢冷,五更泄泻等症,方用金匮肾气丸温补肾阳,再加紫河车、鹿角胶、龟甲胶等血肉有情之品,填精补髓。若伴有腰膝酸软,颧红盗汗,耳鸣如蝉,舌瘦质红,少苔,脉弦细数者,是为肝肾阴虚,可用知柏地黄丸滋养肝肾。

(3)痰浊蒙窍证

临床表现:表情呆钝,智力衰退,或哭笑无常,喃喃自语,或终日无语,伴不思饮食,脘腹、胀痛,痞满不适,口多涎沫,头重如裹,舌质淡,苔白腻,脉滑。

治疗法则:健脾化浊,豁痰开窍。

方药运用:洗心汤(人参、甘草、半夏、陈皮、附子、茯神、酸枣仁、石菖蒲、神曲)。脾气亏虚明显者,可加党参、茯苓、黄芪、白术、山药、麦芽、砂仁等健脾益气,以截生痰之源;若头重如裹,哭笑无常,喃喃自语,口多涎沫者,痰浊壅塞较著,重用陈皮、半夏,配伍胆南星、莱菔子、佩兰、白豆蔻、全瓜蒌、贝母等豁痰理气之品;若痰郁久化火,蒙蔽清窍,扰动心神,症见心烦躁动,言语颠倒,歌笑不休,甚至反喜污秽等,宜用涤痰汤涤痰开窍,并加黄芩、黄连、竹沥以增强清化热痰之力。

(4)瘀血内阻证

临床表现:表情迟钝,言语不利,善忘,易惊恐,或思维异常,行为古怪,伴肌肤甲错,口干不欲饮,双目暗晦,舌质暗或有瘀点瘀斑,脉细涩。

治疗法则:活血化瘀,开窍醒脑。

方药运用:通窍活血汤(麝香、桃仁、红花、赤芍、川芎、大枣、葱白、生姜)。常加石菖蒲、郁金开窍醒脑。如久病气血不足者,加党参、黄芪、熟地黄、当归以补益气血;瘀血日久,瘀血不去,新血不生,血虚明显者,可加当归、鸡血藤、三七以养血活血;瘀血日久,郁而化热,症见头痛、呕恶,舌红苔黄等,加丹参、牡丹皮、夏枯草、竹茹等清热凉血、清肝和胃。

2. 传统体针

治疗阿尔茨海默病穴位选穴多以百会、四神聪、风池、肾俞为主穴进行临证加减。肾精亏者,加太溪、三阴交等;心脾两虚者,加内关、外关、脾俞、阴陵泉等;痰浊阻窍者,加用丰隆、内庭等;气滞血瘀者,加用气海、血海等;气虚血瘀者,加用关元;肾阳虚衰者,加用腰阳关、肾俞等穴。

在用针手法上颇有讲究,如:"醒脑益智之法"施针,若以头针为主,配以神门、内关、三阴交等穴,其临床有效率可达85%;"益气调血、扶本培元"施针取穴气海、血海、中院、足三里等,有效率为85%高于对照组。

3. 揿针

汪国爱应用揿针合七福饮治疗髓海空虚型阿尔茨海默病33例,总有效率66.7%。

(二)西医治疗

1. 一般治疗

阿尔茨海默病患者常伴有躯体疾病,而且病程中又可出现新的认知功能障碍损害和精神症状,涉及精神科、神经科、内科各学科等多学科治疗。应细致、定期地观察患者,对有明显幻觉、妄想等危险行为者,应及时住院治疗。对生活不能自理的晚期患者应建议住相关医院,同时应向其家属普及安全和护理知识。应限制外出或陪伴外出。饮食中补充富含卵磷脂、维生素 A、维生素 E、锌、硒等微量元素的食物,限制铝的摄入等。

2. 药物治疗

治疗原则:治疗行为异常,治疗阿尔茨海默病的基本症状,减缓阿尔茨海默病进展速度,延缓阿尔茨海默病的发生。

(1)神经递质有关的药物

①胆碱能药物:胆碱酯酶抑制药:是阿尔茨海默病治疗过程中使用最多、历史最久的一类药物。通常只适用轻、中度患者,因此其疗效依赖于胆碱神经元的完整程度。此类药物有他克林、石杉碱甲、加兰他敏、美曲丰等。

作用于胆碱能受体的药物:M 受体激动药可能通过调节正常淀粉样前体蛋白的形成过程,而减缓阿尔茨海默病患者大脑神经元的变形过程。常用药物有萘必西坦、SR-46559A、AF102B 等。受体激动药:能促进记忆中刺激信息的处理过程,降低记忆损害,而且还能促进记忆保持。常用药有烟碱 ABT-418 等。

②非胆碱能药物:此类药物有司来吉兰、利诺吡啶等。

(2)脑细胞代谢激活剂:常用药物有吡拉西坦、茴拉西坦等。

(3)脑血循环促进药:有学者的研究表明,阿尔茨海默病与动脉血栓密切相关,动脉粥样硬化越严重的病人,患阿尔茨海默病的可能性越大。同时,阿尔茨海默病患者出现动脉粥样硬化的比例也大大高于正常人。麦角碱类:双氢麦角碱,脑通;其他:都可喜,银杏叶提取物。

(4)钙离子拮抗药:常用药物有尼莫地平,盐酸氟桂利嗪。

(5)神经营养因子:是靶组织分泌的特异性蛋白分子,有促进和维持神经细胞生长、存活、分化和执行功能的作用,但不刺激细胞分裂。目前研究比较深入的药物有神经生长因子、脑源性神经营养因子等。

(6)抗氧化剂:常用的抗氧化剂有虾青素、辅酶 Q_{10}、维生素 E、花青素、叶黄素、司来吉林等,其中以虾青素抗氧化力最强,植物提取的纯天然抗氧化剂可长期服用,能延缓阿尔茨海默病的发展过程。

3. 其他疗法

(1)3R 智力激发法:1R,往事回忆—用过去事件和相关物体通过回忆激发记忆;2R,实物定位—激发老年痴呆者对于其有关的时间、地点、人物、环境的记忆;

3R,再激发——通过讨论思考和推论激发患者智力和认知能力。

(2)球体涂色法:直径 20cm 的圆球被曲波线划成 6 个区,涂红、黄、蓝三种颜色,不能相邻的两个或几个区均涂一种颜色,不限时间。

(3)血管弱激光照射法:He—Ne 激光(λ＝832.8nm)≤输出 5mV,通常 1.0～2.5mV,可改善由衰老所致的多系统失调,使神经递质、生物胺类受体功能得以恢复。

(4)亮光疗法:用于治疗阿尔茨海默病患者的睡眠与行为障碍。阿尔茨海默病患者的睡眠觉醒节律破碎而零乱,白天睡眠时间增多,夜间睡眠时间减少。方法:每天上午 9:00—11:00 时,采用 3000～5000lx 的全光谱荧光灯照射,灯距 1m,持续 4 周,可提高警觉水平,减少白天睡眠时间,使夜间睡眠得以整合,减少引起的异常行动。

4. 并发症的治疗

维持水电解质平衡,防治感染,心力衰竭及各种代谢障碍,加强营养,尽量排除能损害脑功能的任何原因。精神方面并发症可以抗抑郁、抗焦虑、镇静药其他抗精神药物治疗。行为障碍的治疗主要是避免抑郁、焦虑及激怒。并可运用心理治疗、体育疗法、社会活动、定向治疗(熟悉数字、时刻表、日历等)和音乐疗法。

七、预防、预后与调护

1. 预防

(1)一级预防:对阿尔茨海默病的预防由于迄今为止病因未明,有些危险因素在病因中已提到过的,有些是可以预防和干预的。如预防病毒感染,减少铝中毒,加强文化修养,减少头外伤等。

(2)二级预防:因阿尔茨海默病确诊困难,故需加强早期诊断技术,早期进行治疗。一般认为,阿尔茨海默病是衰老过程的加速。对疑有此病和确定此病的老年人,定期做影像学方面的检查,并给予积极的治疗是非常必要的。

(3)三级预防:虽然阿尔茨海默病的患者的认知功能减退,但仍应尽量鼓励患者参与社会日常活动,包括脑力和体力活动。尤其是早期患者,尽可能多的活动可维持和保留其能力。如演奏乐器、跳舞、打牌、打字和绘画等,都有助于患者的生活更有乐趣,并有可能延缓疾病的进展,因为严重的痴呆患者也可对熟悉的社会生活和熟悉的音乐起反应。

2. 调护

(1)预防老年人卧床不起:对老年性痴呆患者,家人往往很容易产生过度的保护倾向,这是造成患者卧床不起的最大原因。患者一旦卧床不起,可出现许多并发症,这将会加重痴呆症状,加快缩短其寿命,因此对早期痴呆患者应该让他们在家人看护和指导下做一些力所能及的事情。另外,家人还要了解患者的心理状态,绝对不能疏远患者,要帮助患者排除心理障碍及行为障碍,帮助患者恢复记忆。这对早期患者的防治来讲,是非常重要的环节。

(2)注意饮食和营养:老年性痴呆患者一般都有不同程度的饮食障碍和吞咽障碍。再则,老年人本身肾功能及消化吸收功能低下,基础代谢减少和身体活动减少等原因,使体内对营养素的利用、吸收容易产生障碍,导致患者营养不良,甚至出现贫血。因此,对痴呆症患者的饮食要考虑量和质的平衡,要选用容易消化、容易吞咽的食物,对蛋白质、脂肪的摄入不必加以限制。低营养状态,会进一步促使疾病的发展。

(3)保持日常卫生习惯:对早期痴呆症患者要尽可能帮助其保持日常生活习惯和卫生习惯。起居、穿衣、刷牙、洗脸等,即使做得不规范,也要尽可能让他自己去做。对卧床不起患者,必须给予护理,清洁口腔,要定时给患者洗澡、洗头,要勤换衣服。在痴呆患者中时常出现大小便失禁,一旦出现大小便失禁,即病情已到了相当严重的时期。但排便、排尿要及时处理,清洗干净,保持皮肤的清洁干燥,以防感染。

(4)预防感染:痴呆患者肺炎的发病率很高,而且死亡率也很高。一旦并发,病程进展迅速,尤其是卧床不起患者,身体各方面功能下降,如呼吸系统功能下降,机体感染防御能力下降,以及意识障碍,营养不良、大小便失禁、有压疮时,这就很容易并发肺炎。所以要尽可能避免上述情况的发生,一旦并发感染应及时治疗。

(5)预防压疮:预防压疮的发生,首先要对卧床不起患者进行全身和局部管理。①全身管理。原发病的治疗,全身状态的改善,保持体内水电解质的平衡,预防感染等。②局部管理。对卧床不起患者 2～3 小时变换一次体位,注意观察皮肤、保持皮肤清洁,不能使用乙醇、清毒剂清洗,用温水洗比较好。局部可以用棉垫、枕头、泡沫软垫枕于臀部、肋部等好发部位。

八、中医防治进展

1.“益肾调督”电针法

中医学认为,老年性痴呆以肾虚髓空为本,其病变于脑;“益肾”则可使肾精充足,藏志生髓,“调督”可振奋人体阳气,通髓达脑,调节全身脏腑功能,从而改善人体的精神意识思维活动。“益肾”常选用穴位为肾俞、太溪、涌泉、大钟等,“调督”常用百会、风府、命门、至阳等。针刺可以通过提高超氧化物歧化酶的活性,加速有毒物质的清除,减少神经元的丢失等多种途径改善阿尔茨海默病模型动物的学习记忆能力。

杨清华等通过观察“益肾调督”电针法对 APP/PS1 双转基因阿尔茨海默病(AD)小鼠海马区老年斑(SP)及其相关蛋白表达的影响,表明“益肾调督”电针法可降低 AD 小鼠海马区淀粉样前体蛋白(APP)、β-分泌酶 1(BACE1)表达,提高胰岛素降解酶(IDE)的表达,从而减少海马区 SP 的沉积,改善其学习记忆和空间探索能力。

2. 嗅三针(两侧迎香及印堂穴)疗法

蛋白激酶 A(PKA)是第二信使 CAMP 依赖的蛋白激酶,是细胞内参与信号转导通路上的重要激酶。细胞外刺激信号经细胞膜受体使腺苷酸环化酶活化,从而催化 ATP 生成 CAMP,由此激活 PKA,促进 PKA 进入细胞核发生磷酸化,最终激活 CAMP 反应成分结合原件(CREB),启动基因的转录,然后产生一系列功能调节活动。现已确认,CAMP/PKA-CREB 信号通路在学习与记忆形成机制中发挥着重要作用。阿尔茨海默病的脑组织中 CAMP/PKA/CREB 信号通路明显受损,尤其是海马 CA1 区的 PKA 活性显著降低,影响了突触可塑性,导致学习记忆特别是长时程记忆形成障碍。有研究表明,针刺治疗能明显提高这种阿尔茨海默病大鼠海马内 PKA 的活性,从而恢复学习记忆能力。

牛文民等通过观察嗅三针疗法对阿茨海默病(AD)大鼠的学习记忆能力与海马组织蛋白激酶 A(PKA)活性的影响,表明嗅三针能够显著增强 AD 大鼠学习记忆功能、并且能提高海马组织 PKA 活性。

九、典型病例

病例 1

患者,男,76 岁。主诉:记忆力显著减退 1 年,加重 10 天。现病史:近 1 年来经常失眠,伴头昏目眩、肢体麻木不适,记忆力显著减退,情绪不稳,易急躁冲动,有时疑虑消沉,言语欠利,四肢困乏,腰酸腿软,步态不稳。近 10 余日来,病情逐渐加重,表情淡漠,反应迟钝,不能计算,语无伦次或答非所问,神志呆滞,无法社交或独立生活,偶有小便失禁。诊查:舌紫暗,苔白腻,脉沉细弱。头颅 CT 扫描示:脑萎缩。西医诊断:阿尔茨海默病。中医诊断:痴呆。辨证:肾元亏虚,痰瘀内阻。治法:补肾活血化痰。处方:予益智健脑颗粒原方加味。淫羊藿 15g,制何首乌 15g,当归 10g,水蛭 10g,锁阳 15g,田七 10g,川续断 15g,白芍 10g,刺五加 15g,柏子仁 10g,法半夏 10g,白术 10g,胆南星 10g,石菖蒲 15g。每日 1 剂,水煎分 2 次服。配合补肾活血针刺法治疗,隔日 1 次。连续治疗 2 个月后神志大为改善,记忆力及语言能力有所提高,小便自遗消失,其他症状均减。嘱其守方继续服用半年后诸症大减,生活基本能自理。

病例 2

患者,男,70 岁,2014 年 4 月 17 日就诊。主诉:记忆力减退 3 年,加重 2 个月。现病史:患者记忆力下降 3 年,外伤后加重 2 个月,精神症状表现明显,辗转治疗,效果不佳。就诊时诊查:急躁易怒,答非所问,记忆力、理解力下降,有妄想、幻觉,洗澡等需家人帮助,不欲睡觉,睡前多思虑,坐着午休,纳可,二便调。舌红绛,苔黄厚而干,脉弦数。西医诊断:阿尔茨海默病伴精神症状。中医诊断:痴呆。辨证:心肝火旺,瘀热扰神。治法:平肝清心安神。处方:天麻20g,钩藤30g,珍珠母(先煎)30g,生龙齿(先煎)30g,黄芩15g,栀子12g,莲子心12g,牡丹皮15g,丹参20g,三七粉(分冲)3g,炒酸枣仁60g,柏子30g,生地黄30g,山茱萸30g,生甘草6g。7剂,水煎服,每日1剂。2014年4月24日再诊:睡眠好转,仍急躁易怒,仍有妄想、幻觉。舌红绛,苔黄厚干,脉弦。上方加黄连12g,生石膏(先煎)30g,珍珠粉(分冲)0.6g。2014年5月8日3诊:情绪急躁、睡眠改善,较前爱说话,大便不成形,每日2～3次。舌红苔黄厚干,脉弦。上方加夜交藤30g,继服2周。随诊患者情绪、行为稳定,简单生活可自理,记忆力改善不显。遂调整治法为补肾化痰、填精益髓以治其本。

参 考 文 献

[1] 田涛涛,李强,张玉莲,等."醒脑益智"针法治疗老年性痴呆临床观察[J].吉林中医药,2012,34(4):404-405.

[2] 胡起超,孙兆元,孟媛,等.益气调血、扶本培元针法治疗老年性痴呆40例[J].陕西中医,2010,31(3):343-344.

[3] 汪国爱.揿针合七福饮治疗髓海空虚型阿尔茨海默病33例[J].浙江中医杂志,2018,53(3):205.

[4] 李清,刘录山.动脉粥样硬化与阿尔茨海默病相关性研究进展[J].湘南学院学报(医学版),2018,20(1):67-69.

[5] 姜美驰,梁静,许建阳,等.针刺"四关"穴对阿尔茨海默病大鼠学习记忆及海马区β淀粉样蛋白42、白介素-1β和白介素-2的影响[J].针刺研究,2016,41(2):113-118.

[6] 张月峰,于建春,韩景献,等.针刺对快速老化P8亚系小鼠海马神经元丢失与星形胶质细胞增生的干预作用[J].针刺研究,2013,38(5):358-364.

[7] 杨清华,郭玲,陈清,等."益肾调督"电针法对阿尔茨海默病小鼠大脑海马老年斑形成的影响[J].针刺研究,2018,43(4):549-551.

[8] 沈峰,孙国杰.电针对AD大鼠海马PKA影响的实验研究[J].中华中医药学刊,2013,31(4):731-732.

[9] 牛文民,刘智斌,杨晓航,等.嗅三针治疗对阿茨海默病模型大鼠海马蛋白激酶A活性的影响[J].中西医结合研究,2014,6(3):133-135.

[10] 肖岚,董克礼.董克礼教授运用补肾活血法治疗阿尔茨海默病经验[J].中华中医药杂志,2015,30(2):435-437.

[11] 马洪明,高兴慧,田金洲.田金洲教授平肝清心安神法治疗阿尔茨海默病伴精神症状的临床经验[J].世界中医药,2016,11(8):1556-1558.